内科疾病诊断与综合治疗

>>> 主编　王文霞　等

上海科学普及出版社

图书在版编目（CIP）数据

内科疾病诊断与综合治疗／王文霞等主编. —上海：上海科学普及出版社，2024.6
ISBN 978-7-5427-8730-9

Ⅰ.①内… Ⅱ.①王… Ⅲ.①内科–疾病–诊疗 Ⅳ.①R5

中国国家版本馆CIP数据核字（2024）第099136号

统　　筹　张善涛
责任编辑　黄　鑫
整体设计　宗　宁

内科疾病诊断与综合治疗

主编　王文霞　等

上海科学普及出版社出版发行

（上海中山北路832号　邮政编码200070）

http://www.pspsh.com

各地新华书店经销　　山东麦德森文化传媒有限公司印刷

开本 787×1092 1/16　印张 21.75　插页 2　字数 557 000

2024年6月第1版　　2024年6月第1次印刷

ISBN 978-7-5427-8730-9　定价：198.00元

本书如有缺页、错装或坏损等严重质量问题
请向工厂联系调换
联系电话：0531-82601513

编委会

主　编

王文霞　魏国庆　王宗连　祝月霞

李　婧　王素珍　张垒垒

副主编

陈艳艳　任文兰　朱向忠　马燕玲

张梦玮　刘　伟　张海东　李　凤

编　委（按姓氏笔画排序）

马燕玲　新疆医科大学第五附属医院

王文霞　济宁市中西医结合医院

王宗连　临沂市康复医院

王素珍　鄄城县箕山中心卫生院

朱向忠　菏泽市东明县渔沃街道办事处卫生院

任文兰　山东省慢性病医院（山东省康复中心）

刘　伟　山东颐养健康集团莱芜中心医院

李　凤　新疆医科大学第七附属医院

李　婧　昌乐齐城中医院

张垒垒　山东省滨州市惠民县魏集镇卫生院

张海东　湖北医药学院附属襄阳市第一人民医院

张梦玮　山东省青岛市市南区湛山街道延安三路社区卫生服务中心

陈艳艳　滕州市荆河社区卫生服务中心

祝月霞　临朐县中医院

魏国庆　山东省菏泽市牡丹人民医院

前 言
FOREWORD

内科学是一门研究人体内部器官、系统和功能的科学,是医学领域中非常重要的一门学科。在医学的广阔领域中,内科学占据着至关重要的地位。作为医学之母,内科学涵盖了人体各系统的疾病,包括呼吸系统疾病、心血管系统疾病、消化系统疾病和内分泌系统疾病等;且内科学涉及的知识面广泛,医师通常需要掌握基础医学、临床医学、预防医学等多方面的知识和技能。随着科学技术和现代医学的飞速发展,人们对健康的追求和对疾病的认识在不断深化,内科学的研究范围和应用领域也在不断扩大。然而,医学是一门永无止境的学问,临床医师必须不断地探索和学习。为此,编者认真总结临床工作经验,综合国内外先进的研究成果,编写了《内科疾病诊断与综合治疗》一书。

本书全面地介绍了内科学的理论知识和实践技能,从基础到临床,从理论到实践,涵盖了内科学领域的各个方面,并重点讲解了内科常见疾病的临床表现、特异性检查、诊断方法、鉴别诊断、治疗策略等。本书不仅对各类疾病进行了详细的阐述,还融入了最新的临床研究成果和诊疗指南,旨在为广大医学生和临床医师提供一个全面、深入的学习平台,以帮助他们更好地理解疾病的本质,掌握正确的诊断与治疗方法。相信通过学习本书,内科临床医师能够提升自己的医学素养,更好地为患者提供优质的医疗服务。

本书每一章、每一节的编写都凝聚了医学专家的心血与智慧,但由于编写经验有限且编写时间紧迫,书中可能存在不足之处,望广大读者提出宝贵的建议和意见,以便再版时修订完善。

《内科疾病诊断与综合治疗》编委会

2024 年 2 月

目 录
CONTENTS

第一章

内科学基础知识

第一节　基本诊疗程序

　　内科学是临床医学中的核心学科,内科既是临床学科的基础学科,又与各学科之间有着密切的联系,素有"医学之母"之称。其内容涉及面很广,具有普遍性、基础性和代表性,集中体现了临床医学诊疗中所需的诊断共性、治疗思维。内科包括多个亚专科,而广义上的内科则包含了非外科治疗的所有学科,内科疾病也是临床上最常见的疾病。内科篇中所选的基本知识、基本操作技能和急诊急救的内容是临床医师赖以诊疗疾病的基本常识和工具。通过学习和掌握这些内容将对于夯实临床工作的根基、培养正确的临床思维、掌握共性的诊疗方法、规范临床诊疗行为均有所裨益,同时也为其他各学科的学习奠定了基础,是所有从医者必备的基础临床知识和技能。

　　在这高新科技迅猛发展的时代,医疗技术和手段日新月异,临床医师时常会因过分依赖先进的医疗设备而忽略了对临床基本技能的要求和重视,而日益细化的临床专业分科及实际操作培训的匮乏也使得基本技能的掌握受限。本章从最基本的临床诊疗程序入手,将问诊和体格检查要点、医嘱及常用医疗文书的应用逐一整理并加以陈述,旨在协助临床医师尽快掌握临床基本知识技能、拓展横向思维、构建正确合理的诊疗方案。

一、病房诊治工作规程

(一)概述

　　住院患者管理包括从患者入院到出院(或死亡)的全过程,可分为新患者处理、床位患者管理、出院患者处置三个阶段。这三个阶段的一些内容可能会交叉重叠或重复进行,是住院医师最基本的日常工作,需要熟练掌握、灵活应用并切实执行。

(二)主要知识点

1.准备工作

(1)熟悉基本情况:进入病房工作,首先要了解即将工作的整个病区环境、医疗布局、抢救室、监护室、护士站、工作台、值班室等情况。熟悉各种物品的放置尤其是抢救和操作物品摆放、存储处。

(2)了解分组安排:病房医师的工作都是分治疗组进行的,每个治疗组由主任(副主任)为组长,组内有主治医师、住院医师及实习医师、进修医师和研究生等各级医师,是病房医疗工作的基本单元。治疗组分管一定数量的床位,负责所分管床位患者住院期间的所有诊疗工作。住院医师是治疗组的一线工作人员,是几乎所有医疗活动的直接实施者。

(3)准备基本用品:合体整洁的白大衣、口罩和帽子,基本诊疗用品如听诊器、叩诊锤、手电筒、尺,简单的专科工具如耳镜、检眼镜等,还有必要的个人防护用品。

2.新入院患者处理

(1)询问病史:病史是患者心理、生理健康相关事件的记录,是医师从患者就诊的自发叙述中整理、提炼、归纳、评价后记录的医疗专业文献。医师通过问诊得到相关的病史,需要有一定的程序、方法、技巧和内容。

(2)体格检查:是医师运用感官和简便工具了解和评估被检查者身体状况的基本检查方法。通过完整的问诊和体格检查可以得到大部分疾病的初步诊断。通常体格检查从问诊后开始,但其实在被检查者进入诊室或病房时就开始被视诊了。①全身体格检查:住院患者需要进行全身系统的体格检查,要求既全面系统、分段有序,又有重点深入、灵活调整。体格检查通常需要遵循一定的顺序,原则是不遗漏和尽量不重复变动患者的体位。②重点体格检查:根据患者病情针对重点部位进行必要简化的体格检查。如危重患者不宜搬动,需争分夺秒地完成重要部位的体检,同时迅速做出判断和实施救治措施。③其他一些特殊患者,如精神病、残疾人、瘫痪者等以及在特殊情况下:如条件、时间不许可等都需要先进行重点体格检查,以后有机会和条件允许时再补缺补差。④专科体格检查:除进行全身体格检查外;一些专科需要进行深入的专科特有体格检查,并在病历中详细记录,如神经系统检查、眼科检查、精神鉴定、意识评分、妇科测量等。这些内容将会在各科轮转学习中或分科后不断充实完善。

(3)辅助检查:是诊断疾病所需的重要辅助手段。常用的基本方法包括各种实验室检查、心电图检查、影像学(X 线、超声、CT、磁共振、放射性核素)检查、肺功能检查等。各科住院患者入院后需要进行的常规辅助检查项目的选择有所不同,应根据各科的特点和需求有所侧重。依据病情可选择立即或择日进行急诊或常规检查。危重患者应将治疗和安全放在首位,不应为了做检查而中断抢救,以防发生意外;一些有风险又必须进行的检查需要征得家属同意、由医护陪同前往并备好救治措施。

(4)初步诊断:诊断的含义是医师在诊察患者后做出的疾病判断。准确的诊断是为患者提供良好治疗的前提。初步诊断由住院医师拟定,内容包括病因诊断、病理诊断、病理生理诊断等。从接触患者开始,医师就在脑海中对产生症状的疾病提出设想,又不断做出修正和匹配,逐步将获得的所有资料(症状、体征、辅助检查等)分析、综合、联想、推理、拟定,从而得出对疾病的初步诊断,即初级诊断。在此后诊疗过程中,将通过观察病情和充实资料逐步完善诊断,由上级医师指导并签署入院诊断、修正诊断、最后诊断等。

(5)拟定医嘱:医嘱是医师在诊疗活动中下达的医疗指令,用表格形式记录在电脑和病历中,现多为电子版。需要为所有新入院患者拟定长期医嘱和临时医嘱,明确初始诊疗措施。开具的医嘱需要认真思考和核对无误,签字后方生效。住院期间须根据检查结果和病情再修改和完善医嘱。当抢救危重患者时可以下"口头医嘱",由护士复述后执行,随后应及时补充记录。

(6)治疗处理:有针对性按照医嘱进行与诊断和治疗相关的操作,如各种穿刺、静脉插管、手术、介入、换药等。在实施各种操作前需要掌握适应证、禁忌证和操作方法。一些操作则需要在上级医师指导或带领下进行。

3.住院患者管理

（1）早交班：即科室晨会，是每天医疗工作开始时的重要医疗活动。全科室（或病区）各级医师、护士（除护士站留守外）汇集交班和进行必要事项的简明扼要的讨论或通知等。早交班可以让所有人都了解新患者和重点患者的情况，是每天医疗工作的开端和必需，也是年轻值班医师需要不断演练和掌握的基本功。

交班程序：护士交班→实习医师交班→住院医师交班→住院总交班→上级医师补充→主持人（主任或副主任医师）总结。依据交班规模和参加人员的不同，交班程序会有适当调整。

交班内容：各级医师和护士的交班内容是不同的，各有侧重。作为实习医师或住院医师交班的内容相对较为详细，但也应根据具体情况灵活调整。需要在交班前做好准备，在充分了解情况的基础上，填写好交班本，并加以浓缩和记忆，以便能当众流利交班。

具体内容：①一般内容有患者人数（原有总数、出院、入院、死亡、转科、手术或介入人数，现有总数），出院患者床号等；②新入院患者需逐一交代新入院（含转入）患者的床号、姓名、年龄、性别、诊断、主诉、简要病情及值班期间的病情和处理情况；③交重点患者，包括手术、介入、危重病患者的病情变化、值班时的处理、目前病情及提醒治疗组和值班医师所需要注意的事项；④其他需要交代的事项，如对特殊患者需要特别交代的一些除病情以外的事项，如家庭、经济、纠纷、建议、其他事件等。

除早交班外，在临床上还有多种形式和内容的交接班，可随时灵活进行，如各时段值班交接班、节假日及上下班交接班、危重疑难患者床头交接班、医护诊治方案调整交接班等，主要是对所负责床位患者病情和注意事项的交代。形成良好交接班习惯对观察病情、处理好随时发生的情况及医患沟通等十分重要。

（2）查房：是医师在患者病床边进行的诊疗和教学行为，是每天医疗工作的开始，也是最为基本和常用的医疗手段和步骤。

常规查房：是每位医师最重要和最基本的医疗行为，是各级医师在病床边就患者前一天的病情变化和辅助检查资料进行问诊、体格检查、分析、综合、完善诊治方案的一种医疗形式，是临床医疗活动的核心内容之一。规范和认真的查房可以保证医院医疗工作能够有序进行，利于加强医患之间沟通和交流及提高医疗水平和质量。三级查房（主任医师/副主任医师、主治医师、住院医师查房）制度是医院核心制度，需要严格执行，是完善医疗质量的重要保证。具体要求如下。①查房前需要做好充分准备，包括掌握病情、诊断、治疗情况等，并备好病历、检查报告等相关资料。②主查房医师以下的各级医师均应参加，主任查房时病区护士长须参加。③主查房医师站在病床右侧，住院医师站在病床左侧，其他医师依次站在病床两边，护士长站在床尾。④各级医师查房内容各有侧重点，主任医师/副主任医师查房侧重于危重和重点患者，内容同时兼顾教学；住院医师查房需查看患者的辅助检查资料，了解前日医嘱执行情况及其疗效，开具当日长期和临时医嘱，确定下一步检查项目，对危重、疑难、手术等重点患者需要随时巡视查房。将查房所得病情资料及时向上级医师汇报。⑤住院医师每天应早晨和下午查房各1次，必要时上下班均应查房。⑥查房结束后应在规定时限内记录病程记录，对危重、手术、疑难患者的查房信息需要及时记录。上级医师查房后需要将查房内容详细记录并执行。

教学查房：每个行医者都具有三种身份，即临床医学的实践者、教育者和探索者。临床医师也应是很好的临床医学教师。教学查房就是在临床教师组织和带领下，以学生为主的师生互动、以真实病例为教授内容并行归纳总结的一种临床教学活动。临床各级医师都可以进行不同层次的教学查房,教学查房的形式是传授临床综合医学知识的重要途径。教学查房有别于常规查房,特征是学生为主体、临床医师为引导及组织者、临床医学教学为目的。主要过程如下。①做好准备工作。临床医师需明确查房目标和相应目的(重点体现基本理论、基本知识、基本技能培养);设计查房程序、过程和方式;选择典型病例并取得本人同意和配合;准备病历、检查器具、教具、参考资料、临床教案;将查房内容提前告知学生。医学生应熟悉查房内容、病历、相关理论知识、相关技能。②按照一定程序进行,根据教学目的和病例特点选择相应教学程序。可以先在床边询问病史、体格检查,后集中到办公室查看病历和相关辅助资料,进行分析、综合、讨论诊断及鉴别诊断、拟定诊治方案等;也可先集中介绍情况、查看病历,然后再去床边询问病史及体格检查、再回到办公室进行讨论。结束前需总结,教师就学生的讨论情况进行分析和引导,需对整个过程和每个同学的表现进行评价和总结,肯定长处,同时指出病史汇报、体格检查、诊疗讨论等具体细节的不足之处以及今后需要注意的事项,并聆听学生提出的建议和意见。

(3)值班:临床值班通常是指在法定工作时间之外,各级医师轮流排班负责临床医疗活动的一种工作方式,是考验和历练年轻医师及每个临床医师的必经过程。病房和急诊门诊均实行24小时医护值班制。值班医师需负责本科室所有新、老患者的临时处理。

住院医师实行24小时值班制,需要注意事项:①提前做好准备,如休息充分、带好所需相关物品;②提前到岗,既防误事,又有充分时间接班;③做好接班,掌握危重、手术、重点患者病情及其变化;④巡视病房,重点掌握疑难危重和交班的患者病情资料;⑤及时处理,对危重或病情急剧变化患者及突发事件等,需及时处置并做好相关病程记录;⑥及时请示汇报,必要时需向上级医师或医院总值班汇报相关情况;⑦做好交班,下班时需要向接班医师交班后方可离开病房。

(4)会诊:是指其他科室或医师共同参与诊断和治疗某个病症,通常是疑难危重症或需要转科(转院)治疗的患者。可以分为科内会诊、科间会诊、紧急会诊、全院会诊、院外会诊、现场会诊和远程会诊等。①会诊前准备:普通会诊时,需告知患方并填写好会诊单,将患者病情、诊疗情况、存在相关科室疾病等疑惑问题、会诊目的、会诊科室等逐一填写清晰,签名盖章后(发)送给会诊科室(或医师)。科间或全院会诊则需了解会诊目的并向患者和家属交代获得同意,准备好患者所有相关资料,包括各种影像资料,写好病情摘要并安排好场地及相关科室。紧急会诊则根据患者的病情,可在抢救的同时打电话简单介绍情况并请求会诊,同时告知会诊方是否需要插管等紧急处理及一些紧急救护设备的准备。②会诊的处理:做好科内、科间及全院会诊记录(包括时间、地点、参加人员、会诊患者信息、会诊内容、会诊结论、记录人)。会诊后综合会诊意见适当调整诊疗方案,再次向患者及家属交代会诊情况及处理意见。在病历中反映会诊情况同时及时反馈会诊意见执行情况及结果。

(5)转诊:是根据病情需要,将在本科(或本院)诊疗的患者转到另一科室(或医院)诊疗或处理的一种制度。当明确转诊后需要告知患者并书写转诊记录。

4.出院患者处置

(1)正常出院:住院患者病情痊愈或好转遵医嘱办理出院手续后离开医院,一些需要转院治疗的患者也需要办理出院手续。经治医师办理"出院记录",一式两份,一份交给患者,交代出院的注意事项;另一份入病历归档。患者需要复印时按规定交由病案室给予复印病历的客观部分,加盖医院章后方有效。

(2)自动出院:当病情不容许但患者及家属坚持要求出院时称为自动出院。患者有随时出院的自由和权力,医师无法阻拦,但应告知病情及继续留院治疗的必要性,同时请示上级医师;办理手续时需要详细记录当时病情、患方要求及医师告知患方的内容，并由患方（患者及受委托人）在"自动出院申请书"或相关病程记录上签字；经医师签字后方可办理出院。当患者是精神患者或有意识障碍等情况时则应由其法定监护人签字办理。

（3）死亡处置：死亡是疾病的一种转归，是患者离开医院的方式之一，是临床医师值班时难以避免的情况，需要严肃认真地加以处置。对临终患者需要医疗和人文关怀，尽量减轻患者痛苦，并告知家属病情危重和死亡的可能，让患者家属有必要的心理和相关准备。切不可说得太绝对及预测死亡时间。确认患者死亡需看瞳孔、听心音、记录心电图，记录和通报家属患者死亡的具体时间，并尽量争取家属同意尸体解剖。死亡通知书需要及时填写，各项信息要准确无误，诊断要请示上级医师后确认；死亡通知书一份交付给患者家属，以备注销户口、殡葬等；另一份入病历归档。所有相关的资料（包括死者的姓名、性别、年龄、身份证号、病区、床号、诊断、死亡原因、死亡时间等）均需仔细核对无误。死亡病例讨论要求在患者死亡后的 7 天内完成并将讨论记录在病历中保存。讨论时医护均应参加，这既是对逝去生命的尊重更是吸取经验和教训难得的素材。

二、门诊诊疗工作规程

（一）概述

门诊是医院的窗口，其特点是人流量大、时间紧、变化快、涉及面广，需要有相应资质、技术熟练、临床经验丰富的医师承担。通常分为急诊门诊、普通门诊、专科门诊、专家门诊、知名专家门诊（特需门诊）等。住院医师需要了解门急诊的工作程序和规则，因随时会承担普通门诊或急诊门诊工作。

（二）主要知识点

1.门诊工作规程

门诊的一切工作均需遵循相关的法律法规、各种医疗保险等政策及医院相关规定进行。严格要求认真行医、注重个人仪表；不得在工作时间抽烟和接听手机聊天等；不得迟到、早退；缺席需要提前请假。

（1）准备：诊室、检查床、听诊器、叩诊锤、压舌板、电脑、单据等必需物品一应就绪。

（2）接诊：顺序接诊患者，询问病史、体格检查（通常是重点体检及专科体检）、化验或特殊检查、处理意见。接诊期间要及时书写病历，同时须与患者进行有效沟通。门诊时间有限，须在解决最主要问题的同时，尽可能了解本次就诊的相关信息及患者需求，并要做出相应的判断和处理。

（3）处理：即根据患者病情资料做出相应的辅助检查及诊治方案，通常包括辅助检查和医药处方，或门诊手术治疗、住院治疗等。处理也是与患者沟通的过程，需要就诊断、治疗的意义、方法等作出解释，以获得患者的理解和配合。开具病假单、麻醉卡、诊断证明书等均须严格按规定办理。如患者病情危重或突然病情变化，应积极救治，同时通知急诊和相关科室协助或收住院诊治；如患者不理解或不配合可以签字为证（如不住院、不治疗、不检查等）。当患者屡次就诊不能获得明确诊断或治疗不满意时需要及时会诊或转诊。不要随意开具"大处方"，如需退药也应按照相关的程序进行。

（4）病历：门诊病历是重要的医疗文书、也是门诊工作的核心内容之一。病历记录要求及时、完整、字迹清晰、准确无误。

门诊病历的基本七要素（六有一签名）：时间，需要具体记录到时分，尤其是急、危重患者的病历。主诉,本次就诊的主要症状+时间,或者本次就诊的主要原因。现病史,简要记录主要症状、伴随症状、就诊经过、一般情况等,还要记录与疾病相关的月经生育史、手术史、过敏史、家族史、婚姻史等。体检,记录重点体检、专科检查内容和生命体征。诊断,通常为初步诊断,当诊断不明时可以标注为"?"或"待查"。处理,记录所有的医嘱:检查、注意事项、药物、住院、开具证明等。签名,注明科室,签全名需字迹清晰,加盖章;电子病历同样需要手写签名及盖章。

2.急诊工作规程

(1)分诊:通常由急诊护士负责分内、外科挂号就诊;如不能分辨时医师可协助分诊。危重患者应先实施救治,后办理相关手续。

(2)接诊:确认患者身份,及时接诊患者;如来不及接待时需通知相关部门或上级医师来支援工作。通过询问患者、家属和陪伴的人员等,尽可能明确病情,同时详细、认真做好相关记录,分清轻重缓急,保证患者生命安全。

(3)处理:对每位急诊患者均按首诊负责制接诊,切不可推诿或敷衍。在确定患者安全的情况下做好必要的检查,保留好检查记录。针对病情危重程度进行相应的处理,服药、输液、留观、住院等。危重患者需及时抢救,必要时可请他科协助诊断和抢救;下口头医嘱,抢救时由护士记录用药、生命体征、救治过程,待结束或告一段落时再记录。

(4)转送:对于需要转运的患者,如进行检查、住院、急诊手术等情况,需要先评估是否能够承受转运风险,且需做好转运途中的抢救设备或药品;派专人护送;由急诊和接受科室的值班医护填写好转送单放置病历中保留。

(魏国庆)

第二节 问诊要点

一、概述

问诊是医师通过询问患者或知情人获得病史资料,再经过分析,综合做出临床判断的诊断方法。通过问诊了解疾病的历史和现状是认识疾病的开始。问诊连同视、触、叩、听、嗅诊这些基本理学检查手段是每位医师必须优先掌握的基础临床技能,通过这些医界代代相承的最基本的方法和流程,医师可以直接得出大多数疾病的初步诊断,而另一些疾病的诊断则需要进行更为深入的检查。

二、主要知识点

(一)相关定义

症状一词来自希腊语,意思是"已经发生的事",通常是指患者自己所感受到的异常,即就诊前某时段的异常感受。体征是可以被检查者通过体格检查发现的患者身体的异常。症状和体征可以单独或同时存在,即一些症状可以没有体征,而一些异常既是症状又是体征,另一些异常则无症状。问诊是通过询问患者症状、疾病史和家庭生活情况获得与疾病相关的病史资料,是诊疗患者的第一步。

（二）问诊的方法

问诊通常又被称作病史采集,需采取下列具体的方法。

1.问

问是与患者交流的主要方式,有系统问诊和重点问诊。系统问诊主要针对住院患者,其中现病史和既往史是问诊的核心内容;重点问诊主要针对急诊、危重症及门诊患者。

2.听

听是获取患者有价值的病情信息的被动方式。患者叙述的信息可能很多且凌乱无序,需要医师仔细用"听"来甄别,加以提炼、串联、总结和归类。

3.记

及时"记"录患者提供的病情信息,是病历记载病情的初步方式。一个初步的记录表有利于患者一般信息和病情信息的完整记录。在门诊和急诊时,记录病历时,"记"与"写"可以合二为一。但在住院病历里,"记"与"写"不同,"记"简明扼要,"写"较为完整、系统。

4.写

写是将"问""听""记"所得的患者一般信息和病情信息汇编病历上的书面文字,必须详尽真实、客观、及时、完整,最终形成具有一定法律效应的医疗文书。

（三）问诊的目的

问诊的目的最终是要解决患者前来就诊的问题,医师将通过问诊努力寻找引起患者不适、疼痛、活动受限等症状的原因,即诊断出导致这些症状的疾病。这需要详细的问诊来获取有价值的病史,在问诊中可以通过逐步实施下列步骤而达到最终目的。

1.发现主要症状

要善于从患者叙述或抱怨的一堆问题中依次发现本次就诊的主要症状,即本次就诊的主要目的。一些患者的叙述可能是杂乱无章、非常无序、十分冗长,需要通过仔细询问来识别主要症状,同时也要理顺其他伴随症状及并发症的症状。

2.获取定性描述

对于主要症状需要仔细询问定性,详细了解其具体的表现、特点、程度、诱因、时间、缓解、就诊、结果等情况。这是诊断疾病的关键性资料。

3.确定时间顺序

将整个事件发生的情况从头开始进行梳理,对明确的事件发生、发展和结果的时间顺序进行排序,尤其是有多个症状时更需要明确每个症状发生的前后时间和详细情况。

4.了解患者需求

患者的需求通常即为医师此次治疗的目的,需要加以重视和理解,并在随后的诊疗过程中根据医方对疾病的认知和该疾病所应当达到的治疗目标与患者不断沟通,以达成共识。

（四）问诊的内容

病史并非只是简单的患者自述,而是一种专业性的文献形式,是经过整理归纳后的患者就医时心理和生理事件的医疗文书。病历的书写遵循着标准化的程序。问诊的过程即是采集病史的过程。

1.一般项目

涉及患者基本情况,要求尽量详细和准确。

2.主诉

由一个或数个导致主要不适或感觉最明显的症状构成,如果确实无症状时也可写体征,记录为:本次就诊的主要原因＋持续时间。要求简练,一般不超过20个字,当有数个症状时按照时间顺序书写。通常由主诉可以大致定位为哪个系统的疾病。

3.现病史

现病史是病历的核心部分,应该以时间为顺序简洁明了地描述患病的全过程。具体内容和顺序:①起病情况。尽可能地询问起病的时间、部位、表现、特点、发展和持续等,需要详细了解患病期间所有的情况,并按照时间的顺序逐一理顺并记录。②主要症状。对于患病期间主要症状(即本次就诊的主诉)需要详细了解其特点,如部位、范围、性质、程度、持续时间、缓解情况等。当有数个主要症状时需要按照起病的时间顺序一一加以详细描述。③病因诱因。患病前的所有相关因素均应详细了解,同时进行客观分析,记录可能与疾病相关的病因或诱因。一些患者没有意识到的情况有时需要加以提问。④病程进展。尚需要详细了解症状或疾病在就诊前整个发展的全过程,记录病情持续、进展、缓解、反复及加重等各种情况。⑤伴随症状。需询问除主要症状以外的其他症状,包括阳性和主要阴性症状,对诊断及其鉴别有参考价值。⑥诊治过程。即患者发病后具体的诊疗过程,是否就诊、诊断、所有检查及结果、治疗及对治疗的反应等。在记录患者所提供的疾病诊断时需要用引号来标注。⑦一般状况。同时需要通过询问患者日常生活状态,了解疾病对其饮食起居等影响及疾病的严重程度,确认疾病是否降低了患者的生活质量,以及治疗是否改善了生活质量等。

4.既往史

包括一般健康状况、外伤手术史、输血史、传染病史、地方病史、免疫接种史、输血史、药物过敏史等。尤其是与患者目前疾病可能有关的病史需要详细询问,记录则可以按时间顺序进行。

5.系统回顾

即通过提问使得患者对自己身体整体健康状况的回顾。需要掌握各系统疾病的常见症状及其临床意义,依次进行,不可遗漏。各系统常见症状回顾问诊的主要内容:①呼吸系统,如咳嗽、咳痰、咯血、胸痛等。②循环系统,如心悸、呼吸困难、胸闷、胸痛、气喘、水肿、头晕、晕厥等。③消化系统,如腹痛、腹泻、食欲、嗳气、反酸、腹胀、恶心、呕吐、呕血、排便情况等。④泌尿系统,如尿痛、尿急、排尿困难、夜尿、尿量、腹痛等。⑤血液系统,如苍白、黄染、出血点、瘀斑、血肿、淋巴结、骨骼痛、乏力、头晕、眼花、耳鸣、恶心、记忆力减退等。⑥内分泌系统及代谢,如怕热、多汗、乏力、头痛、食欲、烦渴、多饮、多尿、水肿、发育情况等。⑦神经精神系统,如头痛、失眠、嗜睡、记忆力、意识障碍、晕厥、痉挛、瘫痪、视力障碍、感觉及运动异常、性格改变、感觉及定向障碍等。⑧肌肉及骨骼系统,如肌肉麻木、疼痛、痉挛、萎缩、瘫痪等。⑨个人史,包括社会经历、职业及工作条件、习惯与嗜好、冶游史等。⑩婚姻史,如是否结婚、结婚的具体信息、配偶健康情况、与配偶的感情及生活情况。⑪月经生育史,女性的月经史及生育史参考妇产科篇规范记录。男性需问子女情况、是否节育、相关疾病等。⑫家族史,与患者有血缘关系的家人健康及疾病情况,尤其是与患者疾病类似的患病情况。血缘关系越近价值越大。致残或致死性疾病需要详细询问,必要时可以绘出家系图。

(四)问诊的技巧

问诊是接触患者、诊治疾病的第一步,问诊的质量直接关系到由此得出的初步诊断。而问诊是要面对可能患有各种疾病甚至伪装疾病的形形色色的社会人。这就要求医师必须掌握正确的问诊方法和一定的技巧。这些技巧的涉及面很广,不仅需要有扎实的医学知识和临床经验、丰富的社会阅历和生活常识,还要具备娴熟的交流和沟通的能力及人文素质、礼仪和人格魅力等,才能识别和接诊有着各种症状和诉求的各种患者,从中寻找出诊断的线索。问诊的技巧需要在临床实践中不断学习和完善。作为初涉临床的年轻医师,临床经验、社会经验及问诊的技巧都很稚嫩,需要用功加以弥补。

1.充分准备

在接触患者之前,最好先了解一下患者的病情、门诊诊断、病历资料等,同时就可能的诊断和鉴别诊断查资料,做好问诊的准备,甚至可以事先列出想要提的问题,或者是简要的提纲,做到问诊时心中有数。这样就会不遗漏、减少反复问诊的次数,增强自信和患者的信任,以便达到顺利完成病史采集的目的。

2.掌握技巧

问诊的过程是医患相互沟通和建立信任的过程,问诊的提问、顺序、引导、内容、语言、谈吐、衣着、礼仪、眼神、举止、动作等都很有讲究和技巧,而且学无止境,需要在实践中不断学习和充实,逐渐形成系统而有特色的熟练的问诊方法和技巧。而掌握问诊技巧的目的就是为了获得准确的病史及患者的信任。

3.累积经验

在从医的点滴中不断积累经验十分重要,应虚心向上级医师、同行、护士及其他各科室的医师学习请教,同时要对患者进行追踪随访,不断积累经验,修正诊断,在提高医疗知识和技术水平的基础上,充实和完善技巧,才能提高问诊和诊疗的水平。

4.因人制宜

要识别和针对不同的患者,分别采取不同的方法和技巧进行问诊。切不可一概而论,不可教条。如对危重患者要尽量简短,有的放矢,边抢救边问诊;对老人要有耐心而通俗;对孩子要在逗哄中观察;对唠叨者要巧妙引导和适时打断;对有敌意者要不卑不亢、语言简练准确;对说谎者需仔细加以识别;对门诊患者简单扼要直切主题;对精神病、聋哑人、昏迷者需要询问法定的看护人或陪护者等。

(五)问诊的注意事项

1.认真对待患者

要做到一视同仁地对待每位患者,问诊时既认真严肃,又创造轻松和谐的气氛,尊重每位患者,维护患者的尊严。

2.不随意评价同行

任何时候都不应在患者面前随意评价其他医师的诊断和治疗,这是医者起码的职业道德。问诊时要正确对待患者对其他医院或医师的抱怨,减少矛盾。

3.尊重患者的隐私

保密患者的秘密和隐私是医师职业的基本素质之一,也是取得患者信任的前提保证。

4.需要耐心细心

患者的心理是脆弱的,患者对自己所患疾病可能产生急躁情绪,对相应诊治措施及其效果产生强烈的预知渴望,需要医师详细、耐心作出解释和分析。

5.遵纪守法循规

严格遵循法律法规,时刻用医疗常规来规范自己的从医行为,不为熟人、亲戚而违规,不因偷懒厌烦而敷衍了事。

（魏国庆）

第三节　医嘱与处方

一、医嘱

(一)概述

医嘱是指医师在医疗活动中下达的医学指令。医嘱记录单由具有执业资格的医师撰写,或指导进修、实习医师完成,是医师拟定治疗计划的记录、护士完成治疗计划的依据,护士检查核对后执行。

(二)主要知识点

1.医嘱内容

包括医嘱日期、时间、护理级别、饮食、隔离种类、体位、用药剂量、方法、各种处置措施、检查、治疗、医师和护士签名等。

2.医嘱种类

(1)长期医嘱:长期医嘱的有效时间在 24 小时以上,在医师开出停止时间后失效。内容包括护理常规、护理级别、饮食、体位、吸氧、口服药物、肌内注射药物、静脉注射或静脉滴注药物、病危或病重通知。

(2)临时医嘱:临时医嘱的有效时间在 24 小时以内,有的需立即执行,一般只执行一次。内容包括各种检查(实验室检查单、心电图、X 线、B 超、CT 等)、各种诊断与治疗性操作(腹腔穿刺、胸腔穿刺、胃肠减压等)、药物治疗的临时医嘱、手术治疗的临时医嘱(术前准备、麻醉种类、手术名称等)。

(3)备用医嘱:备用医嘱分长期备用医嘱和临时备用医嘱两种。长期备用医嘱有效时间在 24 小时以上,写在长期医嘱单上,医师注明停止时间后失效;临时备用医嘱仅在规定时间内使用一次,过期尚未执行则失效。

3.医嘱注意事项

(1)医嘱应逐项填写,不得省略。

(2)药物要注明剂量,不得笼统写成片、支等,使用途径和用法书写清楚。

(3)医嘱须经医师签名后有效,在抢救或手术时医师下达口头医嘱,护士必须向医师复诵一遍,双方确认无误后才执行,事后医师及时在医嘱单补签名。

(4)如未执行的医嘱需取消或写错需更改时,应以红笔注写"作废"二字,并写明时间、红笔签名,不得涂改或撕毁。

(5)执行医嘱时要做到"三查八对",每班小查对,每天大查对,护士长每周总查对一次。

(6)凡需下一班执行的临时医嘱,要文字交班。

(7)长期医嘱如停止,则在原医嘱的停止栏内注明日期和时间并签名。

(8)手术、转科、分娩后,可在最后一项医嘱的下面用红笔画一横线,表示以上医嘱作废,可根据当时情况重写医嘱。

(9)重整医嘱:住院时间较长、医嘱单页数多不易观察时,可按上法用红线画一横线,写上重整医嘱,然后将原来执行的医嘱按原来日期顺序抄录。

4.电子医嘱简介

(1)电子医嘱模式:电子医嘱是将传统的人工模式转变为电子化模式。医嘱单录入界面分为长期医嘱单、临时医嘱单。

(2)电子医嘱录入:电子医嘱内容必须准确、清楚,每项医嘱只包含一个内容,时间应具体到分钟。因抢救或手术需要下达的口头医嘱,在抢救或手术结束后即刻据实补记医嘱,并在医嘱中录入"补"字样。

(3)电子医嘱确认:在提交医嘱前医师要查对,确认无错误、遗漏、重复。需紧急执行的医嘱必须向当班护士做特别交代。护士应及时查对、执行医嘱,当查对发现明显违反诊疗常规的医嘱时,应及时通知医师更改,直至确认无疑后执行。护士在抢救患者生命的情况下,应根据心、肺、脑复苏抢救程序等规范对患者先进行紧急处置,并及时报告医师。

(4)电子医嘱系统使用流程:医师登录电子医嘱系统→下达医嘱→审核无误后提交→主班护士登录护理工作站→接收医嘱→查对医嘱→确认医嘱→执行(操作前、操作中、操作后)→疗效及不良反应观察→如需反馈及时通知医师(如皮试结果)。

二、处方书写

(一)概述

处方是指由注册执业医师和执业助理医师为患者开具的,由取得药学专业技术职务任职资格的药学专业技术人员审核、调配、核对,并作为患者用药凭证的医疗文书。医师取得麻醉药品和第一类精神药品处方权后,方可在所属机构开具麻醉药品和第一类精神药品处方,但不得为自己开具该类药品处方。

(二)主要知识点

1.处方书写要求

(1)处方书写规则:①患者一般情况、临床诊断填写清晰、完整,并与病历记载相一致。②字迹清楚,不得涂改;如需修改,应当在修改处签名并注明修改日期。③每张处方限于一名患者的用药。④药品名称应当使用规范的中文名称,没有中文名称的可以使用规范的英文名称;药品名称、剂量、规格、用法、用量要准确规范。⑤填写实足年龄,新生儿、婴幼儿写日、月龄,必要时要注明体重。⑥中药饮片应当单独开具处方。⑦西药、中成药处方,每一种药品另起一行,每张处方不超过5种药品。⑧中药饮片处方的书写,应当按照"君、臣、佐、使"的顺序排列;调剂、煎煮的特殊要求注明在药品右上方,并加括号,如布包、先煎、后下等;对饮片的产地、炮制有特殊要求的,应当在药品名称之前写明。⑨药品用法、用量应当按照药品说明书规定的常规用法、用量使用,特殊情况需要超剂量使用时,应当注明原因并重复签名。⑩药品剂量与数量用阿拉伯数字书写;剂量应当使用法定剂量单位。⑪给药途径应写明实际需要的用药途径、用药剂量、用药频率、用药时限,可用汉字或相应的拉丁文字表述。⑫除特殊情况外,应当注明临床诊断。⑬开具处方后的空白处划一斜线以示处方完毕。⑭处方医师的签名式样和专用签章应当与院内药学部门留样备查的式样一致,不得任意改动,否则应当重新登记留样备案。

(2)处方开具要求:①医师开具处方和药师调剂处方应遵循安全、有效、经济的原则。开具医疗用毒性药品、放射性药品的处方应当严格遵守有关法律、法规和规章。②医师开具处方应当使用药品通用名称,开具院内制剂处方时应当使用经省级卫生行政部门审核、药品监督管理部门批准的名称。③处方开具当日有效,特殊情况下需延长有效期的,由开具处方的医师注明有效期限,但有效期最长不得超过 3 天。④处方药品用量一般不超过 7 天;急诊处方一般不超过 3 天;对于某些慢性病、老年病或特殊情况,处方用量可适当延长,但医师应当注明理由。⑤医师必须按照卫生主管部门制定的麻醉药品和精神药品临床应用指导原则,书写麻醉药品及第一类精神药品处方。⑥门(急)诊癌症疼痛患者及中、重度慢性疼痛患者需要长期使用麻醉药品和第一类精神药品的,首诊医师必须亲自诊查患者,同时建立相应的病历,要求其签署《知情同意书》。必须在病历中留存相关材料复印件。⑦为门(急)诊患者开具的麻醉药品注射剂,每张处方为一次常用量;控缓释制剂,不得超过 7 天常用量;其他剂型,不得超过 3 天常用量。⑧为门(急)诊癌症疼痛患者和中度及重度慢性疼痛患者开具的麻醉药品、第一类精神药品注射剂,每张处方不超过 3 天常用量;控缓释制剂,不超过 15 天常用量;其他剂型,不超过 7 天常用量。⑨住院患者麻醉药品和第一类精神药品处方应当逐日开具,每张处方为 1 天常用量。⑩对于需要特别加强管制的麻醉药品,盐酸二氢埃托啡处方为一次常用量,限二级以上医院内使用;盐酸哌替啶处方为一次常用量,限医疗机构内使用。

2.处方标准

(1)处方内容。①前记:包括医疗机构名称、费别、患者姓名、性别、年龄、门诊或住院病历号、科别或病区和床位号、临床诊断、开具日期等。可添特殊要求的项目。麻醉药品和第一类精神药品处方填写患者身份证号;代办人姓名及身份证号。②正文:以 Rp 或 R 标示,分列药品名称、剂型、规格、数量、用法用量。③后记:医师签名或者加盖专用签章,药品金额及审核、调配,核对、发药药师签名或者加盖专用签章。

(2)处方颜色:①普通处方右上角标注"普通",印刷用纸为白色。②急诊处方右上角标注"急诊",印刷用纸为淡黄色。③儿科处方右上角标注"儿科",印刷用纸为淡绿色。④麻醉药品和第一类精神药品处方右上角标"麻、精一",印刷用纸为淡红色。⑤第二类精神药品处方右上角标注"精二",印刷用纸为白色。

3.电子处方

随着医院信息化管理的普及,处方开具已由医师手写转变为在工作站输入信息,通过网络系统提交给药房,药房通过计算机上显示的信息发放药品。

(1)电子处方的优势。①简化流程,缩短患者就诊时间:患者挂号→就诊→输入电子处方→收费→取药,为电子处方就诊的整个流程。患者初次挂号时填写基本信息。医师输入电子处方时刷卡即可调阅,保证处方前记各项目完整性,节省时间。②提高数据和信息的准确性、降低配方的差错率:电子处方格式规范、字迹清楚;如遇缺药,系统会自动提示,便于医师与药剂科联系,及时补充货源。③便于数据统计和查阅:能随时统计药剂人员和临床医师的工作量,查阅处方张数及处方金额;有效地落实药物的合理使用;在患者复诊时,便于医师查阅历史处方,为医师提供详细的用药信息。④嵌入合理的用药软件:帮助药学人员提高电子处方审核质量。

(2)电子处方存在的问题。①电子处方打印:医院要在医师工作站配备打印机,增加医疗成本,增大医师工作强度,也不能缩短患者就诊时间。②难以达到处方的分色管理。③对于超过《处方管理办法》规定的时限(7 天量、3 天量,特殊情况可适当延长),医师难以输入理由。

(王宗连)

第四节　医疗文书书写

一、概述

医疗文书是医务人员通过问诊、查体、辅助检查、诊断、治疗、护理等医疗活动获得有关资料，并进行归纳、分析、整理形成的临床诊疗工作全面记录的医学文件，是进行临床诊疗、教学、科研、医疗技术鉴定的重要档案资料。医务人员应及时书写完成相应的医疗文件、不断提高医疗文件书写质量。

二、主要知识点

(一)基本要求

(1)内容真实：记录经过认真、仔细的问诊，全面、细致的体格检查，辨证、客观的分析，正确、科学的判断，客观、真实地反映病情和诊疗经过。

(2)格式规范：住院病历用蓝黑墨水、碳素墨水；门(急)诊病历用蓝黑墨水、碳素墨水、蓝或黑色油水的圆珠笔。按规定格式书写，使用医学术语。文字工整，字迹清晰，表述准确，语句通顺，标点正确。

(3)用词恰当：使用通用的医学词汇和术语，准确、精炼。

(4)记录全面：各项记录应填全，包括姓名、性别、年龄、住院(门诊)号，不留空白。时间具体到年、月、日、时、分钟。

(5)认真修改：病历书写完成后，本人及上级医师可修改，但应保持原记录清楚、可辨，不得涂改。本人修改应当用双线划在错字上，正确的字写在其下方；上级医师审查修改下级医师书写的病历，注明修改日期，并在修改处签名。

(6)按时完成：病历应在规定的时间内完成(包括上级医师修改)。

(二)门(急)诊病历

1.门诊病历

(1)是用于门诊就诊、由患者自己保管的门诊简要病历本，包括门诊病历首页(门诊手册封面)、病历记录、化验单(检验报告)、医学影像检查资料等。

(2)门诊病历是患者在门诊就诊时由接诊医师及时完成。

(3)门诊病历要填全患者姓名、性别、年龄、职业、住址等诸项内容，患者每次就诊时均应写明科别、年、月、日，内容简明扼要、重点突出。

(4)初诊病历内容包括就诊时间、科别、病史、体征、实验室和辅助检查结果、诊治意见和医师签名等。暂时难以确诊者，可写某症待查，如"发热待查"。

(5)复诊病历重点记录病情、体征变化及治疗效果，实验室及辅助检查结果，初步诊断及继续诊疗意见，签名。

(6)辅助检查报告及实验室检查结果出具后归入病历。

(7)诊断证明、病假证明、特别交代有关事项均应记录在病历上。

(8)抢救危重患者时,应当书写抢救记录。

2.急诊病历

书写要求及内容除与门诊病历相同外,还应注意以下几点。

(1)就诊时间、每项诊疗处理时间记录到分钟。

(2)记录主要病史、体格检查(体温、脉搏、呼吸、血压、神志等有关生命体征,主要阳性体征及有鉴别意义的阴性体征)、初步诊断、诊疗意见、签名。

(3)危重疑难的病例应体现首诊负责制,应记录有关专业医师会诊或转接等内容。抢救危重患者时,应当书写抢救记录。

(4)对神志不清者应注明病情陈述者与患者关系及对病情的了解程度。

3.急诊观察室病历

急诊观察室患者要求建立大病历。各项记录内容的具体要求参照住院病历。出急诊观察室时必须有出室小结(或转科记录),格式同住院病历中的出院记录,要说明患者出室去向(入院、转院、回家)及注意事项。

(三)住院病历

住院病历包括客观性病历资料(住院病案首页、住院志、体温单、医嘱单、检验报告单、医学影像资料、特殊检查同意书、特殊治疗同意书、手术同意书、麻醉记录单、相关手术及手术护理记录单、病理资料、护理记录、出院记录等);主观性病历资料(病程记录、上级医师查房记录、疑难病例讨论记录、会诊意见、抢救记录、死亡病例讨论记录等),是患者入院后通过问诊、查体、辅助检查获得有关资料,并对这些资料归纳分析书写而成的医疗文书。

1.完整住院病历

完整住院病历格式规范、内容完整,要求在患者入院24小时内由实习医师或住院医师完成。

(1)一般项目:科别、病区、床号、门诊号、住院号、姓名、性别、年龄、婚姻状况、民族、籍贯、职业、工作单位、住址、邮编、病史采集日期、记录日期、病史陈述者、可靠程度等。

(2)病史部分:①主诉,患者就诊的主要症状(或体征)+持续时间。简明扼要,高度概括,不超过20个字。不能用诊断或检查结果代替主诉。时间尽量准确,起病短者以小时记述;主诉多于1项者,应按发生的先后顺序分别列出。②现病史,是病史中的主体部分,记述患者患病后的全过程,即患者本次疾病的发生、发展、演变和诊治等方面的详细情况,应按时间顺序书写。③既往史。④系统回顾。⑤个人史、月经婚育史、家族史。

(3)体格检查:体温、心率、呼吸、血压、一般情况、皮肤、黏膜、全身浅表淋巴结、头部及其器官、颈部、胸部(胸廓、肺脏、心脏、血管)、腹部(肝、脾等)、肛门直肠、外生殖器、脊柱、四肢、神经系统等;记录阳性体征和有鉴别意义的阴性体征,表述要具体、准确;不能写为"淋巴结无肿大""生理反射存在"等。专科检查,如外科检查、眼科检查、妇科检查等。

(4)实验室及其他检查:应记录与诊断有关的实验室及其他检查结果。

(5)摘要:将病史、体格检查、实验室检查及其他检查的主要资料摘要综合,提示诊断的根据,使其他医师或会诊医师通过摘要内容能了解基本的病情。

(6)初步诊断:根据患者入院时相关资料综合分析,作出诊断。如初步诊断为多个,应当主次分明。对入院时诊断不明确或诊断不全面者,随着病情演变逐渐明朗,必须在病程记录中记录修正诊断或补充诊断,并在患者出院时据实填写病案首页上的确诊时间、入院诊断、出院诊断等。

(7)医师签名:书写入院记录的医师在初步诊断的右下角签全名,字迹应清楚易认。

2.表格式住院病历

内容和格式与上述完整病历相同,采用表格式记录,简便、省时,有利于资料贮存和规范化管理。仅限于住院医师及以上职称的医师。初学者应在熟练书写完整病历后,再使用表格式住院病历。

3.入院记录

入院记录为完整住院病历的简要形式,要求重点突出、简明扼要;在入院 24 小时内接诊医师完成。其主诉、现病史与完整住院病历相同,既往史、个人史、月经生育史、家族史和体格检查可以简要记录,免去摘要。

4.病程记录

是患者在住院期间病情发展变化和诊疗过程的全面记录,内容包括:患者一般情况、症状、体征等变化;重要辅助检查结果及临床意义;上级医师查房意见、会诊意见、医师分析讨论意见;所采取的诊疗措施及效果;医嘱更改及理由;向患者及亲属告知的重要事项等。

(1)首次病程记录:即入院后第一次病程记录,必须在患者入院当日(夜)接诊医师下班前完成,包含入院记录大部分内容。其内容、格式与一般病程记录不同。具体要求如下。记录患者姓名、性别、年龄、主诉及主要症状、体征及辅助检查结果,应简明扼要,突出重点;初步分析,提出最可能诊断、鉴别诊断及其依据;为证实诊断和鉴别诊断还应进行哪些检查及理由;根据患者情况制订的诊疗措施及诊疗计划等。

(2)上级医师查房记录:对病危患者,上级医师应在当日首次查房,至少每天一次;对病重患者,上级医师应在次日首次查房,每天或隔天一次,最长小于 3 天;对一般患者,上级医师应在 48 小时内查房,每周 1~2 次。查房记录内容包括补充的病史和体征、诊断依据与鉴别诊断的分析及诊疗计划等。上级医师应有选择的审查、修改下级医师书写的上级医师查房记录并签名。

(3)转科记录:患者住院期间出现他科病情,而本科疾病和治疗已告一段落,或他科疾病比本科疾病更为紧急,需要转科诊疗。转科要经过转入科室医师会诊并同意接收。除特殊情况外,转出记录由转出科室医师在患者转出科室前书写完成;转入记录在患者转入后 24 小时内完成。内容包括患者姓名、性别、年龄、入院日期、转出(入)日期、主诉、入院情况、入院诊断、诊疗经过、目前情况、目前诊断、转科目的及注意事项或转入诊疗计划、医师签名等。

(4)阶段小结:患者住院时间较长,经治医师应写阶段小结,即病情及诊疗情况的总结,每月 1 次。内容包括入院日期、小结日期、患者姓名、性别、年龄、主诉、入院情况及诊断、诊疗经过、目前情况及诊断、诊疗计划、医师签名等。重点记录本阶段小结前患者的演变、诊疗过程,目前治疗措施及今后准备实施的诊疗方案。交(接)班记录、转科记录可代替阶段小结。

(5)出院记录:患者出院时,由住院医师或进修医师(主治医师审查签名)书写出院记录。

内容包括:一般项目,如姓名、性别、年龄、入院日期、入院诊断、出院日期、出院诊断、住院天数;入院时主要症状和体征;主要检查结果;各种特殊检查及重要会诊;住院诊疗过程(注明手术名称、日期、输血量及抢救情况等);出院情况;出院医嘱(出院后治疗计划及具体药品);医师签名。

(四)医疗知情同意书

认真落实患者知情同意权是医务人员的责任和义务。知情,指患者对病情、诊疗措施、医疗风险、费用开支等真实情况的了解、被告知的权利。同意,指患者在知情的情况下有选择、接受或拒绝的权利(自主医疗权)。知情并不等于同意,同意必须以知情为前提。医疗知情同意的范围:

各类手术、有创检查或治疗;术中冰冻切片快速病理检查;输血及血液制品;实施麻醉;开展新业务、新技术、临床实验性治疗;对患者实施化学治疗(简称化疗)、放射治疗(简称放疗)、抗结核治疗等;使用贵重药品及用品等、医保患者使用自费药品及材料等;急诊或病情危重,患方或亲属要求终止治疗、出院、转院;拒绝特殊检查、治疗等,特殊患者(如精神异常患者)特别告知;尸检(同意、拒绝)。

(李　婧)

第二章

内科疾病常用诊治原则

第一节　诊断原则与方法

内科是各临床科室的基础,与各临床科和基础医学有密切的联系。内科诊断技术的发展又能促进其他临床科和基础医学的发展。疾病诊断是否准确和迅速最能反映内科工作的质量。内科疾病病种繁多、病情复杂、变化多端,同一种疾病可有多种不同的临床病象,某一临床病象又可见于多种不同的疾病。另外,不少其他科的疾病也往往首先就诊于内科,经内科医师鉴定之后才转送各有关临床科处理。因此,一个内科医师就要熟练掌握诊断学的基础理论、基本知识和基本技能,并在临床实践中不断加以充实和提高,才能及时和准确地做出疾病的诊断,提供疾病的治疗和预防的依据,从而使患者能早日恢复健康。

疾病的诊断过程一般有 3 个环节:①调查研究,收集完整和确实的诊断资料;②综合和分析资料,建立初步诊断;③有需要时做其他有关的检查,动态临床观察,最后验证和修正诊断。疾病诊断须有广博而精深的医学知识,否则对一些疾病必然茫然无知;此外也要不断地积累临床经验,使处理问题时心中有数,但仍须避免对处理问题时有先入之见。疾病诊断过程大致如图 2-1 所示。

一、疾病诊断资料的搜集

临床医师检查患者所采得的第一手诊断资料是最宝贵的资料。在对疾病进行调查研究时,掌握的材料必须全面和符合于实际,这是取得正确诊断的关键之一。片面的或错误的材料是造成误诊的常见原因。临床材料来自下述三方面。

(一)完整的病史

患者叙述的病史可能零乱或是片段,如果医师采取病史时又带有主观性,则所收集到的病史就难免有片面性和表面性。片面的和不准确的病史会造成诊断上的严重错误,必须注意避免。例如,一个患右下肺大叶性肺炎的患者,以右上腹疼痛、黄疸、发冷、发热为主要症状,但咳嗽轻微,因而就诊时只诉右上腹疼痛、发冷、发热,而未提咳嗽;如果医师思想上主观片面,就可能把注意力错误地放到"急性胆囊炎"上去,而忽视了大叶性肺炎。病史中的一般项目,如年龄、性别、婚姻、嗜好、月经、职业、发病地区和季节等,与疾病亦可有密切关系,也应重视。例如,一个宫外妊娠破裂的女患者,如果忽视了婚姻史和月经史,医师就容易漏诊。为了采取完整的病史,还要耐心听取患者本人、患者家属、了解病情者和以往经治医师的病情介绍,甚至到患者发病现场调查,全面了解疾病的全过程,才能获得完整的和可靠的病史。

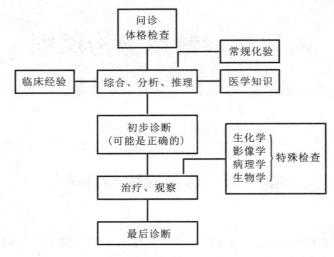

图 2-1　疾病诊断过程

(二)体格检查

体格检查必须系统和全面,并取得患者合作,以防止重要的遗漏。例如,一个急性腹痛患者,医师反复在胸部、腹部和腰背部进行检查,均未发现异常,导致得出了一个错误的诊断;以后经过全身细致检查,才发现是腹股沟嵌顿性疝。延误诊断的原因是体检不全面,遗漏了急性腹痛疾病的必要检查所致。由于体检疏忽而误诊,在临床上并非仅仅是个例。

(三)实验室检查和器械检查

实验室检查和器械检查要结合临床表现有目的地进行。首先应选用有效而又简便的检查方法。在安排某项检查时,应考虑以下几点:①这项检查的特异性如何? ②这项检查的敏感性如何? ③检查和标本采集的时机是否合适? 能否按规定的要求进行? ④标本的输送、检验过程有无误差? ⑤患者体质的强弱、病情的起伏、诊疗的处理等对检查结果有无影响? ⑥对于可能造成患者负担的检查,如支气管造影检查和一些负荷试验,还应权衡其利弊并考虑患者能否接受。

实验室检查和器械检查的结果,必须结合临床情况来考虑,才能作出正确的评价。要防止片面依靠实验室检查或器械检查下诊断的错误做法。因而医师要注意到检查结果有无特异性的问题,以及检查结果的假阳性与假阴性问题。例如,血清甲胎蛋白测定阳性对诊断原发性肝细胞癌有高度的特异性,但仍有少数的原发性肝细胞癌直至临终仍为阴性(假阴性);而一些非肝癌的疾病却可出现血清甲胎蛋白阳性(假阳性)。实际上,实验室与器械检查的阴性结果只表明此项检查方法并无阳性发现,而非等同于该被检物的绝对不存在或否定相应疾病的不存在。又因检查时机或技术上的原因,一两次实验室或器械检查的阴性结果往往不足以排除疾病的存在。例如,肾炎的蛋白尿、糖尿病的血糖增高、疟疾的血片中疟原虫等,可以间歇出现;咽拭物白喉杆菌、痰结核杆菌检查的阴性结果,更不容易据以否定有关的疾病。另外,粪便培养发现伤寒杆菌或痢疾杆菌也可见于健康带菌者;肥达试验在一些急性发热性疾病时,其滴度也可以增高。其他如 X 线检查发现的肺部阴影,超声检查发现的肝区异常波形,均须结合病史、体格检查及其他有关检查才能做出正确的判断。

现代诊断技术有了飞跃的发展,给予临床医师极大的帮助。主要有以下几方面。

(1)内镜的发明与改进:各种内镜如胃十二指肠镜、结肠镜、支气管镜,新型制品口径小、可屈度高,操作安全便利,还可配合附件做相应的诊断和治疗。

(2)快速超微量生化学分析技术的应用:如酶联免疫吸附测定法(enzyme-linked immu-nosorbeht assay,ELISA)、免疫荧光测定法(immunofluorescense assay,IFA)等方法。特异性单克隆抗体诊断技术也已应用于临床。

(3)影像学诊断技术的进步:如 B 型超声扫描、电子计算机 X 线体层扫描(com-puterized tomography,CT)、磁共振成像(magnetic resonance imaging,MRI)均已应用于临床,且还在不断地更新换代。CT 与 MRI 对颅内、纵隔和腹腔深部病变的诊断尤有可喜的突破。MRI 对脑血管病变及后颅凹的病变显示有卓著的诊断效果。核素灌注断层显像更能显示器官病变。

(4)电镜的诊断应用:电镜能显示细胞的超微结构,对肝、肾实质性疾病的形态学诊断帮助尤大。

(5)聚合酶链反应(PCR)技术的应用:PCR 是根据 DNA 复制原理而设计的一种诊断技术,具有操作简便、特异性强、敏感性高等优点,在肝炎、结核病等诊断中尤可显示它的优越前景。

(6)基因诊断赋予遗传病学丰富多彩的内涵:上述各项新型诊断技术的应用,大大地丰富了诊断学的内容,解决了许多临床上的问题。

器械检查可区分为非侵入性(非损伤性)和侵入性(损伤性)两类。原则上应首先采用非侵入性检查。只有当非侵入性检查仍未能明确疾病诊断时,在有明确指征和无禁忌证的情况下,才选用侵入性检查。

由于尖端诊断技术目前尚未能普及,而大多数常见病的诊断又不需要复杂的技术进行,因而,临床上我们还须重视诊断疾病时详细询问病史和全面体格检查的基本功,以及结合常规化验和简单的器械检查来进行诊断大多数疾病。

二、建立诊断和验证诊断

(一)整理资料,建立诊断

1.努力寻找主要诊断根据

从调查所得的资料,临床医师须加以筛选、整理、衡量,哪些是主要的,哪些是次要的,并将可疑的材料认真复查、核实,然后将核实的主要材料加以综合分析,弄清它们之间的相互关系,进一步推测病变可能存在的部位(系统或脏器)、性质和病因,为建立正确的诊断打好基础。

有些疾病可出现相当独特的"特殊病征",如系统性红斑狼疮的蝶形红斑、恙虫病的焦痂、白塞病的口-眼-外生殖器三联征、麻疹的麻疹黏膜斑、肢端肥大症和库欣综合征的特别面容等。这些"特殊病征"有重要的诊断意义。

又当某些疾病的典型病象已充分显露,出现多个反映该病本质的一组病征时,也有重要诊断价值。如某一患者有阶梯状上升热型、相对性缓脉、蔷薇疹、脾肿大、血常规示白细胞减少伴相对性淋巴细胞增多与嗜酸性粒细胞减少或消失,则常可做出伤寒的临床诊断,并进一步作相应的检查加以证实。又如一年轻女性患者,具有不规则发热、多关节痛、肝肾功能损害、血常规示中度贫血以及白细胞减少与血小板减少、血沉加快,则可做出系统性红斑狼疮的拟诊,并进一步做狼疮细胞检查及抗核抗体测定以证实之。

疾病的表现各式各样,在不少情况下出现"同病异症"或"异病同症"。例如,急性心肌梗死的患者,多数表现为典型的心前区疼痛,但也可以表现为类似胆石症的上腹部绞痛,甚至可以毫无疼痛,表现为休克或急性充血性心力衰竭,这就是"同病异症"。又如结核病、系统性红斑狼疮、疟疾、钩端螺旋体病、梅毒、白塞病、多发性骨髓瘤、恶性组织细胞病等,可能有多种不同临床表现,类似多种不同的疾病,如不注意可致误诊或漏诊。这些也是"同病异症"的例子。另一方面,如肝大可见于某些寄生虫或细菌、病毒感染的疾病,也可见于肝硬化、肝癌或其他肝病,这就是"异病同症"。例如,阿米巴肝脓肿误诊为肝癌、化脓性心包炎误诊为肝脓肿、轻型地中海贫血误诊为慢性病毒性肝炎是比较突出的例子。临床上有时可遇见这样的情况,医师要辨别它就必须进行疾病的鉴别诊断。

在疾病的早期、复杂的或不典型的病例,当找不到可以确定诊断的"特殊病征"时,就要采用下述方法:根据一个主要病征(如高血压、水肿、血尿等),或先将几个重要的病征组成一个综合征(如阻塞性黄疸、溶血性贫血等),然后提出一组可能的待鉴别的疾病、进行相互鉴别。在提出一组待鉴别的疾病时,应尽可能将全部有可能性的疾病都考虑在内,以防止严重遗漏而导致诊断错误,这就要求医师要全面考虑问题。但是全面性并不等于漫无边际,而是从临床实际材料出发,抓住主要矛盾,提出一组与临床表现相近似的疾病,而且随着分析的深入,相互比较,逐一排除可能性较小的疾病,缩小鉴别诊断的范围,直至留下一个或几个可能性最大的疾病。这就是临床上习称的"排除诊断法"。

对一组疾病进行鉴别诊断时,必然要对组内各个疾病加以肯定或否定。其方法是根据某一疾病本身的特殊点,将其他不相符的近似疾病区别开来,从而达到正确认识疾病。某一疾病的特殊点,我们一般用"诊断根据"的形式加以概括。"诊断根据"一方面包括仅见于该病而不见于其他病的"特殊病征";另一方面也包括一些并非仅见于该病的病征,但当这些病征与"特殊病征"同时存在时,则能加强"诊断根据"的可靠性。"诊断根据"是从实践中总结得来的,一般来说是能反映疾病的本质的,但疾病的表现多种多样,不一定与"诊断根据"完全相符。因此,在运用"诊断根据"时,要紧密联系实际,反对把它作为条条框框,生搬硬套。要将全面的检查材料,参照"诊断根据",恰当地对病情进行深入的分析,才能得出正确的诊断。例如,胃、十二指肠溃疡合并急性穿孔的"诊断根据"之一是出现膈下游离气影的X线征。但有些胃、十二指肠溃疡穿孔病例X线检查不一定能查出膈下游离气影。另一方面,在肠气囊肿症时,腹部X线摄片也可见到膈下游离气影,加之此症往往并发于胃十二指肠溃疡,有时可误诊为溃疡病急性穿孔。因此,对急性腹痛患者不能因未发现膈下气影而认为不完全满足"诊断根据"的要求,便草率排除溃疡病穿孔的可能性,或对胃十二指肠溃疡病患者仅因发现膈下气影,而草率作出溃疡病穿孔的诊断。临床医师应综合全面检查材料加以细致的衡量,有时还需经密切的动态观察才能作出最后的结论。

2.怎样否定某一疾病

如拟诊的某一疾病不能解释患者的全部主要临床表现或缺乏预期必定出现的"特殊病征",则该病可能性很小或可以被否定。前一种情况,如2个患者有血尿、膀胱刺激征、尿培养结核菌阳性、静脉肾盂造影显示虫蛀样缺损的X线征,可排除出血性肾盂肾炎,因为用出血性肾盂肾炎不能解释后两种病征,而用肾结核则可全部解释。后一种情况,例如,一个有心前区疼痛的患者,疑有急性心肌梗死,但于3天内反复检查心电图始终正常,血沉加快及谷草氨基转移酶增高也缺如,则可否定急性心肌梗死的存在。但要注意,有些疾病并无"特殊病征",或该"特殊病征"只见于疾病的某一阶段,当医师诊治时可能尚未出现或已经消失,后者(如干性心包炎时)的心包摩擦音。

3.怎样肯定某一疾病

如拟诊的疾病能解释患者的全部主要临床表现,并已找到预期应见于该病的"特殊病征",例如,拟诊为伤寒的患者血培养发现伤寒杆菌或血清伤寒杆菌凝集试验强阳性,或拟诊为系统性红斑狼疮的患者血中找到狼疮细胞或有高滴度的血清抗核抗体,则可确定各该疾病的诊断。另一方面,当遇到缺乏"特殊病征"的疾病时,一组具有确诊意义的临床综合征也可以起到类似"特殊病征"的作用,但其可靠程度则不及"特殊病征"。例如,根据发热、多关节痛、急性心肌炎、血沉加快和血清抗链球菌溶血素"O"滴度升高等所组成的综合征,大致可诊断为风湿热,但有时仍可与其他结缔组织病相混淆。

在鉴别诊断过程中,经过筛选剩下来几个可能性较大的疾病,要求医师最后肯定一个可能性最大的疾病。这时须注意下述几点:

(1)在几个可能的疾病中进行选择时,一般应先考虑常见病、当地的多发病或当时的流行病。至于罕见病,也应考虑到,但只有用上述疾病不能满意解释患者的临床表现时,才予以考虑。

(2)对患者所患的疾病,在未有充分的诊断根据时不要轻易做出神经症的诊断。

(3)对患者所患的疾病,应先考虑可治之病,其次才考虑不治或难治之病。

(4)当用某种"特殊病征"不能解释某一疾病的全部重要临床现象时,须考虑患者同时存在着两种或多种疾病,或有并发症的存在。

(二)临床观察、验证诊断

疾病是一个或快或慢地运动着的病理过程,在这个过程中,一些临床表现产生了,另一些可能消失了,也可能一个疾病痊愈了,另一个发生了。因此,必须用发展的观点进行分析和诊断。医师每一次的诊查都只能看到患者疾病全过程中某一阶段的一个横断面,往往要综合多个横断面,才能了解疾病较完整的面貌。这种动态的观察有助于明确一时未能排除或肯定的疾病的诊断。例如,带状疱疹和麻疹,非见疹不易确诊;疑患急性心肌梗死而当时检查心电图未见特异性改变的患者,连续观察几天,并作其他有关的检查,往往即可见分晓;热型的动态观察,对于诊断疟疾、回归热等病,有相当大的帮助。

一个正确的认识往往需经反复的实践才能达到。临床医师通过调查研究,收集资料,整理资料,建立诊断之后,工作可告一段落。但工作至此还未结束,更重要的一步是根据是进行合理的治疗,治疗效果又反过来验证诊断。如果根据诊断而进行治疗,收到预期的疗效时,那么,一般说来这一诊断工作算是完成了。另外,在实践中也不同程度地受着认识水平和技术条件的限制,在这种情况下,部分地或全部的修改原有的诊断是常见的。一些疑难病例往往需要经过深入的动态观察,反复检查,甚至进行诊断性治疗,才能得到正确的诊断。必须强调指出,为了能及时指导防治工作,特别对于急重病例,在临床材料未足以建立确定的诊断之前,也要找出可能性最大的疾病,作为临时诊断,迅速采取治疗措施,同时再进行深入的检查,而不应仅仅纠缠在诊断问题上,以致贻误治疗时机。

(张垒垒)

第二节　一般治疗原则

在初步拟诊并注意到患者体温、脉搏、呼吸和血压等重要征兆的基础上,需完整、系统、清楚地列出各项治疗措施,一般应包括许可的活动量、饮食、液体、对症治疗、特殊治疗以及并发症的防治措施等。遇法定传染病应及时向有关卫生防疫部门报告,需隔离者应予以安排。

一、饮食和营养支持

不可低估饮食、营养在治疗中的重要性,应根据病情选择合适的饮食种类,并注意其营养价值。不能经口摄入或摄入不足者,应予必要的营养支持。

(一)基本饮食

有普通饮食(普食)、软食、半流质饮食和流质饮食之分。普食每天可提供的总热量约为10.46 MJ(2 500 kcal),软食为 8.37～10.46 MJ(2 000～2 500 kcal),半流质为 6.28～8.37 MJ(1 500～2 000 kcal),流质为 1.34～4.18 MJ(800～1 000 kcal)。软食和半流质饮食的营养均不及普食,不宜长期应用。流质饮食的热量和蛋白质、维生素等含量均不足,应另予补充。

(二)治疗饮食

可根据病情需要选用,例如,高蛋白、低蛋白、低盐或无盐、低胆固醇、低嘌呤以及糖尿病饮食等。

(三)营养支持

凡不能经口摄入食物或摄入不能满足需要(含消化吸收不良、高代谢状态等),尤其是重危患者,应予营养支持。营养支持的方式有肠内营养和肠外(静脉)营养,可单独使用,也可合并使用。经口进食虽也属肠内营养,但本节限指经鼻胃/鼻肠管或胃空肠造瘘管输入的形式。通过饲管,可按患者胃肠功能状况的不同饲以混合奶、要素饮食等。对不能耐受肠内营养者可给予肠外营养。人体需要的全部营养素均由静脉供给称全肠外营养。肠外营养液采用葡萄糖、复方氨基酸、脂肪乳剂、电解质溶液、维生素和微量元素配制,经中心静脉导管输入,短时期的肠外营养也可由周围静脉输入,但只能采用等渗溶液。营养支持治疗尤其是全肠外营养过程中,应注意预防并监测可能引起的各种代谢紊乱和继发感染等并发症。

二、水和电解质

水和电解质代谢紊乱常带来复杂的诊治问题。要有预见性,要及时发现,正确判断、适当调节。对不能进食和饮水的患者,除给予全肠外营养者外,在补充热量的同时应考虑补充适量的水、钠、钾;静脉输液 1 周以上者尚须补充钙、镁、磷等。

(一)维持正常需要量

如肾功能良好,也无液体和电解质的额外损失,通常每天需 2 000 mL 左右液体,内含钠70 mmol左右、钾 40 mmol 左右,即可满足正常需要量。一般可用含 20 mmol 氯化钾(相当于1.5 g)的 10％葡萄糖注射液 1 000 mL 于 12 小时输完,继用含 10 mmol 氯化钾的 10％葡萄糖注射液 500 mL 于 6 小时内输完,然后用含 10 mmol 氯化钾的 5％葡萄糖氯化钠注射液 500 mL 于

6 小时输完。

（二）补充异常损失量

如有呕吐、腹泻、发热、多汗、换气过度、室温较高或长期多尿等情况时,除满足维持量外,还须补充已发现的水和电解质的丢失量。

(1)腹泻:最好根据腹泻液中实测的钠、钾损失量补充。如一时无法测定,可按估计量补充,即每泻出 1 L 液体需输入 5％葡萄糖注射液 1 000 mL、氯化钾约 35 mmol(2.6 g)和碳酸氢钠约 45 mmol(3.75 g)。

(2)呕吐:估计每呕出 1 L 胃液约需输入 5％葡萄糖注射液 750 mL、等渗盐水 250 mL 和氯化钾 20 mmol(1.5 g)。如因胃酸损失较多而引起碱中毒时,由于尿钾排出较多,须酌情增加钾的补充量。如呕吐液混有大量胆汁与胰液,尚有碳酸氢钠的丢失,应加注意。

(3)多汗:由于出汗量不易估计,最好根据患者体质量的改变来衡量。汗为低渗液体,宜用低渗盐水(1 份等渗盐水加 2 份 5％葡萄糖注射液)予以补充。

(4)在发热、高室温、换气过度以及空气相对湿度偏低等情况下,从呼气和皮肤蒸发的水分增加,应补充 5％葡萄糖溶液。

(5)长期多尿:常有大量尿钠、尿钾的丢失,应根据实验室测定的结果予以补充。

三、药物的应用

(1)绝大多数药物除具有治疗作用,还有其不良反应。要熟悉所用药物的代谢过程、作用机制和临床适应证,掌握其不良反应和禁忌证。要权衡利弊,选择最适宜的药物;要注意个体差异,选择适合的剂量和给药途径,做到合理用药。

(2)要详细了解患者对哪些药物有过敏史,以免发生意外。

(3)必须同时应用数种药物时,要注意药物间的相互作用和配伍禁忌,以防增强毒副反应或影响疗效。

(4)用药过程中,要仔细观察药物的疗效和可能发生的不良反应,及时加以调整。

(5)抗菌药物临床应用广泛,且有滥用倾向,用药时尚应注意以下几点。①以下情况一般不宜使用抗菌药物:病毒感染(除非有细菌性并发症),原因未明的发热(除非高度怀疑细菌感染、病情严重者);②预防性应用在内科领域内一般限于:预防风湿热复发,预防尿路感染复发;心瓣膜病、心血管畸形和人工心脏瓣膜患者,于口腔、尿路等手术前后预防感染性心内膜炎;流行性脑脊髓膜炎、霍乱等疾病密切接触者;进入疟疾区者预防疟疾。

对昏迷、休克、心力衰竭、肾病综合征、血液病、免疫缺陷和接受糖皮质激素治疗等的患者,预防用药不但达不到预防细菌感染的目的,反易引起耐药菌株感染,除特殊情况外,不主张预防性用药。

四、其他

(1)危重患者最好安排在重症监护病房或专科性监护病房进行监护和救治。重症监护病房的特点是管理上的集中、加强,监测上的严密、仔细和救治上的及时、有力,从而可使患者得到更及时有效的救治。重症监护病房收治的病种一般限于危及生命但有可能挽救的疾病,如急性心肌梗死,不稳定型心绞痛,严重心律失常,高血压危象,急性心功能不全,休克,心搏骤停,急性呼吸功能不全,急性肾功能不全,大出血,严重水、电解质和酸碱平衡紊乱,多器官功能障碍综合征,急性中毒,危重创伤、多发伤,重大高危手术等。一般不包括晚期恶性肿瘤、传染病、中枢神经系统永久性损伤(如高位截瘫)和各种终末期患者。

(2)应重视心理(精神)治疗。患者对所患疾病不可避免地会产生各种心理反应,心理治疗即针对这些心理状态用言语或非言语的沟通方式对患者进行治疗,改善患者情绪,解除顾虑、增强信心,从而促进疾病的治愈和康复。

(3)医者的一切医疗行为无不与患者的健康甚至生命有关,应慎之又慎。治疗上应有整体观念和预见性。要防止医源性疾病和非正常医疗事件的发生,真正做到全心全意为患者服务。

(任文兰)

第三章

呼吸内科常见病

第一节　急性上呼吸道感染

急性上呼吸道感染是指鼻腔、咽或喉部急性炎症的概称。患者不分年龄、性别、职业和地区。全年皆可发病,冬春季节多发,可通过含有病毒的飞沫或被污染的用具传播,多数为散发性,但常在气候突变时流行。由于病毒的类型较多,人体对各种病毒感染后产生的免疫力较弱且短暂,并且无交叉免疫,同时在健康人群中有病毒携带者,故一个人一年内可有多次发病。

急性上呼吸道感染 70%～80%由病毒引起,主要有流感病毒(甲、乙、丙型)、副流感病毒、呼吸道合胞病毒、腺病毒、鼻病毒、埃可病毒、柯萨奇病毒、麻疹病毒、风疹病毒等。细菌感染可直接或继病毒感染之后发生,以溶血性链球菌为多见,其次为流感嗜血杆菌、肺炎链球菌和葡萄球菌等。偶见革兰阴性杆菌。其感染的主要表现为鼻炎、咽喉炎或扁桃体炎。

当有受凉、淋雨、过度疲劳等诱发因素,使全身或呼吸道局部防御功能降低时,原已存在于上呼吸道或从外界侵入的病毒或细菌可迅速繁殖,引起本病,尤其是老幼体弱或有慢性呼吸道疾病,如鼻旁窦炎、扁桃体炎、慢性阻塞性肺疾病患者更易罹患。

本病不仅具有较强的传染性,而且可引起严重并发症,应积极防治。

一、诊断标准

根据病史、流行情况、鼻咽部发生的症状和体征,结合周围血常规和胸部 X 线检查可做出临床诊断。进行细菌培养和病毒分离,或病毒血清学检查、免疫荧光法、酶联免疫吸附法、血凝抑制试验等,可能确定病因诊断。

(一)临床表现

根据病因不同,临床表现可有不同的类型。

1.普通感冒

普通感冒俗称"伤风",又称急性鼻炎或上呼吸道卡他,以鼻咽部卡他症状为主要表现。成人多为鼻病毒引起,其次为副流感病毒、呼吸道合胞病毒、埃可病毒、柯萨奇病毒等。起病较急,初期有咽干、咽痒或烧灼感,发病同时或数小时后可有喷嚏、鼻塞、流清水样鼻涕,2～3 天后变稠。可伴咽痛,有时由于耳咽管炎使听力减退,也可出现流泪、味觉迟钝、呼吸不畅、声嘶、轻微咳嗽等。一般无发热及全身症状,或仅有低热、不适、轻度畏寒和头痛。检查可见鼻腔黏膜充血、水肿、有分泌物,咽部轻度充血。如无并发症,一般5～7天后痊愈。

2.流行性感冒

流行性感冒简称"流感",是由流行性感冒病毒引起。潜伏期1～2天,最短数小时,最长3天。起病多急骤,症状变化很多,主要以全身中毒症状为主,呼吸道症状轻微或不明显。临床表现和轻重程度差异颇大。

(1)单纯型:最为常见,先有畏寒或寒战、发热,继之全身不适,腰背发酸、四肢疼痛,头昏、头痛。部分患者可出现食欲缺乏、恶心、便秘等消化道症状。发热可高达39～40 ℃,一般持续2～3天。大部分患者有轻重不同的打喷嚏、鼻塞、流涕、咽痛、干咳或伴有少量黏液痰,有时有胸骨后烧灼感、紧压感或疼痛。年老体弱的患者,症状消失后体力恢复慢,常感软弱无力、多汗、咳嗽可持续1～2周或更长。体格检查可见患者呈重病容,衰弱无力,面部潮红,皮肤上偶有类似麻疹、猩红热、荨麻疹样皮疹,软腭上有时有点状红斑,鼻咽部充血水肿。本型中轻者,全身和呼吸道症状均不显著,病程仅1～2天,颇似一般感冒,单从临床表现颇难确诊。

(2)肺炎型:本型常发生在2岁以下的小儿,或原有慢性基础疾病,如二尖瓣狭窄、肺源性心脏病、免疫力低下及孕妇、年老体弱者。其特点是在发病后24小时内可出现高热、烦躁、呼吸困难、咯血痰和明显发绀。全肺可有呼吸音减低、湿啰音或哮鸣音,但无肺实变体征。X线检查可见双肺广泛小结节性浸润,近肺门较多,肺周围较少。上述症状可进行性加重,抗生素无效。病程1周至1个月余,大部分患者可逐渐恢复,也可因呼吸循环衰竭在5～10天死亡。

(3)中毒型:较少见。肺部体征不明显,具有全身血管系统和神经系统损害,有时可有脑炎或脑膜炎表现。临床表现为高热不退、神志昏迷,成人常有谵妄,儿童可发生抽搐。少数患者由于血管神经系统紊乱或肾上腺出血导致血压下降或休克。

(4)胃肠型:主要表现为恶心、呕吐和严重腹泻,病程2～3天,恢复迅速。

3.以咽炎为主要表现的感染

(1)病毒性咽炎和喉炎:由鼻病毒、腺病毒、流感病毒、副流感病毒及肠病毒、呼吸道合胞病毒等引起。临床特征为咽部发痒和灼热感,疼痛不持久,也不突出。当有吞咽疼痛时,常提示有链球菌感染,咳嗽少见。急性喉炎多为流感病毒、副流感病毒及腺病毒等引起,临床特征为声嘶、讲话困难、咳嗽时疼痛,常有发热、咽炎或咳嗽。体检可见喉部水肿、充血,局部淋巴结轻度肿大和触痛,可闻及喘鸣音。

(2)疱疹性咽峡炎:常由柯萨奇病毒A引起,表现为明显咽痛、发热,病程约为1周。检查可见咽充血,软腭、悬雍垂、咽及扁桃体表面有灰白色疱疹及浅表溃疡,周围有红晕。多于夏季发病,多见于儿童,偶见于成人。

(3)咽结膜热:主要由腺病毒、柯萨奇病毒等引起。临床表现有发热、咽痛、畏光、流泪、咽及结膜明显充血。病程4～6天,常发生于夏季,游泳中传播。儿童多见。

(4)细菌性咽-扁桃体炎:多由溶血性链球菌引起,次为流感嗜血杆菌、肺炎链球菌、葡萄球菌等引起。起病急,明显咽痛、畏寒、发热、体温可达39 ℃以上。检查可见咽部明显充血,扁桃体肿大、充血,表面有黄色点状渗出物,颌下淋巴结肿大、压痛,肺部无异常体征。

(二)实验室检查

1.血常规

病毒性感染白细胞计数多为正常或偏低,淋巴细胞比例升高。细菌感染者白细胞计数和中性粒细胞增多及核左移。

2.病毒和病毒抗原的测定

视需要可用免疫荧光法、酶联免疫吸附法、血清学诊断和病毒分离鉴定,以判断病毒的类型,区别病毒和细菌感染。细菌培养可判断细菌类型和进行药物敏感试验。

3.血清 PCT 测定

有条件的单位可检测血清 PCT,有助于鉴别病毒性和细菌性感染。

二、治疗原则

上呼吸道病毒感染目前尚无特殊抗病毒药物,通常以对症处理、休息、忌烟、多饮水、保持室内空气流通、防治继发细菌感染为主。

(一)对症治疗

可选用含有解热镇痛、减少鼻咽充血和分泌物、镇咳的抗感冒复合剂或中成药,如对乙酰氨基酚、双酚伪麻片、美扑伪麻片、银翘解毒片等。儿童忌用阿司匹林或含阿司匹林药物及其他水杨酸制剂,因为此类药物与流感的肝脏和神经系统并发症(Reye 综合征)相关,偶可致死。

(二)支持治疗

休息、多饮水、注意营养,饮食要易于消化,特别在儿童和老年患者更应重视。密切观察和监测并发症,抗生素仅在明确或有充分证据提示继发细菌感染时有应用指征。

(三)抗流感病毒药物治疗

现有抗流感病毒药物有两类:即离子通道 M_2 阻滞剂和神经氨酸酶抑制剂。其中 M_2 阻滞剂只对甲型流感病毒有效,治疗患者中约有 30% 可分离到耐药毒株;而神经氨酸酶抑制剂对甲、乙型流感病毒均有很好作用,耐药发生率低。

1.离子通道 M_2 阻滞剂

金刚烷胺和金刚乙胺。

(1)用法和剂量:见表 3-1。

表 3-1　金刚烷胺和金刚乙胺用法和剂量

药名	年龄(岁)			
	1～9	10～12	13～16	≥65
金刚烷胺	5 mg/(kg・d)(最高 150 mg/d),分 2 次	100 mg,每天 2 次	100 mg,每天 2 次	≤100 mg/d
金刚乙胺	不推荐使用	不推荐使用	100 mg,每天 2 次	100 mg 或 200 mg/d

(2)不良反应:金刚烷胺和金刚乙胺可引起中枢神经系统和胃肠不良反应。中枢神经系统不良反应有神经质、焦虑、注意力不集中和轻微头痛等,其中金刚烷胺较金刚乙胺的发生率高。胃肠道反应主要表现为恶心和呕吐,这些不良反应一般较轻,停药后大多可迅速消失。

(3)肾功能不全患者的剂量调整:金刚烷胺的剂量在肌酐清除率≤50 mL/min 时酌情减少,并密切观察其不良反应,必要时可停药,血透对金刚烷胺清除的影响不大。肌酐清除率<10 mL/min时,金刚乙胺推荐减为 100 mg/d。

2.神经氨酸酶抑制剂

目前有 2 个品种,即奥司他韦和扎那米韦。我国目前只有奥司他韦被批准临床使用。

(1)用法和剂量:①奥司他韦,成人 75 mg,每天 2 次,连服 5 天,应在症状出现 2 天内开始用药。儿童用法见表3-2,1岁以内不推荐使用。②扎那米韦,6岁以上儿童及成人剂量均为每次吸入10 mg,每天2次,连用5天,应在症状出现2天内开始用药。6岁以下儿童不推荐作用。

表3-2 儿童奥司他韦用量(mg)

药名	体重(kg)			
	≤15	16~23	24~40	>40
奥司他韦	30	45	60	75

(2)不良反应:奥司他韦不良反应少,一般为恶心、呕吐等消化道症状,也有腹痛、头痛、头晕、失眠、咳嗽、乏力等不良反应的报道。扎那米韦吸入后最常见的不良反应有头痛、恶心、咽部不适、眩晕、鼻出血等。个别哮喘和慢性阻塞性肺疾病(COPD)患者使用后可出现支气管痉挛和肺功能恶化。

(3)肾功能不全的患者无须调整扎那米韦的吸入剂量。对肌酐清除率<30 mL/min的患者,奥司他韦减量至75 mg,每天1次。

(四)抗生素治疗

通常不需要抗生素治疗。如有细菌感染,可根据病原菌选用敏感的抗生素。经验用药,常选青霉素、第一代和第二代头孢菌素、大环内酯类抗生素或氟喹诺酮类抗生素。

(刘 伟)

第二节 急性气管-支气管炎

急性气管-支气管炎是由生物、物理、化学刺激或过敏等因素引起的急性气管-支气管黏膜炎症。常发生于寒冷季节或气候突变时,也可由急性上呼吸道感染迁延不愈所致。

一、病因

(一)微生物
病原体与上呼吸道感染类似。

(二)物理、化学因素
冷空气、粉尘、刺激性气体或烟雾。

(三)变态反应
常见的吸入致敏源包括花粉、有机粉尘、真菌孢子、动物毛皮排泄物,或对细菌蛋白质的过敏。钩虫、蛔虫的幼虫在肺内的移行均可引起气管-支气管急性炎症反应。

二、诊断

(一)症状
咳嗽、咳痰,先为干咳或少量黏液性痰,随后转为黏液脓性,痰量增多,咳嗽加剧,偶有痰中带血。伴有支气管痉挛时可有气促、胸骨后发紧感。可有发热(38 ℃左右)与全身不适等症状,但有自限性,3~5天后消退。

(二)体征

粗糙的干啰音,局限性或散在湿啰音,常于咳痰后发生变化。

(三)实验室检查

(1)血常规检查:一般白细胞计数正常,细菌性感染较重时白细胞总数升高或中性粒细胞计数增多。

(2)痰涂片或培养可发现致病菌。

(3)胸部 X 线检查大多正常或肺纹理增粗。

(四)鉴别诊断

(1)流行性感冒:流行性感冒可引起咳嗽,但全身症状重,发热、头痛和全身酸痛明显,血白细胞数量减少。根据流行病史、补体结合试验和病毒分离可鉴别。

(2)急性上呼吸道感染:鼻咽部症状明显,咳嗽轻微,一般无痰。肺部无异常体征。胸部X线正常。

(3)其他:如支气管肺炎、肺结核、肺癌、肺脓肿等,可表现为类似的咳嗽、咳痰等多种疾病表现,应详细检查,以资鉴别。

三、治疗

(一)对症治疗

干咳无痰者可选用喷托维林(咳必清),25 mg,每天 3 次;或右美沙芬,15～30 mg,每天 3 次;或可待因,15～30 mg,每天 3 次;或用含中枢性镇咳药的合剂,如联邦止咳露、止咳糖浆,10 mL,每天 3 次。其他中成药如咳特灵、克咳胶囊等均可选用,痰多不易咳出者可选用祛痰药,如溴己新(必嗽平),16 mg,每天 3 次;或用盐酸氨溴索(沐舒坦),30 mg,每天 3 次;或桃金娘油提取物化痰。也可雾化帮助祛痰有支气管痉挛或气道反应性高的患者可选用茶碱类药物,如氨茶碱,100 mg,每天 3 次;或长效茶碱舒氟美 200 mg,每天 2 次;或多索茶碱 0.2 g,每天 2 次;或雾化吸入异丙托品,或口服特布他林,1.25～2.50 mg,每天 3 次。头痛、发热时可加用解热镇痛药,如阿司匹林 0.3～0.6 g,每 6～8 小时 1 次。

(二)有细菌感染时选用合适的抗生素

痰培养阳性,按致病菌及药敏试验选用抗菌药。在未得到病原菌阳性结果之前,可选用大环内酯类,如罗红霉素成人每天 2 次,每次 150 mg,或 β-内酰胺类,如头孢拉定成人 1～4 g/d,分 4 次服,头孢克洛成人2～4 g/d,分 4 次口服。

四、疗效标准与预后

症状体征消失,化验结果正常为痊愈。

(马燕玲)

第三节　慢性支气管炎

慢性支气管炎是由于感染或非感染因素引起气管、支气管黏膜及其周围组织的慢性非特异性炎症。临床上以慢性咳嗽、咳痰或气喘为主要症状。疾病不断进展,可并发阻塞性肺气肿、肺源性心脏病,严重影响劳动和健康。

一、病因和发病机制

病因尚未完全清楚,一般认为是多种因素长期相互作用的结果,这些因素可分为外因和内因两个方面。

(一)吸烟

大量研究证明吸烟与慢性支气管炎的发生有密切关系。吸烟时间越长、量越多,患病率也越高。戒烟可使症状减轻或消失,病情缓解,甚至痊愈。

(二)理化因素

包括刺激性烟雾、粉尘、大气污染(如二氧化硫、二氧化氮、氯气、臭氧等)的慢性刺激。这些有害气体的接触者慢性支气管炎患病率远较不接触者为高。

(三)感染因素

感染是慢性支气管炎发生、发展的重要因素,病毒感染以鼻病毒、黏液病毒、腺病毒和呼吸道合胞病毒为多见。细菌感染常继发于病毒感染之后,如肺炎链球菌、流感嗜血杆菌等。这些感染因素造成气管、支气管黏膜的损伤和慢性炎症。感染虽与慢性支气管炎的发病有密切关系,但目前尚无足够证据说明为首发病因,只被认为是慢性支气管炎的继发感染和加剧病变发展的重要因素。

(四)气候

慢性支气管炎发病及急性加重常见于冬天寒冷季节,尤其是在气候突然变化时。寒冷空气可以刺激腺体,增加黏液分泌,使纤毛运动减弱,黏膜血管收缩,有利于继发感染。

(五)过敏因素

主要与喘息性支气管炎的发生有关。在患者痰液中嗜酸性粒细胞数量与组胺含量都有增高倾向,说明部分患者与过敏因素有关。尘埃、尘螨、细菌、真菌、寄生虫、花粉及化学气体等,都可以成为过敏因素而致病。

(六)呼吸道局部免疫功能减低及自主神经功能失调

其为慢性支气管炎发病提供内在的条件。老年人常因呼吸道的免疫功能减退,免疫球蛋白的减少,呼吸道防御功能退化等导致患病率较高。副交感神经反应增高时,微弱刺激即可引起支气管收缩痉挛,分泌物增多,而产生咳嗽、咳痰、气喘等症状。

综上所述,当机体抵抗力减弱时,呼吸道在不同程度易感性的基础上,有一种或多种外因的存在,长期反复作用发展成为慢性支气管炎。如长期吸烟损害呼吸道黏膜,加上微生物的反复感染,可发生慢性支气管炎。

二、病理

由于炎症反复发作,引起上皮细胞变性、坏死和鳞状上皮化生,纤毛变短,参差不齐或稀疏脱落。黏液腺泡明显增多,腺管扩张,杯状细胞也明显增生。支气管壁有各种炎性细胞浸润、充血、水肿和纤维增生。支气管黏膜发生溃疡,肉芽组织增生,严重者支气管平滑肌和弹性纤维也遭破坏以致机化,引起管腔狭窄。

三、临床表现

(一)症状

起病缓慢,病程长,常反复急性发作而逐渐加重。主要表现为慢性咳嗽、咳痰、喘息。开始症状轻微,气候变冷或感冒时,则引起急性发作,这时患者咳嗽、咳痰、喘息等症状加重。

1.咳嗽

主要由支气管黏膜充血、水肿或分泌物积聚于支气管腔内而引起咳嗽。咳嗽严重程度视病情而定,一般晨间和晚间睡前咳嗽较重,有阵咳或排痰,白天则较轻。

2.咳痰

痰液一般为白色黏液或浆液泡沫性,偶可带血。起床后或体位变动可刺激排痰,因此常以清晨排痰较多。急性发作伴有细菌感染时,则变为黏液脓性,咳嗽和痰量也随之增加。

3.喘息或气急

喘息性慢性支气管炎可有喘息,常伴有哮鸣音。早期无气急。反复发作数年,并发阻塞性肺气肿时,可伴有轻重程度不等的气急,严重时生活难以自理。

(二)体征

早期可无任何异常体征。急性发作期可有散在的干、湿啰音,多在背部及肺底部,咳嗽后可减少或消失。喘息型可听到哮鸣音及呼气延长,而且不易完全消失。并发肺气肿时有肺气肿体征。

四、实验室和其他检查

(一)X 线检查

早期可无异常。病变反复发作,可见两肺纹理增粗、紊乱,呈网状或条索状、斑点状阴影,以下肺野较明显。

(二)呼吸功能检查

早期常无异常。如有小呼吸道阻塞时,最大呼气流速-容积曲线在 75% 和 50% 肺容量时,流量明显降低,它比第 1 秒用力呼气容积更为敏感。发展到呼吸道狭窄或有阻塞时,常有阻塞性通气功能障碍的肺功能表现,如第 1 秒用力呼气量占用力肺活量的比值减少(<70%),最大通气量减少(低于预计值的 80%);流速-容量曲线减低更为明显。

(三)血液检查

慢性支气管炎急性发作期或并发肺部感染时,可见白细胞及中性粒细胞计数增多。喘息型者嗜酸性粒细胞计数可增多。缓解期多无变化。

(四)痰液检查

涂片或培养可见致病菌。涂片中可见大量中性粒细胞,已破坏的杯状细胞,喘息型者常见较多的嗜酸性粒细胞。

五、诊断和鉴别诊断

(一)诊断标准

根据咳嗽、咳痰或伴喘息,每年发病持续 3 个月,连续 2 年或以上,并排除其他引起慢性咳嗽的心、肺疾病,可作出诊断。如每年发病持续不足 3 个月,而有明确的客观检查依据(如胸部 X 线片、呼吸功能等）也可诊断。

（二）分型、分期

1.分型

可分为单纯型和喘息型两型。单纯型的主要表现为咳嗽、咳痰；喘息型者除有咳嗽、咳痰外尚有喘息，伴有哮鸣音，喘鸣在阵咳时加剧，睡眠时明显。

2.分期

按病情进展可分为3期。急性发作期是指"咳""痰""喘"等症状任何一项明显加剧，痰量明显增加并出现脓性或黏液脓性痰，或伴有发热等炎症表现1周之内。慢性迁延期是指有不同程度的"咳""痰""喘"症状迁延1个月以上者。临床缓解期是指经治疗或临床缓解，症状基本消失或偶有轻微咳嗽少量痰液，保持2个月以上者。

（三）鉴别诊断

慢性支气管炎需与下列疾病相鉴别。

1.支气管哮喘

常于幼年或青年突然起病，一般无慢性咳嗽、咳痰史，以发作性、呼气性呼吸困难为特征。发作时两肺布满哮鸣音，缓解后可无症状。常有个人或家族过敏性疾病史。喘息型慢性支气管炎多见于中老年患者，一般以咳嗽、咳痰伴发喘息及哮鸣音为主要症状，感染控制后症状多可缓解，但肺部可听到哮鸣音。典型病例不难区别，但哮喘并发慢性支气管炎和（或）肺气肿则难以区别。

2.咳嗽变异性哮喘

以刺激性咳嗽为特征，常由受到灰尘、油烟、冷空气等刺激而诱发，多有家族史或过敏史。抗生素治疗无效，支气管激发试验阳性。

3.支气管扩张

具有咳嗽、咳痰反复发作的特点，合并感染时有大量脓痰，或反复咯血。肺部以湿啰音为主，可有杵状指/趾。X线检查常见下肺纹理粗乱或呈卷发状。支气管造影或CT检查可以鉴别。

4.肺结核

多有发热、乏力、盗汗、消瘦等结核中毒症状，咳嗽、咯血及局部症状等。经X线检查和痰结核菌检查可以明确诊断。

5.肺癌

患者年龄常在40岁以上，特别是有多年吸烟史，发生刺激性咳嗽，常有反复发生或持续的血痰，或者慢性咳嗽性质发生改变。X线检查可发现有块状阴影或结节状影或阻塞性肺炎。用抗生素治疗，未能完全消散，应考虑肺癌的可能，痰脱落细胞检查或经纤维支气管镜活检一般可明确诊断。

6.肺尘埃沉着病

有粉尘等职业接触史。X线检查肺部可见硅结节，肺门阴影扩大及网状纹理增多，可作出诊断。

六、治疗

在急性发作期和慢性迁延期应以控制感染和祛痰、镇咳为主。伴发喘息时，应予以解痉平喘治疗。对临床缓解期宜加强锻炼，增强体质，提高机体抵抗力，预防复发为主。

（一）急性发作期的治疗

1.控制感染

根据致病菌和感染严重程度或药敏试验选择抗生素。轻者可口服，较重患者用肌内注射或静脉滴注抗生素。常用的有喹诺酮类、头孢菌素类、大环内酯类、β内酰胺类或磺胺类抗生素口服，如左氧氟沙星 0.4 g，1 次/天；罗红霉素 0.3 g，2 次/天；阿莫西林 2～4 g/d，分 2～4 次口服；头孢呋辛1.0 g/d，分 2 次口服；复方磺胺甲噁唑 2 片，2 次/天。能单独应用窄谱抗生素应尽量避免使用广谱抗生素，以免二重感染或产生耐药菌株。

2.祛痰、镇咳

可改善患者症状，迁延期仍应坚持用药。可选用氯化铵合剂 10 mL，每天 3 次；也可加用溴己新8～16 mg，每天 3 次；盐酸氨溴索 30 mg，每天 3 次。干咳则可选用镇咳药，如右美沙芬、那可丁等。中成药镇咳也有一定效果。对年老体弱无力咳痰者或痰量较多者，更应以祛痰为主，协助排痰，畅通呼吸道。应避免应用强的镇咳药，如可待因等，以免抑制中枢，加重呼吸道阻塞和炎症，导致病情恶化。

3.解痉、平喘

主要用于喘息明显的患者，常选用氨茶碱 0.1 g，每天 3 次，或用茶碱控释药；也可用特布他林、沙丁胺醇等 β$_2$ 激动药加糖皮质激素吸入。

4.气雾疗法

对于痰液黏稠不易咳出的患者，雾化吸入可稀释气管内的分泌物，有利排痰。目前主要用超声雾化吸入，吸入液中可加入抗生素及痰液稀释药。

（二）缓解期治疗

（1）加强锻炼，增强体质，提高免疫功能，加强个人卫生，注意预防呼吸道感染，如感冒流行季节避免到拥挤的公共场所，出门戴口罩等。

（2）避免各种诱发因素的接触和吸入，如戒烟、脱离接触有害气体的工作岗位等。

（3）反复呼吸道感染者可试用免疫调节药或中医中药治疗，如卡介苗、多糖核酸、胸腺肽等。

（刘　伟）

第四节　支气管扩张

支气管扩张是支气管慢性异常扩张的疾病，直径＞2 mm 中等大小近端支气管及其周围组织慢性炎症及支气管阻塞，引起支气管组织结构较严重的病理性破坏所致。儿童及青少年多见，常继发于麻疹、百日咳后的支气管炎，迁延不愈的支气管肺炎等。主要症状为慢性咳嗽、咳大量脓痰和（或）反复咯血。

一、病因和发病机制

（一）支气管-肺组织感染

婴幼儿时期支气管肺组织感染是支气管扩张最常见的病因。由于婴幼儿支气管较细，且支气管壁发育尚未完善，管壁薄弱，易于阻塞和遭受破坏。反复感染破坏支气管壁各层组织，尤其是肌层组织及弹性组织的破坏,减弱了对管壁的支撑作用。支气管炎使支气管黏膜充血、水肿、分泌物堵塞引流不畅,从而加重感染。左下叶支气管细长且位置低,受心脏影响,感染后引流不畅,故发病率高。左舌叶支气管开口与左下叶背段支气管开口相邻,易被左下叶背段感染累及,因此两叶支气管同时扩张也常见。

支气管内膜结核引起管腔狭窄、阻塞、引流不畅,导致支气管扩张。肺结核纤维组织增生、牵拉收缩,也导致支气管变形扩张,因肺结核多发于上叶,引流好,痰量不多或无痰,所以称之为"干性"支气管扩张。其他如吸入腐蚀性气体、支气管曲霉菌感染、胸膜粘连等可损伤或牵拉支气管壁,反复继发感染,引起支气管扩张。

(二)支气管阻塞

肿瘤、支气管异物和感染均引起支气管腔内阻塞,支气管周围肿大淋巴结或肿瘤的外压可致支气管阻塞。支气管阻塞导致肺不张,失去肺泡弹性组织缓冲,胸腔负压直接牵拉支气管壁引起支气管扩张。右肺中叶支气管细长,有三组淋巴结围绕,因非特异性或结核性淋巴结炎而肿大,从而压迫支气管,引起右肺中叶肺不张和反复感染,又称"中叶综合征"。

(三)支气管先天性发育障碍和遗传因素

支气管先天发育障碍,如巨大气管-支气管症,可能是先天性结缔组织异常、管壁薄弱所致的扩张。因软骨发育不全或弹性纤维不足,导致局部管壁薄弱或弹性较差所致支气管扩张,常伴有鼻旁窦炎及内脏转位(右位心),称为 Kartagener 综合征。与遗传因素有关的肺囊性纤维化,由于支气管黏液腺分泌大量黏稠黏液,分泌物潴留在支气管内引起阻塞、肺不张和反复继发感染,可发生支气管扩张。遗传性α_1-抗胰蛋白酶缺乏症也伴有支气管扩张。

(四)全身性疾病

近年来发现,类风湿关节炎、克罗恩病、溃疡性结肠炎、系统性红斑狼疮、支气管哮喘和泛细支气管炎等疾病可同时伴有支气管扩张。一些不明原因的支气管扩张,其体液和细胞免疫功能有不同程度的异常,提示支气管扩张可能与机体免疫功能失调有关。

二、病理

发生支气管扩张的主要原因是炎症。支气管壁弹力组织、肌层及软骨均遭到破坏,由纤维组织取代,使管腔逐渐扩张。支气管扩张的形状可为柱状或囊状,也常混合存在,呈囊柱状。典型的病理改变为支气管壁全层均有破坏,黏膜表面常有溃疡及急、慢性炎症,纤毛柱状上皮细胞鳞状化生、萎缩,杯状细胞和黏液腺增生,管腔变形、扭曲、扩张,腔内含有多量分泌物。常伴毛细血管扩张,或支气管动脉和肺动脉的终末支扩张与吻合,进而形成血管瘤,破裂可出现反复大量咯血。支气管扩张发生反复感染,病变范围扩大蔓延,逐渐发展影响肺通气功能及肺弥散功能,导致肺动脉高压,引起肺心病、右心衰竭。

三、临床表现

本病多起病于小儿或青年,呈慢性经过,多数患者在童年期有麻疹、百日咳或支气管肺炎迁延不愈的病史。早期常无症状,随病情发展可出现典型临床症状。

(一)症状

(1)慢性咳嗽、大量脓痰:与体位改变有关,每天痰量可达 100～400 mL,支气管扩张分泌物积聚,体位变动时分泌物刺激支气管黏膜,引起咳嗽和排痰。痰液静置后分 3 层,上层为泡沫,中层为黏液或脓性黏液,底层为坏死组织沉淀物。合并厌氧菌混合感染时,则痰有臭味,常见病原体为铜绿假单胞菌、金黄色葡萄球菌、流感嗜血杆菌、肺炎链球菌和卡他莫拉菌。

(2)反复咯血:50%～70%的患者有不同程度的咯血史,从痰中带血至大量咯血,咯血量与病情严重程度、病变范围不一定成比例。部分患者以反复咯血为唯一症状,平时无咳嗽、咳脓痰等症状,称为干性支气管扩张,病变多位于引流良好的上叶支气管。

(3)反复肺部感染:特点为同一肺段反复发生肺炎并迁延不愈,此由于扩张的支气管清除分泌物的功能丧失,引流差,易于反复发生感染。

(4)慢性感染中毒症状:反复感染可引起发热、乏力、头痛、食欲减退等,病程较长者可有消瘦、贫血,儿童可影响生长发育。

(二)体征

早期或干性支气管扩张可无异常肺部体征。典型者在下胸部、背部可闻及固定、持久的局限性粗湿啰音,有时可闻及哮鸣音。部分慢性患者伴有杵状指/趾,病程长者可有贫血和营养不良,出现肺炎、肺脓肿、肺气肿、肺心病等并发症时可有相应体征。

四、实验室检查及辅助检查

(一)实验室检查

白细胞总数与分类一般正常,急性感染时白细胞总数及中性粒细胞比例可增高,贫血患者血红蛋白含量下降,血沉可增快。

(二)X线检查

早期轻症患者胸部平片可无特殊发现,典型X线表现为一侧或双侧下肺纹理增粗紊乱,其中有多个不规则的透亮阴影,或沿支气管分布的蜂窝状、卷发状阴影,急性感染时阴影内可出现小液平面。柱状支气管扩张的X线表现是"轨道征",是增厚的支气管壁影。胸部CT成像显示支气管管壁增厚的柱状扩张,并延伸至肺周边,或成串、成簇的囊状改变,可含气液平面。支气管造影可确诊此病,并明确支气管扩张的部位、形态、范围和病变严重程度,为手术治疗提供资料。高分辨CT较常规CT具有更高的空间和密度分辨力,能够显示以次级肺小叶为基本单位的肺内细微结构,已基本取代支气管造影(图3-1)。

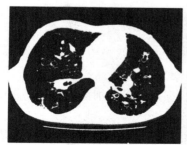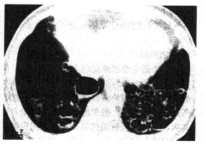

图 3-1 支气管扩张胸部CT成像

(三)支气管镜检

可发现出血、扩张或阻塞部位及原因,可进行局部灌洗、清除阻塞,局部止血,取灌洗液行细菌学、细胞学检查,有助于诊断、鉴别诊断与治疗。

五、诊断

根据慢性咳嗽、咳大量脓痰、反复咯血和肺同一肺段反复感染等病史,查体于下胸部及背部可闻及固定而持久的粗湿啰音、结合童年期有诱发支气管扩张的呼吸道感染病史,X 线显示局部肺纹理增粗、紊乱或呈蜂窝状、卷发状阴影,可做出初步临床诊断,支气管造影或高分辨 CT 可明确诊断。

六、鉴别诊断

(一)慢性支气管炎

多发生于中老年吸烟者,于气候多变的冬春季节咳嗽、咳痰明显,多为白色黏液痰,感染急性发作时出现脓性痰,反复咯血症状不多见,两肺底散在的干湿啰音咳嗽后可消失。胸部 X 线片肺纹理紊乱,或有肺气肿改变。

(二)肺脓肿

起病急,全身中毒症状重,有高热、咳嗽、大量脓臭痰,X 线检查可见局部浓密炎症阴影,其中有空洞伴气液平面,有效抗生素治疗炎症可完全吸收。慢性肺脓肿则以往有急性肺脓肿的病史。支气管扩张和肺脓肿可以并存。

(三)肺结核

常有低热、盗汗、乏力等结核中毒症状,干、湿啰音多位于上肺部,胸部 X 线片和痰结核菌检查可作出诊断。结核可合并支气管扩张,部位多见于双肺上叶及下叶背段支气管。

(四)先天性肺囊肿

该病是一种先天性疾病,无感染时可无症状,X 线检查可见多个薄壁的圆形或椭圆形阴影,边界纤细,周围肺组织无炎症浸润,胸部 CT 检查和支气管造影有助于诊断。

(五)弥漫性泛细支气管炎

慢性咳嗽、咳痰,活动时呼吸困难,合并慢性鼻旁窦炎,胸部 X 线片与胸 CT 成像有弥漫分布的边界不太清楚的小结节影。类风湿因子、抗核抗体、冷凝集试验可呈阳性,需病理学确诊。大环内酯类的抗生素治疗 2 个月以上有效。

七、治疗

支气管扩张的治疗原则是防治呼吸道反复感染,保持呼吸道引流通畅,必要时手术治疗。

(一)控制感染

控制感染是急性感染期的主要治疗措施。应根据病情参考细菌培养及药物敏感试验结果选用抗菌药物。轻者可选用氨苄西林或阿莫西林 0.5 g,一天 4 次,或用第一、二代头孢菌素;也可用氟喹诺酮类或磺胺类药物。重症患者需静脉联合用药;如三代头孢菌素加氨基糖苷类药物有协同作用。假单胞菌属细菌感染者可选用头孢他啶、头孢吡肟和亚胺培南等。若痰有臭味,多伴有厌氧菌感染,则可加用甲硝唑0.5 g静脉滴注,一天 2~3 次;或替硝唑 0.4~0.8 g 静脉滴注,一天2 次。其他抗菌药物如大环内酯类、四环素类可酌情应用。经治疗后如体温正常,脓痰明显减少,则 1 周左右考虑停药。缓解期不必常规使用抗菌药物,应适当锻炼,增强体质。

(二)清除痰液

清除痰液是控制感染和减轻全身中毒症状的关键。

（1）祛痰剂：口服氯化铵 0.3～0.6 g，或溴己新 8～16 mg，每天 3 次。

（2）支气管舒张剂：由于支气管痉挛，部分患者痰液排出困难，在无咳血的情况下，可口服氨茶碱0.1～0.2 g，一天 3～4 次或其他缓解气道痉挛的药物，也可加用 β_2 受体激动剂或异丙托溴铵吸入。

（3）体位引流：体位引流是根据病变部位采取不同的体位，原则上使患处处于高位，引流支气管的开口朝下，以利于痰液排入大气道咳出，对于痰量多、不易咳出者更重要。每天 2～4 次，每次 15～30 分钟。引流前可行雾化吸入，体位引流时轻拍病变部位以提高引流效果。

（4）纤维支气管镜吸痰：若体位引流痰液难以排出，可行纤维支气管镜吸痰，清除阻塞。可用生理盐水冲洗稀释痰液，并局部应用抗生素治疗，效果明显。

（三）咯血的处理

大咯血最重要的环节是防止窒息。若经内科治疗未能控制，可行支气管动脉造影，对出血的小动脉定位后注入吸收性明胶海绵或聚乙烯醇栓，或导入钢圈进行栓塞止血。

（四）手术治疗

适用于心肺功能良好，反复呼吸道感染或大咯血内科治疗无效，病变范围局限于一叶或一侧肺组织者。危及生命的大咯血，明确出血部位时部分病患需急诊手术。

八、预防及预后

积极防治婴幼儿麻疹、百日咳、支气管肺炎及肺结核等慢性呼吸道疾病，增强机体免疫及抗病能力，防止异物及尘埃误吸，预防呼吸道感染。

病变较轻者及病灶局限内科治疗无效手术切除者预后好；病灶广泛，后期并发肺心病者预后差。

（王素珍）

第五节　支气管哮喘

一、病因和发病机制

（一）病因

哮喘的病因目前还不十分清楚，大多认为是与多基因遗传有关的疾病，同时受遗传因素和环境因素的双重影响。

许多调查资料表明，哮喘的亲属患病率高于群体患病率，并且亲缘关系越近，患病率越高。哮喘患儿双亲大多存在不同程度气道反应性增高。目前，哮喘的相关基因尚未完全明确，但有研究表明存在有与气道高反应性、IgE 调节和特应性反应相关的基因，这些基因在哮喘的发病中起着重要的作用。

环境因素中主要包括某些激发因素，包括吸入物，如尘螨、花粉、真菌、动物毛屑、二氧化硫、氨气等各种特异和非特异性吸入物；感染，如细菌、病毒、原虫、寄生虫等；食物，如鱼、虾、蟹、蛋类、牛奶等；药物，如普萘洛尔、阿司匹林等；气候变化、运动、妊娠等都可能是哮喘的激发因素。

(二)发病机制

哮喘的发病机制尚不完全清楚。多数人认为哮喘与变态反应、气道炎症、气道反应性增高及神经机制等因素相互作用有关。

1.变态反应

当变应原进入具有特应性体质的机体后,可刺激机体通过 T 细胞的传递,由 B 细胞合成特异性 IgE,并结合于肥大细胞和嗜碱性粒细胞表面的高亲和性的 IgE 受体($Fc\varepsilon R_1$);IgE 也能结合于某些 B 细胞、巨噬细胞、单核细胞、嗜酸性粒细胞、NK 细胞及血小板表面的低亲和性 Fcα 受体($Fc\varepsilon R_2$),但是 $Fc\varepsilon R_2$ 与 IgE 的亲和力比 $Fc\varepsilon R_1$ 低 10~100 倍。若变应原再次进入体内,可与结合在 $Fc\varepsilon R$ 上的 IgE 交联,使该细胞合成并释放多种活性介质导致平滑肌收缩、黏液分泌增加、血管通透性增高和炎症细胞浸润等。炎症细胞在介质的作用下又可分泌多种介质,使气道病变加重,炎症反应增加,产生哮喘的临床症状。根据变应原吸入后哮喘发生的时间,可分为速发型哮喘反应(IAR)、迟发型哮喘反应(LAR)和双相型哮喘反应(OAR)。IAR 几乎在吸入变应原的同时立即发生反应,15~30 分钟达高峰,2 小时后逐渐恢复正常。LAR 6 小时左右发病,持续时间长,可达数天;而且临床症状重,常呈持续性哮喘表现,肺功能损害严重而持久。LAR 的发病机制较复杂,不仅与 IgE 介导的肥大细胞脱颗粒有关,而且主要是气道炎症所致。现在认为哮喘是一种涉及多种炎症细胞和结构细胞相互作用,许多介质和细胞因子参与的慢性炎症疾病。LAR 是由于慢性炎症反应的结果。

2.气道炎症

气道慢性炎症被认为是哮喘的本质。表现为多种炎症细胞特别是肥大细胞、嗜酸性粒细胞和 T 细胞等多种炎症细胞在气道的浸润和聚集。这些细胞相互作用可以分泌出多种炎症介质和细胞因子,这些介质、细胞因子与炎症细胞和结构细胞相互作用构成复杂的网络,使气道反应性增高,气道收缩,黏液分泌增加,血管渗出增多。已知肥大细胞、嗜酸性粒细胞、中性粒细胞、上皮细胞、巨噬细胞和内皮细胞都可产生炎症介质。

3.气道高反应性(AHR)

表现为气道对各种刺激因子出现过强或过早的收缩反应,是哮喘患者发生和发展的另外一个重要因素。目前普遍认为气道炎症是导致气道高反应性的重要机制之一,当气道受到变应原或其他刺激后,由于多种炎症细胞、炎症介质和细胞因子的参与,气道上皮和上皮内神经的损害等而导致气道高反应性。AHR 常有家族倾向,受遗传因素的影响,AHR 为支气管哮喘患者的共同病理生理特征。然而出现 AHR 者并非都是支气管哮喘,如长期吸烟、接触臭氧、病毒性上呼吸道感染、慢性阻塞性肺疾病(COPD)等也可出现 AHR。

4.神经机制

神经因素也被认为是哮喘发病的重要环节。支气管受复杂的自主神经支配。除胆碱能神经、肾上腺素能神经外,还有非肾上腺素能非胆碱能(NANC)神经系统。支气管哮喘与 β 肾上腺素受体功能低下和迷走神经张力亢进有关,并可能存在有 α 肾上腺素神经的反应性增加。NANC 能释放舒张支气管平滑肌的神经介质如血管活性肠肽(VIP)、一氧化氮(NO),以及收缩支气管平滑肌的介质如 P 物质、神经激肽,两者平衡失调则可引起支气管平滑肌收缩。

二、病理

显微镜下可见纤毛上皮剥离、气道上皮下有肥大细胞、嗜酸性粒细胞、淋巴细胞与中性粒细胞浸润。气道黏膜下组织水肿,微血管通透性增加,杯状细胞增殖及支气管分泌物增加,支气管平滑肌痉挛等病理改变。若哮喘长期反复发作,表现为支气管平滑肌肌层肥厚,气道上皮细胞下纤维化、黏液腺增生和新生血管形成等,导致气道重构。

三、临床表现

几乎所有的支气管哮喘患者都有长期性和反复发作性的特点,哮喘的发作与季节、周围环境、饮食、职业、精神心理因素、运动和服用某种药物有密切关系。

(一)主要临床表现

1.前驱症状

在变应原引起的急性哮喘发作前往往有打喷嚏、流鼻涕、眼痒、流泪、干咳或胸闷等前驱症状。

2.喘息和呼吸困难

其是哮喘的典型症状,喘息的发作往往较突然。呼吸困难呈呼气性,表现为吸气时间短,呼气时间长,患者感到呼气费力,但有些患者感到呼气和吸气都费力。当呼吸肌收缩克服气道狭窄产生的过高支气管阻力负荷时,患者即可感到呼吸困难。一般来说,呼吸困难的严重程度和气道阻力增高的程度呈正比。但有15%的患者当FEV_1下降到正常值的50%时仍然察觉不到气流受限,表明这部分患者产生了颈动脉窦的适应,即对持续的刺激反应性降低。这说明单纯依靠症状的严重程度来评估病情有低估的危险,需要结合其他的客观检查手段来正确评价哮喘病情的严重程度。

3.咳嗽、咳痰

咳嗽是哮喘的常见症状,由于气道的炎症和支气管痉挛引起。干咳常是哮喘的前兆,哮喘发作时,咳嗽、咳痰症状反而减轻,以喘息为主。哮喘发作接近尾声时,支气管痉挛和气道狭窄减轻,大量气道分泌物需要排出时,咳嗽、咳痰可能加重,咳出大量的白色泡沫痰。有一部分哮喘患者以刺激性干咳为主要表现,无明显的喘息症状,这部分哮喘被称为咳嗽变异性哮喘(CVA)。

4.胸闷和胸痛

哮喘发作时,患者可有胸闷和胸部发紧的感觉。如果哮喘发作较重,可能与呼吸肌过度疲劳和拉伤有关。突发的胸痛要考虑自发性气胸的可能。

5.体征

哮喘的体征与哮喘的发作有密切的关系,在哮喘缓解期可无任何阳性体征。在哮喘发作期,根据病情严重程度的不同可有不同的体征。哮喘发作时支气管和细支气管进行性的气流受限可引起肺部动力学、气体交换和心血管系统一系列的变化。为了维持气道的正常功能,肺出现膨胀,伴有残气容积和肺总量的明显增加。由于肺的过度膨胀使肺内压力增加,产生胸腔内负压所需要的呼吸肌收缩力也明显增加。呼吸肌负荷增加的体征是呼吸困难、呼吸加快和辅助呼吸肌运动。在呼气时,肺弹性回缩压降低和气道炎症可引起显著的气道狭窄,在临床上可观察到喘息、呼气延长和呼气流速减慢。这些临床表现一般和第1秒用力呼气容积(FEV_1)和呼气流量峰值(PEF)的降低相关。由于哮喘患者气流受限并不均匀,通气的分布也不均匀,可引起肺通气/血流比值的失调,发生低氧血症,出现发绀等缺氧表现。在吸气期间肺过度膨胀和胸腔负压的增加对心血管系统有很大的影响。右心室受胸腔负压的牵拉使静脉回流增加,可引起肺动脉高压和室间隔的偏移。在这种情况下,受压的左心室需要将血液从负压明显增高的胸腔射到体循环,产生吸气期间的收缩压下降,称为奇脉。

(1)一般体征:哮喘患者在发作时,精神一般比较紧张,呼吸加快、端坐呼吸,严重时可出现口唇和指/趾发绀。

(2)呼气延长和双肺哮鸣音:在胸部听诊时可听到呼气时间延长而吸气时间缩短,伴有双肺如笛声的高音调,称为哮鸣音。这是小气道梗阻的特征。两肺满布的哮鸣音在呼气时较明显,称呼气性哮鸣音。很多哮喘患者在吸气和呼气都可闻及哮鸣音。单侧哮鸣音突然消失要考虑发生自发性气胸的可能。在哮喘严重发作,支气管发生极度狭窄,出现呼吸肌疲劳时,喘鸣音反而消失,称为寂静肺,是病情危重的表现。

(3)肺过度膨胀体征:即肺气肿体征。表现为胸腔的前后径扩大,肋间隙增宽,叩诊呈过清音,肺肝浊音界下降,心浊音界缩小。长期哮喘的患者可有桶状胸,儿童可有鸡胸。

(4)奇脉:重症哮喘患者发生奇脉是吸气期间收缩压下降幅度(一般不超过 1.3 kPa,即 10 mmHg)增大的结果。这种吸气期收缩压下降的程度和气流受限的程度相关,它反映呼吸肌对胸腔压波动的影响的程度明显增加。呼吸肌疲劳的患者不再产生较大的胸腔压波动,奇脉消失。严重的奇脉(收缩压≥3.3 kPa)是重症哮喘的可靠指征。

(5)呼吸肌疲劳的表现:表现为呼吸肌的动用,肋间肌和胸锁乳突肌的收缩,还表现为反常呼吸,即吸气时下胸壁和腹壁向内收。

(6)重症哮喘的体征:随着气流受限的加重,患者变得更窘迫,说话不连贯,皮肤潮湿,呼吸和心率增加,并出现奇脉和呼吸肌疲劳表现。呼吸频率≥25 次/分,心率≥110 次/分,收缩压≥3.3 kPa是重症哮喘的指征。患者垂危状态时可出现寂静肺或呼吸乏力、发绀、心动过缓、意识恍惚或昏迷等表现。

(二)重症哮喘的表现

1.哮喘持续状态

哮喘持续状态指哮喘严重发作并持续 24 小时以上,通常被称为"哮喘持续状态"。这是指发作的情况而言,并不代表该患者的基本病情,但这种情况往往发生于重症的哮喘患者,而且与预后有关,是哮喘本身的一种最常见的急症。许多危重哮喘病例的病情常常在一段时间内逐渐加剧,所有重症哮喘患者在某种因素的激发下都有随时发生严重致命性急性发作的可能,而无特定的时间因素。其中一部分患者可能在哮喘急性发作过程中,虽经一段时间的治疗,但病情仍然逐渐加重。

2.哮喘猝死

有一部分哮喘患者在经过一段相对缓解的时期后,突然出现严重急性发作,如果救治不及时,可在数分钟到数小时内死亡,称为哮喘猝死。哮喘猝死的定义为哮喘突然急性严重发作、患者在 2 小时内死亡。哮喘猝死的原因可能与哮喘突然发作或加重,引起严重气流受限或其他心肺并发症导致心跳和呼吸骤停有关。

3.潜在性致死性哮喘

包括以下几种情况:①长期口服糖皮质激素类药物治疗;②以往曾因严重哮喘发作住院抢救治疗;③曾因哮喘严重发作而行气管切开、机械通气治疗;④既往曾有气胸或纵隔气肿病史;⑤本次发病过程中需不断超常规剂量使用支气管扩张药,但效果不明显。在哮喘发作过程中,还有一些征象值得高度警惕,如喘息症状频发,持续甚至迅速加重,气促(呼吸频率超过 30 次/分),心率超过140 次/分,体力活动和言语受限,夜间呼吸困难显著,取前倾位,极度焦虑、烦躁、大汗淋漓,甚至出现嗜睡和意识障碍,口唇、指甲发绀等。患者的肺部一般可以听到广泛哮鸣音,但若哮鸣音减弱,甚至消失,而全身情况不见好转,呼吸浅快,甚至神志淡漠和嗜睡,则意味着病情危重,随时可能发生心跳和呼吸骤停。此时的血气分析对病情和预后判断有重要参考价值。若动脉血氧分压(PaO_2)低于 8.0 kPa(60 mmHg)和(或)动脉二氧化碳分压($PaCO_2$)高于 6.0 kPa(45 mmHg),动脉血氧饱和度(SaO_2)低于 90%,pH<7.35,则意味患者处于危险状态,应加强监护和治疗。

4.脆性哮喘(BA)

正常人的支气管舒缩状态呈现轻度生理性波动,FEV_1 和 PEF 在晨间降至最低(波谷),午后达最大值(波峰)。哮喘患者这种变化尤其明显。有一类哮喘患者 FEV_1 和 PEF 在治疗前后或一段时间内大幅度地波动,称为"脆性哮喘"。Ayres 在综合各种观点的基础上提出 BA 的定义和分型如下。

(1)Ⅰ型 BA:尽管采取了正规、有力的治疗措施,包括吸入糖皮质激素(如吸入二丙酸倍氯米松 1 500 μg/d 以上),或口服相当剂量糖皮质激素,同时联合吸入支气管舒张药,连续观察至少150 天,半数以上观察日的 PEF 变异率还是超过 40%。

(2)Ⅱ型 BA:在基础肺功能正常或良好控制的背景下,无明显诱因突然急性发作的支气管痉挛,3 小时内哮喘严重发作伴高碳酸血症,可危及生命,常需机械通气治疗。月经期前发作的哮喘往往属于此类。

(三)特殊类型的哮喘

1.运动诱发性哮喘(EIA)

EIA 也称为运动性哮喘,是指达到一定的运动量后,出现支气管痉挛而产生的哮喘。其发作大多是急性的、短暂的,而且大多能自行缓解。运动性哮喘并非意味着运动即可引起哮喘,实际上短暂的运动可兴奋呼吸,使支气管有短暂的舒张,其后随着运动时间的延长,强度增加,支气管发生收缩。运动性哮喘特点:①发病均发生在运动后;②有明显的自限性,发作后经一定时间的休息后即可逐渐恢复正常;③一般无过敏性因素参与,特异性变应原皮试阴性,血清 IgE 水平不高。

但有些学者认为,运动性哮喘常与过敏性哮喘共存,说明两者之间存在一些联系。临床上可进行运动诱发性试验来判断是否存在运动性哮喘。如果运动后 FEV_1 下降 20%~40%,即可诊断为轻度运动性哮喘;FEV_1 下降 40%~65%,即可诊断为中度运动性哮喘;FEV_1 下降 65%以上可诊断为重度运动性哮喘。有严重心肺或其他影响运动疾病的患者不宜进行运动诱发性试验。

2.药物性哮喘

由于使用某种药物导致的哮喘发作。常见的可能引起哮喘发作的药物有阿司匹林、β受体阻滞剂、血管紧张素转换酶抑制剂(ACEI)、局部麻醉药、添加剂(如酒石黄)、医用气雾剂中的杀菌复合物等。个别患者吸入支气管舒张药时,偶尔也可引起支气管收缩,可能与其中的氟利昂或表面活性剂有关。免疫血清、含碘造影剂也可引起哮喘发作。这些药物通常是以抗原、半抗原或佐剂的形式参与机体的变态反应过程,但并非所有的药物性哮喘都是机体直接对药物产生变态反应引起。如β受体阻滞剂,它是通过阻断β受体,使 $β_2$ 受体激动剂不能在支气管平滑肌的效应器上起作用,从而导致支气管痉挛。

阿司匹林是诱发药物性哮喘最常见的药物,某些患者可在服用阿司匹林或其他非甾体抗炎药数分钟或数小时内发生剧烈支气管痉挛。此类哮喘多发生于中年人,在临床上可分为药物作用相和非药物作用相。药物作用相指服用阿司匹林等解热镇痛药后引起哮喘持续发作的一段时间,潜伏期可为 5 分钟至 2 小时,患者的症状一般很重,常见明显的呼吸困难和发绀,甚至意识丧失,血压下降,休克等。药物作用相的持续时间从 2～3 小时至 1～2 天不等。非药物作用相阿司匹林性哮喘指药物作用时间之外的时间,患者可因各种不同的原因发作哮喘。阿司匹林性哮喘的发病可能与其抑制呼吸道花生四烯酸的环氧酶途径,使花生四烯酸的脂氧酶代谢途径增强,产生过多的白三烯有关。白三烯具有很强的支气管平滑肌收缩能力。近年来研制的白三烯受体阻滞剂,如扎鲁斯特和孟鲁斯特可以很好地抑制口服阿司匹林导致的哮喘发作。

3.职业性哮喘

从广义上讲,凡是由职业性致喘物引起的哮喘统称为“职业性哮喘”。但从职业病学的角度,职业性哮喘应该有严格的定义和范围。

职业性哮喘诊断标准 2023 版对致喘物的规定为:异氰酸酯类、苯酐类、多胺类固化剂、铂复合盐、剑麻和青霉素。职业性哮喘的发生率往往与工业的发展水平有关,发达的工业国家,职业性哮喘的发病率较高,美国的职业性哮喘的发病率估计为 15％左右。

职业性哮喘的病史有如下特点:①有明确的职业史,本病只限于与致喘物直接接触的劳动者;②既往(从事该职业前)无哮喘史;③自开始从事该职业至哮喘首次发作的“潜伏期”最少半年以上;④哮喘发作与致喘物的接触关系非常密切,接触则发病,脱离则缓解。

还有一些患者在吸入氯气、二氧化硫等刺激性气体时,出现急性刺激性干咳症状、咳黏痰、气急等症状,称为反应性气道功能不全综合征,可持续 3 个月以上。

四、实验室和其他检查

(一)血液学检查

发作时可有嗜酸性粒细胞增高,但多不明显,如并发感染可有白细胞计数增高,分类中性粒细胞比例增高。

(二)痰液检查

涂片在显微镜下可见较多嗜酸性粒细胞,可见嗜酸性粒细胞退化形成的尖棱结晶(Charcort-Leyden 结晶体),黏液栓(Curschmann 螺旋体)和透明的哮喘珠(Laennec 珠)。如合并呼吸道细菌感染,痰涂片革兰染色、细菌培养及药物敏感试验有助于病原菌诊断及指导治疗。

(三)呼吸功能检查

在哮喘发作时有关呼气流量的全部指标均显著下降,FEV_1、第 1 秒用力呼气容积占用力肺活量比值($FEV_1/FVC\%$)、最大呼气中期流量(MMEF)、25％与 50％肺活量时的最大呼气流量($MEF_{25}\%$、$MEF_{50}\%$)及 PEF 均减少。缓解期可逐渐恢复。有效支气管舒张药可使上述指标好转。在发作时可有用力肺活量减少、残气容积增加、功能残气量和肺总量增加,残气容积占肺总量百分比增高。

(四)动脉血气分析

哮喘严重发作时可有缺氧,PaO_2 降低,由于过度通气可使 $PaCO_2$ 下降,pH 上升,表现为呼吸性碱中毒。如重症哮喘,病情进一步发展,气道阻塞严重,可有缺氧及二氧化碳潴留,$PaCO_2$ 上升,表现呼吸性酸中毒。如缺氧明显,可合并代谢性酸中毒。

(五)胸部 X 线检查

早期在哮喘发作时可见两肺透亮度增加,呈过度充气状态;在缓解期多无明显异常。如并发呼吸道感染,可见肺纹理增加及炎性浸润阴影。同时要注意肺不张、气胸或纵隔气肿等并发症的存在。

(六)支气管激发试验

支气管激发试验用于测定气道反应性。哮喘患者的气道处于一种异常敏感状态,对某些刺激表现出一种过强和(或)过早的反应,称为气道高反应性(AHR)。如果患者就诊时 FEV_1 或 PEF 测定值在正常范围内,无其他禁忌证时,可以谨慎地试行支气管激发试验。吸入激发剂后,FEV_1 或 PEF 的下降超过 20%,即可确定为支气管激发试验阳性。此种检查主要价值见于以下几个方面。

1.辅助诊断哮喘

对于轻度、缓解期的支气管哮喘患者或患有变应性鼻炎而哮喘处于潜伏期的患者,气道高反应性可能是唯一的临床特征和诊断依据。早期发现气道高反应性对于哮喘的预防和早期治疗具有重要的指导价值,对于有职业刺激原反复接触史且怀疑职业性哮喘者,采用特异性支气管激发试验可以鉴别该刺激物是否会诱发支气管收缩,明确职业性哮喘的诊断很有意义。

2.评估哮喘严重程度和预后

气道反应性的高低可直接反映哮喘的严重程度,并对支气管哮喘的预后提供重要的参考资料。

3.判断治疗效果

气道反应轻者表示病情较轻,可较少用药,重者则提示应积极治疗。哮喘患者经长期治疗,气道高反应性减轻,可指导临床减药或停药。有学者提出将消除 AHR 作为哮喘治疗的最终目标。

(七)支气管舒张试验

测定气流受限的可逆性。对于一些已有支气管痉挛、狭窄的患者,采用一定剂量的支气管舒张药使狭窄的支气管舒张,以测定其舒张程度的肺功能试验,称为支气管舒张试验。若患者吸入支气管舒张药后,FEV_1 或 PEF 改善率超过或等于 15% 可诊断支气管舒张试验阳性。此项检查的应用价值在于以下几个方面。

1.辅助诊断哮喘

支气管哮喘的特征之一是支气管平滑肌的痉挛具有可逆性,故在支气管舒张试验时,表现出狭窄的支气管舒张。对一些无明显气流受限症状的哮喘患者或哮喘的非急性发作期,当其肺功能不正常时,经吸入支气管舒张药后肺功能指标有明显的改善,也可作为诊断支气管哮喘的辅助方法。对有些肺功能较差,如 $FEV_1 < 60\%$ 预计值的患者,不宜做支气管激发试验时,可采用本试验。

2.指导用药

可通过本试验了解或比较某种支气管舒张药的疗效。有不少患者自述使用 β_2 受体激动剂后效果不佳,但如果舒张试验阳性,表示气道痉挛可逆,仍可据此向患者耐心解释,指导正确用药。

(八)PEF 的测定和监测

PEF 是反映哮喘患者气流受限程度的一项客观指标。通过测定大气道的阻塞情况,对于支气管哮喘诊断和治疗具有辅助价值。由于具有方便、经济、实用、灵活等优点,可以随时进行测定,在指导偶发性和夜间哮喘治疗方面更有价值。哮喘患者 PEF 值的变化规律是凌晨最低,午后或晚上最高,昼夜变异率不低于 20% 则提示哮喘的诊断。在相同气流受限程度下,不同患者对呼吸困难的感知能力不同,许多患者感觉较迟钝,往往直至 PEF 降至很低时才感到呼吸困难而延误治疗。对这部分患者,定期监测 PEF 可以早期诊断和预示哮喘病情的恶化。

(九)特异性变应原检测

变应原是一种抗原物质,能诱发机体产生 IgE 抗体。变应原检测可分为体内试验(变应原皮试)、体外特异性 IgE 抗体检测、嗜碱性粒细胞释放能力检测、嗜酸性粒细胞阳离子蛋白(ECP)检测等,目前常用前两种方法。变应原皮肤试验简单易行,但皮肤试验结果与抗原吸入气道反应并不一致,不能作为确定变应原的依据,必须结合临床发作情况或进行抗原特异性 IgE 测定加以评价。特异性 IgE 抗体(SIgE)是体外检测变应原的重要手段,灵敏度和特异性都很高,根据 SIgE 含量可确定患者变应原种类,可评价患者过敏状态,对哮喘的诊断和鉴别诊断都有一定的意义。

五、诊断

(一)诊断标准

(1)反复发作喘息、气急、胸闷或咳嗽,多与接触变应原、冷空气、物理、化学性刺激,以及病毒性上呼吸道感染、运动等有关。

(2)发作时在双肺可闻及散在或弥漫性、以呼气相为主的哮鸣音,呼气相延长。

(3)上述症状和体征可经治疗缓解或自行缓解。

(4)除外其他疾病所引起的喘息、气急、胸闷和咳嗽。

(5)临床表现不典型者(如无明显喘息或体征),应至少具备以下 1 项试验阳性:①支气管激发试验或运动激发试验阳性;②支气管舒张试验阳性 FEV_1 增加超过 12%,且 FEV_1 增加绝对值不低于 200 mL;③呼气流量峰值(PEF)日内(或 2 周)变异率不低于 20%。

符合前 4 项或后 2 项者,可以诊断为哮喘。

(二)分期

根据临床表现支气管哮喘可分为急性发作期、慢性持续期和临床缓解期。慢性持续期是指每周均不同频度和(或)不同程度地出现症状(喘息、气急、胸闷、咳嗽等);临床缓解期是指经过治疗或未经治疗症状、体征消失,肺功能恢复到急性发作前水平,并维持 3 个月以上。

(三)病情严重程度分级

1.病情严重程度的分级

主要用于治疗前或初始治疗时严重程度的判断,在临床研究中更有其应用价值(表 3-3)。

表 3-3　哮喘病情严重程度的分级

分级	临床特点
间歇状态(第 1 级)	症状不足每周 1 次
	短暂出现
	夜间哮喘症状不超过每个月 2 次
	FEV_1 占预计值%达到 80%或 PEF 达到 80%个人最佳值,PEF 或 FEV_1 变异率＜20%
轻度持续(第 2 级)	症状达到每周 1 次,但不到每天 1 次
	可能影响活动和睡眠

续表

分级	临床特点
中度持续（第 3 级）	夜间哮喘症状每个月超过 2 次,但每周低于 1 次
	FEV$_1$ 占预计值%达到 80% 或 PEF 达到 80% 个人最佳值,PEF 或 FEV$_1$ 变异率 20%～30%
	每天有症状
	影响活动和睡眠
	夜间哮喘症状达到每周 1 次
重度持续（第 4 级）	FEV$_1$ 占预计值%60%～79% 或 PEF60%～79% 个人最佳值,PEF 或 FEV$_1$ 变异率＞30%
	每天有症状
	频繁出现
	经常出现夜间哮喘症状
	体力活动受限
	FEV$_1$ 占预计值%＜60% 或 PEF＜60% 个人最佳值,PEF 或 FEV$_1$ 变异率＞30%

2.控制水平的分级

这种分级方法更容易被临床医师掌握,有助于指导临床治疗,以取得更好的哮喘控制（表 3-4）。

表 3-4　哮喘控制水平分级

依据	完全控制 （满足以下所有条件）	部分控制（在任何 1 周内 出现以下 1～2 项特征）	未控制 （在任何 1 周内）
白天症状	无（或不超过 2 次/周）	超过 2 次/周	
活动受限	无	有	
夜间症状/憋醒	无	有	出现不低于 3 项部分控制特征
需要使用缓解药的次数	无（或不超过 2 次/周）	超过 2 次/周	
肺功能（PEF 或 FEV$_1$）	正常或不低于正常预计值/本人最佳值的 80%	小于正常预计值（或本人最佳值）的 80%	
急性发作	无	达到每年 1 次	在任何 1 周内出现 1 次

3.哮喘急性发作时的分级

哮喘急性发作是指喘息、气促、咳嗽、胸闷等症状突然发生,或原有症状急剧加重,常有呼吸困难,以呼气流量降低为其特征,常因接触变应原、刺激物或呼吸道感染诱发。其程度轻重不一,可在数小时或数天内出现病情加重,偶尔可在数分钟内即危及生命,故应对病情作出正确评估,以便给予及时有效的紧急治疗。哮喘急性发作时病情严重程度的分级,见表 3-5。

表 3-5　哮喘急性发作时病情严重程度的分级

临床特点	轻度	中度	重度	危重
气短	步行、上楼时	稍事活动	休息时	
体位	可平卧	喜坐位	端坐呼吸	
讲话方式	连续成句	单词	单字	不能讲话
精神状态	可有焦虑,尚安静	时有焦虑或烦躁	常有焦虑、烦躁	嗜睡或意识模糊

续表

临床特点	轻度	中度	重度	危重
出汗	无	有	大汗淋漓	
呼吸频率	轻度增加	增加	常超过30次/分	
辅助呼吸肌活动及三凹征	常无	可有	常有	胸腹矛盾运动
哮鸣音	散在,呼吸末期	响亮、弥漫	响亮、弥漫	减弱乃至无
脉率(次/分)	<100	100～120	>120	脉率变慢或不规则
奇脉	无,<1.3 kPa (10 mmHg)	可有,1.3～3.3 kPa (10～25 mmHg)	常有,>3.3 kPa (25 mmHg)(成人)	无,提示呼吸肌疲劳
最初支气管扩张药治疗后PEF占预计值或个人最佳值%	>80%	60%～80%	<60%或<100 L/min或作用持续时间<2小时	
PaO_2(吸空气)	正常	不低于8.0 kPa (60 mmHg)	<8.0 kPa(60 mmHg)	<8.0 kPa (60 mmHg)
$PaCO_2$	<6.0 kPa (45 mmHg)	不超过6.0 kPa (45 mmHg)	>6.0 kPa(45 mmHg)	
SaO_2	>95%	91%～95%	不超过90%	不超过90%
pH				降低

只要符合某一严重程度的某些指标,而不需满足全部指标,以及以可提示为该级别的急性发作。

六、鉴别诊断

(一)心源性哮喘

心源性哮喘常见于左心衰竭,发作时的症状与哮喘相似,但心源性哮喘多有高血压、冠状动脉粥样硬化性心脏病、风湿性心脏病和二尖瓣狭窄等病史和体征。阵发性咳嗽,常咳出粉红色泡沫痰,两肺可闻及广泛的湿啰音和哮鸣音,左心界扩大,心率增快,心尖部可闻及奔马律。病情许可行胸部X线检查时,可见心脏增大、肺淤血征,有助于鉴别。若一时难以鉴别,可雾化吸入 $β_2$ 肾上腺素受体激动剂或静脉注射氨茶碱缓解症状后进一步检查,忌用肾上腺素或咖啡,以免造成危险。

(二)喘息型慢性支气管炎

实际上为慢支合并哮喘,多见于中老年人,有慢性咳嗽史,喘息长年存在,有加重期。有肺气肿体征,两肺可闻及湿啰音。

(三)支气管肺癌

中央型肺癌由于肿瘤压迫导致支气管狭窄或伴发感染时,可出现喘鸣音或类似哮喘样呼吸困难、肺部可闻及哮鸣音。但肺癌的呼吸困难及喘鸣症状进行性加重,常无诱因,咳嗽可有血痰,痰中可找到癌细胞,胸部X线、CT或MRI检查或支气管镜检查常可明确诊断。

(四)肺嗜酸性粒细胞浸润症

其见于热带性嗜酸性粒细胞增多症、肺嗜酸性粒细胞增多性浸润、外源性变态反应性肺泡炎等。致病原为寄生虫、花粉、化学药品、职业粉尘等，多有接触史，症状较轻，患者常有发热，胸部X线检查可见多发性、此起彼伏的淡薄斑片浸润阴影，可自行消失或再发。肺组织活检也有助于鉴别。

(五)变态反应性支气管肺曲菌病

本病是一种由烟曲菌等致病真菌在具有特应性个体中引起的一种变态反应性疾病。其与哮喘的鉴别要点如下：①典型者咳出棕褐色痰块，内含多量嗜酸性粒细胞；②胸部X线片呈现游走性或固定性浸润病灶；③支气管造影可以显示出近端支气管呈囊状或柱状扩张；④痰镜检或培养发现烟曲菌；⑤曲菌抗原皮试呈速发反应阳性；⑥曲菌抗原特异性沉淀抗体(IgG)测定阳性；⑦烟曲菌抗原皮试出现局部变态反应；⑧烟曲菌特异性IgE水平增高。

(六)气管、支气管软化及复发性多软骨炎

由于气管支气管软骨软化，气道不能维持原来正常状态，患者呼气或咳嗽时胸膜腔内压升高，可引起气道狭窄，甚至闭塞，临床表现为呼气性喘息，其特点：①剧烈持续性、甚至犬吠样咳嗽；②气道断层摄影或CT成像显示气管、大气管狭窄；③支气管镜检查时可见气道呈扁平状，呼气或咳嗽时气道狭窄。

(七)变应性肉芽肿性血管炎(又称 Churg-Strauss 综合征)

本病主要侵犯小动脉和小静脉，常侵犯细小动脉，主要累及多器官和脏器，以肺部浸润和周围血管嗜酸性粒细胞浸润增多为特征。本病患者绝大多数可出现喘息症状，其与哮喘的鉴别要点如下：①除喘息症状外，常伴有副鼻旁窦炎(88%)、变应性鼻炎(69%)、多发性神经炎(66%~98%)；②病理检查特征有嗜酸性粒细胞浸润、肉芽肿病变、坏死性血管炎。

七、治疗

(一)脱离变应原

部分患者能找到引起哮喘发作的变应原或其他非特异刺激因素，应立即使患者脱离变应原的接触。

(二)药物治疗

治疗哮喘的药物可以分为控制药物和缓解药物。①控制药物：是指需要长期每天使用的药物。这些药物主要通过抗炎作用使哮喘维持临床控制，其中包括吸入糖皮质激素(简称激素)、全身用激素、白三烯调节药、长效 β_2 受体激动剂(LABA，须与吸入激素联合应用)、缓释茶碱、色甘酸钠、抗IgE抗体及其他有助于减少全身激素剂量的药物等。②缓解药物：是指按需使用的药物。这些药物通过迅速解除支气管痉挛从而缓解哮喘症状，其中包括速效吸入 β_2 受体激动剂、全身用激素、吸入性抗胆碱能药物、短效茶碱及短效口服 β_2 受体激动剂等。

1.激素

激素是最有效的控制气道炎症的药物。给药途径包括吸入、口服和静脉应用等，吸入为首选途径。

(1)吸入给药：吸入激素的局部抗炎作用强；通过吸气过程给药，药物直接作用于呼吸道，所需剂量较小。通过消化道和呼吸道进入血液药物的大部分被肝灭活，因此全身性不良反应较少。研究结果证明吸入激素可以有效减轻哮喘症状、提高生命质量、改善肺功能、降低气道高反应性、控制气道炎症，减少哮喘发作的频率和减轻发作的严重程度，降低病死率。当使用不同的吸入装置时，可能产生不同的治疗效果。多数成人哮喘患者吸入小剂量激素即可较好地控制哮喘。过

多增加吸入激素剂量对控制哮喘的获益较小而不良反应增加。由于吸烟可以降低激素的效果,故吸烟患者须戒烟并给予较高剂量的吸入激素。吸入激素的剂量与预防哮喘严重急性发作的作用之间有非常明确的关系,所以,严重哮喘患者长期大剂量吸入激素是有益的。

吸入激素在口咽部局部的不良反应包括声音嘶哑、咽部不适和念珠菌感染。吸药后及时用清水含漱口咽部,选用干粉吸入剂或加用储雾器可减少上述不良反应。吸入激素的全身不良反应的大小与药物剂量、药物的生物利用度、在肠道的吸收、肝首关代谢率及全身吸收药物的半衰期等因素有关。已上市的吸入激素中丙酸氟替卡松和布地奈德的全身不良反应较少。目前有证据表明成人哮喘患者每天吸入低至中剂量激素,不会出现明显的全身不良反应。长期高剂量吸入激素后可能出现的全身不良反应包括皮肤瘀斑、肾上腺功能抑制和骨密度降低等。已有研究证据表明吸入激素可能与白内障和青光眼的发生有关,但前瞻性研究没有证据表明与后囊下白内障的发生有明确关系。目前没有证据表明吸入激素可以增加肺部感染(包括肺结核)的发生率,因此,伴有活动性肺结核的哮喘患者可以在抗结核治疗的同时给予吸入激素治疗。

气雾剂给药:临床上常用的吸入激素有 4 种(表 3-6)。包括二丙酸倍氯米松、布地奈德、丙酸氟替卡松等。一般而言,使用干粉吸入装置比普通定量气雾剂方便,吸入下呼吸道的药物量较多。

表 3-6　常用吸入型糖皮质激素的每天剂量与互换关系

药物	低剂量(μg)	中剂量(μg)	高剂量(μg)
二丙酸倍氯米松	200～500	500～1 000	1 000～2 000
布地奈德	200～400	400～800	800～1 600
丙酸氟替卡松	100～250	250～500	500～1 000
环索奈德	80～160	160～320	320～1 280

溶液给药:布地奈德溶液经以压缩空气为动力的射流装置雾化吸入,对患者吸气配合的要求不高,起效较快,适用于轻中度哮喘急性发作时的治疗。

吸入激素是长期治疗哮喘的首选药物。国际上推荐的每天吸入激素剂量,见表 3-6。我国哮喘患者所需吸入激素剂量比该表中推荐的剂量要小一些。

(2)口服给药:适用于中度哮喘发作、慢性持续哮喘吸入大剂量激素联合治疗无效的患者和作为静脉应用激素治疗后的序贯治疗。一般使用半衰期较短的激素(如泼尼松、泼尼松龙或甲泼尼龙等)。对于激素依赖型哮喘,可采用每天或隔天清晨顿服给药的方式,以减少外源性激素对下丘脑-垂体-肾上腺轴的抑制作用。泼尼松的维持剂量最好每天不超过 10 mg。

长期口服激素可以引起骨质疏松症、高血压、糖尿病、下丘脑-垂体-肾上腺轴的抑制、肥胖症、白内障、青光眼、皮肤菲薄导致皮纹和瘀斑、肌无力。对于伴有结核病、寄生虫感染、骨质疏松、青光眼、糖尿病、严重忧郁或消化性溃疡的哮喘患者,全身给予激素治疗时应慎重并应密切随访。长期甚至短期全身使用激素的哮喘患者可感染致命的疱疹病毒应引起重视,尽量避免这些患者暴露于疱疹病毒是有必要的。尽管全身使用激素不是一种经常使用的缓解哮喘症状的方法,但是对于严重的急性哮喘是有必要的,因为它可以预防哮喘的恶化、减少因哮喘而急诊或住院的机会、预防早期复发、降低病死率。推荐剂量:泼尼松龙 30～50 mg/d,5～10 天。具体使用要根据病情的严重程度,当症状缓解或其肺功能已经达到个人最佳值,可以考虑停药或减量。地塞米松因对垂体-肾上腺的抑制作用大,不推荐长期使用。

（3）静脉给药：严重急性哮喘发作时，应经静脉及时给予琥珀酸氢化可的松（400～1 000 mg/d）或甲泼尼龙（80～160 mg/d）。无激素依赖倾向者，可在短期（3～5 天）内停药；有激素依赖倾向者应延长给药时间，控制哮喘症状后改为口服给药，并逐步减少激素用量。

2.β_2 受体激动剂

本药通过对气道平滑肌和肥大细胞等细胞膜表面的 β_2 受体的作用，舒张气道平滑肌、减少肥大细胞和嗜碱性粒细胞脱颗粒和介质的释放、降低微血管的通透性、增加气道上皮纤毛的摆动等，缓解哮喘症状。此类药物较多，可分为短效（作用维持 4～6 小时）和长效（维持 12 小时）β_2 受体激动剂。后者又可分为速效（数分钟起效）和缓慢起效（30 分钟起效）两种（表 3-7）。

表 3-7　β_2 受体激动剂的分类

起效时间	作用维持时间	
	短效	长效
速效	沙丁胺醇吸入剂	福莫特罗吸入剂
	特布他林吸入剂	
	非诺特罗吸入剂	
慢效	沙丁胺醇口服剂	沙美特罗吸入剂
	特布他林口服剂	

（1）短效 β_2 受体激动剂（简称 SABA）：常用的药物如沙丁胺醇和特布他林等。

1）吸入给药：可供吸入的短效 β_2 受体激动剂包括气雾剂、干粉剂和溶液等。这类药物松弛气道平滑肌作用强，通常在数分钟内起效，疗效可维持数小时，是缓解轻至中度急性哮喘症状的首选药物，也可用于运动性哮喘。如每次吸入 100～200 μg 沙丁胺醇或 250～500 μg 特布他林，必要时每 20 分钟重复 1 次。1 小时后疗效不满意者应向医师咨询或去急诊。这类药物应按需间歇使用，不宜长期、单一使用，也不宜过量应用，否则可引起骨骼肌震颤、低血钾、心律失常等不良反应。压力型定量手控气雾剂（pMDI）和干粉吸入装置吸入短效 β_2 受体激动剂不适用于重度哮喘发作，其溶液（如沙丁胺醇、特布他林、非诺特罗及其复方制剂）经雾化泵吸入适用于轻至重度哮喘发作。

2）口服给药：如沙丁胺醇、特布他林、丙卡特罗片等，通常在服药后 15～30 分钟起效，疗效维持 4～6 小时。如沙丁胺醇 2～4 mg，特布他林 1.25～2.50 mg，每天 3 次；丙卡特罗 25～50 μg，每天 2 次。使用虽较方便，但心悸、骨骼肌震颤等不良反应比吸入给药时明显。缓释剂型和控释剂型的平喘作用维持时间可达 8～12 小时，特布他林的前体药班布特罗的作用可维持 24 小时，可减少用药次数，适用于夜间哮喘患者的预防和治疗。长期、单一应用 β_2 受体激动剂可造成细胞膜 β_2 受体的向下调节，表现为临床耐药现象，故应予避免。

3）注射给药：虽然平喘作用较为迅速，但因全身不良反应的发生率较高，国内较少使用。

4）贴剂给药：为透皮吸收剂型。现有产品有妥洛特罗，分为 0.5 mg、1 mg、2 mg 3 种剂量。由于采用结晶储存系统来控制药物的释放，药物经过皮肤吸收，因此可以减轻全身不良反应。每天只需贴敷 1 次，效果可维持 24 小时。对预防晨降有效，使用方法简单。

（2）长效 β_2 受体激动剂（简称 LABA）：这类 β_2 受体激动剂的分子结构中具有较长的侧链，舒张支气管平滑肌的作用可维持 12 小时以上。目前，在我国临床使用的吸入型 LABA 有 2 种。沙美特罗，经气雾剂或碟剂装置给药，给药后 30 分钟起效，平喘作用维持 12 小时以上。推荐剂量 50 μg，每天 2 次吸入。福莫特罗，经吸入装置给药，给药后 3～5 分钟起效，平喘作用维持 8～12 小时以上。平喘作用具有一定的剂量依赖性，推荐剂量 4.5～9.0 μg，每天 2 次吸入。吸入 LABA 适用于哮喘（尤其是夜间哮喘和运动诱发哮喘）的预防和治疗。福莫特罗因起效相对较快，也可按需用于哮喘急性发作时的治疗。

近年来推荐联合吸入激素和 LABA 治疗哮喘。这两者具有协同的抗炎和平喘作用，可获得相当于（或优于）应用加倍剂量吸入激素时的疗效，并可增加患者的依从性、减少较大剂量吸入激素引起的不良反应，尤其适合于中至重度持续哮喘患者的长期治疗。不推荐长期单独使用 LABA，应该在医师指导下与吸入激素联合使用。

3.白三烯调节药

本类药包括半胱氨酰白三烯受体阻滞剂和 5-脂氧化酶抑制药。除吸入激素外，是唯一可单独应用的长效控制药，可作为轻度哮喘的替代治疗药物和中重度哮喘的联合治疗用药。目前在国内应用主要是半胱氨酰白三烯受体阻滞剂，通过对气道平滑肌和其他细胞表面白三烯受体的拮抗抑制肥大细胞和嗜酸粒细胞释放出的半胱氨酰白三烯的致喘和致炎作用，产生轻度支气管舒张和减轻变应原、运动和二氧化硫（SO_2）诱发的支气管痉挛等作用，并具有一定程度的抗炎作用。本品可减轻哮喘症状、改善肺功能、减少哮喘的恶化。但其作用不如吸入激素，也不能取代激素。作为联合治疗中的一种药物，本品可减少中至重度哮喘患者每天吸入激素的剂量，并可提高吸入激素治疗的临床疗效，联用本品与吸入激素的疗效比联用吸入 LABA 与吸入激素的疗效稍差。但本品服用方便，尤适用于阿司匹林哮喘、运动性哮喘和伴有过敏性鼻炎哮喘患者的治疗。本品使用较为安全。虽然有文献报道接受这类药物治疗的患者可出现 Churg-Strauss 综合征，但其与白三烯调节剂的因果关系尚未肯定，可能与减少全身应用激素的剂量有关。5-脂氧化酶抑制药齐留通可能引起肝损害，需监测肝功能。通常口服给药。白三烯受体阻滞剂扎鲁司特 20 mg，每天 2 次；盂鲁司特 10 mg，每天 1 次；异丁司特 10 mg，每天 2 次。

4.茶碱

茶碱具有舒张支气管平滑肌作用，并具有强心、利尿、扩张冠状动脉、兴奋呼吸中枢和呼吸肌等作用。有研究资料显示，低浓度茶碱具有抗炎和免疫调节作用。作为症状缓解药，尽管现在临床上在治疗重症哮喘时仍然静脉使用茶碱，但短效茶碱治疗哮喘发作或恶化还存在争议，因为它在舒张支气管，与足量使用的快速 β₂ 受体激动剂对比，没有任何优势，但是它可能改善呼吸驱动力。不推荐已经长期服用缓释型茶碱的患者使用短效茶碱，除非该患者的血清中茶碱浓度较低或者可以进行血清茶碱浓度监测时。

（1）口服给药：包括氨茶碱和控（缓）释型茶碱。用于轻至中度哮喘发作和维持治疗。一般剂量为每天 6～10 mg/kg。口服控（缓）释型茶碱后昼夜血药浓度平稳，平喘作用可维持 12～24 小时，尤其适用于夜间哮喘症状的控制。联合应用茶碱、激素和抗胆碱药物具有协同作用。但本品与 β₂ 受体激动剂联合应用时，易出现心率增快和心律失常，应慎用并适当减少剂量。

（2）静脉给药：氨茶碱加入葡萄糖溶液中，缓慢静脉注射［注射速度不宜超过 0.25 mg/（kg·min）］或静脉滴注，适用于哮喘急性发作且近 24 小时内未用过茶碱类药物的患者。负荷剂量为 4～6 mg/kg，维持剂量为 0.6～0.8 mg/（kg·h）。由于茶碱的“治疗窗”窄以及茶碱代谢存在较大的个体差异，可引起心律失常、血压下降、甚至死亡，在有条件的情况下应监测其血药浓度，及时调整浓度和滴速。茶碱有效、安全的血药浓度范围应在 6～15 mg/L。影响茶碱代谢的因素较多，如发热性疾病、妊娠、抗结核治疗可以降低茶碱的血药浓度；而肝脏疾病、充血性心力衰竭，以及合用西咪替丁或喹诺酮类、大环内酯类等药物均可影响茶碱代谢而使其排泄减慢,增加茶碱的毒性作用,应引起临床医师的重视,并酌情调整剂量。多索茶碱的作用与氨茶碱相同,但不良反应较轻。双羟丙茶碱的作用较弱,不良反应也较少。

5.抗胆碱药物

吸入抗胆碱药物如溴化异丙托品、溴化氧托品和溴化泰乌托品等,可阻断节后迷走神经传出支,通过降低迷走神经张力而舒张支气管。其舒张支气管的作用比 β_2 受体激动剂弱,起效也较慢,但长期应用不易产生耐药,对老年人的疗效不低于年轻人。

本品有气雾剂和雾化溶液两种剂型。经 pMDI 吸入溴化异丙托品气雾剂,常用剂量为,每天 3~4 次;经雾化泵吸入溴化异丙托品溶液的常用剂量为 50~125 μg,每天 3~4 次。溴化泰乌托品是新近上市的长效抗胆碱药物,对 M_1 和 M_3 受体具有选择性抑制作用,仅需每天 1 次吸入给药。本品与 β_2 受体激动剂联合应用具有协同、互补作用。本品对有吸烟史的老年哮喘患者较为适宜,但对妊娠早期妇女和患有青光眼或前列腺肥大的患者应慎用。尽管溴化异丙托品被用在一些因不能耐受 β_2 受体激动剂的哮喘患者上,但是到目前为止尚没有证据表明它对哮喘长期管理方面有显著效果。

6.抗 IgE 治疗

抗 IgE 单克隆抗体可应用于血清 IgE 水平增高的哮喘患者。目前它主要用于经过吸入糖皮质激素和 LABA 联合治疗后症状仍未控制的严重哮喘患者。目前,在 11~50 岁的哮喘患者的治疗研究中尚没有发现抗 IgE 治疗有明显不良反应,但因该药临床使用的时间尚短,其远期疗效与安全性有待进一步观察。其高昂的价格也使临床应用受到限制。

7.变应原特异性免疫疗法(SIT)

通过皮下给予常见吸入变应原提取液(如尘螨、猫毛、豚草等),可减轻哮喘症状和降低气道高反应性,适用于变应原明确但难以避免的哮喘患者。其远期疗效和安全性尚待进一步研究与评价。变应原制备的标准化也有待加强。哮喘患者应用此疗法应严格在医师指导下进行。目前已试用舌下给药的变应原免疫疗法。SIT 应该是在严格的环境隔离和药物干预无效(包括吸入激素)情况下考虑的治疗方法。现在没有研究比较其和药物干预的疗效差异。现在还没有证据支持使用复合变应原进行免疫治疗的价值。

8.其他治疗哮喘药物

(1)抗组胺药物:口服第二代抗组胺药物(H_1 受体阻滞剂)如酮替芬、氯雷他定、阿司咪唑、氮䓬司丁、特非那定等具有抗变态反应作用,在哮喘治疗中的作用较弱。可用于伴有变应性鼻炎哮喘患者的治疗。这类药物的不良反应主要是嗜睡。阿司咪唑和特非那定可引起严重的心血管不良反应,应谨慎使用。

(2)其他口服抗变态反应药物:如曲尼司特、瑞吡司特等可应用于轻至中度哮喘的治疗。其主要不良反应是嗜睡。

(3)可能减少口服糖皮质激素剂量的药物:包括口服免疫调节药(甲氨蝶呤、环孢素、金制剂等)、某些大环内酯类抗生素和静脉应用免疫球蛋白等。其疗效尚待进一步研究。

(4)中医中药:采用辨证施治,有助于慢性缓解期哮喘的治疗。有必要对临床疗效较为确切的中(成)药或方剂开展多中心随机双盲的临床研究。

(三)急性发作期的治疗

哮喘急性发作的治疗取决于发作的严重程度及对治疗的反应。治疗的目的在于尽快缓解症状、解除气流受限和低氧血症,同时还需要制订长期治疗方案以预防再次急性发作。

对于具有哮喘相关死亡高危因素的患者,需要给予高度重视,这些患者应当尽早到医疗机构就诊。高危患者包括:①曾经有过气管插管和机械通气的濒于致死性哮喘的病史;②在过去 1 年中因为哮喘而住院或看急诊;③正在使用或最近刚刚停用口服激素;④目前未使用吸入激素;⑤过分依赖速效 β_2 受体激动剂,特别是每月使用沙丁胺醇(或等效药物)超过 1 支的患者;⑥有心理疾病或社会心理问题,包括使用镇静药;⑦有对哮喘治疗计划不依从的历史。

轻度和部分中度急性发作可以在家庭中或社区中治疗。家庭或社区中的治疗措施主要为重复吸入速效 β_2 受体激动剂,在第 1 小时每 20 分钟吸入 2～4 喷。随后根据治疗反应,轻度急性发作可调整为每 3～4 小时 2～4 喷,中度急性发作每 1～2 小时 6～10 喷。如果对吸入性 β_2 受体激动剂反应良好(呼吸困难显著缓解,PEF 占预计值＞80% 或个人最佳值,且疗效维持 3～4 小时),通常不需要使用其他的药物。如果治疗反应不完全,尤其是在控制性治疗的基础上发生的急性发作,应尽早口服激素(泼尼松龙 0.5～1.0 mg/kg 或等效剂量的其他激素),必要时到医院就诊。

部分中度和所有重度急性发作均应到急诊室或医院治疗。除氧疗外,应重复使用速效 β_2 受体激动剂,可通过压力定量气雾剂的储雾器给药,也可通过射流雾化装置给药。推荐在初始治疗时连续雾化给药,随后根据需要间断给药(每 4 小时 1 次)。目前尚无证据支持常规静脉使用 β_2 受体激动剂。联合使用 β_2 受体激动药和抗胆碱能制剂(如异丙托溴铵)能够取得更好的支气管舒张作用。茶碱的支气管舒张作用弱于 SABA,不良反应较大,应谨慎使用。对规则服用茶碱缓释制剂的患者,静脉使用茶碱应尽可能监测茶碱血药浓度。中重度哮喘急性发作应尽早使用全身激素,特别是对速效 β_2 受体激动剂初始治疗反应不完全或疗效不能维持,以及在口服激素基础上仍然出现急性发作的患者。口服激素与静脉给药疗效相当,不良反应小。

推荐用法:泼尼松龙 30～50 mg 或等效的其他激素,每天单次给药。严重的急性发作或口服激素不能耐受时,可采用静脉注射或滴注,如甲基泼尼松龙 80～160 mg,或氢化可的松 400～1 000 mg 分次给药。地塞米松因半衰期较长,对肾上腺皮质功能抑制作用较强,一般不推荐使用。静脉给药和口服给药的序贯疗法有可能减少激素用量和不良反应,如静脉使用激素 2～3 天,继之以口服激素 3～5 天。不推荐常规使用镁制剂,可用于重度急性发作(FEV_1 25%～30%)或对初始治疗反应不良者。

重度和危重哮喘急性发作经过上述药物治疗,临床症状和肺功能无改善甚至继续恶化者,应及时给予机械通气治疗,其指征主要包括:意识改变、呼吸肌疲劳、$PaCO_2$ 不低于 6.0 kPa(45 mmHg)等。可先采用经鼻(面)罩无创机械通气,若无效应及早行气管插管机械通气。哮喘急性发作机械通气需要较高的吸气压,可使用适当水平的呼气末正压(PEEP)治疗。如果需要过高的气道峰压和平台压才能维持正常通气容积,可试用允许性高碳酸血症通气策略以减少呼吸机相关肺损伤。

初始治疗症状显著改善,PEF 或 FEV_1 占预计值的百分比恢复到或个人最佳值 60% 者以上可回家继续治疗;PEF 或 FEV_1 为 40%～60% 者应在监护下回到家庭或社区继续治疗;治疗前 PEF 或 FEV_1 低于 25% 或治疗后低于 40% 者应入院治疗。在出院时或近期的随访时,应当为患者制订一个详细的行动计划,审核患者是否正确使用药物、吸入装置和峰流速仪,找到急性发作的诱因并制订避免接触的措施,调整控制性治疗方案。严重的哮喘急性发作意味着哮喘管理的失败,这些患者应当给予密切监护、长期随访,并进行长期哮喘教育。

大多数哮喘急性发作并非由细菌感染引起,应严格控制抗菌药物的使用指征,除非有细菌感染的证据,或属于重度或危重哮喘急性发作。

(四)慢性持续期的治疗

哮喘的治疗应以患者的病情严重程度为基础,根据其控制水平类别选择适当的治疗方案。哮喘药物的选择既要考虑药物的疗效及其安全性,也要考虑患者的实际状况,如经济收入和当地的医疗资源等。要为每个初诊患者制订哮喘防治计划,定期随访、监测,改善患者的依从性,并根据患者病情变化及时修订治疗方案。哮喘患者长期治疗方案分为5级(表3-8)。

表 3-8　根据哮喘病情控制分级制订治疗方案

第 1 级	第 2 级	第 3 级	第 4 级	第 5 级
		哮喘教育、环境控制		
按需使用短效 β_2 受体激动剂		按需使用短效 β_2 受体激动剂		
	选用 1 种	选用 1 种	加用 1 种或以上	加用 1 种或 2 种
控制性药物	低剂量 ICS	低剂量的 ICS 加 LABA	中高剂量的 ICS 加 LABA	口服最小剂量的糖皮质激素
	白三烯调节药	中高剂量的 ICS	白三烯调节药	抗 IgE 治疗
		低剂量的 ICS 加白三烯调节药	缓释茶碱	
		低剂量的 ICS 加缓释茶碱		

ICS:吸入糖皮质激素。

对以往未经规范治疗的初诊哮喘患者可选择第2级治疗方案,哮喘患者症状明显应直接选择第3级治疗方案。从第2级到第5级的治疗方案中都有不同的哮喘控制药物可供选择。而在每一级中都应按需使用缓解药物,以迅速缓解哮喘症状。如果使用含有福莫特罗和布地奈德单一吸入装置进行联合治疗时,可作为控制和缓解药物应用。

如果使用该分级治疗方案不能够使哮喘得到控制,治疗方案应该升级直至达到哮喘控制为止。当哮喘控制并维持至少3个月后,治疗方案可考虑降级。建议减量方案:①单独使用中至高剂量吸入激素的患者,将吸入激素剂量减少50%。②单独使用低剂量激素的患者,可改为每天1次用药。③联合吸入激素和LABA的患者,将吸入激素剂量减少约50%,仍继续使用LABA联合治疗。当达到低剂量联合治疗时,可选择改为每天1次联合用药或停用LABA,单用吸入激素治疗。若患者使用最低剂量控制药物达到哮喘控制1年,并且哮喘症状不再发作,可考虑停用药物治疗。上述减量方案尚待进一步验证。通常情况下,患者在初诊后2~4周回访,以后每1~3个月随访1次。出现哮喘发作时应及时就诊,哮喘发作后2周至1个月内进行回访。

对于我国贫困地区或低经济收入的哮喘患者,视其病情严重度不同,长期控制哮喘的药物推荐使用:①吸入低剂量激素;②口服缓释茶碱;③吸入激素联合口服缓释茶碱;④口服激素和缓释茶碱。这些治疗方案的疗效与安全性需要进一步临床研究,尤其要监测长期口服激素可能引起的全身不良反应。

八、教育与管理

尽管哮喘尚不能根治,但通过有效的哮喘管理通常可以实现哮喘控制。成功的哮喘管理目标：①达到并维持症状的控制；②维持正常活动,包括运动能力；③维持肺功能水平尽量接近正常；④预防哮喘急性加重；⑤避免因哮喘药物治疗导致的不良反应；⑥预防哮喘导致的死亡。

建立医患之间的合作关系是实现有效的哮喘管理的首要措施。其目的是指导患者自我管理,对治疗目标达成共识,制订个体化的书面管理计划,包括自我监测、对治疗方案和哮喘控制水平周期性评估、在症状和(或)PEF提示哮喘控制水平变化的情况下,针对控制水平及时调整治疗以达到并维持哮喘控制。其中,对患者进行哮喘教育是最基本的环节。

(一)哮喘教育

哮喘教育必须成为医患之间所有互助关系中的组成部分。对医院、社区、专科医师、全科医师及其他医务人员进行继续教育,通过培训哮喘管理知识,提高与患者沟通技巧,做好患者及家属教育。患者教育的目标是增加理解、增强技能、增加满意度、增强自信心、增加依从性和自我管理能力,增进健康减少卫生保健资源使用。

1.教育内容

(1)通过长期规范治疗能够有效控制哮喘。

(2)避免触发、诱发因素方法。

(3)哮喘的本质、发病机制。

(4)哮喘长期治疗方法。

(5)药物吸入装置及使用方法。

(6)自我监测,即如何测定、记录、解释哮喘日记内容、症状评分、应用药物、PEF,哮喘控制测试(ACT)变化。

(7)哮喘先兆、哮喘发作征象和相应自我处理方法,如何、何时就医。

(8)哮喘防治药物知识。

(9)如何根据自我监测结果判定控制水平,选择治疗。

(10)心理因素在哮喘发病中的作用。

2.教育方式

(1)初诊教育:是最重要的基础教育和启蒙教育,是医患合作关系起始的个体化教育。首先应提供患者诊断信息,了解患者对哮喘治疗的期望和可实现的程度,并至少进行以上内容教育,预约复诊时间,提供教育材料。

(2)随访教育和评价:是长期管理方法,随访时应回答患者的疑问、评估最初疗效。定期评价、纠正吸入技术和监测技术,评价书面管理计划,理解实施程度,反复提供更新教育材料。

(3)集中教育:定期开办哮喘学校、学习班、俱乐部、联谊会进行大课教育和集中答疑。

(4)自学教育:通过阅读报纸、杂志、文章、看电视节目、听广播进行。

(5)网络教育:通过中国哮喘联盟网、全球哮喘防治创议网GINA等或互动多媒体技术传播防治信息。

(6)互助学习:举办患者防治哮喘经验交流会。

(7)定点教育:与社区卫生单位合作,有计划开展社区、患者、公众教育。

(8)调动全社会各阶层力量宣传普及哮喘防治知识。

哮喘教育是一个长期、持续过程,需要经常教育,反复强化,不断更新,持之以恒。

（二）哮喘管理

1.确定并减少危险因素接触

尽管对已确诊的哮喘患者应用药物干预,对控制症状和改善生活质量非常有效,但仍应尽可能避免或减少接触危险因素,以预防哮喘发病和症状加重。

许多危险因素可引起哮喘急性加重,被称为"触发因素",包括变应原、病毒感染、污染物、烟草烟雾、药物。减少患者对危险因素的接触,可改善哮喘控制并减少治疗药物需求量。早期确定职业性致敏因素,并防止患者进一步接触,是职业性哮喘管理的重要组成部分。

2.评估、治疗和监测

哮喘治疗的目标是达到并维持哮喘控制。大多数患者或家属通过医患合作制订的药物干预策略,能够达到这一目标,患者的起始治疗及调整是以患者的哮喘控制水平为依据,包括评估哮喘控制、治疗以达到控制,以及监测以维持控制这样一个持续循环过程(图3-2)。

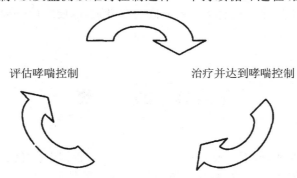

评估哮喘控制　　　　　治疗并达到哮喘控制

检测并维持哮喘控制

图 3-2　哮喘长期管理的循环模拟图

一些经过临床验证的哮喘控制评估工具如哮喘控制测试(ACT)、哮喘控制问卷(ACQ)、哮喘治疗评估问卷(ATAQ)等,也可用于评估哮喘控制水平。经国内多中心验证表明,哮喘评估工具 ACT 不仅易学易用且适合中国国情。ACT 仅通过回答有关哮喘症状和生活质量的 5 个问题的评分进行综合判定,25 分为控制、20~24 分为部分控制、20 分以下为未控制,并不需要患者检查肺功能。这些问卷不仅用于临床研究,还可以在临床工作中评估患者的哮喘控制水平,通过长期连续检测维持哮喘控制,尤其适合在基层医疗机构推广,作为肺功能的补充既适用于医师,也适用于患者自我评估哮喘控制,患者可以在家庭或医院,就诊前或就诊期间完成哮喘控制水平的自我评估。这些问卷有助于改进哮喘控制的评估方法并增进医患双向交流,提供了反复使用的客观指标,以便长期监测(表3-9)。

表 3-9　哮喘控制测试(ACT)

问题1	在过去4周内,在工作、学习或家庭中,有多少时候哮喘妨碍您进行日常活动?					
	所有时间 1	大多数时间 2	有些时候 3	很少时候 4	没有 5	得分
问题2	在过去4周内,您有多少次呼吸困难?					
	每天不止1次 1	每天1次 2	每周3至6次 3	每周1至2次 4	完全没有 5	得分

问题3	在过去 4 周内,因为哮喘症状(喘息、咳嗽、呼吸困难、胸闷或疼痛),您有多少次在夜间醒来或早上比平时早醒?					
	每周 4 晚或更多 1	每周 2 至 3 晚 2	每周 1 次 3	1 至 2 次 4	没有 5	得分
问题4	在过去 4 周内,您有多少次使用急救药物治疗(如沙丁胺醇)?					
	每天 3 次以上 1	每天 1 至 2 次 2	每周 2 至 3 次 3	每周 1 次或更少 4	没有 5	得分
问题5	您如何评价过去 4 周内,您的哮喘控制情况?					
	没有控制 1	控制很差 2	有所控制 3	控制很好 4	完全控制 5	得分

第 1 步:请将每个问题的得分写在右侧的框中。请尽可能如实回答,这将有助于与医师讨论您的哮喘;第 2 步:把每一题的分数相加得出总分;第 3 步:寻找总分的含义。25 分:完全控制;20~24 分:部分控制;低于 20 分:未得到控制。

在哮喘长期管理治疗过程中,必须采用评估哮喘控制方法,连续监测提供可重复的客观指标,从而调整治疗,确定维持哮喘控制所需的最低治疗级别,以便维持哮喘控制,降低医疗成本。

(王素珍)

第六节　肺　炎

肺炎是指肺实质的炎症,病因以感染最常见,其他尚有理化因子、免疫损伤等。一般而言,肺炎凡未表明特定病因者均指感染性的,并常与肺部感染一词混用。但是肺部感染仅是一种分类上的表达,尚包括气道等部位的感染,不用作疾病诊断。

一、分类

(一)按解剖学或影像学分类

1.大叶性肺炎

病变起始于肺泡,经肺泡间孔蔓延至邻近肺泡,直至整个肺叶或肺段。影像学表现为肺渗出性阴影,通常不累及细支气管。当大量肺泡或肺腺泡充满炎性渗出物变得密实无气时,唯含气支气管清晰可见,称为支气管充气征。典型的大叶性肺炎呈整叶肺实变。由于抗菌药物广泛应用,典型大叶性肺炎已少见,而多数仅表现肺段或亚肺段的渗出和实变。

2.小叶性肺炎

小叶性肺炎也称支气管肺炎。基本病变亦为炎症渗出,但病变常起于支气管或细支气管,继而累及肺腺泡或肺泡。影像学特征是沿肺纹理分布的小片状或斑片阴影,密度不均匀,边缘淡薄而模糊,以两下肺、内中带多见。病灶亦可融合成片状或大片状,密度深浅不一,且不受肺叶或肺段限制,区别于大叶性肺炎。

3.间质性肺炎

病变位于肺泡壁及其支持组织,影像学上表现为弥漫性不规则条索状及网织状阴影,其间可散布有密度增高的小点状阴影。

(二)按病程分类

通常分为急性、亚急性和慢性,因其时间界定并不很明确,故应用较少。但慢性肺炎在临床上每有涉及,乃指预期病变吸收时间内影像学上病变持续存在,且临床症状体征没有消退。其重要性在于必须进一步进行病原(因)学诊断,需要警惕某些特殊病原体或酷似感染性肺炎的非感染性肺疾病。

(三)按病原体分类

在抗感染治疗时代,病原学诊断对于肺炎的治疗具有决定性意义。所以在分类上更强调按病原学分类。根据病原生物学的通常分类将肺炎分为以下几种。

1.细菌性肺炎

常见细菌有肺炎链球菌、流感嗜血杆菌、卡他莫拉菌、金黄色葡萄球菌、肺炎克雷伯杆菌、铜绿假单胞菌等。此外,分类学上不属于细菌,但某些特征类似于细菌的肺炎支原体、肺炎衣原体,以及分类学上属于细菌的细胞内病原体军团菌,常被统称作"非典型病原体",也是肺炎的常见病原体。结核分枝杆菌所致肺结核病虽然有时被称作为结核性肺炎,但通常作为特殊类型独立分出,不列入细菌性肺炎。

2.病毒性肺炎

以儿童最常见,主要有腺病毒、呼吸道合胞病毒、麻疹病毒等。流感病毒和副流感病毒可以引起肺炎,但更常见者为继发细菌性肺炎。免疫抑制宿主易罹患巨细胞病毒和其他疱疹病毒肺炎。曾经在美国出现的汉坦病毒肺炎(肺出血综合征)和在我国出现的严重急性呼吸综合征冠状病毒(severe acute respiratory syndrom coronavirus,SARS-Co)肺炎是两种新的、可引起流行的、病死率极高的病毒性肺炎。禽流感病毒偶尔也引起人类致病,其所致肺炎病情亦十分严重。

3.真菌性肺炎

在我国很少出现地方性致病性真菌,大多为条件致病性真菌。引起肺炎的真菌主要有念珠菌、曲霉菌、隐球菌和毛霉菌。真菌性肺炎大多为继发性的,如免疫抑制、长期应用广谱抗生素及其他重危患者,偶尔也可在无真菌感染危险因素的健康人见到上述真菌的原发性肺部感染。卡氏肺孢子虫现在倾向于归类在真菌中,是免疫抑制宿主肺炎的常见病原体之一。

4.寄生虫性肺炎(肺寄生虫病)

阿米巴原虫、弓形虫、肺吸虫和棘球绦虫、血吸虫等均可以引起或主要引起肺部感染。某些寄生虫病如肺吸虫病、绦虫病具有地域性(疫区)特点,但现在人口流动性增加,在非疫区也应予以警惕。

(四)按发病场所和宿主状态分类

虽然按病原学诊断是一种理想的分类,但是迄今肺炎的病原学诊断仍有很多技术及其实施上的困难,而在不同环境或场所,以及不同宿主所发生的肺炎其病原学分布和临床表现等方面各有特点,临床处理和预后亦多差异。因此,近年来关于肺炎分类倾向于按发病场所和宿主状态进行划分。

1.社区获得性肺炎

社区获得性肺炎(community acquired pneumonia,CAP)最为常见。临床病情轻重不一。80%的患者可以在门诊治疗;20%的患者需要住院治疗,其中占总数1%~2%的患者为重症肺炎,需要入住重症监护病房(ICU)治疗。

2.医院获得性肺炎

医院获得性肺炎(hospital acquired pneumonia,HAP):患病人数与CAP相比约为1:4。

HAP 在医院感染中常居第一、二位,因其高发病率、高病死率和高医疗资源消耗,目前受到很大关注。

3.护理院获得性肺炎

近年来社会老年人口迅速增加,在发达国家老年护理院及慢性病护理院大批建立。在护理院生活者是一组特殊人群,肺炎易感性增高,其临床特征和病原学分布介于 CAP 和 HAP 之间,常被单列为一型即护理院获得性肺炎(nursing home acquired pneumonia,NHAP)或称健康护理相关肺炎(health-care associated pneumonia,HCAP)。目前我国护理院尚少,暂无必要单独分出 NHAP,可按 HAP 处理。

4.免疫低下宿主肺炎

免疫低下宿主肺炎(immunocompromised host pneumonia,ICHP)由于 HIV/ADIS 流行,肿瘤放射治疗(简称放疗)、化学药物治疗及器官移植或其他疾病而接受免疫抑制剂治疗者增多,在社会人口中不断增加的免疫低下宿主作为一组特殊人群对病原微生物极度易感,肺是最常见的感染靶器官。免疫低下宿主肺炎既可以是 HAP,亦可以是 CAP,但因其诊治特殊性,有必要单独列为一种类型。

其他尚可根据年龄分出老年人肺炎、儿童肺炎等类型。

二、诊断

(一)病史和体格检查

与任何疾病一样,详细采集病史和体检是诊断肺炎的临床基础。病史必须回答"5W":Who、When、Where、Why 和 How。"Who"就是要了解患者的基本情况,如年龄、职业、嗜好(吸烟、酗酒、吸毒)、免疫状态、性生活史(多个性伴侣或同性恋)和职业或不良环境接触史。"When"即暴露和发病时间、是否处于某种疾病的流行期。"Where"首先要区分社区感染还是医院感染,有无疫区居留或旅游史。"Why"和"How"则要求询问患者可能的发病原因和发病方式、自觉症状及其特征。体检必须全面、细致,除详细胸部体检外,要特别注意全身状况和肺外体征,当怀疑血源性感染或对于免疫低下患者更不能忽略系统性检查。

(二)影像学检查

X 线检查是诊断肺炎的重要依据。临床表现为发热和咳嗽、咳痰,X 线检查如果未显示肺实质炎症浸润,仅能诊断急性气管-支气管炎,多数为病毒感染,没有使用抗菌药物的指征。X 线上病变范围是病情严重程度评价的重要参考指标。形态特征(叶段实变、斑片状浸润、从粟粒至大小不等的结节影、空洞形成、间质性病变等)虽然对病原学诊断并无特异性,但结合病史对推测病原(因)诊断仍有重要参考意义,可以提供进一步检查的大致方向,缩小鉴别诊断的范围。CT 对揭示病变性质、隐匿部位病变和其他伴随改变(胸腔积液、纵隔和肺内淋巴结肿大)很有帮助,适用于需要鉴别诊断时。B 超用于探测胸腔积液和贴近胸壁的肺实质病灶,并可指导穿刺抽液和经胸壁穿刺活检。

(三)病原学检查

镜检与培养是传统的、但迄今仍是最基本和最重要的病原学诊断技术。痰或下呼吸道采样标本涂片革兰染色镜检适用于普通细菌的检查,而特殊病原体常需借助特种染色(如萋-尼抗酸染色、吉姆萨染色等)。培养需按不同病原体(如病毒、细菌、真菌)采用相应培养技术。细菌培养根据形态和生化反应等特征可将其鉴定至种,并可进行抗菌药物敏感性测定。

肺炎病原学诊断的标本质量及其采集是影响诊断特异性和敏感性的重要环节。应注意在抗菌药物使用之前采集标本。此外,口咽部存在大量定植菌,经口咳痰标本易遭污染,其培养结果很难判断其临床意义。因此为消除或防止污染,提倡或有选择性使用以下方法。

1.痰标本

(1)细胞学筛选:必须指导或辅助患者深咳痰和及时运送至实验室。接种前应确定痰标本质量合格与否。来自下呼吸道感染患者的合格痰标本应是含脓细胞和支气管状柱上皮细胞较多,而受唾液严重污染的不合格标本则有较多来自颊黏膜的扁平鳞状上皮细胞。通用的标准是直接涂片镜检每低倍视野白细胞>25 个,或鳞状上皮细胞<10 个,或鳞状上皮细胞:白细胞<1:2.5,为合格标本。仅有合格才做接种培养,可减少培养结果解释上的混乱。丢弃不合格标本,并要求临床重送。

(2)定量或半定量培养:感染性体液或渗出液(包括痰液)细菌浓度高于污染菌。痰定量培养每毫升分离的致病菌或条件致病菌浓度≥10^7菌落形成单位(cfu/mL)或半定量培养(4 区划线法)4＋可以认为是肺炎的致病菌,≤10^4 cfu/mL(或 1＋)为污染菌,介于上述浓度之间则应重复培养,如连续两次分离到相同细菌,浓度达到 $10^5 \sim 10^6$ cfu/mL(或 3＋)亦认为有临床意义。

2.下呼吸道标本直接采样

环甲膜穿刺经气管吸引(transtracheal aspiration,TTA)、经人工气道内吸引(endotracheal aspiration,ETA)、防污染样本毛刷(protected specimen brush,PSB)、支气管肺泡灌洗(bronchial alveolar lavage,BAL)、经胸壁穿刺肺吸引(lung aspiration,LA)等方法,属创伤性技术,仅在重症疑难及免疫低下合并肺部感染患者选择性采用,目前比较推荐的是经纤支镜或盲式的 BAL 和 PSB 采样技术,并结合定量培养。

3.血和胸液培养

部分肺炎患者合并菌血症或胸腔积液,而血液和胸液属无污染体液标本,虽然培养阳性率不高,但特异性很高。凡住院 CAP 和 HAP 均应同时自两处静脉抽取血培养,有胸腔积液者尽可能做诊断性胸腔抽液以培养。

4.免疫学检测

用已知抗原或抗体与待测标本的抗体或抗原发生反应,借助肉眼、荧光或核素标记技术进行定性或定量测定。优点是快速、简便、不受抗菌治疗的影响。测定感染微生物的特异性抗体目前应用较多,IgM 抗体通常在感染后 7~10 天达到高峰,有一定临床诊断参考价值;而 IgG 抗体于感染后 4~6 周才达到高峰,仅适用于回顾性诊断和流行病学调查。测定特定病原体的特异性抗原是一种理想的诊断技术,但目前多数尚处于研究阶段。

5.分子生物学技术

分子生物学技术又称基因诊断,有 DNA 探针和体外扩增法。前者操作复杂、费用高,后者常用聚合酶链反应(PCR)法,适合临床实验室使用,但其敏感性、特异性和污染问题等不少技术问题尚待解决。

除体液和分泌物标本外,在有指征的肺炎患者尚可采集肺或肺外组织活检标本同时做病理组织学和微生物学检查,适用于某些特殊病原体感染。

三、治疗

(一)抗微生物化疗的一般原则和合理应用

1.抗菌药物经验性治疗和靶向治疗的统一

根据病原微生物学诊断选择相应抗微生物化疗,是肺炎现代治疗的原则。但是微生物学诊断包括从标本采集到病原体的分离鉴定需要时间,而且诊断的敏感性和特异性不高,为等待病原学诊断延迟初始抗微生物化疗会贻误治疗时机,明显影响预后。另一方面肺炎以细菌性感染最为常见,抗菌药物的发展使抗菌治疗足以覆盖可能的病原菌,获得治疗成功。有鉴于此,对细菌性肺炎应在获得病原学诊断前尽早(4~8小时内)开始经验性抗菌治疗。经验性治疗不是凭个人的狭隘经验,而应当参考不同类型肺炎病原谱的流行病学资料,结合具体患者的临床与影像特征,估计最可能的病原菌,依据抗菌药物的基本理论知识并尽量寻找和参考不同抗菌治疗方案的循证医学证据,从而选择药物和制订治疗方案。在48~72小时后对病情再次评价。根据治疗反应和病原学检查结果,如果病原学检查结果无肯定临床意义,而初始治疗有效则继续原方案治疗。倘若获得特异性病原学诊断结果,而初始经验治疗方案明显不足或有错,或者治疗无反应,则应根据病原学诊断结合药敏测试结果,选择敏感抗菌药物,重新拟定治疗方案,此即靶向(目标)治疗。所以经验性治疗与靶向治疗是整个治疗过程的两个阶段,是有机的统一。不应片面强调靶向治疗贻误时机;而经验性治疗也应在治疗前留取诊断标本,尽可能获取特异性病原学诊断并转为特异性病原学治疗,不应仅仅停留在经验性水平。肺炎凡治疗反应不佳的患者都应该努力确立特异性病原(因)学诊断,而不是凭经验频繁更换抗菌药物。

2.熟悉和掌握抗菌药物的基本药理学知识是合理抗菌治疗的基础

每种抗菌药物的抗菌谱、抗菌活性、药动学和药效学参数、组织穿透力及其在肺泡上皮衬液、呼吸道分泌物中浓度、不良反应,以及药物经济学评价是正确选择药物和安排治疗方案的基础,必须熟悉和准确掌握。近年来关于药动学/药效学(PK/PD)的理论对于抗菌药物的临床合理应用有重要指导意义。β-内酰胺类和大环内酯类(除外阿奇霉素)抗菌药物属时间依赖性杀菌作用,要求血药浓度高于最低抑菌浓度的时间占给药间歇时间(T>MIC%)至少达到40%,此类药物大多半衰期较短,且抗生素后效应时间很短或没有,因此必须按半衰期所折算的给药间歇时间每天多次规则给药,不能任意减少给药次数。氨基糖苷类和喹诺酮类药物则属浓度依赖性杀菌作用,要求血药峰值浓度与最低抑菌浓度之比(C_{max}/MIC)达到8~10倍,或药时曲线下面积(AUC)与最低抑菌浓度之比(AUC/MIC,即AUIC)在革兰阳性球菌(如肺炎链球菌)达到30、革兰阴性杆菌达100以上,才能取得预期临床疗效,并避免耐药性产生。因此,目前主张将过去常用的氨基苷类一天两次给药方案改为两次剂量集中一天一次使用;喹诺酮药物(如环丙沙星)治疗革兰阴性杆菌或铜绿假单胞菌肺部感染至少400 mg,分两次口服给药。

3.参考指南、结合本地区耐药情况选择药物

目前许多国家包括中国都制订和颁布了社区和医院肺炎诊治指南,提供了初始经验性治疗的抗菌药物推荐意见。不少推荐意见都有循证医学的支持证据,是肺炎抗菌治疗的基本参考。但各国或一国之内各地区细菌耐药情况不同,故肺炎经验性抗菌治疗的药物选择还应当结合本国或本地区的耐药监测资料,仔细斟酌,认真选择。

(二)问题和展望

(1)肺炎的病原学诊断十分重要,但目前技术水平远远不能满足临床需求。迫切需要研究和

发展新技术(包括采样和实验室处理),以提高临床抗微生物化疗的针对性。

(2)细菌耐药是抗菌药物治疗的重大难题,甚至是一场灾难。耐药问题需要综合治理,而合理用药是减少耐药的关键,临床医师负有重大责任。在美国抗生素处方中 3/4 是用于呼吸系统感染,其中大约一半属不合理用药。在我国则有过之而无不及。需要从教育和管理多方面入手,加强治理。

(3)新的病原微生物所致肺炎(如 SARS)给中国和世界不小的震惊和足够深刻的教训,也给医学研究提出了许多重大课题,需要加强公共卫生体系建设,增加科学研究的投入与推动。

(4)特殊人群如老年人和免疫低下患者肺炎的患病率和病死率很高,基础和临床研究亟待加强。

(刘 伟)

第七节 肺 脓 肿

肺脓肿是由化脓性病原体引起肺组织坏死和化脓,导致肺实质局部区域破坏的化脓性感染。通常早期呈肺实质炎症,后期出现坏死和化脓,如病变区和支气管交通则有空洞形成(通常直径>2 cm),内含由微生物感染引致的坏死碎片或液体,其外周环绕炎症肺组织。和一般肺炎相比,其特点是引致的微生物负荷量多(如急性吸入),局部清除微生物能力下降(如气道阻塞),以及受肺部邻近器官感染的侵及。如肺内形成多发的较小脓肿(直径<2 cm)则称为坏死性肺炎。肺脓肿和坏死性肺炎病理机制相同,其分界是人为的。

肺脓肿通常由厌氧、需氧和兼性厌氧菌引起,也可由非细菌性病原体,如真菌、寄生虫等所致。应注意类似的影像学表现也可由其他病理改变产生,如肺肿瘤坏死后空洞形成或肺囊肿内感染等。

在抗生素出现前,肺脓肿自然病程常表现为进行性恶化,病死率曾达 50%,患者存活后也往往遗留明显的临床症状,需要手术治疗,预后不理想。自有效抗生素应用后,肺脓肿的疾病过程得到显著改善。但近年来,随着肾上腺皮质激素、免疫抑制剂及化疗药物的应用增加,造成口咽部内环境的改变,条件致病的肺脓肿发病率又有增多的趋势。

一、病因和发病机制

化脓性病原体进入肺内可有几种途径,最主要的途径是口咽部内容物的误吸。

(一)呼吸道误吸

口腔、鼻腔、口咽和鼻咽部隐匿着复杂的菌群,形成口咽微生态环境。健康人唾液中的细菌含量约 10^8/mL,半数为厌氧菌。在患有牙病或牙周病的人群中厌氧菌可增加 1 000 倍,易感个体中还可有多种需氧菌株定植。采用放射活性物质技术显示,45% 健康人睡眠时可有少量唾液吸入气道。在各种因素引起的不同程度神智改变的人群中,约 75% 在睡眠时会有唾液吸入。

临床上特别易于吸入口咽分泌物的因素有全身麻醉、过度饮酒或使用镇静药物、头部损伤、脑血管意外、癫痫、咽部神经功能障碍、糖尿病昏迷或其他重症疾病,包括使用机械通气者。呼吸机治疗时,虽然人工气道上有气囊保护,但在气囊上方的积液库内容物常有机会吸入到下呼吸道。当患者神智状态进一步受到影响时,胃内容物也可吸入,酸性液体可引起化学性肺炎,促进细菌性感染。

牙周脓肿和牙龈炎时,因有高浓度的厌氧菌进入唾液可增加吸入性肺炎和肺脓肿的发病。相反,仅 10%~15%厌氧菌肺脓肿可无明显的牙周疾病或其他促使吸入的因素。没有吸入因素者常需排除肺部肿瘤的可能性。

误吸后肺脓肿形成的可能性取决于吸入量、细菌数量、吸入物的 pH 和患者的防御机制。院内吸入将涉及 G 菌,特别是在医院获得的抗生素耐药菌株。

(二)血液循环途径

通常由在体内其他部位的感染灶,经血液循环播散到肺内,如腹腔或盆腔及牙周脓肿的厌氧菌感染可通过血液循环播散到肺。

感染栓子也可起自于下肢和盆腔的深静脉的血栓性静脉炎或表皮蜂窝织炎,或感染的静脉内导管,吸毒者静脉用药也可引起。感染性栓子可含金黄色葡萄球菌、化脓性链球菌或厌氧菌。

(三)其他途径

比较少见。

(1)慢性肺部疾病者,可在下呼吸道有化脓性病原菌定植,如支气管扩张症、囊性纤维化,而并发症肺脓肿。

(2)在肺内原有空洞基础上(肿胀或陈旧性结核空洞)合并感染,不需要有组织的坏死,空洞壁可由再生上皮覆盖。局部阻塞可在周围肺组织产生支扩或肺脓肿。

(3)邻近器官播散,如胃肠道。

(4)污染的呼吸道装置,如雾化器有可能携带化脓性病原体进入易感染着肺内。

(5)先天性肺异常的继发感染,如肺隔离症、支气管囊肿。

二、病原学

肺脓肿可由多种病原菌引起,多为混合感染,厌氧菌和需氧菌混合感染占 90%。社区获得性感染和院内获得性感染的细菌出现频率不同。社区获得性感染中,厌氧菌为 70%,而在院内获得性感染中,厌氧菌和铜绿假单胞菌起重要作用。

(一)厌氧菌

厌氧菌是正常菌群的主要组成部分,但可引起身体任何器官和组织感染。近年来由于厌氧菌培养技术的改进,可以及时得到分离和鉴定。在肺脓肿感染时,厌氧菌是常见的病原体。

引起肺脓肿感染的致病性厌氧菌主要指专性厌氧菌。专性厌氧菌只能在无氧或低于正常大气氧分压条件下才能生存或生长。厌氧菌分为革兰阳性厌氧球菌、革兰阴性厌氧球菌、革兰阳性厌氧杆菌、革兰阴性厌氧杆菌。其中革兰阴性厌氧杆菌包括类杆菌属和梭杆菌属,类杆菌属是最主要的病原菌,以脆弱类杆菌和产黑素类杆菌最常见。革兰阳性厌氧球菌主要为消化球菌属和消化链球菌属。革兰阴性厌氧球菌主要为产碱韦荣球菌。革兰阳性厌氧杆菌中产芽孢的有梭状芽孢杆菌属和产气荚膜杆菌;不产芽孢的为放线菌属、真杆菌属、丙酸杆菌属、乳酸杆菌属和双歧杆菌属。外源性厌氧菌肺炎较少见。

(二)需氧菌

需氧菌常形成坏死性肺炎,部分区域发展成肺脓肿,因而其在影像学上比典型的厌氧菌引起的肺脓肿病变分布弥散。

　　金黄色葡萄球菌是引起肺脓肿的主要革兰阳性需氧菌,是社区获得的呼吸道病原菌之一。通常健康人在流感后可引起严重的金黄色葡萄球菌肺炎,导致肺脓肿形成,并伴薄壁囊性气腔和肺大疱,后者多见于儿童。金黄色葡萄球菌是儿童肺脓肿的主要原因,也是老年人在基础疾病上并发院内获得性感染的主要病原菌。金黄色葡萄球菌也可由体内其他部位的感染灶经血液循环播散,在肺内引起多个病灶,形成血源性肺脓肿,有时很像是肿瘤转移。其他可引起肺脓肿的革兰阳性菌是化脓性链球菌(甲型链球菌、乙型 B 溶血性链球菌)。

　　最常引起坏死性肺炎伴肺脓肿的革兰阴性需氧菌为肺炎克雷伯杆菌,这种肺炎形成一到多个脓肿者占 25%,同时常伴菌血症。但需注意有时痰培养结果可能是口咽定植菌,该病病死率高,多见于老年人和化疗患者,肾上腺皮质激素应用者,糖尿病患者也多见。铜绿假单胞菌也影响类似的人群,如免疫功能低下患者、有严重并发症者。铜绿假单胞菌在坏死性过程中形成多发小脓肿。

　　其他由流感嗜血杆菌、大肠埃希菌、鲍曼不动杆菌、变形杆菌、军团菌等所致坏死性肺炎引起脓肿则少见。

三、病理

　　肺脓肿时,细支气管受感染物阻塞,病原菌在相应区域形成肺组织化脓性炎症,局部小血管炎性血栓形成、血供障碍,在实变肺中出现小区域散在坏死,中心逐渐液化,坏死的白细胞及死亡细菌积聚,形成脓液,并融合形成 1 个或多个脓肿。当液化坏死物质通过支气管排出,形成空洞、形成有液平的脓腔,空洞壁表面残留坏死组织。当脓肿腔直径达到 2 cm,则称为肺脓肿。炎症累及胸膜可发生局限性胸膜炎。如果在早期及时给予适当抗生素治疗,空洞可完全愈合,胸 X 线检查可不留下破坏残余或纤维条索影。但如治疗不恰当,引流不畅,炎症进展则进入慢性阶段。脓肿腔有肉芽组织和纤维组织形成,空洞壁可有血管瘤。脓肿外周细支气管变形和扩张。

四、分类

　　肺脓肿可按病程分为急性和慢性,或按发生途径分为原发性和继发性。急性肺脓肿通常少于 4～6 周,病程迁延 3 个月以上则为慢性肺脓肿。大多数肺脓肿是原发性,通常有促使误吸的因素,或由正常宿主肺炎感染后在肺实质炎症的坏死过程演变而来。而继发性肺脓肿则为原有局部病灶基础上出现的并发症,如支气管内肿瘤、异物或全身性疾病引起免疫功能低下所致。细菌性栓子通过血液循环引致的肺脓肿也为继发性。膈下感染经横膈直接通过淋巴管或膈缺陷进入胸腔或肺实质,也可引起肺脓肿。

五、临床表现

　　肺脓肿患者的临床表现差异较大。由需氧菌(金黄色葡萄球菌或肺炎克雷伯杆菌)所致的坏死性肺炎形成的肺脓肿病情急骤、严重,患者有寒战、高热、咳嗽、胸痛等症状。儿童在金黄色葡萄球菌肺炎后发生的肺脓肿也多呈急性过程。一般原发性肺脓肿患者首先表现吸入性肺炎症状,有间歇发热、畏寒、咳嗽、咳痰、胸痛、体重减轻、全身乏力、夜间盗汗等,和一般细菌性肺炎相似,但病程相对慢性化,症状较轻,可能和其吸入物质所含病原体致病力较弱有关。甚至有的起病隐匿,到病程后期多发性肺坏死、脓肿形成,与支气管相交通,则可出现大量脓性痰,如为厌氧菌感染则伴有臭味。但痰无臭味并不能完全排除厌氧菌感染的可能性,因为有些厌氧菌并不产生导致臭味的代谢终端产物,也可能是病灶尚未和气管支气管交通。咯血常见,偶尔可为致死性的。

继发性肺脓肿先有肺外感染症状(如菌血症、心内膜炎、感染性血栓静脉炎、膈下感染),然后出现肺部症状。在原有慢性气道疾病和支气管扩张的患者则可见痰量显著改变。

体格检查无特异性,阳性体征出现与脓肿大小和部位有关。如脓肿较大或接近肺的表面,则可有叩诊浊音,呼吸音降低等实变体征,如涉及胸膜则可闻胸膜摩擦音或胸腔积液体征。

六、诊断

肺脓肿诊断的确立有赖于特征性临床表现及影像学和细菌学检查结果。

(一)病史

原发性肺脓肿有促使误吸因素或口咽部炎症和鼻窦炎的相关病史。继发性肺脓肿则有肺内原发病变或其他部位感染病史。

(二)症状与体征

由需氧菌等引起的原发性肺脓肿呈急性起病,如以厌氧菌感染为主者则呈亚急性或慢性化过程,脓肿破溃与支气管相交通后则痰量增多,出现脓痰或脓性痰,可有臭味,此时临床诊断可成立。体征则无特异性。

(三)实验室检查

1.血常规检查

血白细胞和中性粒细胞计数升高,慢性肺脓肿可有血红蛋白和红细胞计数减少。

2.胸部影像学检查

影像学异常开始表现为肺大片密度增深、边界模糊的浸润影,随后产生1个或多个比较均匀低密度阴影的圆形区。当与支气管交通时,出现空腔,并有气液交界面(液平),形成典型的肺脓肿。有时仅在肺炎症渗出区出现多个小的低密度区,表现为坏死性肺炎。需氧菌引起的肺脓肿周围常有较多的浓密炎性浸润影,而以厌氧菌为主的肺脓肿外周肺组织则较少见浸润影。

病变多位于肺的低垂部位和发病时的体位有关,侧位胸X线片可帮助定位。在平卧位时吸入者75%病变见于下中位背段及后基底段,侧卧位时则位于上叶后外段(由上叶前段和后段分支形成,又称腋段)。右肺多于左肺,这是受重力影响吸入物最易进入的部位。在涉及的肺叶中,病变多分布于近肺胸膜处,室间隔鼓出常是肺炎克雷伯杆菌感染的特征。病变也可引起胸膜反应、脓胸或气胸。

当肺脓肿愈合时,肺炎性渗出影开始吸收,同时脓腔壁变薄,脓腔逐渐缩小,最后消失。在71例肺脓肿系列观察中,经适当抗生素治疗,13%脓腔在2周消失,44%为4周,59%为6周,3个月内脓腔消失可达70%,当有广泛纤维化发生时,可遗留纤维条索影。慢性肺脓肿脓腔周围有纤维组织增生,脓腔壁增厚,周围细支气管受累,继发变形或扩张。

血源性肺脓肿则见两肺多发炎性阴影,边缘较清晰,有时类似转移性肿瘤,其中可见透亮区和空洞形成。

胸部CT检查对病变定位,坏死性肺炎时肺实质的坏死、液化的判断,特别是对引起继发性肺脓肿的病因诊断均有很大的帮助。

3.微生物学监测

微生物学监测的标本包括痰液、气管吸引物、经皮肺穿刺吸引物和血液等。

（1）痰液及气管分泌物培养：在肺脓肿感染中，需氧菌所占比例正在逐渐增加，特别是在院内感染中。虽然有口咽菌污染的机会，但重复培养对确认致病菌还是有意义的。由于口咽部厌氧菌内环境，痰液培养厌氧菌无意义，但脓肿性痰标本培养阳性，而革兰染色却见到大量细菌且形态较一致，则可能提示厌氧菌感染。

（2）应用防污染技术对下呼吸道分泌物标本采集：是推荐的方法，必要时可采用。厌氧菌培养标本不能接触空气，接种后应放入厌氧培养装置和仪器以维持厌氧环境。气相色谱法检查厌氧菌的挥发脂肪酸迅速简便，可用于临床用药选择的初步参考。

（3）血液标本培养：因为在血源性肺脓肿时常可有阳性结果，需要进行血培养，但厌氧菌血培养阳性率仅 5%。

4.其他

（1）CT 引导下经胸壁脓肿穿刺吸引物厌氧菌及需氧菌培养，以及其他无菌体腔标本采集及培养。

（2）纤维支气管镜检查，除通过支气管镜进行下呼吸道标本采集外，也可用于鉴别诊断，排除支气管肺癌、异物等。

七、鉴别诊断

（一）细菌性肺炎

肺脓肿早期表现和细菌性肺炎相似，但除由一些需氧菌所致的肺脓肿外，症状相对较轻，病程相对慢性化。后期脓肿破溃与支气管相交通后则痰量增多，出现脓痰或脓性痰，可有臭味，此时临床诊断则可成立。胸部影像学检查，特别是 CT 检查，容易发现在肺炎症渗出区出现多个小的低密度区。当与支气管交通时，出现空腔，肝有气液交界面（液平），形成典型的肺脓肿。

（二）支气管肺癌

在 50 岁以上男性出现肺空洞性病变时，肺癌（通常为鳞癌）和肺脓肿的鉴别常需考虑。由支气管肺癌引起的空洞性病变（癌性空洞），无吸入病史，其病灶也不一定发生在肺的低垂部位。而肺脓肿则常伴有发热、全身不适、脓性痰、血白细胞和中性粒细胞计数升高，对抗生素治疗反应好。影像学上显示偏心空洞，空洞壁厚，内壁不规则，则常提示恶性病变。痰液或支气管吸引物的细胞学检查，以及微生物学涂片和培养对鉴别诊断也有帮助。如对于病灶的诊断持续存在疑问，情况允许时也可考虑手术切除病灶及相应肺叶。其他肺内恶性病变,包括转移性肺癌和淋巴瘤也可形成空洞病变。

需注意的是肺癌和肺脓肿可能共存，特别在老年人中。因为支气管肿瘤可使其远端引流不畅，分泌物潴留，引起阻塞性肺炎和肺脓肿。一般病程较长，有反复感染史，脓痰量较少。纤维支气管镜检查对确定诊断很有帮助。

（三）肺结核

空洞继发感染肺结核常伴空洞形成，胸部 X 线检查空洞壁较厚，病灶周围有密度不等的散在结节病灶。合并感染时空洞内可有少量液平，临床出现黄痰，但整个病程长，起病缓慢，常有午后低热、乏力、盗汗、慢性咳嗽、食欲缺乏等慢性症状，经治疗后痰中常可找到结核杆菌。

（四）局限性脓胸

局限性脓胸常伴支气管胸膜漏和肺脓肿有时在影像学上不易区别。典型的脓胸在侧位胸部 X 线片呈"D"字阴影，从后胸壁向前方鼓出。CT 成像对疑难病例有帮助，可显示脓肿壁有不同厚度,内壁边缘和外表面不规则;而脓胸腔壁则非常光滑,液性密度将增厚的壁层胸膜和受压肺组织下的脏层胸膜分开。

(五)大疱内感染

患者全身症状较胸 X 线片显示状态要轻。在平片和 CT 成像上常可见细而光滑的大疱边缘,和肺脓肿相比其周围肺组织清晰。以往胸部 X 线片将有助于诊断。大疱内感染后有时可引起大疱消失,但很少见。

(六)先天性肺病变继发感染

支气管脓肿及其他先天性肺囊肿可能无法和肺脓肿鉴别,除非有以往胸 X 线片进行比较。支气管囊肿未感染时,也不和气管支气管交通,但囊肿最后会出现感染,形成和气管支气管的交通,气体进入囊肿,形成含气囊肿,可呈单发或多发含气空腔,壁薄而均一;合并感染时,其中可见气液平面。如果患者一开始就表现为感染性支气管囊肿,通常清晰的边界就会被周围肺实质炎症和实变所遮掩。囊肿的真正本质只有在周围炎症或渗血消散吸收后才能显示出来。

先天性肺隔离症感染也会同样出现鉴别诊断困难,可通过其所在部位(多位于下叶)及胸部 CT 扫描和磁共振成像(MRI)及造影剂增强帮助诊断,并可确定异常血管供应来源,对手术治疗有帮助。

(七)肺挫伤血肿和肺撕裂

胸部刺伤或挤压伤后,影像学可出现空洞样改变,临床无典型肺脓肿表现,有类似的创伤病史常提示此诊断。

(八)膈疝

通常在后前位胸 X 线片可显示"双重心影",在侧位上在心影后可见典型的胃泡,并常有液平。如有疑问可进行钡剂及胃镜检查。

(九)包囊肿和其他肺寄生虫病

包囊肿可穿破,引起复合感染,曾在羊群牧羊分布的区域居住者需考虑此诊断。乳胶凝聚试验,补体结合和酶联免疫吸附试验,也可检测血清抗体,帮助诊断。寄生虫中如肺吸虫也可有类似症状。

(十)真菌和放线菌感染

肺脓肿并不全由厌氧菌和需氧菌所致,真菌、放线菌也可引起肺脓肿。临床鉴别诊断时也需考虑。

(十一)其他

易和肺脓肿混淆的还有空洞型肺栓塞、Wegener 肉芽肿、结节病等,偶尔也会形成空洞。

八、治疗

肺脓肿的治疗应根据感染的微生物种类,以及促使产生感染的有关基础或伴随疾病而确定。

(一)抗感染治疗

抗生素应用已有半个世纪,肺脓肿在有效抗生素合理应用下,加上脓液通过和支气管交通向体外排出,因而大多数对抗感染治疗有效。

近年来,某些厌氧菌已产生 β-内酰胺酶,在体外或临床上对青霉素耐药,故应结合细菌培养及药敏结果,及时合理选择药物。但由于肺脓肿患者很难及时得到微生物学的阳性结果,故可根据临床表现,感染部位和涂片染色结果分析可能性最大的致病菌种类,进行经验治疗。由于大多数和误吸相关,厌氧菌感染起重要作用,因而青霉素仍是主要治疗药物,但近年来情况已有改变,特别是院内获得感染的肺脓肿。常为多种病原菌的混合感染,故应联合应用对需氧菌有效的药物。

1.青霉素 G

该药为首选药物,对厌氧菌和革兰阳性球菌等需氧菌有效。

用法:240 万 U/d 肌内注射或静脉滴注;严重病例可加量至 1 000 万 U/d 静脉滴注,分次使用。

2.克林霉素

克林霉素是林可霉素的半合成衍生物,但优于林可霉素,对大多数厌氧菌有效,如消化球菌、消化链球菌、类杆菌梭形杆菌、放线菌等。目前有 10%～20%脆弱类杆菌及某些梭形杆菌对克林霉素耐药。主要不良反应是假膜性肠炎。

用法:0.6～1.8/d,分 2～3 次静脉滴注,然后序贯改口服。

3.甲硝唑(灭滴灵)

该药是杀菌药,对革兰阴性厌氧菌,如脆弱类杆菌有作用。多为联合应用,不单独使用。通常和青霉素、克林霉素联合用于厌氧菌感染。对微需氧菌及部分链球菌如密勒链球菌效果不佳。

用法:根据病情,一般 6～12 g/d,可加量到 24 g/d。

4.β-内酰胺类抗生素

某些厌氧菌如脆弱类杆菌可产生 β-内酰胺酶,故青霉素、羧苄西林、三代头孢中的头孢噻肟、头孢哌酮效果不佳。对其活性强的药物有碳青霉烯类、替卡西林克拉维酸、头孢西丁等,加酶联合制剂作用也强,如阿莫西林克拉维酸或联合舒巴坦等。

院内获得性感染形成的肺脓肿,多数为需氧菌,并行耐药菌株出现,故需选用 β-内酰胺抗生素的第二代、第三代头孢菌素,必要时联合氨基糖苷类。

血源性肺脓肿致病菌多为金黄色葡萄球菌,且多数对青霉素耐药,应选用耐青霉素酶的半合成青霉素的药物,对耐甲氧西林的金黄色葡萄球菌(MRSA),则应选用糖肽类及利奈唑胺等。

给药途径及疗程尚未有大规模的循证医学证据,但一般先以静脉途径给药。

和非化脓性肺炎相比,其发热呈逐渐下降,7 天达到正常。如 1 周未能控制体温,则需再新评估。影像学改变时间长,有时达数周,并有残余纤维化改变。

治疗成功率与治疗开始时症状、存在的时间及空洞大小有关。对治疗反应不好者,还需注意有无恶性病变存在。总的疗程要 4～6 周,可能需要 3 个月,以防止反复。

(二)引流

(1)痰液引流对于治疗肺脓肿非常重要,体位,引流有助于痰液排出。纤维支气管镜除作为诊断手段,确定继发性脓肿原因外,还可用来经气道内吸引及冲洗,促进引流,利于愈合。有时脓肿大、脓液量多时,需要硬质支气管镜进行引流,以便于保证气道通畅。

(2)合并脓胸时,除全身使用抗生素外,应局部胸腔抽脓或肋间置入导管水封并引流。

(三)外科手术处理

内科治疗无效,或疑及有肿瘤者为外科手术适应证。包括治疗 4～6 周后脓肿不关闭、大出血、合并气胸、支气管胸膜瘘。在免疫功能低下、脓肿进行性扩大时也需考虑手术处理。有效抗生素应用后,目前需外科处理病例已减少(<15%),手术时要防止脓液进入对侧,麻醉时要置入双腔导管,否则可引起对侧肺脓肿和 ARDS。

九、预后

取决于基础病变或继发的病理改变,治疗及时、恰当者,预后良好。厌氧菌和革兰阴性杆菌引起的坏死性肺炎,多表现为脓腔大(直径>6 cm)、多发性脓肿,临床多发于有免疫功能缺陷,年龄大的患者。并发症主要为脓胸、脑脓肿、大咯血等。

十、预防

应注意加强个人卫生,保持口咽内环境稳定,预防各种促使误吸的因素。

(刘　伟)

第八节　间质性肺疾病

一、概述

(一)定义

间质性肺疾病(difuse interstitial lung disease,DILD 简称 ILD)是以弥漫性肺泡单位非肿瘤、非感染、非特异性肺泡炎症伴间质纤维化为基本病变的一大组异质性疾病组成的疾病谱,在病理学上表现为不同类型的间质性肺炎和纤维化。它包括病因已知和未知的 200 多种疾病,是肺非肿瘤性病变的一个重要组成部分,其中特发性间质性肺炎(idiopathic inter-stitial pneumo-nias,IIP)是国外呼吸病理和临床诊治的难点和研究热点。近年来国际上对 IIP 的病理形态学的认识在不断深入和提高,美国胸科协会(ATS)和欧洲呼吸协会(ERS)分别对 IIP 的分类发表了共识意见,对疾病名称和诊断标准进行了规范化的界定。见表 3-10。

表 3-10　特发性间质性肺炎的组织病理学和临床分类

组织病理学类型	临床放射学、病理学诊断
普通型间质性肺炎(UIP)	特发性肺纤维化(IPF)
非特异性间质性肺炎(NSIP)	非特异性间质性肺炎(NSIP)
机化性肺炎(OP)	隐源性机化性肺炎(COP)
弥漫性肺泡损伤(DAD)	急性间质性肺炎(AIP)
呼吸性细支气管炎(RB)	呼吸性细支气管炎伴间质性肺病(RB-ILD)
脱屑性间质性肺炎(DIP)	脱屑性间质性肺炎(DIP)
淋巴细胞性间质性肺炎(LIP)	淋巴细胞性间质性肺炎(LIP)

急性间质性肺炎(AIP)或 Hamman-Rich 综合征,为一种罕见的发展迅速的暴发性肺损伤。通常发生于以往身体健康者,男女受累比例相等,大多数患者大于 40 岁(平均年龄 50 岁,范围为 7~83 岁)。AIP 类似于成人呼吸窘迫综合征(ARDS)的表现,且可定为它的一个亚型。

(二)病因、病理、发病机制

AIP 病因不清。病理改变为机化性弥漫性肺泡损害,一种对多种造成肺损伤病因的非特异性反应。主要特点是非特异性及具有特征性的短暂分期,包括急性、机化和恢复等期,每一期有不同的组织学表现。由于活检常在临床病程的较晚阶段,故很少见到急性渗出阶段改变。机化阶段的特征包括因间质水肿引起的肺泡间隔显著增厚、炎症细胞浸润、间质和气腔内成纤维细胞增生、Ⅱ型细胞肥大、相邻肺泡间隔塌陷和融合,沿肺泡间隔分布的局部区域的透明膜(在急性期最为明显)及小动脉内血栓。

(三)诊断

AIP的诊断需要具备临床表现为原因不明的特发性ARDS。其病理形态为机化性弥漫性肺泡损害改变。病理特点是全肺病变均匀一致,肺泡间隔显著增宽,增宽的肺泡间隔内有成纤维细胞增生及散在淋巴细胞、浆细胞浸润,肺泡腔内出血、肺泡上皮坏死脱落、基膜裸露、Ⅱ型肺泡上皮增生,细支气管上皮可有鳞状上皮化生。少数肺泡腔内残存少量透明膜,这是与其他ILP鉴别的关键点。

(四)治疗

AIP病因不清,对因治疗无法可施,只能按急性呼吸窘迫综合征救治。尚不清楚皮质激素治疗是否对AIP有效,主要的治疗为支持治疗,常需机械通气。

死亡率>60%,多数患者在1~2个月内死亡。极少数患者经及时而正确治疗可存活,肺脏可以恢复到正常,也可向终末期蜂窝纤维化发展。

二、临床表现

(一)症状

1.气短

以进行性加重的气短症状为主,其进展速度可因人而异,一般均大于3个月病程。最初为运动时出现呼吸浅快,1~3年可发展至影响活动,气短加重或出现呼吸功能不全,严重时静息状态下也表现气急并伴有发绀。

2.咳嗽、咯血

刺激性干咳多见,合并感染可有咳痰。肺泡细胞癌和弥漫性肺泡出血综合征时可有咯血表现。

3.胸痛

为胸膜炎性的胸痛,不常见。多出现在类风湿关节炎、系统性红斑狼疮、混合性结缔组织病和其他因素诱发的间质性肺疾病的病程中。

4.其他

随病情程度加重,患者可有乏力、畏食、消瘦和发热,严重感染者可有高热。个别患者可有关节痛或关节肿胀。由于原发病的不同,患者还可表现出皮疹、黏膜溃疡、光过敏、雷诺现象、胸膜炎、口干、眼干症等。

(二)体征

发病初期可有活动后呼吸困难,随病情进展可有呼吸困难明显加重的体征,同时有发绀、低氧血症的表现。一般不伴有高碳酸血症,当疾病进展到晚期,常表现出呼吸性酸中毒、右心功能不全的体征。吸气时可闻及连续、高调的帛裂音。

(三)辅助检查

1.影像学检查

胸部X线片呈现双肺弥漫的网状结节状影,肺野可见环形小囊性透光区,称蜂窝肺。CT成像呈现,周边出现新月形改变,随病情进展,可扩大到全肺。高分辨CT(HRCT)成像呈现不规则改变,可有出现斑片状影(磨玻璃样病变)。

2.肺功能检查

肺功能检查呈限制性通气功能障碍。肺功能持续恶化说明病变加重。但如肺功能相对稳定,并不能说明病情稳定。

3.化验检查

血沉增快,类风湿因子、抗核抗体等出现阳性改变。

4.纤维支气管镜检查和支气管肺泡灌洗

前者主要目的是排除其他疾病,而后者可通过对灌洗液进行检查,有诊断意义。

5.肺活检

肺活检为IPF最直接的检查方法,但容易受到标本取材部位的局限。开胸取材患者损伤大,且患者不易接受。近来,胸腔镜检查为疾病诊断提供了一有力的方法。

三、监护

(一)生命体征监护

1.呼吸

呼吸是间质性肺疾病的特征性改变,患者可随疾病发展而出现呼吸浅速,吸入高浓度氧也难以缓解,因此,要持续监测呼吸的频率、节律和深浅度。

2.心率

病变初期可无改变,随着肺部受累加重,可出现心率加快。往往心率的增快与低氧血症相伴,疾病晚期患者可由于缺氧症状加重,出现心脏负荷加重,而影响心率。监测心率的变化,有利于及时判断和评价心功能受累程度。

3.体温

当患者合并感染时可有体温增高,发热时,患者全身症状加重,不利于疾病的恢复。对于应用糖皮质激素治疗的患者,感染而引起的发热症状常被掩盖,要通过监测化验指标的变化判断。

(二)动脉血气监护

动脉血气分析对间质性肺疾病病情判断具有重要的意义。通过动脉血气分析可以反映通气和换气功能。尤其是对于应用机械通气治疗的患者,及时检查动脉血气分析的变化,为机械通气参数的调整提供依据。在开始应用机械通气时,每隔30~60分钟要重复检查血气,待病情稳定后可以根据病情每1~2天复查血气即可。

(三)机械通气治疗期间监测

1.NIMV

根据患者的情况选择IMV或NIMV方式。NIMV要求患者具备以下基本条件:①清醒可配合;②血流动力学稳定;③不需要气管插管保护;④无影响使用面罩的面部创伤;⑤能够耐受鼻(面)罩。NIMV监护的重点是患者的通气效果,其指标包括:吸气压力、潮气量、分钟通气量、面罩封闭程度。一般选择同步触发通气模式,定时抽取动脉血气,监测肺通气和换气效果。观察患者神志,注意是否有腹部胀满,呼吸困难是否缓解,发绀是否消失,脉搏氧饱和度要维持在95%以上。如NIMV效果不佳,应及时更换IMV方式。

2.IMV

对于 NIMV 失败或不适合应用 NIMV 者需采取 IMV 的方式进行辅助呼吸支持。其重点监测的有机械力学指标,包括吸气末气道压力、平台压、呼气末压力、吸气阻力、呼气阻力和顺应性。吸气末压是整个呼吸过程中气道的最高压力,应尽量保持气道峰压<40 cmH$_2$O;平台压可反映吸气时的肺泡压,应保证使其<35 cmH$_2$O,否则易发生气压伤;呼气末压力表示呼气末肺泡压力,正常值为 0;吸气阻力表示吸气时肺和气道对吸入气流的阻力,当气道痉挛、分泌物堵塞、气道炎症及气道水肿时阻力增高呼气阻力表示呼气时肺和气道的阻力,在 COPD、哮喘、喘息性支气管炎时增高;顺应性指单位压力变化所引起肺容量改变,一般为 50~80 mL/cmH$_2$O,间质性肺疾病时,肺顺应性可减低,如改善则说明治疗有效。

(四)脉搏氧饱和度监测

脉搏氧饱和度(SpO$_2$)与动脉血气中测得的动脉氧饱和度(SaO$_2$)相关性较好,相关系数约为0.95~0.98。其测得方法简单、无痛苦,患者易于接受,避免了反复行动脉穿刺的痛苦,可持续进行监测。间质性肺疾病的患者主要表现为低氧血症。因此,通过监测 SpO$_2$ 可以直接判断患者低氧程度。

(五)血流动力学监测

对于间质性肺疾病的患者进行机械通气期间,应给予血流动力学监测。其中包括最基本的监测内容,如血压、脉搏、尿量等,尤其是应用机械通气初期,应密切注意血流动力学的变化。因为正压通气时,可使心排血量减少,导致中心静脉压和血压下降,如发现不及时,引起各脏器功能血流灌注不足,发生脏器功能衰竭,则可导致严重的后果。

四、护理要点

(一)一般护理要点

急性加重期患者需绝对卧床休息,以降低机体氧耗。病情平稳后可适当下床活动。保持空气新鲜,室内定时通风。室内空气相对湿度 70％以上。做好生活护理,给予必要的生活辅助。

(二)氧疗护理

肺间质病变患者大多有不同程度的缺氧而无明显二氧化碳潴留,因此,尽量给予患者吸高浓度氧。但对于痰量较多或老年患者应定期监测血气分析,以防呼吸道阻塞,而致二氧化碳潴留。吸氧前,要对患者做必要的解释,按医嘱要求给氧,避免自行调节氧流量。对于吸氧后低氧血症缓解不明显者,应及时应用机械通气呼吸支持疗法。

(三)用药护理

指导患者严格遵医嘱用药。尤其是糖皮质激素,防止因停药过急而出现"反跳"现象。联合应用免疫抑制药时,要预防合并感染发生。对应用糖皮质激素存有顾虑的患者,要做好解释教育工作,以解除患者的误解。

(四)呼吸行为训练

肺间质病变多为慢性病程,且以限制性的肺功能改变为主,对此,指导患者进行呼吸功能锻炼,如深呼吸训练、有效咳嗽、咳痰训练、扩胸运动等,以减缓肺功能的下降速度。

(五)预防院内感染

严格无菌操作,采取保护性隔离措施,限制探视人员,保持空气新鲜,定时留取痰培养标本,并观察痰量、性状和颜色的变化。注意体温波形的变化,防止合并其他部位感染。

(六)心理护理

了解患者疾病发展不同时期的心理变化,及时给予心理疏导。尤其要重视用药后患者的所出现的恐惧、焦虑等不良的应激反应,给予必要的解释,鼓励患者配合治疗。

(七)健康教育

(1)鼓励患者保持乐观情绪,树立长期治疗的信心。

(2)注意营养平衡,以高蛋白、高维生素、低盐饮食为主。吸烟者须戒烟。

(3)保持良好的卫生习惯,注意口腔卫生。

(4)避免到人多的场合活动,以防发生交叉感染。

(5)坚持呼吸功能锻炼,减缓肺功能下降速度。

(6)定期随访,及时发现病情变化,掌握及时就医指征。

(7)遵医嘱长期正确用药,切忌自用、自停药物。

(刘　伟)

第四章

心内科常见病

第一节　原发性高血压

原发性高血压是以体循环动脉血压升高为主要临床表现,引起心、脑、肾、血管等器官结构、功能异常并导致心脑血管事件或死亡的心血管综合征,占高血压的绝大多数,通常简称为"高血压"。

一、流行病学

高血压是最常见的慢性病,就全球范围来看,高血压患病率和发病率在不同国家、地区或种族之间有差别,发达国家较发展中国家高。无论男女,随着年龄增长,高血压患病率日益上升;男女之间患病率差别不大,青年期男性稍高于女性,中年后女性稍高于男性。

根据调查数据,我国 18 岁以上成人高血压患病率为 18.8％,估计目前我国有 2 亿多高血压患者,每年新增高血压患者约 1 000 万人。高血压患病率北方高于南方,华北及东北属于高发地区;沿海高于内地;城市高于农村;高原少数民族地区患病率较高。近年来,经过全社会的共同努力,高血压知晓率、治疗率及控制率虽有所提高,但仍很低。

二、病因

(一)遗传因素

60％的高血压患者有阳性家族史,患病率在具有亲缘关系的个体中较非亲缘关系的个体高,同卵双生子较异卵双生子高,而在同一家庭环境下具有血缘关系的兄妹较无血缘关系的兄妹高。大部分研究提示,遗传因素占高血压发病机制 35％～50％。已有研究报告过多种罕见的单基因型高血压。可能存在主要基因显性遗传和多基因关联遗传两种方式。高血压多数是多基因功能异常,其中每个基因对血压都有一小部分作用(微效基因),这些微效基因的综合作用最终导致了血压的升高。动物试验研究已成功地建立了遗传性高血压大鼠模型,繁殖几代后几乎 100％发生高血压。不同个体的血压在高盐膳食和低盐膳食中也表现出一定的差异性,这也提示可能有遗传因素的影响。

(二)非遗传因素

近年来,非遗传因素的作用越来越受到重视,在大多数原发性高血压患者中,很容易发现环境(行为)对血压的影响。重要的非遗传因素如下。

1.膳食因素

日常饮食习惯明显影响高血压患病风险。高钠、低钾膳食是大多数高血压患者发病最主要的危险因素。人群中,钠盐摄入量与血压水平和高血压患病率呈正相关,而钾盐摄入量与血压水平呈负相关。我国人群研究表明,膳食钠盐摄入量平均每天增加 2 g,收缩压和舒张压分别增高 0.3 kPa(2 mmHg)和 0.1 kPa(1.2 mmHg)。进食较少新鲜蔬菜水果会增加高血压患病风险,可能与钾盐及柠檬酸的低摄入量有关。重度饮酒人群中高血压风险升高;咖啡因可引起瞬时血压升高。

2.超重和肥胖

体重指数(BMI)及腰围是反映超重及肥胖的常用临床指标。人群中体重指数与血压水平呈正相关:体重指数每增加 $3 kg/m^2$,高血压风险在男性增加 50%,女性增加 57%。身体脂肪的分布与高血压发生也相关:腰围男性≥90 cm 或女性≥85 cm,发生高血压的风险是腰围正常者的 4 倍以上。目前认为超过 50% 的高血压患者可能是肥胖所致。

3.其他

长期精神过度紧张、缺乏体育运动、睡眠呼吸暂停及服用避孕药物等也是高血压发病的重要危险因素。

三、发病机制

遗传因素与非遗传因素通过什么途径和环节升高血压,尚不完全清楚。已知影响动脉血压形成的因素包括心脏射血功能、循环系统内的血液充盈及外周动脉血管阻力。目前主要从以下几个方面阐述高血压的机制。

(一)交感神经系统活性亢进

各种因素使大脑皮质下神经中枢功能发生变化,各种神经递质浓度异常,最终导致交感神经系统活性亢进,血浆儿茶酚胺浓度升高。交感神经系统活性亢进可能通过多种途径升高血压,如儿茶酚胺单独的作用与儿茶酚胺对肾素释放刺激的协同作用,最终导致心排血量增加或改变正常的肾脏压力-容积关系。另外,交感神经系统分布异常在高血压发病机制方面也有重要作用,这些现象在年轻患者中更明显,越来越多的证据表明,交感神经系统亢进与心脑血管病发病率和病死率呈正相关。它可能导致了高血压患者在晨间的血压增高,引起了晨间心血管病事件的升高。

(二)肾素-血管紧张素-醛固酮系统

肾素-血管紧张素-醛固酮系统(RAAS)在调节血管张力、水与电解质平衡和心血管重塑等方面都起着重要的作用。经典的 RAAS 肾小球入球动脉的球旁细胞分泌肾素,激活从肝脏产生的血管紧张素原,生成血管紧张Ⅰ(AngⅠ),然后经过血管紧张素转换酶(ACE)生成血管紧张素Ⅱ(AngⅡ)。AngⅡ是 RAAS 的主要效应物质,可以作用于血管紧张素Ⅱ受体,使小动脉收缩;并可刺激醛固酮的分泌,而醛固酮分泌增加可导致水钠潴留。另外,还可以通过交感神经末梢突触前膜的正反馈使去甲肾上腺素分泌增加。这些作用均可导致血压升高,从而参与了高血压的发病及维持。目前,针对该系统研制的降压药在高血压的治疗中发挥着重要作用。此外,该系统除上述作用外,还可能与动脉粥样硬化、心肌肥厚、血管中层硬化、细胞凋亡及心力衰竭等密切相关。

（三）肾脏钠潴留

相当多的详细证据支持钠盐在高血压发生中的作用。目前研究表明,血压随年龄升高直接与钠盐摄入水平的增加有关。给某些人短期内大量钠负荷,血管阻力和血压会上升,而限钠至100 mmol/d,多数人血压会下降,而利尿剂的降压作用需要一个初始的排钠过程。在大多数高血压患者中,血管组织和血细胞内钠浓度升高;对有遗传倾向的动物给予钠负荷,会出现高血压。

过多的钠盐必须在肾脏被重吸收后才能引起高血压,因此肾脏在调节钠盐方面起着重要作用。研究表明老年高血压患者中盐敏感性增加,推测可能与肾小球滤钠作用下降及肾小管重吸收钠异常增高有关。另外,其他一些原因也可干扰肾单位对过多钠盐的代偿能力,进而可导致血压升高,如获得性钠泵抑制剂或其他影响钠盐转运物质的失调;一部分人群由于各种原因导致入球小动脉收缩或腔内固有狭窄而导致肾单位缺血,这些肾单位分泌的肾素明显增多,增多的肾素干扰了正常肾单位对过多钠盐的代偿能力,从而扰乱了整个血压的自身稳定性。

（四）高胰岛素血症和（或）胰岛素抵抗

高血压与高胰岛素血症之间的关系已被认识了很多年,高血压患者中约有一半存在不同程度的胰岛素抵抗(IR),尤其是伴有肥胖者。近年来的一些观点认为胰岛素抵抗是2型糖尿病和高血压发生的共同病理生理基础。大多观点认为血压的升高继发于高胰岛素血症。高胰岛素血症导致的升压效应机制:一方面导致交感神经活性的增加、血管壁增厚和肾脏钠盐重吸收增加等;另一方面高胰岛素血症也可导致一氧化氮扩血管作用的缺陷,从而升高血压。

（五）其他可能的机制

(1)内皮细胞功能失调:血管内皮细胞可以产生多种调节血管收缩舒张的递质,如一氧化氮、前列环素、内皮素-1及内皮依赖性收缩因子等。当这些介质分泌失调时,可能导致血管的收缩舒张功能异常,如高血压患者对不同刺激引起的一氧化氮释放减少而导致的舒血管反应减弱;内皮素-1可引起强烈而持久的血管收缩,阻滞其受体后则引起血管舒张,但内皮素在高血压中的作用仍然需要更多研究。

(2)细胞间离子转运失调及多种血管降压激素缺陷等也可能影响血压。

四、病理

高血压的主要病理改变是小动脉的病变和靶器官损害。长期高血压引起全身小动脉病变,主要表现为小动脉中层平滑肌细胞增生和纤维化,管壁增厚和管腔狭窄,导致心、脑、肾等重要靶器官缺血及相关的结构和功能改变。长期高血压可促进大、中动脉粥样硬化的发生和发展。

（一）心脏

左心室肥厚是高血压所致心脏特征性的改变。长期压力超负荷和神经内分泌异常,可导致心肌细胞肥大、心肌结构异常、间质增生、左心室体积和重量增加。早期左心室以向心性肥厚为主,长期病变时心肌出现退行性改变,心肌细胞萎缩伴间质纤维化,心室壁可由厚变薄,左心室腔扩大。左心室肥厚将引起一系列功能失调,包括冠状动脉血管舒张储备功能降低、左心室壁机械力减弱及左心室舒张充盈方式异常等;随着血流动力学变化,早期可出现舒张功能变化,晚期可演变为舒张或收缩功能障碍,发展为不同类型的充血性心力衰竭。高血压在导致心脏肥厚或扩大的同时,常可合并冠状动脉粥样硬化和微血管病变,最终可导致心力衰竭或严重心律失常,甚至猝死。

（二）肾

长期持续性高血压可导致肾动脉硬化及肾小球囊内压升高,造成肾实质缺血、肾小球纤维化及肾小管萎缩,并有间质纤维化;相对正常的肾单位可代偿性肥大。早期患者肾脏外观无改变,病变进展到一定程度时肾表面呈颗粒状,肾体积可随病情的发展逐渐萎缩变小,最终导致肾衰竭。

（三）脑

高血压可造成脑血管从痉挛到硬化的一系列改变,但脑血管结构较薄弱,发生硬化后更为脆弱,加之长期高血压时脑小动脉易形成微动脉瘤,易在血管痉挛、血管腔内压力波动时破裂出血;高血压易促使脑动脉粥样硬化、粥样斑块破裂可并发脑血栓形成。高血压的脑血管病变特别容易发生在大脑中动脉的豆纹动脉、基底动脉的旁正中动脉和小脑齿状核动脉,这些血管直接来自压力较高的大动脉,血管细长而且垂直穿透,容易形成微动脉瘤或闭塞性病变。此外,颅内外动脉粥样硬化的粥样斑块脱落可造成脑栓塞。

（四）视网膜

视网膜小动脉在本病初期发生痉挛,以后逐渐出现硬化,严重时发生视网膜出血和渗出及视神经盘水肿。高血压视网膜病变分为 4 期(图 4-1):Ⅰ期和Ⅱ期是视网膜病变早期,Ⅲ和Ⅳ期是严重高血压视网膜病变,对心血管病死率有很高的预测价值。

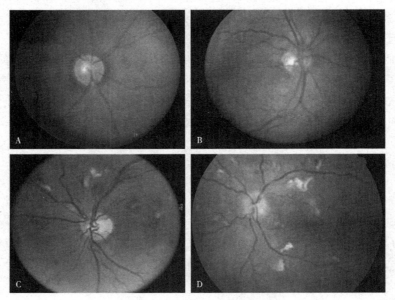

图 4-1　高血压视网膜病变分期

A.Ⅰ期(小动脉局灶性或普遍性狭窄);B.Ⅱ期(动静脉缩窄);C.Ⅲ期(出血、严重渗出);D.Ⅳ期(视盘水肿)

五、临床表现

（一）症状

高血压被称作沉默杀手,大多数高血压患者起病隐匿、缓慢,缺乏特殊的临床表现。有的仅在健康体检或因其他疾病就医或在发生明显的心、脑、肾等靶器官损害时才被发现。临床常见症状有头痛、头晕、头胀、失眠、健忘、注意力不集中、易怒及颈项僵直等,症状与血压升高程度可不一致,上述症状在血压控制后可减轻或消失。疾病后期,患者出现高血压相关靶器官损害或并发症时,可出现相应的症状,如胸闷、气短、口渴、多尿、视野缺损、短暂性脑缺血发作等。

(二)体征

高血压体征较少,除血压升高外,体格检查听诊可有主动脉瓣区第二心音亢进、收缩期杂音或收缩早期喀喇音等。有些体征常提示继发性高血压可能:若触诊肾脏增大,同时有家族史,提示多囊肾可能;腹部听诊收缩性杂音,向腹两侧传导,提示肾动脉狭窄;心律失常、严重低钾及肌无力的患者,常考虑原发性醛固酮增多症。

(三)并发症

1.心力衰竭

长期持续性高血压使左心室超负荷,发生左心室肥厚。早期心功能改变是舒张功能降低,压力负荷增大,可演变为收缩和(或)舒张功能障碍,出现不同类型的心力衰竭。同时高血压可加速动脉粥样硬化的发展,增大了心肌缺血的可能性,使高血压患者心肌梗死、猝死及心律失常发生率较高。

2.脑血管疾病

脑血管并发症是我国高血压患者最常见的并发症,也是最主要死因;主要包括短暂性脑缺血发作(TIA)、脑血栓形成、高血压脑病、脑出血及脑梗死等。高血压占脑卒中病因的 50% 以上,是导致脑卒中和痴呆的主要危险因素。在中老年高血压患者中,磁共振成像(MRI)上无症状脑白质病变(白质高密度)提示脑萎缩和血管性痴呆。

3.大血管疾病

高血压患者可合并主动脉夹层(远端多于近端)、腹主动脉瘤和外周血管疾病等,其中大多数腹主动脉瘤起源肾动脉分支以下。

4.慢性肾脏疾病

高血压可引起肾功能下降和(或)尿白蛋白排泄增加。血清肌酐浓度升高或估算的肾小球滤过率(eGFR)降低表明肾脏功能减退;尿白蛋白和尿白蛋白排泄率增加则意味着肾小球滤过屏障的紊乱。高血压合并肾脏损害大大增加了心血管事件的风险。大多数高血压相关性慢性肾脏病患者在肾脏功能全面恶化需要透析前,常死于心脏病发作或者脑卒中。

六、诊断与鉴别诊断

高血压患者的诊断:①确定高血压的诊断;②排除继发性高血压的原因;③根据患者心血管危险因素、靶器官损害和伴随的临床情况评估患者的心血管风险。需要正确测量血压、仔细询问病史(包括家族史)及体格检查,安排必要的实验室检查。

(1)目前高血压的定义:在未使用降压药物的情况下,非同日 3 次测量血压,收缩压(SBP)≥18.7 kPa(140 mmHg)和(或)舒张压(DBP)≥12.0 kPa(90 mmHg)[SBP≥18.7 kPa(140 mmHg)和 DBP<12.0 kPa(90 mmHg)为单纯性收缩期高血压];患者既往有高血压,目前正在使用降压药物,血压虽然低于 18.7/12.0 kPa(140/90 mmHg),也应诊断为高血压。根据血压升高水平,又进一步将高血压分为 1 级、2 级和 3 级(表 4-1)。

(2)心血管疾病风险分层的指标:血压水平、心血管疾病危险因素、靶器官损害、临床并发症和糖尿病。根据这些指标,可以将患者进一步分为低危、中危、高危和很高危 4 个层次,它有助于确定启动降压治疗的时机,确立合适的血压控制目标,采用适宜的降压治疗方案,实施危险因素的综合管理等。表 4-2 为高血压患者心血管疾病风险分层标准。

表 4-1　血压水平分类和分级

分类	收缩压（mmHg）	舒张压（mmHg）
正常血压	＜120	＜80
正常高值血压	120～139	80～89
高血压	≥140	≥90
1 级高血压	140～159	90～99
2 级高血压	160～179	100～109
3 级高血压	≥180	≥110
单纯收缩期高血压	≥140	＜90

注：当收缩压和舒张压分属于不同级别时，以较高的分级为准。

表 4-2　高血压患者心血管疾病风险分层

其他危险因素和病史	高血压		
	1 级	2 级	3 级
无	低危	中危	高危
1～2 个其他危险因素	中危	中危	很高危
≥3 个其他危险因素，或靶器官损伤	高危	高危	很高危
临床并发症或合并糖尿病	很高危	很高危	很高危

七、实验室检查

（一）血压测量

1.诊室血压测量

诊室血压是指由医护人员在标准状态下测量得到的血压，是目前诊断、治疗、评估高血压常用的标准方法，准确性好。正确的诊室血压测量规范如下：测定前患者应坐位休息 3～5 分钟；至少测定 2 次，间隔 1～2 分钟，如果 2 次测量数值相差很大，应增加测量次数；合并心律失常，尤其是心房颤动的患者，应重复测量以改善精确度；使用标准气囊（宽 12～13 cm，长 35 cm），上臂围＞32 cm 应使用大号袖带，上臂较瘦的应使用小号的袖带；无论患者体位如何，袖带应与心脏同水平；采用听诊法时，使用柯氏第 Ⅰ 音和第 Ⅴ 音（消失音）分别作为收缩压和舒张压。第 1 次应测量双侧上臂血压以发现不同，以后测量血压较高一侧；在老年人、合并糖尿病或其他可能易发生直立性低血压者第 1 次测量血压时，应测定站立后 1 分钟和 3 分钟的血压。

2.诊室外血压测量

诊室外血压通常指动态血压监测或家庭自测血压。诊室外血压是传统诊室血压的重要补充，最大的优势在于提供大量医疗环境以外的血压值，较诊室血压代表更真实的血压。

（1）家庭自测血压：可监测常态下白天血压，获得短期和长期血压信息，用于评估血压变化和降压疗效。适用于老年人、妊娠妇女、糖尿病、可疑白大衣性高血压、隐蔽性高血压和难治性高血压等；有助于提高患者治疗的依从性。

测量方法：目前推荐国际标准认证的上臂式电子血压计，一般不推荐指式、手腕式电子血压计,肥胖患者或寒冷地区可用手腕式电子血压计。测量方法为每天早晨和晚上检测血压,测量后马上将结果记录在标准的日记上,至少连续 3～4 天,最好连续监测 7 天,在医师的指导下剔除第 1 天监测的血压值后,取其他读数的平均值解读结果。

(2)24 小时动态血压:可监测日常生活状态下全天血压,获得多个血压参数,不仅可用于评估血压升高程度、血压晨峰、短时血压变异和昼夜节律,还有助于评估降压疗效鉴别白大衣性高血压和隐蔽性高血压,识别真性或假性顽固性高血压等。患者可通过佩戴动态血压计进行动态血压监测,通常佩戴在非优势臂上,持续 24～25 小时,以获得白天活动时和夜间睡眠时的血压值。医师指导患者动态血压测量方法及注意事项,设置定时测量,日间一般每 15～30 分钟测 1 次,夜间睡眠时 30～60 分钟测 1 次。袖带充气时,患者尽量保持安静,尤其佩带袖带的上肢。嘱咐患者提供日常活动的日记,除了服药时间,还包括饮食及夜间睡眠的时间和质量。表 4-3 为不同血压测量方法对于高血压的参考定义。

表 4-3 不同血压测量方法对于高血压的定义

分类	收缩压(mmHg)	舒张压(mmHg)
诊室血压	≥140	≥90
动态血压		
白昼血压	≥135	≥85
夜间血压	≥120	≥70
全天血压	≥130	≥80
家测血压	≥135	≥85

(二)心电图(ECG)

可诊断高血压患者是否合并左心室肥厚、左心房负荷过重及心律失常等。心电图诊断左心室肥厚的敏感性不如超声心动图,但对评估预后有帮助。心电图提示有左心室肥厚的患者病死率较对照组增高 2 倍以上;左心室肥厚并伴有复极异常图形者心血管病死率和病残率更高。心电图上出现左心房负荷过重亦提示左心受累,还可作为左心室舒张顺应性降低的间接证据。

(三)X 线胸片

心胸比率＞0.5 提示心脏受累,多由于左心室肥厚和扩大,胸片上可显示为靴型心。主动脉夹层、胸主动脉及腹主动脉缩窄亦可从 X 线胸片中找到线索。

(四)超声心动图

超声心动图(UCG)能评估左右心房室结构及心脏收缩舒张功能,更为可靠地诊断左心室肥厚,其敏感性较心电图高。测定计算所得的左心室质量指数(LVMI),是一项反映左心室肥厚及其程度的较为准确的指标,与病理解剖的符合率和相关性好。如疑有颈动脉、股动脉、其他外周动脉和主动脉病变,应做血管超声检查;疑有肾脏疾病者,应做肾脏超声。

(五)脉搏波传导速度

大动脉变硬及波反射现象已被确认为是单纯收缩性高血压和老龄化脉压增加的最重要病理生理影响因素。颈动脉-股动脉脉搏波传导速度(PWV)是检查主动脉僵硬度的"金标准",主动脉僵硬对高血压患者中的致死性和非致死性心血管事件具有独立预测价值。

(六)踝肱指数

踝肱指数(ABI)可采用自动化设备或连续波多普勒超声和血压测量计测量。踝肱指数低

（即≤0.9）可提示外周动脉疾病，是影响高血压患者心血管预后的重要因素。

八、治疗

（一）治疗目的

大量的临床研究证据表明，抗高血压治疗可降低高血压患者心脑血管事件，尤其在高危患者中获益更大。高血压患者发生心脑血管并发症往往与血压严重程度有密切关系，因此降压治疗应该确立控制的血压目标值，同时高血压患者合并的多种危险因素也需要给予综合干预措施降低心血管风险。高血压治疗的最终目的是降低高血压患者心、脑血管事件的发生率和病死率。

（二）治疗原则

（1）治疗前应全面评估患者的总体心血管风险，并在风险分层的基础上做出治疗决策。①低危患者：对患者进行数月的治疗性生活方式改变观察，测量血压不能达标者，决定是否开始药物治疗。②中危患者：进行数周治疗性生活方式的改变观察，然后决定是否开始药物治疗。③高危、很高危患者：立即开始对高血压及并存的危险因素和临床情况进行药物治疗。

（2）降压治疗应该确立控制的血压目标值，通常在＜60岁的一般人群中，包括糖尿病或慢性肾脏病合并高血压患者，血压控制目标值＜18.7/12.0 kPa（140/90 mmHg）；≥60岁人群中血压控制目标水平＜20.0/12.0 kPa（150/90 mmHg），80岁以下老年人如果能够耐受血压可进一步降至18.7/12.0 kPa（140/90 mmHg）以下。

（3）大多数患者需长期、甚至终生坚持治疗。所有的高血压患者都需要非药物治疗，在非药物治疗基础上若血压未达标可进一步药物治疗，大多数患者需要药物治疗才能达标。

（三）高血压治疗方法

1.非药物治疗

非药物治疗主要指治疗性生活方式干预，即去除不利于身体和心理健康的行为和习惯。它不仅可以预防或延迟高血压的发生，而且还可以降低血压，提高降压药物的疗效及患者依从性，从而降低心血管风险。

（1）限盐：钠盐可显著升高血压及高血压的发病风险，所有高血压患者应尽可能减少钠盐的摄入量，建议摄盐＜6 g/d。

主要措施：尽可能减少烹调用盐；减少味精、酱油等含钠盐的调味品用量；少食或不食含钠盐量较高的各类加工食品。

（2）增加钙和钾盐的摄入：多食用蔬菜、低乳制品和可溶性纤维、全谷类剂植物源性蛋白（减少饱和脂肪酸和胆固醇），同时也推荐摄入水果，因为其中含有大量钙及钾盐。

（3）控制体重：超重和肥胖是导致血压升高的重要原因之一。最有效的减重措施是控制能量摄入和增加体力活动。在饮食方面要遵循平衡膳食的原则，控制高热量食物的摄入，适当控制主食用量；在运动方面，规律的、中等强度的有氧运动是控制体重的有效方法。

（4）戒烟：吸烟可引起血压和心率的骤升，血浆儿茶酚胺和血压同步改变，以及压力感受器受损都与吸烟有关。长期吸烟还可导致血管内皮损害，显著增加高血压患者发生动脉粥样硬化性疾病的风险。因此，除了对血压值的影响外，吸烟还是一个动脉粥样硬化性心血管疾病重要危险因素，戒烟是预防心脑血管疾病（包括卒中、心肌梗死和外周血管疾病）有效措施；戒烟的益处十分明确，而且任何年龄戒烟均能获益。

（5）限制饮酒：饮酒、血压水平和高血压患病率之间呈线性相关。长期大量饮酒可导致血压升高,限制饮酒量则可显著降低高血压的发病风险。每天酒精摄入量男性不应超过 25 g;女性不应超过 15 g。不提倡高血压患者饮酒,饮酒则应少量,白酒、葡萄酒(或米酒)与啤酒的量分别少于 50 mL、100 mL、300 mL。

(6)体育锻炼:定期的体育锻炼可产生重要的治疗作用,可降低血压及改善糖代谢等。因此,建议进行规律的体育锻炼,即每周多于 4 天且每天至少 30 分钟的中等强度有氧锻炼,如步行、慢跑、骑车、游泳、做健美操、跳舞和非比赛性划船等。

2.药物治疗

(1)常用降压药物的种类和作用特点:常用降压药物包括钙通道阻滞剂(CCB)、血管紧张素转换酶抑制剂(ACEI)、血管紧张素Ⅱ受体阻滞剂(ARB)、β受体阻滞剂及利尿剂 5 类,以及由上述药物组成的固定配比复方制剂。5 类降压药物及其固定复方制剂均可作为降压治疗的初始用药或长期维持用药。

1)钙通道阻滞剂(CCB):主要包括二氢吡啶类及非二氢吡啶类,临床上常用于降压的 CCB 主要是二氢吡啶类。二氢吡啶类钙通道阻滞剂有明显的周围血管舒张作用,而对心脏自律性、传导或收缩性几乎没有影响。根据药物作用持续时间,该类药物又可分为短效和长效。长效包括长半衰期药物,如氨氯地平、左旋氨氯地平;脂溶性膜控型药物,如拉西地平和乐卡地平;缓释或控释制剂,如非洛地平缓释片、硝苯地平控释片。已发现该类药物对老年高血压患者卒中的预防特别有效,在延缓颈动脉粥样硬化和降低左心室肥厚方面优于 β受体阻滞剂,但心动过速与心力衰竭患者应慎用。常见不良反应包括血管扩张导致头疼、面部潮红及脚踝部水肿等。

非二氢吡啶类钙通道阻滞剂主要有维拉帕米和地尔硫䓬,主要影响心肌收缩和传导功能,不宜在心力衰竭、窦房结传导功能低下或心脏传导阻滞患者中使用,同样是有效的抗高血压药物,它们很少引起与血管扩张有关的不良反应,如潮红和踝部水肿。

2)血管紧张素转化酶抑制剂(ACEI):作用机制是抑制血管紧张素转化酶从而阻断肾素血管紧张素系统发挥降压作用。尤其适用于伴慢性心力衰竭、冠状动脉缺血、糖尿病或非糖尿病肾病、蛋白尿或微量白蛋白尿患者。干咳是其中一个主要不良反应,可在中断 ACEI 数周后仍存在,可用 ARB 取代;皮疹、味觉异常和白细胞减少等罕见。肾功能不全或服用钾或保钾制剂的患者有可能发生高钾血症。禁忌证为双侧肾动脉狭窄、高钾血症及妊娠妇女等。

3)血管紧张素Ⅱ受体抑制剂(ARB):作用机制是阻断血管紧张素Ⅱ(1 型)受体与血管紧张素受体(T_1)结合,发挥降压作用。尤其适用于应该接受 ACEI,但通常因为干咳不能耐受的患者。禁忌证同 ACEI。

4)β受体阻滞剂:该类药物可抑制过度激活的交感活性,尤其适用于伴快速性心律失常、冠心病(尤其是心肌梗死后)、慢性心力衰竭、交感神经活性增高及高动力状态的高血压患者。常见的不良反应是疲乏,可能增加糖尿病发病率并常伴有脂代谢紊乱。β受体阻滞剂预防卒中的效果略差,可能归因于其降低中心收缩压和脉压能力较小。老年、慢性阻塞性肺疾病、运动员、周围血管病或糖耐量异常者慎用;高度心脏传导阻滞、哮喘为禁忌证,长期应用者突然停药可发生反跳现象。$β_1$受体阻滞剂具有高心脏选择性,且脂类和糖类代谢紊乱较小及患者治疗依从性较好。

5)利尿剂:主要有噻嗪类利尿剂、袢利尿剂和保钾利尿剂等。起始降压均通过增加尿钠的排泄,并通过降低血浆容量、细胞外液容量和心排血量而发挥降压作用。低剂量的噻嗪类利尿剂对于大多数高血压患者应是药物治疗的初始选择之一。噻嗪类利尿剂常和保钾利尿剂联用,保钾利尿剂中醛固酮受体拮抗剂是比较理想的选择,后者主要用于原发性醛固酮增多症、难治性高血压。袢利尿剂用于肾功能不全或难治性高血压患者,其不良反应与剂量密切相关,故通常应采用小剂量。此外,噻嗪类利尿剂可引起尿酸升高,痛风及高尿酸血症患者慎用。

6)其他类型降压药物:包括交感神经抑制剂,如利血平、可乐定;直接血管扩张剂,如肼屈嗪;α1 受体阻滞剂,如哌唑嗪、特拉唑嗪;中药制剂等。这些药物一般情况下不作为降压治疗的首选,但在某些复方制剂或特殊情况下可以使用。

(2)降压药物选择:应根据药物作用机制及适应证,并结合患者具体情况选药。推荐参照以下原则对降压药物进行优先考虑。

1)一般人群(包括糖尿病患者):初始降压治疗可选择噻嗪类利尿剂、CCB、ACEI 或 ARB。

2)一般黑人(包括糖尿病患者):初始降压治疗包括噻嗪类利尿剂或 CCB。

3)≥18 岁的慢性肾脏疾病患者(无论其人种及是否伴糖尿病):初始(或增加)降压治疗应包括 ACEI 或 ARB,以改善肾脏预后。

4)高血压合并稳定性心绞痛患者:首选 β 受体阻滞剂,也可选用长效 CCB;急性冠状动脉综合征的患者,应优先使用 β 受体阻滞剂和 ACEI;陈旧性心肌梗死患者,推荐使用 ACEI、β 受体阻滞剂和醛固酮拮抗剂。

5)无症状但有心功能不全的患者:建议使用 ACEI 和 β 受体阻滞剂。

(3)药物滴定方法及联合用药推荐:药物滴定方法。以下 3 种药物治疗策略均可考虑。①在初始治疗高血压时,先选用一种降压药物,逐渐增加至最大剂量,如果血压仍不能达标则加用第二种药物。②在初始治疗高血压时,先选用一种降压药物,血压不达标时不增加该种降压药物的剂量,而是联合应用第 2 种降压药物。③若基线血压≥21.3/13.3 kPa(160/100 mmHg),或患者血压超过目标 2.7/1.3 kPa(20/10 mmHg),可直接启用两种药物联合治疗(自由处方联合或单片固定剂量复方制剂)。

若经上述治疗血压未能达标,应指导患者继续强化生活方式改善,同时视患者情况尝试增加药物剂量或种类(仅限于噻嗪类利尿剂、ACEI、ARB 和 CCB 4 种药物,但不建议 ACEI 与 ARB 联合应用)。经上述调整血压仍不达标时,可考虑增加其他药物(如 β 受体阻滞剂、醛固酮受体拮抗剂等)。

1)联合用药的意义:采用单一药物的明显优点是能够将疗效和不良反应都归因于该药物。但任何两类高血压药物的联用可增加血压的降低幅度,并远大于增加一种药物剂量所降压的幅度。初始联合疗法的优点是对血压值较高的患者实现目标血压的可能性更大,以及因多种治疗改变而影响患者依从性的可能性较低;其他优点包括不同种类的药物间具有生理学和药理学的协同作用,不仅有较大的血压降幅,还可能不良反应更少,并且可能提供大于单一药物所提供的益处。

2)利尿剂加 ACEI 或 ARB:长期使用利尿剂会可能导致交感神经系统及 RAAS 激活,联合使用 ACEI 或 ARB 后可抵消这种不良反应,增强降压效果。此外,ACEI 和 ARB 由于可使血钾水平稍上升,从而能防止利尿剂长期应用所致的电解质紊乱,尤其低血钾等不良反应。

3)CCB 加 ACEI 或 ARB:前者具有直接扩张动脉的作用,后者通过阻断 RAAS 和降低交感活性,既扩张动脉,又扩张静脉,故两药在扩张血管上有协调降压作用;二氢吡啶类 CCB 常见产生的踝部水肿可被 ACEI 或 ARB 消除;两药在心肾和血管保护,在抗增殖和减少蛋白尿上亦有协同作用。此外,ACEI 或 ARB 可阻断 CCB 所致反射性交感神经张力增加和心率加快的不良反应。

4)CCB 加 β 受体阻滞剂:前者具有扩张血管和轻度增加心排血量作用,正好抵消 β 受体阻滞剂的缩血管及降低心排血量作用;两药对心率的相反作用可使患者心率不受影响。不推荐两种RAAS拮抗剂的联合使用。

（魏国庆）

第二节　继发性高血压

继发性高血压是病因明确的高血压,当查出病因并有效去除或控制病因后,作为继发症状的高血压可被治愈或明显缓解,其在高血压人群中占 5%～10%。临床常见病因为肾性、内分泌性、主动脉缩窄、阻塞性睡眠呼吸暂停低通气综合征及药物性等,由于精神心理问题而引发的高血压也时常可以见到。提高对继发性高血压的认识,及时明确病因并积极针对病因治疗将会大大降低因高血压及并发症造成的高致死及致残率。

一、肾性高血压

（一）肾实质性

肾实质性疾病是继发性高血压常见的病因,占 2%～5%。由于慢性肾小球肾炎已不太常见,高血压性肾硬化和糖尿病肾病已成为慢性肾病中最常见的原因。病因为原发或继发性肾脏实质病变,是最常见的继发性高血压之一。常见的肾脏实质性疾病包括急慢性肾小球肾炎、多囊肾、慢性肾小管间质病变、痛风性肾病、糖尿病肾病及狼疮性肾炎等;也少见于遗传性肾脏疾病(Liddle 综合征)、肾脏肿瘤等。

临床有时鉴别肾实质性高血压与高血压引起的肾脏损害较为困难。一般情况下,前者肾脏病变的发生常先于高血压或与其同时出现,血压水平较高且较难控制,易进展为恶性高血压,蛋白尿/血尿发生早、程度重、肾脏功能受损明显。常用的实验室检查:血尿常规、血电解质、肌酐、尿酸、血糖、血脂的测定,24 小时尿蛋白定量或尿白蛋白/肌酐比值、12 小时尿沉渣检查。此外还有肾脏B超:了解肾脏大小、形态及有无肿瘤,如发现肾脏体积及形态异常,或发现肿物,则需进一步做肾脏计算机断层/磁共振以确诊并查病因。必要时应在有条件的医院行肾脏穿刺及病理学检查,这是诊断肾实质性疾病的"金标准"。

肾实质性高血压应低盐饮食(<6 g/d);大量蛋白尿及肾功能不全者,宜选择摄入高生物效价蛋白;在针对原发病进行有效的治疗同时,积极控制血压在<18.7/12.0 kPa(140/90 mmHg),有蛋白尿的患者应首选 ACEI 或 ARB 作为降压药物,必要时联合其他药物。透析及肾移植用于终末期肾病。

（二）肾血管性

肾血管性高血压是继发性高血压最常见的病因。引起肾动脉狭窄的主要原因包括动脉粥样硬化(90%),主要是出现了其他系统性动脉硬化相关临床症状的老年患者;肌纤维发育不良(不到10%)(图 4-2),主要是健康状况较好的年轻女性,常有吸烟史;还有比较少见的多发性大动脉炎。单侧肾动脉狭窄时,患侧肾分泌肾素,激活 RAAS,导致水钠潴留。另外,健侧肾高灌注产生压力性利尿,进一步导致 RAAS 激活,形成肾素依赖性高血压的恶性循环。双侧肾动脉狭窄时,同样存在 RAAS 激活,但无压力性利尿,因而血容量扩张使得肾素分泌抑制,因此产生容量依赖性高血压。当血容量减少时,容量依赖性高血压可再转变为肾素依赖性高血压,比如使用利尿剂治疗后容量减少,肾素再次分泌增多,可导致利尿剂抵抗性高血压。

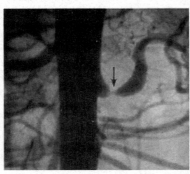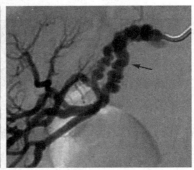

图 4-2　肾血管狭窄

左侧为动脉粥样硬化(箭头所示);右侧为肌纤维发育不良(箭头所示)

以下临床证据有助于肾血管性高血压的诊断:所有需要住院治疗的急性高血压;反复发作的"瞬时"肺水肿;腹部或肋脊角处闻及血管杂音;血压长期控制良好的高血压患者病情在近期加重;年轻患者或 50 岁以后出现的恶性高血压;不明原因低钾血症;使用 ACEI 或 ARB 类药物后产生的急进性肾衰竭;左右肾脏大小不等;全身性动脉粥样硬化疾病。

彩色多普勒超声检查是一种无创检查,为诊断肾动脉狭窄的首选方法。造影剂增强性计算机断层 X 线照相术(CTA)及磁共振血管造影(MRA)亦常用于肾动脉狭窄的检查。肌纤维发育异常产生的肾动脉狭窄往往会在肾动脉中部形成一个"串珠样"改变;而动脉硬化导致的肾动脉狭窄其病变一般在动脉近端,且不连续。侵入性肾血管造影是肾动脉狭窄诊断的金标准。

治疗方法包括药物治疗、介入治疗和手术治疗,应根据病因来选择。肌纤维发育不良性肾动脉狭窄常选用球囊血管成形术(PTCA),总体来说预后较好。对于动脉硬化性肾动脉狭窄来说,控制血压及相关动脉硬化危险因素是首选治疗手段,推荐 AECI/ARB 作为首选,但双侧肾动脉狭窄,肾功能已受损或非狭窄侧肾功能较差者禁用;此外 CCB、β 受体阻滞剂及噻嗪类利尿剂等也能用于治疗。目前,进行球囊血管成形术的指征仅包括真性药物抵抗性高血压及进行性肾衰竭(缺血性肾病)。大多数动脉硬化造成的肾血管损伤并不会导致高血压或进行性肾衰竭,而肾脏血运重建(球囊血管成形术或支架术)对于多数患者来说并无益处,反而存在一些潜在的并发症风险。

二、内分泌性高血压

内分泌组织增生或肿瘤所致的多种内分泌疾病,由于其相应激素如醛固酮、儿茶酚胺及皮质醇等分泌过度增多,导致机体血流动力学改变而使血压升高。这种由内分泌激素分泌增多而致的高血压称为内分泌性高血压,也是较常见的继发性高血压,如能切除肿瘤,去除病因,高血压可被治愈或缓解。临床常见继发性高血压如下(表 4-4)。

(一)原发性醛固酮增多症

原发性醛固酮增多症(PHA),通常简称原醛症,是由于肾上腺自主分泌过多醛固酮,而导致水钠潴留、高血压、低血钾和血浆肾素活性受抑制的临床综合征,常见原因是肾上腺腺瘤、单侧或双侧肾上腺增生,少见原因为腺癌和糖皮质激素可调节性醛固酮增多症。近年的报告显示该病在高血压中占 5%～15%,在难治性高血压中接近 20%。

表 4-4 常见内分泌性高血压鉴别

病因	病史	查体	实验室检查	筛查	确诊试验
库欣综合征	快速的体重增加,多尿、多饮、心理障碍	典型的身体特征:向心性肥胖、满月脸、水牛背、多毛症、紫纹	高胆固醇血症、高血糖	24 小时尿游离皮质醇	小剂量地塞米松抑制试验
嗜铬细胞瘤	阵发性高血压或持续性高血压,头痛、出汗、心悸和面色苍白,嗜铬细胞瘤的阳性家族史	多发性纤维瘤可出现皮肤红斑	偶然发现肾上腺肿块	尿分离测量肾上腺素类物质或血浆游离肾上腺类物质	腹、盆部 CT 和 MRI、[123]I 标记的间碘苄胍,突变基因筛查
原发性醛固酮增多症	肌无力,有早发性高血压和早发脑血管事件(<40 岁)的家族史	心律失常(严重低钾血症时发生)	低钾血症(自发或利尿剂引起),偶然发现的肾上腺肿块	醛固酮/肾素比(纠正低钾血症、停用影像 RAA 系统的药物)	定性试验(盐负荷试验、地塞米松抑制试验)肾上腺 CT,肾上腺静脉取血

诊断原发性醛固酮增多症的步骤分 3 步:筛查、盐负荷试验及肾上腺静脉取血(图 4-3)。筛查包括测量血浆肾素和醛固酮水平。尽管用醛固酮/肾素比率测定法来筛选所有高血压患者的前景乐观,但这种方法的应用还是有很多局限性,比率升高完全可能仅由低肾素引起。阳性结果应该基于血浆醛固酮水平升高(>15 ng/dL)和被抑制的低肾素水平。因此,筛查仅被推荐用于以下高度可能患有原发性醛固酮增多症的高血压患者:①没有原因的难以解释的低血钾;②由利尿剂引发的严重的低钾血症,但对保钾药有抵抗;③有原发性醛固酮增多症的家族史;④对合适的治疗有抵抗,而这种抵抗又难以解释;⑤高血压患者中偶然发现的肾上腺腺瘤。

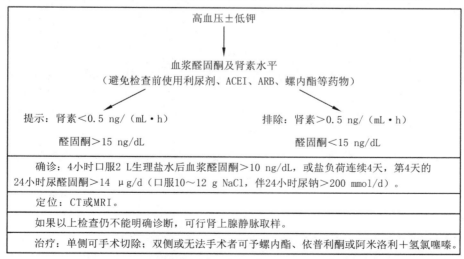

图 4-3 原发性醛固酮增多症患者的诊断及治疗流程

如果需检测血浆醛固酮和肾素水平的话,无论是口服还是静脉都应进行盐抑制试验以明确自主性醛固酮增多症。如果存在,则应行肾上腺静脉取样,区分单侧性的腺瘤和双侧增生,并确定需经腹腔镜手术切除的腺体。CT 或 MRI 影像学可以帮助鉴别肾上腺腺瘤和双侧肾上腺增生症(图 4-4)。

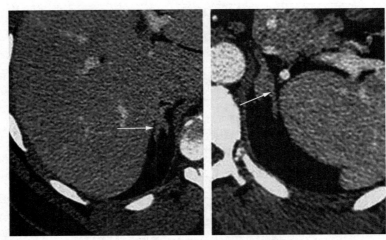

图 4-4　CT 成像提示的肾上腺肿块

CT 成像显示的左肾上腺肿块(右侧图片箭头处)与右侧肾上腺对比(左侧图片箭头处)

一旦诊断原发性醛固酮增多症并确立病理类型,治疗方法的选择就相当明确:单发腺瘤应通过腹腔镜行肿瘤切除术;双侧肾上腺增生的患者可予以醛固酮受体拮抗剂治疗,螺内酯或依普利酮,必要时还可给予噻嗪类利尿剂和其他降压药。腺瘤切除后,约有半数患者血压会恢复正常,而另一些尽管有所改善但仍是高血压状态,这可能与原来就存在的原发性高血压或长期继发性高血压损害引起的肾脏有关。

(二)库欣综合征

库欣综合征又称皮质醇增多症,是由于多种病因引起肾上腺皮质长期分泌过量皮质醇所产生的一组综合征(表 4-5)。80%的库欣综合征患者均有高血压,如不治疗可引起左心室肥厚和充血性心力衰竭等,其存在时间越长,即使病因去除血压恢复正常的可能性也越小。

表 4-5　库欣综合征的病因分类及相对患病率

病因分类	患病率
一、内源性库欣综合征	
1.ACTH 依赖性库欣综合征	
垂体性库欣综合征(库欣病)	60%～70%
异位 ACTH 综合征	15%～20%
异位 CRH 综合征	罕见
2.ACTH 非依赖性库欣综合征	
肾上腺皮质腺瘤	10%～20%
肾上腺皮质腺癌	2%～3%
ACTH 非依赖性大结节增生	2%～3%
原发性色素结节性肾上腺病	罕见

续表

病因分类	患病率
二、外源性库欣综合征	
1.假库欣综合征	
大量饮酒	
抑郁症	
肥胖症	
2.药物源性库欣综合征	

ACTH:促肾上腺皮质激素;CRH:促皮质素释放激素。

推荐对以下人群进行库欣综合征的筛查:①年轻患者出现骨质疏松、高血压等与年龄不相称的临床表现;②具有库欣综合征的临床表现,且进行性加重,特别是有典型的症状如肌病、多血质、紫纹、瘀斑和皮肤变薄的患者;③体重增加而身高百分位下降,生长停滞的肥胖儿童;④肾上腺意外瘤患者。如果临床特点符合,则通过测定24小时尿游离皮质醇或血清皮质醇昼夜节律检测进行筛查。当初步检测结果异常时,则应行小剂量地塞米松抑制试验进行确诊。当存在有异常筛查结果时,多数学者建议行额外的大剂量地塞米松抑制试验,即每6小时口服2 mg地塞米松共服2天,然后测定尿液中游离皮质醇和血浆皮质醇水平。如果库欣综合征是由垂体ACTH过度分泌所致双侧肾上腺增生,那么尿游离皮质醇与对照组2 mg剂量相对比将被抑制到50%以下,而异位ACTH综合征对此负反馈机制不敏感。血浆ACTH测定有助于区分ACTH依赖性和ACTH非依赖性库欣综合征。肾上腺影像学包括B超、CT、MRI检查。推荐首选双侧肾上腺CT薄层(2~3 mm)增强扫描。对促皮质激素释放激素的反应及下颞骨岩下窦取样可用来确定库欣综合征的垂体病因。治疗主要采用手术、放疗及药物方法治疗基础疾病,降压治疗可采用利尿剂或与其他降压药物联用。

(三)嗜铬细胞瘤

嗜铬细胞瘤是一种少见的由肾上腺嗜铬细胞组成的分泌儿茶酚胺的肿瘤,副神经节瘤是更加罕见的发生于交感神经和迷走神经神经节细胞的一种肾上腺外肿瘤。在临床上,嗜铬细胞瘤泛指分泌儿茶酚胺的肿瘤,包括了肾上腺嗜铬细胞瘤和功能性的肾上腺外的副神经节瘤。嗜铬细胞瘤大部分是良性肿瘤。嗜铬细胞瘤可发生在所有年龄段,主要沿交感神经链分布,较少发生在迷走区域。约15%的嗜铬细胞瘤是肾上腺外的,即副神经节瘤。

剧烈的血压波动及发作性的临床症状,常提示嗜铬细胞瘤的可能。然而在50%的患者中,高血压可能是持续性的。高血压可能合并头痛、出汗、心悸等症状。在以分泌肾上腺素为主的嗜铬细胞瘤患者中,由于血容量的下降和交感反射减弱易发生直立性低血压。如果在弯腰、运动、腹部触诊、吸烟或深吸气时引起血压反复骤升并在数分钟内骤降,应高度怀疑嗜铬细胞瘤。在发作期间可测定血或尿儿茶酚胺或血、尿间羟肾上腺素类似物,主要包括血浆甲氧基肾上腺素、血浆甲氧基去甲肾上腺素和尿甲氧基肾上腺素、尿甲氧基去甲肾上腺素。应用CT或MRI进行肿瘤定位。

嗜铬细胞瘤多数为良性肿瘤,约10%的嗜铬细胞瘤为恶性。手术切除效果较好,手术前应使用α受体阻滞剂,手术后血压多能恢复正常。手术前或恶性病变已多处转移无法手术者,可选用α和β受体阻滞剂联合治疗。

三、主动脉缩窄

主动脉缩窄多数为先天性,少数由多发性大动脉炎所致。先天性主动脉缩窄可发生在胸主动脉或腹主动脉,常起源于左锁骨下动脉起始段远端或动脉导管韧带的远端。主动脉缩窄的典型特征有上臂高血压、股动脉搏动微弱或消失、背部有响亮杂音。二维超声可检测到病变,诊断需依靠主动脉造影(图 4-5)。治疗主要为介入扩张支架置入或血管手术。病变纠正后患者可能仍然有高血压,应该仔细监测并治疗。

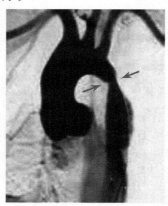

图 4-5 主动脉造影提示降主动脉缩窄

降主动脉缩窄(箭头示)

四、妊娠期高血压

妊娠合并高血压的患病率占孕妇的 5%～10%,妊娠合并高血压分为慢性高血压、妊娠期高血压和先兆子痫/子痫 3 类。慢性高血压指的是妊娠前即证实存在或在妊娠的前 20 周即出现的高血压;妊娠期高血压为妊娠 20 周以后发生的高血压,不伴有明显蛋白尿,妊娠结束后血压可以恢复正常;先兆子痫定义为发生在妊娠 20 周后首次出现高血压和蛋白尿,常伴有水肿与高尿酸血症,可分为轻、重度,如出现抽搐可诊断为子痫。对于妊娠高血压,非药物措施(限盐、富钾饮食、适当活动、情绪放松)是安全有效的,应作为药物治疗的基础。由于所有降压药物对胎儿的安全性均缺乏严格的临床验证,而且动物试验中发现一些药物具有致畸作用,因此,药物选择和应用受到限制。妊娠期间的降压用药不宜过于积极,治疗的主要目的是保证母子安全和妊娠的顺利进行。必要时谨慎使用降压药,常用的静脉降压药物有甲基多巴、拉贝洛尔和硫酸镁等;口服药物包括 β 受体阻滞剂或钙通道阻滞剂。妊娠期间禁用 ACEI 或 ARB。

五、神经源性高血压

神经系统与血压调控密切相关。多种中枢和周围神经系统病变可以导致高血压。其机制主要与颅内压增高使血管舒缩中心的交感神经系统冲动增加及自主神经功能障碍有关。当今世界,社会压力大,精神心理疾病患病率大大提高,而精神心理异常可通过多种渠道导致血压升高,成为双心医学探讨的主要内容。

(一)颅内压增高与高血压

正常成人颅腔是由颅底骨和颅盖骨组成的腔体,有容纳和保护其内容物的作用。除了出入颅腔的血管系统(特别是颈静脉)及颅底孔(特别是枕骨大孔)与颅外相通外,可以把颅腔看作一个完全密闭的容器,而且由于组成颅腔的颅骨坚硬而不能扩张,所以每个人的颅腔容积是恒定的。

1.病因

(1)脑血管疾病:包括脑出血、蛛网膜下腔出血、大面积脑血栓形成、脑栓塞和颅内静脉窦血栓形成等。

(2)颅内感染性疾病:如病毒、细菌、结核、真菌等引起的脑膜炎、脑炎、脑脓肿等。

(3)颅脑损伤:如脑挫裂伤、颅内血肿、手术创伤、广泛性颅骨骨折、颅脑火器伤、外伤性蛛网膜下腔出血等。

(4)颅内占位性病变:包括各种癌瘤、脓肿、血肿、肉芽肿、囊肿、脑寄生虫等。

(5)各种原因引起的交通性和非交通性脑积水。

(6)各种原因引起的缺血缺氧代谢性脑病:如呼吸道梗阻、窒息、心搏骤停、肝性脑病、酸中毒、一氧化碳中毒、铅中毒、急性水中毒和低血糖等。

(7)未得到有效控制的癫痫持续状态。

(8)良性颅内压增高。

(9)先天性异常:如导水管的发育畸形、颅底凹陷和先天性小脑扁桃体下疝畸形等,可以造成脑脊液回流受阻,从而继发脑积水和颅内压增高狭颅症,由于颅腔狭小限制了脑的正常发育,也常发生颅内压增高。

2.临床表现

(1)头痛:是因为颅内有痛觉的组织(如脑膜、血管和神经)受到压力的牵张所引起。颅内压增高引起的头痛的特点如下。头痛常是持续性的,伴有阵发性的加剧,常因咳嗽或打喷嚏等用力动作而加重。头痛的部位以额、颞、枕部明显;头痛的性质呈胀痛或搏动性疼痛;急性颅内压增高的患者,头痛常非常剧烈,伴烦躁不安,并常进入昏迷状态。儿童及老年人的头痛相对较成年人为少。

(2)呕吐:呕吐是头痛的伴发症状,典型表现为喷射性呕吐,一般与饮食无关,但较易发生于进食后,因此患者常常拒食,可导致失水和体重锐减;也可见非喷射性呕吐。恶心、呕吐可因肿瘤直接压迫迷走神经核或第四脑室底部而引起。有人认为是因为迷走神经核团或其神经根受到刺激所引起。脑干肿瘤起源于迷走神经核团附近者,呕吐有时是其早期唯一的症状,可造成诊断上的困难,有时可误诊为"功能性呕吐"。

(3)视盘水肿:视盘水肿是颅内压增高的特征性体征之一。它是因颅内压增高使眼底静脉回流受阻所致。与颅内压增高发生发展的时间、速度和程度有关。颅内压增高早期或急性颅内压增高时,视盘水肿可不明显,对视力影响不大。而慢性颅内压增高的患者,70%以上均有视盘水肿,如视盘边界模糊,生理凹陷不清,静脉充盈、迂曲,视盘周围火焰状出血等;此时视力减退,随着视盘水肿的加重,可继发视神经萎缩,常伴不可逆视力减退甚至失明。

(4)意识障碍:意识障碍的病理解剖学基础是颅内压增高导致的全脑严重缺血缺氧和脑干网状结构功能受累。患者可呈谵妄、呆木、昏沉甚至昏迷。

(5)库欣反应:是指在严重颅内压增高时出现的血压上升、心率缓慢和呼吸减慢等现象。其结果是确保一定的脑灌注压,使肺泡氧和二氧化碳充分交换增加脑供氧,是机体总动员和积极代偿的表现。

(6)复视:因展神经在颅底走行较长,极易受到颅内压增高的损伤,出现单侧或双侧展神经麻痹,早期表现为复视。颅内压增高持续较久的病例,眼球外展受限,甚至使眼球完全内斜。

(7)抽搐及去大脑强直:抽搐及去大脑强直多系脑干受压所致,表现为突然意识丧失、四肢强直、颈和背部后屈,呈角弓反张状。

(8)视野缺损:由后颅窝病变引起的脑室积水,第三脑室扩大压迫视交叉后部并引起蝶鞍的扩大所致。常可误诊为垂体瘤。

(9)脑疝的表现:颅内压升高到一定程度,部分脑组织发生移位,挤入硬脑膜的裂隙或枕骨大孔,压迫附近的神经、血管和脑干,产生一系列症状和体征。幕上的脑组织(颞叶的海马回、钩回)通过小脑幕切迹被挤向幕下,称为小脑幕切迹疝或颞叶钩回疝或海马沟回疝。幕下的小脑扁桃体及延髓经枕骨大孔被挤向椎管内,称为枕骨大孔疝或小脑扁桃体疝。一侧大脑半球的扣带回经镰下孔被挤入对侧分腔,称为大脑镰下疝或扣带回疝。

小脑幕切迹疝(颞叶钩回疝)。同侧动眼神经麻痹,表现为眼睑下垂、瞳孔扩大、对光反射迟钝或消失,不同程度的意识障碍,生命体征变化,对侧肢体瘫痪和出现病理反射。小脑幕切迹疝的临床表现如下。①颅内压增高:表现为头痛加重,呕吐频繁,躁动不安,提示病情加重。②意识障碍:患者逐渐出现意识障碍,由嗜睡、蒙眬到浅昏迷、昏迷,对外界的刺激反应迟钝或消失,系脑干网状结构上行激活系统受累的结果。③瞳孔变化:最初可有时间短暂的患侧瞳孔缩小,但多不易被发现。以后该侧瞳孔逐渐散大,对光发射迟钝、消失,说明动眼神经背侧部的副交感神经纤维已受损。晚期则双侧瞳孔散大,对光反射消失,眼球固定不动。④锥体束征:由于患侧大脑脚受压,出现对侧肢体力弱或瘫痪,肌张力增高,腱反射亢进,病理反射阳性。有时由于脑干被推向对侧,使对侧大脑脚与小脑幕游离缘相挤,造成脑疝同侧的锥体束征,需注意分析,以免导致病变定侧的错误。⑤生命体征改变:表现为血压升高,脉缓有力,呼吸深慢,体温上升。到晚期,生命中枢逐渐衰竭,出现潮式或叹息样呼吸,脉频弱,血压和体温下降;最后呼吸停止,继而心跳亦停止。

枕骨大孔疝(小脑扁桃体疝)。①枕下疼痛、项强或强迫头位:疝出组织压迫颈上部神经根,或因枕骨大孔区脑膜或血管壁的敏感神经末梢受牵拉,可引起枕下疼痛。为避免延髓受压加重,机体发生保护性或反射性颈肌痉挛,患者头部维持在适当位置。②颅内压增高:表现为头痛剧烈,呕吐频繁,慢性脑疝患者多有视盘水肿。③后组脑神经受累:由于脑干下移,后组脑神经受牵拉,或因脑干受压,出现眩晕、听力减退等症状。④生命体征改变:慢性疝出者生命体征变化不明显;急性疝出者生命体征改变显著,迅速发生呼吸和循环障碍,先呼吸减慢,脉搏细速,血压下降,很快出现潮式呼吸和呼吸停止,如不采取措施,不久心跳也会停止。与小脑幕切迹疝相比枕骨大孔疝患者生命体征变化出现较早,瞳孔改变和意识障碍出现较晚。

大脑镰下疝:引起病侧大脑半球内侧面受压部的脑组织软化坏死,出现对侧下肢轻瘫、排尿障碍等症状。一般活体不易诊断。

(10)与颅内原发病变相关的症状体征:主要是与病变部位相关的神经功能刺激症状或局灶体征,如癫痫、失语、智能障碍、运动障碍、感觉障碍和自主神经功能障碍等。

(11)心血管舒缩中枢障碍症状体征:可表现为血压忽高忽低,最高可在 29.3/18.7 kPa(220/140 mmHg)以上,最低在 12.0/8.0 kPa(90/60 mmHg)以下;伴心动过速、心动过缓或心律不齐。心率或心律、血压具有波动幅度大、不稳定及对药物干预敏感等特点。

(12)与血压增高相关的症状体征:头痛、头晕、心悸、气短、耳鸣、乏力等,甚至出现高血压所致的心、脑、肾、眼等靶器官损害的表现。

3.治疗

颅内原发疾病的治疗是解除颅内压增高所致高血压的根本,而降低颅内压治疗是降低血压的直接手段,如手术清除颅内血肿、脓肿、肉芽肿、肿瘤等颅内占位病变;脑室穿刺引流或脑脊液分流,改善脑脊液循环;脑静脉血栓局部溶栓,促进脑静脉回流等。多数情况下,随着颅内压的下降,血压恢复或接近正常。所以对血压的调控应持谨慎的态度,不能盲目地予以降压药物干预。降颅内压治疗应当是一个平衡的、逐步的过程。从简单的措施开始,降颅内压治疗需同步监测颅内压和血压,以维持脑灌注压>9.3 kPa(70 mmHg)。具体措施如下。

(1)抬高头位:床头抬高30°,可减少脑血流容积,增加颈静脉回流,降低脑静脉压和颅内压且安全有效。理想的头位角度应依据患者ICP监测的个体反应而定,枕部过高或颈部过紧可导致ICP增加,应予以避免。

(2)止痛和镇静:当颅内压顺应性降低时,躁动、对抗束缚、行气管插管或其他侵入性操作等均可使胸腔内压和颈静脉压增高,颅内压增高;另焦虑或恐惧使交感神经系统功能亢进,导致心动过速,血压增高,脑代谢率增高,脑血流增加,颅内压增高。因此,积极进行镇静治疗尤为重要。胃肠外镇静剂有呼吸抑制和血压降低的危险,所以必须先行气管插管和动脉血压监测,然后再用药。异丙酚是一种理想的静脉注射镇静药,其半衰期很短,且不影响患者的神经系统临床评估,还有抗癫痫及清除自由基作用,通常剂量为0.3~4 mg/(kg·h)。应避免使用麻痹性神经肌肉阻滞剂,因其影响神经系统功能的正确评估。

(3)补液:颅内压增高患者只能输注等渗液如0.9%生理盐水,禁用低渗液如5%右旋糖酐或0.45%盐水。应积极纠正机体低渗状态(<280 mOsm/L),轻度高渗状态(>300 mOsm/L)对病情是有利的。CPP降低可使ICP反射性增加,可输注等渗液纠正低血容量。不应使用5%或10%葡萄糖溶液,禁忌使用50%高渗葡萄糖溶液,因为会增加脑组织内乳酸堆积,加重脑水肿和神经元损害。当然,临床医师应根据患者血糖和血浆电解质含量动态监测及时调整补液种类和补液量。

(4)降颅内压。①渗透性利尿剂:如甘露醇、甘油、高渗盐水等;②人血清蛋白:应用人血清蛋白可明显地增加血浆胶体渗透压,使组织间水分向血管中转移,从而减轻脑水肿,降低颅内压,尤其适用于血容量不足、低蛋白血症的颅内高压、脑水肿患者;③髓袢利尿剂:主要为呋塞米,作用于髓袢升支髓质部腔面的细胞膜,抑制Na^+和Cl^-重吸收;④糖皮质激素:主要是利用糖皮质激素具有稳定膜结构的作用减少了因自由基引发的脂质过氧化反应,从而降低脑血管通透性、恢复血管屏障功能、增加损伤区血流量及改善Na^+-K^+-ATP酶的功能,使脑水肿得到改善。

(5)巴比妥类药物:巴比妥类药物具有收缩脑血管、降低脑代谢率、抑制脑脊液分泌、减低脑耗氧量和脑血流量及抑制自由基介导的脂质过氧化作用。大剂量巴比妥可使颅内压降低。临床试验证实,输入戊巴比妥负荷剂量5~20 mg/kg,维持量1~4 mg/(kg·h),可改善难治性颅内压增高。美国和欧洲脑卒中治疗指南推荐可用大剂量巴比妥类药物治疗顽固性高颅内压,但心血管疾病患者不宜使用。

(6)过度通气:过度换气可使肺泡和血中的二氧化碳分压降低,导致低碳酸血症,低碳酸血症使脑阻力血管收缩和脑血流减少,从而缩小脑容积和降低颅内压。也有认为是增加呼吸的负压使中心静脉压下降,脑静脉血易于回流至心脏,因而使脑血容量减少。但当$PaCO_2$低于4.0 kPa(30 mmHg)时,会引起脑血管痉挛,导致脑缺血缺氧,加重颅内高压。以往认为采用短时程

（＜24 小时）轻度过度通气[$PaCO_2$ 4.0～4.7 kPa（30～35 mmHg）]，这样不但可以降低颅内压，而且不会导致和加重脑缺血。近年来随着脑组织氧含量直接测定技术的问世，研究发现短时程轻度过度通气亦不能提高脑组织氧含量，相反会降低脑组织氧含量。所以，国内外学者已不主张采用任何形式过度通气治疗颅内高压，而采用正常辅助呼吸，维持动脉血 $PaCO_2$ 在正常范围为宜。

（7）亚低温治疗：动物试验证实，温度升高使脑的氧代谢率增加，脑血流量增加，颅内压增高，尤其是缺血缺氧性损伤恶化。通常每降低 1 ℃，脑耗氧量与血流量即下降 6.7%，有资料表明当体温降至 30 ℃时，脑耗氧量为正常时的 50%～55%，脑脊液压力较降温前低 56%。因此，首先应对体温增高的患者进行降温治疗（应用对乙酰氨基酚、降温毯、吲哚美辛等）。近年来，随着现代重症监护技术的发展，亚低温降颅内压治疗的研究发展很快。无论是一般性颅内压增高还是难治性颅内压增高，亚低温治疗都是有效的，且全身降温比孤立的头部降温更有效。降温深度依病情而定，以 32～34 ℃为宜，过高达不到降温目的，过低有发生心室颤动的危险。降温过程中切忌发生寒战、冻伤及水与电解质失调，一般持续 3～5 天即可停止物理降温，使患者自然复温，逐渐减少用药乃至停药。亚低温治疗在欧洲、美国、日本等国家已推广使用，但由于亚低温治疗需要使用肌松剂和持续使用呼吸机，目前国内中小医院尚难以开展此项技术。

（8）减少脑脊液，以迅速降低颅内压，缓解病情。也是常用的颅脑手术前的辅助性抢救措施之一。①脑脊液外引流：是抢救脑疝危象患者的重要措施。控制性持续性闭式脑室引流，既可使脑脊液缓慢流出以将颅内压控制在正常范围，从而避免突然压力下降而导致脑室塌陷、小脑上疝、脑充血、脑水肿加重或颅内压动力学平衡的紊乱，而且有利于保持引流的通畅。关闭式引流有利于预防感染。②脑脊液分流术：不论何种原因引起的阻塞性或交通性脑积水，凡不能除去病因者均可行脑脊液分流术。根据阻塞的不同部位，可使脑脊液绕过阻塞处到达大脑表面，再经过蛛网膜颗粒吸收，以达到降低颅内压的目的。或将脑脊液引流到右心房或腹腔等部位而被吸收。若分流术成功，效果是比较肯定的。常用的脑脊液分流方法有侧脑室-枕大池分流术、侧脑室-右心房分流术、侧脑室-腹腔引流术、腰椎蛛网膜下腔-腹腔分流术。目前临床最常用的是侧脑室-腹腔引流术。③乙酰唑胺：一种碳酸酐酶抑制剂，它能使脑脊液产生减少 50%，从而降低颅内压。常用剂量是每次 0.25 g，每天 3 次。

（9）颅内占位病变：如肿瘤、脑脓肿等颅内占位性病变应手术切除，若不能切除可考虑脑室引流或行颅骨切开去骨瓣减压，可迅速降低颅内压。有学者认为，通过各种降颅压措施，如脱水、过度换气、巴比妥昏迷、亚低温等治疗不能控制的颅内高压，应考虑标准大骨瓣开颅术。

（10）去大骨瓣减压术：能使脑组织向减压窗方向膨出，减轻颅内高压对重要脑结构的压迫，尤其是脑干和下丘脑，以挽救患者生命。但越来越多的临床实践证明去大骨瓣减压术不但没有降低重型颅脑伤者死残率，而且可能增加重型颅脑伤患者残死率，原因如下。①去大骨瓣减压术会导致膨出的脑组织在减压窗处嵌顿、嵌出的脑组织静脉回流受阻、脑组织缺血水肿坏死，久之形成脑穿通畸形；②去大骨瓣减压术不缝合硬脑膜会增加术后癫痫发作；③去大骨瓣减压术会导致脑室脑脊液向减压窗方向流动，形成间质性脑水肿；④去骨瓣减压术不缝合硬脑膜，使手术创面渗血进入脑池和脑室系统，容易引起脑积水；⑤去大骨瓣减压术不缝合硬脑膜会导致脑在颅腔内不稳定，会引起再损伤；⑥去大骨瓣减压术不缝合硬脑膜会增加颅内感染、切口裂开机会等。

（11）预防性抗癫痫治疗：越来越多的临床研究表明使用预防性抗癫痫药不但不会降低颅脑损伤后癫痫发生率，而且会加重脑损害和引起严重毒副作用。严重脑挫裂伤脑内血肿清除术后是否常规服用预防性抗癫痫治疗仍有争议，也无任何大规模临床研究证据。国外学者不提倡预防性抗癫痫治疗。但若颅脑损伤患者一旦发生癫痫,则应该正规使用抗癫痫药。

(12)高压氧治疗:当动脉二氧化碳分压正常而氧分压增高时,也可使脑血管收缩,脑体积缩小,从而达到降颅内压的目的。在两个大气压下吸氧,可使动脉氧分压增加到 133.3 kPa(1 000 mmHg)以上,使增高的颅内压下降 30%,然而这种治疗作用只是在氧分压维持时才存在。如血管已处于麻痹状态,高压氧则不能起作用。有文献报道高压氧吸入后因肺泡与肺静脉氧分压差的增大,血氧弥散量可增加近 20 倍,从而大大提高组织氧含量;可中断因为脑缺血缺氧导致的脑水肿;可促进昏迷患者的觉醒,减少住院天数;能显著改善脑损伤患者的认知功能障碍,有利于机体功能的恢复,对抢救生命和提高生存质量有较好的疗效。绝对禁忌证为未经处理的气胸、纵隔气肿,肺大疱,活动性内出血及出血性疾病,结核性空洞形成并咯血,心脏二度以上房室传导阻滞。相对禁忌证为重症上呼吸道感染,重症肺气肿,支气管扩张症,重度鼻窦炎,血压高于 21.3/13.3 kPa(160/100 mmHg),心动过缓<50 次/分,未做处理的恶性肿瘤,视网膜脱离,早期妊娠(3 个月内)。

(13)调控血压:调控血压时应考虑系统动脉血压与颅内压和脑灌注压的关系。尤其是脑卒中急性期的血压管理,脑卒中急性期降压治疗目前仍无定论。由于病灶周边脑组织的充分血液供应对挽救缺血半暗带区濒危脑细胞至关重要,而这时 CBF 自我调节机制受损,CPP 严重依赖MAP,但血压过高也会引起血-脑屏障破坏及其他相关脏器功能损伤。大量研究结果表明,75%以上的脑卒中患者急性期血压升高,尤其是那些既往有高血压病史的患者。在脑卒中发生后的1 周内,血压有自行下降的趋势,有些患者数小时内即可看到血压明显降低。因此,对脑卒中急性期的血压,要持慎重的态度,而非简单的降低血压。

(二)自主神经功能障碍与高血压

自主神经主要分布于内脏、心血管和腺体。由于内脏反射通常是不能随意控制,故名自主神经。自主神经系统的功能在于调节心肌、平滑肌和腺体的活动,交感和副交感神经对内脏的调节具有对立统一作用。血管运动中枢位于脑干,它通过胸腰段交感神经元及第 IX、X 对脑神经(副交感神经)对主动脉弓、窦房结、颈动脉压力感受器的控制,调节和维持交感神经和副交感神经的相对平衡,保持心血管系统的稳定性。因此,凡累及自主神经系统的病变大多可引起血压的变化。

1.脊髓损伤后自主神经反射不良

自主神经反射不良(AD)或称自主神经反射亢进,是指脊髓 T_6 或以上平面的脊髓损伤(SCI)而引发的以血压阵发性骤然升高为特征的一组临床综合征。常见的 SCI 的病因有外伤、肿痛、感染等。

2.致死性家族性失眠症

致死性家族性失眠症(FFI)是罕见的家族性人类朊蛋白(PrP)疾病,是常染色体显性遗传性疾病,也是近年来备受关注的人类可传播性海绵样脑病(TSH)之一。意大利 Bologna 大学医学院 Lugaresi 等首先报道并详细描述了本病的第一个病例,以进行性睡眠障碍和自主神经失调为主要表现,尸检证实丘脑神经细胞大量脱失,命名为致死性家族性失眠症。随着基因监测技术的发展和对朊蛋白疾病认识的深入,全世界 FFI 散发病例及家系报道逐渐增多。因 FFI 是罕见病,目前为止尚无流行病学资料。FFI 由于自主神经失调可表现出高血压征象,同时可因严重睡眠障碍导致血压昼夜节律异常。

3.吉兰-巴雷综合征与高血压

吉兰-巴雷综合征(GBS)是一类免疫介导的急性炎性周围神经病。临床特征为急性起病,症状多在 2 周左右达到高峰,主要表现为多发神经根及周围神经损害,常有脑脊液蛋白-细胞分离现象,多呈单时相自限性病程,静脉注射免疫球蛋白和血浆置换治疗有效。该病还包括急性炎性脱髓鞘性多发神经根神经病(AIDP)、急性运动轴索性神经病(AMAN)、急性运动感觉轴索性神经病(AMSAN)、Miller Fisher 综合征(MFS)、急性泛自主神经病(ASN)等亚型。其中 AIDP 和 ASN 常损害自主神经,引起包括血压波动在内的诸多自主神经功能障碍的症状体征。国外报道 GBS 自主神经损害发生率 65%,国内杨清成报道 54%,鹿寒冰等报道 39.4%,略低于国外。因自主神经的损害与 GBS 预后直接相关,临床上应引起足够的重视。

4.自主神经性癫痫

自主神经性癫痫又称间脑癫痫、内脏性癫痫等。间脑位于中脑之上,尾状核和内囊的内侧,可分为五个部分,即丘脑、丘脑上部、丘脑底部、丘脑后部、丘脑下部,后者是自主神经中枢。间脑癫痫是指这个部位病变引起的发作性症状,实际上病变并非累及整个间脑。但由于这一名称应用已久,所以至今仍被临床上沿用。Heko 报道首例间脑癫痫,至后来 Penfield 提出间脑性癫痫的概念。这是一种不同病因引起的下丘脑病变导致的周期性发作性自主神经功能紊乱综合征。同其他自主神经病变一样,此类癫痫可致阵发性血压的升高,临床表现复杂多样且缺乏特异性,易误诊。

(魏国庆)

第三节 急性心力衰竭

急性心力衰竭(AHF)是临床医师面临的最常见的心脏急症之一。许多国家随着人口老龄化及急性心肌梗死患者存活率的升高,慢性心衰患者的数量快速增长,同时也增加了心功能失代偿患者的数量。AHF 60%～70% 是由冠心病所致,尤其是在老年人。在年轻患者,AHF 的原因更多见于扩张型心肌病、心律失常、先天性或瓣膜性心脏病、心肌炎等。

AHF 患者预后不良。急性心肌梗死伴有严重心力衰竭患者病死率非常高,12 个月的病死率 30%。据报道,急性肺水肿院内病死率为 12%,1 年病死率 40%。

欧洲心脏病学会更新了急性和慢性心力衰竭指南。中华医学会心血管病分会公布了我国急性心力衰竭诊断和治疗指南。

一、急性心力衰竭的临床表现

AHF 是指由于心脏功能异常而出现的急性临床发作。无论既往有无心脏病病史,均可发生。心功能异常可以是收缩功能异常,亦可为舒张功能异常,还可以是心律失常或心脏前负荷和后负荷失调。它通常是致命的,需要紧急治疗。

急性心力衰竭可以在既往没有心功能异常者首次发病,也可以是慢性心力衰竭(CHF)的急性失代偿。急性心力衰竭患者的临床表现如下。

(一)基础心血管疾病的病史和表现

大多数患者有各种心脏病的病史,存在引起急性心衰的各种病因。老年人中的主要病因为冠心病、高血压和老年性退行性心瓣膜病,而在年轻人中多由风湿性心瓣膜病、扩张型心肌病、急性重症心肌炎等所致。

（二）诱发因素

常见的诱因：①慢性心衰药物治疗缺乏依从性；②心脏容量超负荷；③严重感染，尤其肺炎和败血症；④严重颅脑损害或剧烈的精神心理紧张与波动；⑤大手术后；⑥肾功能减退；⑦急性心律失常如室性心动过速（室速）、心室颤动（室颤）、心房颤动（房颤）或心房扑动（房扑）伴快速心室率、室上性心动过速及严重的心动过缓等；⑧支气管哮喘发作；⑨肺栓塞；⑩高心排血量综合征，如甲状腺功能亢进危象、严重贫血等；⑪应用负性肌力药物如维拉帕米、地尔硫䓬、β受体阻滞剂等；⑫应用非甾体抗炎药；⑬心肌缺血；⑭老年急性舒张功能减退；⑮吸毒；⑯酗酒；⑰嗜铬细胞瘤。这些诱因使心功能原来尚可代偿的患者骤发心衰，或者使已有心衰的患者病情加重。

（三）早期表现

原来心功能正常的患者出现急性失代偿的心衰（首发或慢性心力衰竭急性失代偿）伴有急性心衰的症状和体征，出现原因不明的疲乏或运动耐力明显降低及心率增加 15～20 次/分，可能是左心功能降低的最早期征兆。继续发展可出现劳力性呼吸困难、夜间阵发性呼吸困难、睡觉需用枕头抬高头部等，检查可发现左心室增大、闻及舒张早期或中期奔马律、肺动脉第二心音亢进、两肺尤其肺底部有细湿啰音，还可有干啰音和哮鸣音，提示已有左心功能障碍。

（四）急性肺水肿

起病急骤，病情可迅速发展至危重状态。突发的严重呼吸困难、端坐呼吸、喘息不止、烦躁不安并有恐惧感，呼吸频率可达 30～50 次/分；频繁咳嗽并咯出大量粉红色泡沫样血痰；听诊心率快，心尖部常可闻及奔马律；双肺满布湿啰音和哮鸣音。

（五）心源性休克

主要表现如下。

（1）持续低血压，收缩压降至 12.0 kPa（90 mmHg）以下，或原有高血压的患者收缩压降幅 ≥8.0 kPa（60 mmHg），且持续 30 分钟以上。

（2）组织低灌注状态，可有：①皮肤湿冷、苍白和发绀，出现紫色条纹；②心动过速>110 次/分；③尿量显著减少（<20 mL/h），甚至无尿；④意识障碍，常有烦躁不安、激动焦虑、恐惧和濒死感；收缩压低于 9.3 kPa（70 mmHg），可出现抑制症状如神志恍惚、表情淡漠、反应迟钝，逐渐发展至意识模糊甚至昏迷。

（3）血流动力学障碍：肺毛细血管楔压（PCWP）≥2.4 kPa（18 mmHg），心排血指数（CI）≤36.7 mL/(s·m^2)[≤2.2 L/(min·m^2)]。

（4）低氧血症和代谢性酸中毒。

二、急性心力衰竭严重程度分级

主要分级有 Killip 法（表 4-6）、Forrester 法（表 4-7）和临床程度分级（表 4-8）3 种。Killip 法主要用于急性心肌梗死患者，分级依据临床表现和胸部 X 线的结果。

表 4-6　急性心肌梗死的 Killip 法分级

分级	症状与体征
Ⅰ级	无心力衰竭
Ⅱ级	有心力衰竭，两肺中下部有湿啰音，占肺野下 1/2，可闻及奔马律。胸部 X 线片显示有肺淤血。

分级	症状与体征
Ⅲ级	严重心力衰竭,有肺水肿,细湿啰音遍布两肺(超过肺野下 1/2)。
Ⅳ级	心源性休克、低血压[收缩压<12.0 kPa(90 mmHg)]、发绀、出汗、少尿。

注:1 mmHg=0.133 kPa。

表 4-7　急性心力衰竭的 Forrester 法分级

分级	PCWP(mmHg)	CI[mL/(s·m²)]	组织灌注状态
Ⅰ级	≤18	>36.7	无肺淤血,无组织灌注不良
Ⅱ级	>18	>36.7	有肺淤血
Ⅲ级	<18	≤36.7	无肺淤血,有组织灌注不良
Ⅳ级	>18	≤36.7	有肺淤血,有组织灌注不良

注:PCWP,肺毛细血管楔压;CI,心排血指数,其法定单位[mL/(s·m²)]与旧制单位[L/(min·m²)]的换算因数为 16.67。1 mmHg=0.133 kPa。

表 4-8　急性心力衰竭的临床程度分级

分级	皮肤	肺部啰音
Ⅰ级	干、暖	无
Ⅱ级	湿、暖	有
Ⅲ级	干、冷	无/有
Ⅳ级	湿、冷	有

Forrester 分级依据临床表现和血流动力学指标,可用于急性心肌梗死后 AHF,最适用于首次发作的急性心力衰竭。临床程度的分类法适用于心肌病患者,它主要依据临床发现,最适用于慢性失代偿性心力衰竭。

三、急性心力衰竭的诊断

AHF 的诊断主要依据症状和临床表现,同时辅以相应的实验室检查,如 ECG、胸部 X 线片、血生化、多普勒超声心动图等,诊断的流程如图 4-6 所示。

在急性心力衰竭患者,需要系统地评估外周循环、静脉充盈、肢端体温。

在心力衰竭失代偿时,右心室充盈压通常可通过中心静脉压评估。AHF 时中心静脉压升高应谨慎分析,因为在静脉顺应性下降合并右心室顺应性下降时,即便右心室充盈压很低也会出现中心静脉压的升高。

左心室充盈压可通过肺部听诊评估,肺部存在湿啰音常提示左心室充盈压升高。进一步的确诊、严重程度的分级及随后可出现的肺淤血、胸腔积液应进行胸片检查。左心室充盈压的临床评估常被迅速变化的临床征象所误导。应进行心脏的触诊和听诊,了解有无室性和房性奔马律(S₃、S₄)。

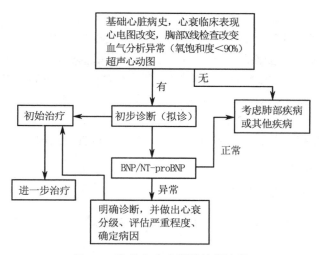

图 4-6　急性心力衰竭的诊断流程

四、实验室检查及辅助检查

(一)心电图(ECG)检查

急性心力衰竭时 ECG 多有异常改变。ECG 可以辨别节律,可以帮助确定 AHF 的病因及了解心室的负荷情况,这在急性冠脉综合征中尤为重要。ECG 还可了解左右心室/心房的劳损情况、有无心包炎及既往存在的病变如左右心室的肥大。心律失常时应分析 12 导联心电图,同时应进行连续的 ECG 监测。

(二)胸片及影像学检查

对于所有 AHF 的患者,胸片和其他影像学检查宜尽早完成,以便及时评估已经存在的肺部和心脏病变(心脏的大小及形状)及肺淤血的程度。它不但可以用于明确诊断,还可用于了解随后的治疗效果。胸片还可用作左心衰竭的鉴别诊断,除外肺部炎症或感染性疾病。胸部 CT 或放射性核素扫描可用于判断肺部疾病和诊断大的肺栓塞。CT 成像、经食管超声心动图可用于诊断主动脉夹层。

(三)实验室检查

AHF 时应进行一些实验室检查。动脉血气分析可以评估氧合情况(氧分压 PaO_2)、通气情况(二氧化碳分压 $PaCO_2$)、酸碱平衡(pH)和碱缺失,在所有严重 AHF 患者应进行此项检查。脉搏血氧测定及潮气末 CO_2 测定等无创性检测方法可以替代动脉血气分析,但不适用于低心排血量及血管收缩性休克状态。静脉血氧饱和度(如颈静脉内)的测定对于评价全身的氧供需平衡很有价值。

血浆脑钠尿肽(B 型钠尿肽,BNP)是在心室室壁张力增加和容量负荷过重时由心室释放的,现在已用于急诊室呼吸困难的患者作为排除或确立心力衰竭诊断的指标。BNP 对于排除心力衰竭有着很高的阴性预测价值。如果心力衰竭的诊断已经明确,升高的血浆 BNP 和 N 末端脑钠尿肽前体(NT-proBNP)可以预测预后。

(四)超声心动图检查

超声心动图对于评价基础心脏病变及与 AHF 相关的心脏结构和功能改变是极其重要的,

同时对急性冠脉综合征也有重要的评估值。

多普勒超声心动图应用于评估左右心室的局部或全心功能改变、瓣膜结构和功能、心包病变、急性心肌梗死的机械性并发症和比较少见的占位性病变。通过多普勒超声心动图测定主动脉或肺动脉的血流时速曲线可以估测心排血量。多普勒超声心动图还可估计肺动脉压力(三尖瓣反流射速),同时可监测左心室前负荷。

(五)其他检查

在涉及与冠状动脉相关的病变,如不稳定型心绞痛或心肌梗死时,血管造影是非常重要的,现已明确血运重建能够改善预后。

五、急性心力衰竭患者的监护

急性心力衰竭患者应在进入急诊室后就尽快地开始监护,同时给予相应的诊断性检查以明确基础病因。

(一)无创性监护

在所有的危重患者,必须监测的项目有血压、体温、心率、呼吸、心电图。有些实验室检查应重复做,例如,电解质、肌酐、血糖及有关感染和代谢障碍的指标。必须纠正低钾或高钾血症。如果患者情况恶化,这些指标的监测频率也应增加。

1.心电监测

在急性失代偿阶段 ECG 的监测是必需的(监测心律失常和 ST 段变化),尤其是心肌缺血或心律失常是导致急性心力衰竭的主要原因时。

2.血压监测

开始治疗时维持正常的血压很重要,其后也应定时测量(如每 5 分钟测量 1 次),直到血管活性药、利尿药、正性肌力药剂量稳定时。在并无强烈的血管收缩和不伴有极快心率时,无创性自动袖带血压测量是可靠的。

3.血氧饱和度监测

脉搏血氧计是测量动脉氧与血红蛋白结合饱和度的无创性装置(SaO_2)。通常从联合血氧计测得的 SaO_2 的误差在 2% 之内,除非患者处于心源性休克状态。

4.心排血量和前负荷

可应用多普勒超声的方法监测。

(二)有创性监测

1.动脉置管

置入动脉导管的指征是因血流动力学不稳定需要连续监测动脉血压或需进行多次动脉血气分析。

2.中心静脉置管

中心静脉置管联通了中心静脉循环,所以可用于输注液体和药物,也可监测中心静脉压(CVP)及静脉氧饱和度(SvO_2)(上腔静脉或右心房处),后者用以评估氧的运输情况。

在分析右房压力时应谨慎,避免过分注重右心房压力,因为右心房压力几乎与左心房压力无关,因此也与 AHF 时的左心室充盈压无关。CVP 也会受到重度三尖瓣关闭不全及呼气末正压通气(PEEP)的影响。

3.肺动脉导管

肺动脉导管(PAC)是一种漂浮导管,用于测量上腔静脉(SVC)、右心房、右心室、肺动脉压力、肺毛细血管楔压及心排血量。现代导管能够半连续性地测量心排血量及混合静脉血氧饱和度、右心室舒张末容积和射血分数。

虽然置入肺动脉导管用于急性左心衰竭的诊断通常不是必需的,但对于伴发有复杂心肺疾病的患者,它可以用来鉴别是心源性机制还是非心源性机制。对于二尖瓣狭窄、主动脉瓣关闭不全、高气道压或左心室僵硬(如左心室肥厚、糖尿病、纤维化、使用正性肌力药、肥胖、缺血)的患者,肺毛细血管楔压并不能真实反映左心室舒张末压。

建议 PAC 用于对传统治疗未产生预期疗效的血流动力学不稳定的患者,以及合并淤血和低灌注的患者。在这些情况下,置入肺动脉导管以保证左心室最恰当的液体负荷量,并指导血管活性药物和正性肌力药的使用。

六、急性心力衰竭的治疗

(一)临床评估

对患者均应根据上述各种检查方法及病情变化做出临床评估,包括:①基础心血管疾病;②急性心力衰竭发生的诱因;③病情的严重程度和分级,并估计预后;④治疗的效果。此种评估应多次和动态进行,以调整治疗方案。

(二)治疗目标

(1)控制基础病因和矫治引起心力衰竭的诱因:应用静脉和(或)口服降压药物以控制高血压;选择有效抗生素控制感染;积极治疗各种影响血流动力学的快速性或缓慢性心律失常;应用硝酸酯类药物改善心肌缺血。糖尿病伴血糖升高者应有效控制血糖水平,又要防止出现低血糖。对血红蛋白含量<60 g/L 的严重贫血者,可输注浓缩红细胞悬液或全血。

(2)缓解各种严重症状:①低氧血症和呼吸困难,采用不同方式的吸氧,包括鼻导管吸氧、面罩吸氧及无创或气管插管的呼吸机辅助通气治疗。②胸痛和焦虑,应用吗啡。③呼吸道痉挛,应用支气管解痉药物。④淤血症状,利尿药有助于减轻肺淤血和肺水肿,也可缓解呼吸困难。

(3)稳定血流动力学状态,维持收缩压≥12.0 kPa(90 mmHg),纠正和防止低血压可应用各种正性肌力药物。血压过高者的降压治疗可选择血管扩张药物。

(4)纠正水、电解质紊乱和维持酸碱平衡。

(5)保护重要脏器如肺、肾、肝和大脑,防止功能损害。

(6)降低死亡危险,改善近期和远期预后。

(三)急性心力衰竭的处理流程

急性心力衰竭确诊后,即按图 4-7 的流程处理。初始治疗后症状未获明显改善或病情严重者应行进一步治疗。

1.急性心力衰竭的一般处理

(1)体位:静息时明显呼吸困难者应半卧位或端坐位,双腿下垂以减少回心血量,降低心脏前负荷。

(2)四肢交换加压:四肢轮流绑扎止血带或血压计袖带,通常同一时间只绑扎三肢,每隔15~20 分钟轮流放松一肢。血压计袖带的充气压力应较舒张压低 1.3 kPa(10 mmHg),使动脉血流仍可顺利通过,而静脉血回流受阻。此法可降低前负荷,减轻肺淤血和肺水肿。

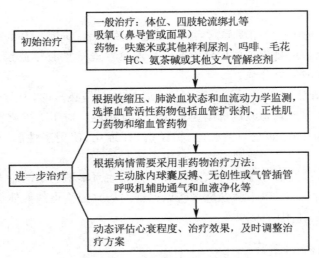

图 4-7　急性心力衰竭的处理流程

（3）吸氧，适用于低氧血症和呼吸困难明显（尤其指端血氧饱和度＜90％）的患者。应尽早采用，使患者 $SaO_2 \geqslant 95\%$（伴 COPD 者 $SaO_2 > 90\%$），可采用不同的方式。①鼻导管吸氧：低氧流量（1～2 L/min）开始，如仅为低氧血症，动脉血气分析未见 CO_2 潴留，可采用高流量给氧 6～8 L/min。酒精吸氧可使肺泡内的泡沫表面张力降低而破裂，改善肺泡的通气。方法是在氧气通过的湿化瓶中加 50％～70％乙醇或有机硅消泡剂，用于肺水肿患者。②面罩吸氧：适用于伴呼吸性碱中毒患者。必要时还可采用无创性或气管插管呼吸机辅助通气治疗。

（4）做好救治的准备工作：至少开放 2 条静脉通道，并保持通畅。必要时可采用深静脉穿刺置管，以随时满足用药的需要。血管活性药物一般应用微量泵泵入，以维持稳定的速度和正确的剂量。固定和维护好漂浮导管、深静脉置管、心电监护的电极和导联线、鼻导管或面罩、导尿管及指端无创血氧仪测定电极等。保持室内适宜的温度、湿度，灯光柔和，环境幽静。

（5）饮食：进易消化食物，避免一次大量进食，在总量控制下可少量多餐（6～8 次/天）。应用祥利尿药情况下不要过分限制钠盐摄入量，以避免低钠血症，导致低血压。利尿药应用时间较长的患者要补充多种维生素和微量元素。

（6）出入量管理：肺淤血、体循环淤血及水肿明显者应严格限制饮水量和静脉输液速度，对无明显低血容量因素（大出血、严重脱水、大汗淋漓等）者的每天摄入液体量一般宜在 1 500 mL 以内，不要超过 2 000 mL。保持每天水出入量负平衡约 500 mL/d，严重肺水肿者的水负平衡为 1 000～2 000 mL/d，甚至可达 3 000～5 000 mL/d，以减少水钠潴留和缓解症状。3～5 天后，如淤血、水肿明显消退，应减少水负平衡量，逐渐过渡到出入水量大体平衡。在水负平衡下应注意防止发生低血容量、低血钾和低血钠等。

2.药物治疗

（1）AHF 时吗啡及其类似物的使用：吗啡一般用于严重 AHF 的早期阶段，特别是患者不安和呼吸困难时。吗啡能够使静脉扩张，也能使动脉轻度扩张，并降低心率。应密切观察疗效和呼吸抑制的不良反应。伴明显和持续低血压、休克、意识障碍、COPD 等患者禁忌使用。老年患者慎用或减量。也可应用哌替啶 50～100 mg 肌内注射。

（2）AHF 治疗中血管扩张药的使用：对大多数 AHF 患者，血管扩张药常作为一线药，它可以用来开放外周循环,降低前及或后负荷。

1)硝酸酯类药物:急性心力衰竭时此类药在不减少每搏心排血量和不增加心肌氧耗情况下能减轻肺淤血,特别适用于急性冠状动脉综合征伴心力衰竭的患者。临床研究已证实,硝酸酯类静脉制剂与呋塞米合用治疗急性心力衰竭有效,应用大剂量硝酸酯类药物联合小剂量呋塞米的疗效优于单纯大剂量的利尿药。静脉应用硝酸酯类药物应十分小心滴定剂量,经常测量血压,防止血压过度下降。硝酸甘油静脉滴注起始剂量 $5\sim10$ $\mu g/min$,每 $5\sim10$ 分钟递增 $5\sim10$ $\mu g/min$,最大剂量 $100\sim200$ $\mu g/min$;亦可每 $10\sim15$ 分钟喷雾一次(400 μg),或舌下含服,每次 $0.3\sim0.6$ mg。硝酸异山梨酯静脉滴注剂量 $5\sim10$ mg/h,亦可舌下含服,每次 2.5 mg。

2)硝普钠(SNP):适用于严重心力衰竭。临床应用宜从小剂量 10 $\mu g/min$ 开始,可酌情逐渐增加剂量至 $50\sim250$ $\mu g/min$。由于其具有强效降压作用,应用过程中要密切监测血压,根据血压调整合适的维持剂量。长期使用时其代谢产物(硫代氰化物和氰化物)会产生毒性反应,特别是在严重肝肾衰竭的患者应避免使用。减量时,硝普钠应该缓慢减量,并加用口服血管扩张药,以避免反跳。AHF 时硝普钠的使用尚缺乏对照试验,而且在 AMI 时使用病死率增高。在急性冠脉综合征所致的心力衰竭患者,因为 SNP 可引起冠脉窃血,故在此类患者中硝酸酯类的使用优于硝普钠。

3)奈西立肽:这是一类新的血管扩张药肽类,近期被用以治疗 AHF。它是人脑钠尿肽(BNP)的重组体,是一种内源性激素物质。它能够扩张静脉、动脉、冠状动脉,由此降低前负荷和后负荷,在无直接正性肌力的情况下增加心排血量。慢性心力衰竭患者输注奈西立肽对血流动力学产生有益的作用,可以增加钠排泄,抑制肾素-血管紧张素-醛固酮和交感神经系统。它和静脉使用硝酸甘油相比,能更有效地促进血流动力学改善,并且不良反应更少。该药临床试验的结果尚不一致。近期的两项研究(VMAC 和 PROACTION)表明,该药的应用可以带来临床和血流动力学的改善,推荐应用于急性失代偿性心力衰竭。国内一项Ⅱ期临床研究提示,该药较硝酸甘油静脉制剂能够更显著降低 PCWP,缓解患者的呼吸困难。先给予负荷剂量 1.500 $\mu g/kg$,静脉缓慢推注,继以 0.007 5~0.015 0 $\mu g/(kg \cdot min)$ 静脉滴注;也可不用负荷剂量而直接静脉滴注。疗程一般 3 天,不建议超过 7 天。

4)乌拉地尔:该药具有外周和中枢双重扩血管作用,可有效降低血管阻力,降低后负荷,增加心排血量,但不影响心率,从而减少心肌耗氧量。适用于高血压心脏病、缺血性心肌病(包括急性心肌梗死)和扩张型心肌病引起的急性左心衰竭;可用于 CO 降低、PCWP>2.4 kPa(18 mmHg)的患者。通常静脉滴注 $100\sim400$ $\mu g/min$,可逐渐增加剂量,并根据血压和临床状况予以调整。伴严重高血压者可缓慢静脉注射 $12.5\sim25.0$ mg。

应用血管扩张药的注意事项:下列情况下禁用血管扩张药物。①收缩压<12.0 kPa(90 mmHg),或持续低血压并伴症状尤其有肾功能不全的患者,以避免重要脏器灌注减少;②严重阻塞性心瓣膜疾病患者,例如,主动脉瓣狭窄、二尖瓣狭窄患者,有可能出现显著的低血压,应慎用;③梗阻性肥厚型心肌病。

(3)急性心力衰竭时血管紧张素转化酶抑制剂(ACEI)的使用:ACEI 在急性心力衰竭中的应用仍存在诸多争议。急性心力衰竭的急性期、病情尚未稳定的患者不宜应用。急性心肌梗死后的急性心力衰竭可以试用,但须避免静脉应用,口服起始剂量宜小。在急性期病情稳定 48 小时后逐渐加量,疗程至少 6 周,不能耐受 ACEI 者可以应用 ARB。

在心排血量处于边缘状况时,ACE 抑制剂应谨慎使用,因为它可以明显降低肾小球滤过率。

当联合使用非甾体抗炎药,以及出现双侧肾动脉狭窄时,不能耐受 ACE 抑制剂的风险增加。

(4)利尿药使用注意事项如下。

1)适应证:AHF 和失代偿心力衰竭的急性发作,伴有液体潴留的情况是应用利尿药的指征。因利尿药缓解症状的益处及其在临床上被广泛认可,无须再进行大规模的随机临床试验来评估。

2)作用效应:静脉使用祥利尿药也有扩张血管效应,在使用早期(5~30 分钟)它降低肺阻抗的同时也降低右房压和肺毛细血管楔压。如果快速静脉注射大剂量(>1 mg/kg)时,就有反射性血管收缩的可能。它与慢性心力衰竭时使用利尿药不同,在严重失代偿性心力衰竭使用利尿药能使容量负荷恢复正常,可以在短期内减少神经内分泌系统的激活。特别是在急性冠脉综合征的患者,应使用低剂量的利尿药,最好已给予扩血管治疗。

3)实际应用:静脉使用祥利尿药(呋塞米、托拉塞米),它有强效快速的利尿效果,在 AHF 患者优先考虑使用。在入院以前就可安全使用,应根据利尿效果和淤血症状的缓解情况来选择剂量。开始使用负荷剂量,然后继续静脉滴注呋塞米或托拉塞米,静脉滴注比一次性静脉注射更有效。噻嗪类和螺内酯可以联合祥利尿药使用,低剂量联合使用比高剂量使用一种药更有效,而且继发反应也更少。将祥利尿药和多巴酚丁胺、多巴胺或硝酸盐联合使用也是一种治疗方法,它比仅仅增加利尿药更有效,不良反应也更少。

4)不良反应、药物的相互作用:虽然利尿药可安全地用于大多数患者,但它的不良反应也很常见,甚至可威胁生命,包括神经内分泌系统的激活,特别是肾素-血管紧张素-醛固酮系统和交感神经系统的激活;低血钾、低血镁和低氯性碱中毒可能导致严重的心律失常;可以产生肾毒性及加剧肾衰竭。过度利尿可过分降低静脉压、肺毛细血管楔压及舒张期灌注,由此导致每搏输出量和心排血量下降,特别见于严重心力衰竭和以舒张功能不全为主的心力衰竭或缺血所致的右心室功能障碍。

(5)β受体阻滞剂使用注意事项如下。

1)适应证和基本原理:目前尚无应用β受体阻滞剂治疗 AHF、改善症状的研究。相反,在 AHF 时是禁止使用β受体阻滞剂的。急性心肌梗死后早期肺部啰音超过基底部的患者,以及低血压患者均被排除在应用β受体阻滞剂的临床试验之外。急性心肌梗死患者没有明显心力衰竭或低血压,使用β受体阻滞剂能限制心肌梗死范围,减少致命性心律失常,并缓解疼痛。

2)当患者出现缺血性胸痛对阿片制剂无效、反复发生缺血、高血压、心动过速或心律失常时,可考虑静脉使用β受体阻滞剂。在 Gothenburg 美托洛尔研究中,急性心肌梗死后早期静脉使用美托洛尔或安慰剂,接着口服治疗 3 个月,美托洛尔组发展为心力衰竭的患者明显减少。如果患者有肺底部啰音的肺淤血征象,联合使用呋塞米,美托洛尔治疗可产生更好的疗效,降低病死率和并发症。

实际应用:当患者伴有明显急性心力衰竭,肺部啰音超过基底部时,应慎用β受体阻滞剂。对出现进行性心肌缺血和心动过速的患者,可以考虑静脉使用美托洛尔。

但是,对急性心肌梗死伴发急性心力衰竭患者,病情稳定后应早期使用β受体阻滞剂。对于慢性心力衰竭患者,在急性发作稳定后(通常 4 天后),应早期使用β受体阻滞剂。

在大规模临床试验中,比索洛尔、卡维地洛或美托洛尔的初始剂量很小,然后逐渐缓慢增加到目标剂量。应个体化增加剂量。β受体阻滞剂可能过度降低血压,减慢心率。一般原则是,在服用β受体阻滞剂的患者由于心力衰竭加重而住院,除非必须用正性肌力药物维持,否则应继续服用β受体阻滞剂。但如果疑为β受体阻滞剂剂量过大(如有心动过缓和低血压)时,可减量继续用药。

（6）正性肌力药：此类药物适用于低心排血量综合征，如伴症状性低血压或 CO 降低伴有循环淤血的患者，可缓解组织低灌注所致的症状，保证重要脏器的血液供应。血压较低和对血管扩张药物及利尿药不耐受或反应不佳的患者尤其有效。使用正性肌力药有潜在的危害性，因为它能增加耗氧量、增加钙负荷，所以应谨慎使用。

对于失代偿的慢性心力衰竭患者，其症状、临床过程和预后很大程度上取决于血流动力学。所以，改善血流动力学参数成为治疗的目的。在这种情况下，正性肌力药可能有效，甚至挽救生命。但它改善血流动力学参数的益处部分被它增加心律失常的危险抵消了。而且在某些病例，由于过度增加能量消耗引起心肌缺血和心力衰竭的慢性进展。但正性肌力药的利弊比率，不同的药并不相同。对于那些兴奋 β_1 受体的药物，可以增加心肌细胞内钙的浓度，可能有更高的危险性。有关正性肌力药用于急性心力衰竭治疗的对照试验研究较少，特别对预后的远期效应的评估更少。

1）洋地黄类：此类药物能轻度增加 CO 和降低左心室充盈压，对急性左心衰竭患者的治疗有一定帮助。一般应用毛花苷 C 0.2～0.4 mg 缓慢静脉注射，2～4 小时后可以再用 0.2 mg，伴快速心室率的房颤患者可酌情适当增加剂量。

2）多巴胺：小剂量＜2 $\mu g/(kg \cdot min)$ 的多巴胺仅作用于外周多巴胺受体，直接或间接降低外周阻力。在此剂量下，对于肾脏低灌注和肾衰竭的患者，它能增加肾血流量、肾小球滤过率、利尿和增加钠的排泄，并增强对利尿药的反应。大剂量＞2 $\mu g/(kg \cdot min)$ 的多巴胺直接或间接刺激 β 受体，增加心肌的收缩力和心排血量。当剂量＞5 $\mu g/(kg \cdot min)$ 时，它作用于 α 受体，增加外周血管阻力。此时，虽然它对低血压患者很有效，但它对 AHF 患者可能有害，因为它增加左心室后负荷，增加肺动脉压和肺阻力。

多巴胺可以作为正性肌力药［＞2 $\mu g/(kg \cdot min)$］用于 AHF 伴有低血压的患者。当静脉滴注低剂量≤2～3 $\mu g/(kg \cdot min)$ 时，它可以使失代偿性心力衰竭伴有低血压和尿量减少的患者增加肾血流量，增加尿量。但如果无反应，则应停止使用。

3）多巴酚丁胺：多巴酚丁胺的主要作用在于通过刺激 β_1 受体和 β_2 受体产生剂量依赖性的正性变时、正性变力作用，并反射性地降低交感张力和血管阻力，其最终结果依个体而不同。小剂量时，多巴酚丁胺能产生轻度的血管扩张反应，通过降低后负荷而增加射血量。大剂量时，它可以引起血管收缩。心率通常呈剂量依赖性增加，但增加的程度弱于其他儿茶酚胺类药物。但在房颤的患者，心率可能增加到难以预料的水平，因为它可以加速房室传导。全身收缩压通常轻度增加，但也可能不变或降低。心力衰竭患者静脉滴注多巴酚丁胺后，观察到尿量增多，这可能是它提高心排血量而增加肾血流量的结果。

多巴酚丁胺用于外周低灌注（低血压，肾功能下降）伴或不伴有淤血或肺水肿、使用最佳剂量的利尿药和扩血管剂无效时。

多巴酚丁胺常用来增加心排血量。它的起始静脉滴注速度为 2～3 $\mu g/(kg \cdot min)$，可以逐渐增加到 20 $\mu g/(kg \cdot min)$。无须负荷量。静脉滴注速度根据症状、尿量反应或血流动力学监测结果来调整。它的血流动力学作用和剂量成正比，在静脉滴注停止后，它的清除也很快。

在接受 β 受体阻滞剂治疗的患者，需要增加多巴酚丁胺的剂量，才能恢复它的正性肌力作用。

单从血流动力学看，多巴酚丁胺的正性肌力作用增加了磷酸二酯酶抑制剂（PDEI）作用。

PDEI 和多巴酚丁胺的联合使用能产生比单一用药更强的正性肌力作用。

长时间地持续静脉滴注多巴酚丁胺(24～48 小时以上)会出现耐药,部分血流动力学效应消失。长时间应用应逐渐减量。

静脉滴注多巴酚丁胺常伴有心律失常发生率的增加,可来源于心室和心房。这种影响呈剂量依赖性,可能比使用 PDEI 时更明显。在使用利尿药时应及时补钾。心动过速时使用多巴酚丁胺要慎重,多巴酚丁胺静脉滴注可以促发冠心病患者的胸痛。现在还没有关于 AHF 患者使用多巴酚丁胺的对照试验,一些试验显示它增加不利的心血管事件。

4)磷酸二酯酶抑制剂:米力农和依诺昔酮是两种临床上使用的Ⅲ型磷酸二酯酶抑制剂(PDEI)。在 AHF 时,它们能产生明显的正性肌力、松弛性及外周扩血管效应,由此增加心排血量和搏出量,同时伴随有肺动脉压、肺毛细血管楔压的下降,全身和肺血管阻力下降。它在血流动力学方面,介于纯粹的扩血管剂(如硝普钠)和正性肌力药(如多巴酚丁胺)之间。因为它们的作用部位远离 β 受体,所以在使用 β 受体阻滞剂的同时,PDEI 仍能够保留其效应。

Ⅲ型 PDEI 用于低灌注伴或不伴有淤血,使用最佳剂量的利尿药和扩血管剂无效时应用。

当患者在使用 β 受体阻滞剂时,和(或)对多巴酚丁胺没有足够的反应时,Ⅲ型 PDEIs 可能优于多巴酚丁胺。

由于其过度的外周扩血管效应可引起的低血压,静脉推注较静脉滴注时更常见。有关 PDEI 治疗对 AHF 患者的远期疗效目前数据尚不充分,但人们已提高了对其安全性的重视,特别是在缺血性心脏病心力衰竭患者。

5)左西孟旦:这是一种钙增敏剂,通过结合于心肌细胞上的肌钙蛋白 C 促进心肌收缩,还通过介导 ATP 敏感的钾通道而发挥血管舒张作用和轻度抑制磷酸二酯酶的效应。其正性肌力作用独立于 β 肾上腺素能刺激,可用于正接受 β 受体阻滞剂治疗的患者。左西孟旦的乙酰化代谢产物仍然具有药理活性,半衰期约 80 小时,停药后作用可持续 48 小时。

临床研究表明,急性心力衰竭患者应用本药静脉滴注可明显增加 CO 和每搏输出量,降低 PCWP、全身血管阻力和肺血管阻力;冠心病患者不会增加病死率。用法:首剂 12～24 $\mu g/kg$ 静脉注射(＞10 分钟),继以 0.1 $\mu g/(kg \cdot min)$ 静脉滴注,可酌情减半或加倍。对于收缩压＜13.3 kPa(100 mmHg)的患者,不需要负荷剂量,可直接用维持剂量,以防止发生低血压。

在比较左西孟旦和多巴酚丁胺的随机对照试验中,已显示左西孟旦能改善呼吸困难和疲劳等症状,并产生很好的结果。不同于多巴酚丁胺的是,当联合使用 β 受体阻滞剂时,左西孟旦的血流动力学效应不会减弱,甚至会更强。

在大剂量使用左西孟旦静脉滴注时,可能会出现心动过速、低血压,对收缩压＜11.3 kPa(85 mmHg)的患者不推荐使用。在与其他安慰剂或多巴酚丁胺比较的对照试验中显示,左西孟旦并没有增加恶性心律失常的发生率。

3.非药物治疗

(1)IABP:临床研究表明,这是一种有效改善心肌灌注同时又降低心肌耗氧量和增加 CO 的治疗手段。

IABP 的适应证:①急性心肌梗死或严重心肌缺血并发心源性休克,且不能由药物治疗纠正;②伴血流动力学障碍的严重冠心病(如急性心肌梗死伴机械并发症);③心肌缺血伴顽固性肺水肿。

IABP 的禁忌证:①存在严重的外周血管疾病;②主动脉瘤;③主动脉瓣关闭不全;④活动性

出血或其他抗凝禁忌证;⑤严重血小板缺乏。

（2）机械通气。急性心力衰竭患者行机械通气的指征:①出现心跳呼吸骤停而进行心肺复苏时;②合并Ⅰ型或Ⅱ型呼吸衰竭。机械通气的方式有下列两种。

1）无创呼吸机辅助通气:这是一种无须气管插管、经口/鼻面罩给患者供氧、由患者自主呼吸触发的机械通气治疗。分为持续气道正压通气(CPAP)和双相间歇气道正压通气(BiPAP)两种模式。

作用机制:通过气道正压通气可改善患者的通气状况,减轻肺水肿,纠正缺氧和CO_2潴留,从而缓解Ⅰ型或Ⅱ型呼吸衰竭。

适用对象:Ⅰ型或Ⅱ型呼吸衰竭患者经常规吸氧和药物治疗仍不能纠正时应及早应用。主要用于呼吸频率≤25次/分、能配合呼吸机通气的早期呼吸衰竭患者。

在下列情况下应用受限:不能耐受和合作的患者、有严重认知障碍和焦虑的患者、呼吸急促(频率>25次/分)、呼吸微弱和呼吸道分泌物多的患者。

2）气道插管和人工机械通气:应用指征为心肺复苏时、严重呼吸衰竭经常规治疗不能改善者,尤其是出现明显的呼吸性和代谢性酸中毒并影响到意识状态的患者。

（3）血液净化治疗要点如下。

1）机制:此法不仅可维持水、电解质和酸碱平衡,稳定内环境,还可清除尿毒症毒素(肌酐、尿素、尿酸等)、细胞因子、炎症介质及心脏抑制因子等。治疗中的物质交换可通过血液滤过(超滤)、血液透析、连续血液净化和血液灌流等来完成。

2）适应证:本法对急性心力衰竭有益,但并非常规应用的手段。出现下列情况之一时可以考虑采用。①高容量负荷如肺水肿或严重的外周组织水肿,且对袢利尿药和噻嗪类利尿药抵抗;②低钠血症(血钠<110 mmol/L)且有相应的临床症状,如神志障碍、肌张力减退、腱反射减弱或消失、呕吐及肺水肿等,在上述两种情况应用单纯血液滤过即可;③肾功能进行性减退,血肌酐>500 μmol/L或符合急性血液透析指征的其他情况。

3）不良反应和处理:建立体外循环的血液净化均存在与体外循环相关的不良反应,如生物不相容、出血、凝血、血管通路相关并发症、感染、机器相关并发症等。应避免出现新的内环境紊乱,连续血液净化治疗时应注意热量及蛋白的丢失。

（4）心室机械辅助装置:急性心力衰竭经常规药物治疗无明显改善时,有条件的可应用此种技术。此类装置有体外膜式氧合(ECMO)、心室辅助泵(如可置入式电动左心辅助泵、全人工心脏)。根据急性心力衰竭的不同类型,可选择应用心室辅助装置,在积极纠治基础心脏病的前提下,短期辅助心脏功能可作为心脏移植或心肺移植的过渡。ECMO可以部分或全部代替心肺功能。临床研究表明,短期循环呼吸支持(如应用ECMO)可以明显改善预后。

（魏国庆）

第四节 慢性心肌缺血综合征

慢性心肌缺血综合征主要包括慢性稳定型心绞痛、隐匿型冠心病和缺血性心肌病在内的慢性心肌缺血所致的临床类型。其中最具代表性的是稳定型心绞痛。

一、稳定型心绞痛

心绞痛是因冠状动脉供血不足,心肌发生急剧的、暂时的缺血与缺氧所引起的临床综合征,可伴心功能障碍,但没有心肌坏死。其特点为阵发性的前胸压榨性或窒息样疼痛感觉,主要位于胸骨后,可放射至心前区与左上肢尺侧面,也可放射至右臂和两臂的外侧面或颈与下颌部,持续数分钟,往往经休息或舌下含化硝酸甘油后迅速消失。

(一)分类

Braunwald 根据发作状况和机制将心绞痛分为稳定型心绞痛、不稳定型心绞痛和变异型心绞痛 3 种,而 WHO 根据心绞痛的发作性质进行如下分型。

1.劳力性心绞痛

劳力性心绞痛是由运动或其他心肌需氧量增加情况所诱发的心绞痛,包括 3 种类型。

(1)稳定型劳力性心绞痛,1～3 个月内心绞痛的发作频率、持续时间、诱发胸痛的劳力程度及含服硝酸酯类后症状缓解的时间保持稳定。

(2)初发型劳力性心绞痛,1～2 个月内初发。

(3)恶化型劳力性心绞痛,一段时间内心绞痛的发作频率增加,症状持续时间延长,含服硝酸甘油后症状缓解所需时间延长或需要更多的药物,或诱发症状的活动量降低。

2.自发性心绞痛

与劳力性心绞痛相比,疼痛持续时间一般较长,程度较重,且不易为硝酸甘油所缓解,包括 4 种类型:①卧位型心绞痛;②变异型心绞痛;③中间综合征;④梗死后心绞痛。

3.混合性心绞痛

劳力性和自发性心绞痛同时并存。

一般临床上所指的稳定型心绞痛即指稳定型劳力性心绞痛,常发生于劳力或情绪激动时,持续数分钟,休息或用硝酸酯制剂后消失。本病多见于男性,多数患者在 40 岁以上,劳力、情绪激动、饱餐、受寒、阴雨天气、急性循环衰竭等为常见诱因。本病多为冠状动脉粥样硬化引起,还可由主动脉瓣狭窄或关闭不全、梅毒性主动脉炎、风湿性冠状动脉炎、肥厚型心肌病、先天性冠状动脉畸形、心肌桥等引起。

(二)发病机制

对心脏予以机械性刺激并不引起疼痛,但心肌缺血、缺氧则引起疼痛。当冠状动脉的供血和供氧与心肌的需氧之间发生矛盾,冠状动脉血流量不能满足心肌代谢的需要,引起心肌急剧的、暂时的缺血缺氧时,即产生心绞痛。

心肌耗氧量的多少由心肌张力、心肌收缩力和心率所决定,故常用"心率×收缩压"(即二重乘积)作为估计心肌耗氧的指标。心肌能量的产生要求大量的氧供,心肌细胞摄取血液氧含量的 $65\%\sim75\%$,而身体其他组织则摄取 $10\%\sim25\%$。因此心肌平时对血液中氧的摄取比例已接近于最大,需氧量再增大时,只能依靠增加冠状动脉的血流量来提供。在正常情况下,冠状循环有很大的储备力量,其血流量可随身体的生理情况而有显著的变化:在剧烈体力活动时,冠状动脉适当地扩张,血流量可增加到休息时的 6～7 倍;缺氧时,冠状动脉也扩张,能使血流量增加 4～5 倍;动脉粥样硬化而致冠状动脉狭窄或部分分支闭塞时,其扩张性能减弱、血流量减少,且对心肌的供血量相对比较固定。心肌的血液供应减低但尚能应付心脏平时的需要,休息时可无症状。一旦心脏负荷突然增加,如劳力、激动、左心衰竭等,使心肌张力增加(心腔容积增加、心室舒张末期压力增高)、心肌收缩力增加(收缩压增高、心室压力曲线的最大压力随时间变化率增加)和心率增快等致心肌耗氧量增加时,心肌对血液的需求增加;或当冠状动脉发生痉挛(吸烟过度或神经体液调节障碍,如肾上腺素能神经兴奋、TXA_2 或内皮素增多)或因暂时性血小板聚集、一过性血栓形成等,使冠状动脉血流量进一步减少或突然发生循环血流量减少(如休克、极度心动过速等),冠状动脉血流灌注量突降,心肌血液供求之间矛盾加深,心肌血液供给不足,遂引起心绞痛。严重贫血的患者,在心肌供血量未减少的情况下,仍然可因血液携氧量不足而引起心绞痛。慢性稳定型心绞痛心肌缺血的主要发生机制是在心肌因冠状动脉狭窄而供血固定性减少的情况下发生耗氧量的增加。

在多数情况下,劳力诱发的心绞痛常在同一"心率×收缩压"的水平上发生。产生疼痛感觉的直接因素可能是在缺血缺氧的情况下,心肌内积聚过多的代谢产物如乳酸、丙酮酸、磷酸等酸性物质,或类似激肽的多肽类物质,刺激心脏内自主神经的传入纤维末梢,经 1~5 胸交感神经节和相应的脊髓段传至大脑,产生疼痛感觉。这种痛觉反映在与自主神经进入水平相同脊髓段的脊神经所分布的区域,即胸骨后及两臂的前内侧与小指,尤其是在左侧,而多不在心脏部位。有人认为,在缺血区内富有神经供应的冠状血管的异常牵拉或收缩,可以直接产生疼痛冲动。

(三)病理和病理生理

一般来说,至少一支冠状动脉狭窄程度>70%才会导致心肌缺血。稳定型心绞痛的患者,造影显示有 1、2 或 3 支冠状动脉狭窄>70%的病变者,分别各有 25%左右、5%~10%有左冠状动脉主干狭窄,其余约 15%的患者无显著狭窄,可因微血管功能不全或严重的心肌桥所致的压迫导致心肌缺血。

1.心肌缺血、缺氧时的代谢与心肌改变

(1)对能量产生的影响:缺血引起的心肌代谢异常主要是缺氧的结果。在缺氧状态下,有氧代谢受限,从三磷酸腺苷(ATP)、肌酸磷酸(CP)或无氧糖酵解产生的高能磷酸键减少,导致依赖能源活动的心肌收缩和膜内外离子平衡发生障碍。缺氧时无氧糖酵解增强,除了产生的 ATP 明显减少外,乳酸和丙酮酸不能进入三羧酸循环进行氧化,生成增加,冠状静脉窦乳酸含量增高;而乳酸在短期内骤增,可限制无氧糖酵解的进行,使心肌能源的产生进一步减少,乳酸及其他酸性代谢产物积聚,可导致乳酸性酸中毒,降低心肌收缩力。

(2)心肌细胞离子转运的改变及其对心肌收缩性的影响:正常心肌细胞受激动而除极时,细胞质内释出钙离子,钙离子与原肌凝蛋白上的肌钙蛋白 TnC 结合后,解除了对肌钙蛋白 TnI 的抑制作用,促使肌动蛋白和肌浆球蛋白合成肌动球蛋白,引起心肌收缩,这就是所谓兴奋-收缩耦联作用。当心肌细胞受缺血、缺氧损害时,细胞膜对钠离子的渗透性异常增高,钠离子在细胞内积聚过多;加上酸度(氢离子)的增加,减少钙离子从肌浆网释放,使细胞内钙离子浓度降低并可妨碍钙离子对肌钙蛋白的结合作用,使心肌收缩功能发生障碍,因而心肌缺血后可迅速出现收缩力减退。缺氧也使心肌松弛发生障碍,可能因细胞膜上钠-钙离子交换系统的功能障碍及部分肌浆网钙泵对钙离子的主动摄取减少,室壁变得比较僵硬,左心室顺应性减低,充盈的阻力增加。

(3)心肌电生理的改变:心肌细胞在缺血性损伤时,细胞膜上的钠-钾离子泵功能受影响,钠离子在细胞内积聚而钾离子向细胞外漏出,使细胞膜在静止期处于低极化(或部分除极化)状态,在激动时又不能完全除极,产生所谓损伤电流。在体表心电图(ECG)上表现为 ST 段的偏移。心室壁内的收缩期压力在靠心内膜的内半层最高,而同时由于冠状动脉的分支从心外膜向心内膜深入,心肌血流量在室壁的内层较外层为低。因此,在血流供不应求的情况下,心内膜下层的心肌容易发生急性缺血。受到急性缺血性损伤的心内膜下心肌,其电位在心室肌静止期较外层为高(低极化),而在心肌除极后其电位则较低(除极受阻)。因此,左心室表面所记录的 ECG 出现 ST 段压低。在少数病例,心绞痛发作时急性缺血可累及心外膜下心肌,则 ECG 上可见相反的 ST 段抬高。

2.左心室功能及血流动力学改变

由于粥样硬化狭窄性病变在各个冠状动脉分支的分布并不均匀,因此,心肌的缺血性代谢改变及其所引起的收缩功能障碍也常为区域性的。缺血部位心室壁的收缩功能,尤其在心绞痛发作时,可以明显减弱甚至暂时完全丧失,以致呈现收缩期膨出,正常心肌代偿性收缩增强。如涉及范围较大,可影响整个左心室的排血功能,心室充盈阻力也增加。心室的收缩及舒张障碍都可导致左心室舒张期终末压增高,最后出现肺淤血症状。

以上各种心肌代谢和功能障碍常为暂时性和可逆性的,随着血液供应平衡的恢复,可以减轻或者消失。有时严重的暂时性缺血虽不引起心肌坏死,但可造成心肌顿抑,心功能障碍可持续1周以上,心肌收缩、高能磷酸键储备及超微结构均异常。

(四)临床表现

1.症状

心绞痛以发作性胸痛为主要临床表现,疼痛的特点如下。

(1)部位:主要在胸骨体上段或中段之后,可波及心前区,有手掌大小范围,甚至横贯前胸,界限不很清楚。常放射至左肩、左臂内侧达环指和小指,或至颈、咽或下颌部(图 4-8)。

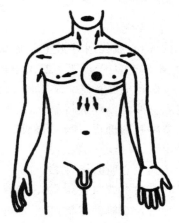

图 4-8 心绞痛发作时的疼痛放射范围

(2)性质:胸痛常为压迫、发闷或紧缩感,也可有烧灼感,但不尖锐,不像针刺或刀扎样痛,偶伴濒死的恐惧感。发作时,患者往往不自觉地停止原来的活动,直至症状缓解。

(3)诱因:发作常由体力劳动或情绪激动(如愤怒、焦急、过度兴奋等)所激发,饱食、寒冷、吸烟、心动过速、休克等亦可诱发。疼痛发生于劳力或激动的当时,而不是在一天劳累之后。典型的稳定型心绞痛常在相似的条件下发生。但有时同样的劳力只有在早晨而不是在下午引起心绞痛,提示与晨间痛阈较低有关。

(4)持续时间和缓解方式:疼痛出现后常逐步加重,然后在 3~5 分钟逐渐消失,一般在停止原来诱发症状的活动后即缓解。舌下含用硝酸甘油也能在几分钟内使之缓解。可数天或数星期发作一次,亦可一天内发作多次。稳定型劳力性心绞痛发作的性质在 $1\sim3$ 个月并无改变,即每天和每周疼痛发作次数大致相同,诱发疼痛的劳力和情绪激动程度相同,每次发作疼痛的性质和部位无改变,疼痛时限相仿($3\sim5$ 分钟),用硝酸甘油后也在相同时间内缓解。根据心绞痛的严重程度及其对体力活动的影响,加拿大心血管学会(CCS)将稳定型心绞痛分为 4 级(表 4-9)。

表 4-9 稳定型心绞痛的加拿大心血管学会(CCS)分级

分级	心绞痛的严重程度及其对体力活动的影响
Ⅰ	一般体力活动如步行或上楼不引起心绞痛,但可发生于费力或长时间用力后。
Ⅱ	体力活动轻度受限。心绞痛发生于快速步行或上楼,或者在寒冷、顶风逆行、情绪激动时。平地行走两个街区($200\sim400$ m),或以常速上相当于 3 楼以上的高度时,能诱发心绞痛。
Ⅲ	日常体力活动明显受限。可发生于平地行走 $1\sim2$ 个街区,或以常速上 3 楼以下。
Ⅳ	任何体力活动或休息时均可出现心绞痛。

2.体征

胸痛发作间隙期体检通常无特殊异常发现,但仔细体检能提供有用的诊断线索,可排除某些引起心绞痛的非冠状动脉疾病如瓣膜病、心肌病等,并确定患者的冠心病危险因素。胸痛发作期间体检,能帮助发现有无因心肌缺血而产生的暂时性左心室功能障碍,心绞痛发作时常见心率增快、血压升高、表情焦虑、皮肤冷或出汗,有时出现第四心音或第三心音奔马律。缺血发作时,可有暂时性心尖部收缩期杂音,由乳头肌缺血、功能失调引起二尖瓣关闭不全所致;可有第二心音逆分裂或出现交替脉;部分患者可出现肺部啰音。

(五)辅助检查

1.心电图

ECG 是发现心肌缺血、诊断心绞痛最常用的检查方法。

(1)静息 ECG 检查:稳定型心绞痛患者静息 ECG 一般是正常的,所以静息 ECG 正常并不能除外严重的冠心病。最常见的 ECG 异常是 ST-T 改变,包括 ST 段压低(水平型或下斜型)、T 波低平或倒置,ST 段改变更具特异性。少数可伴有陈旧性心肌梗死的表现,可有多种传导障碍,最常见的是左束支传导阻滞和左前分支传导阻滞。不过,静息 ECG 上 ST-T 改变在普通人群常见,在 Framingham 心脏研究中,8.5% 的男性和 7.7% 的女性有 ECG 上 ST-T 改变,并且检出率随年龄而增加;在高血压、糖尿病、吸烟者和女性中,ST-T 改变的检出率也增加。其他可造成 ST-T 异常的疾病包括左心室肥大和扩张、电解质异常、神经因素和抗心律失常药物等。然而在冠心病患者中,出现静息 ECG 的 ST-T 异常可能与基础心脏病的严重程度有关,包括病变血管的支数和左心室功能障碍。另外,各种心律失常的出现也增加患冠心病的可能。

(2)心绞痛发作时 ECG 检查:据估计,将近 95% 的病例心绞痛发作时出现明显的、有相当特征的 ECG 改变,主要为暂时性心肌缺血所引起的 ST 段移位。心内膜下心肌容易缺血,故常见 ST 段压低 0.1 mV 以上,有时出现 T 波倒置,症状缓解后 ST-T 改变可恢复正常,动态变化的 ST-T 对诊断心绞痛的参考价值较大。静息 ECG 上 ST 段压低(水平型或下斜型)或 T 波倒置的患者,发作时可变为无压低或直立的所谓"假性正常化",也支持心肌缺血的诊断。T 波改变虽然对反映心肌缺血的特异性不如 ST 段,但如与平时 ECG 比较有动态变化,也有助于诊断。

(3)ECG 负荷试验:ECG 负荷试验是对疑有冠心病的患者给心脏增加负荷(运动或药物)而

激发心肌缺血的 ECG 检查。EGG 负荷试验的指征为临床上怀疑冠心病,对有冠心病危险因素患者的筛选,冠状动脉搭桥及心脏介入治疗前后的评价,陈旧性心肌梗死患者对非梗死部位心肌缺血的监测。禁忌证包括急性心肌梗死,急性心肌炎、心包炎,严重高血压,心功能不全,严重主动脉瓣狭窄,肥厚型梗阻性心肌病,静息状态下有严重心律失常,主动脉夹层。静息状态下 ECG 即有明显 ST 段改变的患者如完全性左束支或右束支传导阻滞,或心肌肥厚继发 ST 段压低等也不适合行 ECG 负荷试验。负荷试验终止的指标为 ST-T 降低或抬高≥0.2 mV、心绞痛发作、收缩压>29.3 kPa(220 mmHg)、血压较负荷前下降、室性心律失常(多源性、连续 3 个室早和持续性室速)。

(4)动态 ECG:连续记录 24 小时或 24 小时以上的 ECG,可从中发现 ST-T 改变和各种心律失常,可将出现 ECG 改变的时间与患者的活动和症状相对照。ECG 上显示缺血性 ST-T 改变而当时并无心绞痛症状者,称为无痛性心肌缺血。

2.超声心动图

超声心动图可以观察心室腔的大小、心室壁的厚度及心肌舒缩状态。另外,还可以观察到陈旧性心肌梗死时梗死区域的运动消失及室壁瘤形成。稳定型心绞痛患者的静息超声心动图大部分无异常表现,与静息 ECG 一样。负荷超声心动图可以帮助识别心肌缺血的范围和程度,包括药物负荷(多巴酚丁胺常用)、运动负荷、心房调搏负荷及冷加压负荷。

3.放射性核素检查

(1)静息和负荷心肌灌注显像:心肌灌注显像常用 ^{201}Tl 或 ^{99m}Tc-MIBI 静脉注射使正常心肌显影而缺血区不显影的"冷点"显像法,结合运动或药物(双嘧达莫、腺苷或多巴酚丁胺)负荷试验,可查出静息时心肌无明显缺血的患者。

(2)放射性核素心腔造影:用放射性核素标记红细胞或清蛋白行心室血池显影有助于了解室壁运动,可测定 LVEF 及显示室壁局部运动障碍。

4.磁共振成像

可同时获得心脏解剖、心肌灌注与代谢、心室功能及冠状动脉成像的信息。

5.心脏 X 线检查

可无异常发现或见主动脉增宽、心影增大、肺淤血等。

6.CT 检查

电子束 CT(EBCT)可用于检测冠状动脉的钙化、预测冠状动脉狭窄的存在。近年发展迅速的多排螺旋 CT 冠状动脉造影能建立冠状动脉三维成像以显示其主要分支,并可用于显示管壁上的斑块。随硬件设备和软件的进步,诊断的准确性得到很大的提高,已被广泛地用于无创性地诊断冠状动脉病变。

7.左心导管检查

主要包括冠状动脉造影术和左心室造影术,是有创性检查方法。选择性冠状动脉造影术目前仍是诊断冠状动脉病变并指导治疗方案选择尤其是血运重建术方案的最常用方法,常采用穿刺股动脉或桡动脉的方法,选择性地将导管送入左、右冠状动脉口,注射造影剂使冠状动脉主支及其分支显影,可以准确地反映冠状动脉狭窄的程度和部位。而左心室造影术是将导管送入左心室,用高压注射器将 30~40 mL 造影剂以 12~15 mL/s 的速度注入左心室,以评价左心室整体功能及局部室壁运动状况。

8.其他的有创性检查技术

由于冠状动脉造影只是通过造影剂充填的管腔轮廓反映冠状动脉病变,因此在定性和定量判断管壁上的病变方面存在局限性。而 IVUS 成像是将微型超声探头送入冠状动脉显示血管的横断面,可同时了解管腔的狭窄程度和管壁上的病变情况,根据病变的回声特性了解病变性质。血管内多普勒血流速度测定技术能测定冠状动脉血流速度及血流储备,评价微循环功能。冠状动脉内压力测定技术得到的血流储备分数可评价狭窄病变导致的机械性梗阻程度。上述有创的技术对冠状动脉病变的形态和冠脉循环的功能评价能提供更多有价值的信息。

(六)诊断和鉴别诊断

根据典型的发作特点和体征,休息或含用硝酸甘油后缓解,结合年龄和存在的冠心病危险因素,除外其他疾病所致的心绞痛,即可建立诊断。发作不典型者,诊断要依靠观察硝酸甘油的疗效和发作时 ECG 的变化。未记录到症状发作时 ECG 者,可行 ECG 负荷试验或动态 ECG 监测,如负荷试验出现 ECG 阳性变化或诱发心绞痛时亦有助于诊断。诊断困难者,可行放射性核素检查、冠状动脉 CTA 或选择性冠状动脉造影检查。考虑介入治疗或外科手术者,必须行选择性冠状动脉造影。胸痛患者需考虑多种疾病(表 4-10)。稳定型心绞痛尤其需要与以下疾病进行鉴别。

表 4-10　需与稳定型心绞痛相鉴别的疾病

心源性胸痛	肺部疾病	消化道疾病	神经肌肉疾病	精神性疾病
主动脉夹层	胸膜炎	胃-食管反流	肋间神经痛	焦虑性疾病
心包炎	肺栓塞	食管痉挛	肋骨肋软骨病	情感性疾病(如抑郁症)
心肌病	肺炎	食管失弛缓综合征	带状疱疹	躯体性精神病
重度主动脉瓣狭窄	纵隔肿瘤	食管裂孔疝		思维型精神病
心脏神经症	气胸	消化性溃疡		
心肌梗死		胰腺炎		
		胆囊炎		
		胆囊结石		

1.心脏神经症

本病患者常诉胸痛,但为短暂(几秒钟)的刺痛或持久(几小时)的隐痛,患者常喜欢不时地吸一大口气或做叹息性呼吸。胸痛部位多在左胸乳房下心尖部附近,或经常变动。症状多在疲劳之后出现,而不在疲劳的当时,做轻度体力活动反觉舒适,有时可耐受较重的体力活动而不发生胸痛或胸闷。含用硝酸甘油无效或在 10 多分钟后才"见效",常伴有心悸、疲乏及其他神经衰弱的症状。

2.不稳定型心绞痛和急性心肌梗死

与稳定型劳力性心绞痛不同,不稳定型心绞痛包括初发型心绞痛、恶化型心绞痛及静息型心绞痛,仔细询问病史有助鉴别。急性心肌梗死临床表现更严重,有心肌坏死的证据。

3.其他疾病引起的心绞痛

其他疾病包括主动脉瓣严重狭窄或关闭不全、冠状动脉炎引起的冠状动脉口狭窄或闭塞、肥厚型心肌病、X 综合征等疾病均可引起心绞痛,要根据其他临床表现来鉴别。其中 X 综合征多见于女性,ECG 负荷试验常阳性,但冠状动脉造影阴性且无冠状动脉痉挛,预后良好,与微血管功能不全有关。

4.肋间神经痛

疼痛常累及 1～2 个肋间,但并不一定局限在胸前,为刺痛或灼痛,多为持续性而非发作性,咳嗽、用力呼吸和身体转动可使疼痛加剧,沿神经行经处有压痛,手臂上举活动时局部有牵拉疼痛,故与心绞痛不同。

5.不典型疼痛

还需与包括胃食管反流、食管动力障碍、食管裂孔疝等食管疾病及消化性溃疡、颈椎病等鉴别。

(七)治疗

有两个主要目的:一是预防心肌梗死和猝死,改善预后,延长患者的生存期;二是减少缺血发作和缓解症状,提高生活质量。

1.一般治疗

发作时立刻休息,一般在停止活动后症状即可消除;平时应尽量避免各种已知的诱发因素,如过度的体力活动、情绪激动、饱餐等,冬天注意保暖;调节饮食,一次进食不宜过饱,避免油腻饮食,戒烟限酒,调整日常生活与工作量;减轻精神负担;保持适当的体力活动,以不发生疼痛症状为度;治疗高血压、糖尿病、贫血、甲状腺功能亢进等相关疾病。

2.药物治疗

药物治疗首先考虑预防心肌梗死和死亡,其次是减少缺血、缓解症状及改善生活质量。

(1)抗心绞痛和抗缺血治疗。

1)硝酸酯类药物。能降低心肌需氧,同时增加心肌供氧,从而缓解心绞痛。除扩张冠状动脉、降低阻力、增加冠状循环的血流量外,还通过对周围容量血管的扩张作用,减少静脉回流心脏的血量,降低心室容量、心腔内压和心室壁张力,降低心脏前负荷;对动脉系统有轻度扩张作用,减低心脏后负荷和心脏的需氧。①硝酸甘油:为即刻缓解心绞痛发作,可使用作用较快的硝酸甘油舌下含片,1～2 片(0.5～1.0 mg),舌下含化,迅速被唾液所溶解而吸收,1～2 分钟即开始起作用,约半小时后作用消失。延迟见效或完全无效者,首先要考虑药物是否过期或未溶解,如属后者可嘱患者轻轻嚼碎后继续含化。服用戊四硝酯片剂,持续而缓慢释放,口服半小时后起作用,持续可达 4～8 小时,每次 2.5 mg。用 2% 硝酸甘油油膏或橡皮膏贴片涂或贴在胸前或上臂皮肤而缓慢吸收,适用于预防夜间心绞痛发作。②硝酸异山梨酯(消心痛):口服3 次/天,每次 5～20 mg,服后半小时起作用,持续 3～5 小时,缓释制剂药效可维持 12 小时,可用 20 mg,2 次/天。本药舌下含化后 2～5 分钟见效,作用维持 2～3 小时,每次可用 5～10 mg。③5-单硝酸异山梨酯:多为长效制剂,每天 20～50 mg,1～2 次。硝酸酯药物长期应用的主要问题是耐药性,其机制尚未明确,可能与巯基利用度下降、RAAS 激活等有关。防止发生耐药的最有效方法是每天保持足够长(8～10 小时)的无药期。硝酸酯药物的不良反应有头晕、头胀痛、头部跳动感、面红、心悸等,偶有血压下降。

2)β受体阻滞剂。机制是阻断拟交感胺类对心率和心收缩力的刺激作用,减慢心率、降低血压、减低心肌收缩力和氧耗量,从而缓解心绞痛的发作。此外,还减少运动时血流动力的反应,使同一运动量水平上心肌氧耗量减少;使不缺血的心肌区小动脉(阻力血管)缩小,从而使更多的血液通过极度扩张的侧支循环(输送血管)流入缺血区。不良反应有心室射血时间延长和心脏容积增加,这虽然可能使心肌缺血加重或引起心肌收缩力降低,但其使心肌耗氧量减少的作用远超过其不良反应。常用的制剂是美托洛尔 25～100 mg,2～3 次/天,其缓释制剂每天仅需口服 1 次;阿替洛尔 12.5～50 mg,1～2 次/天;比索洛尔 5～10 mg,1 次/天。本药常与硝酸酯制剂联合应用,比单独应用效果好。但要注意:①本药与硝酸酯制剂有协同作用,因而剂量应偏小,开始剂量尤其要注意减少,以免引起直立性低血压等不良反应;②停用本药时应逐步减量,如突然停用有诱发心肌梗死的可能;③支气管哮喘及心动过缓、高度房室传导阻滞者不用为宜;④我国多数患者对本药比较敏感,可能难以耐受大剂量。

3)钙通道阻滞剂(CCB)。本类药物抑制钙离子进入心肌内,也抑制心肌细胞兴奋-收缩耦联中钙离子的作用。因而抑制心肌收缩,减少心肌氧耗;扩张冠状动脉,解除冠状动脉痉挛,改善心内膜下心肌的供血;扩张周围血管,降低动脉压,减轻心脏负荷;还降低血液黏度,抗血小板聚集,改善心肌的微循环。常用制剂包括以下几种。①二氢吡啶类:硝苯地平 10～20 mg,3 次/天,亦可舌下含用,其缓释制剂 20～40 mg,1～2 次/天。非洛地平、氨氯地平为新一代具有血管选择性的二氢吡啶类。同类制剂有尼群地平、尼索地平、尼卡地平、尼鲁地平、伊拉地平等。②维拉帕米:40～80 mg,3 次/天,或缓释剂 120～480 mg/d,同类制剂有噻帕米等。③地尔硫草:30～90 mg,3 次/天,其缓释制剂 45～90 mg,1～2 次/天。对于需要长期用药的患者,目前推荐使用控释、缓释或长效剂型。低血压、心功能减退和心力衰竭加重可以发生在长期使用该药期间。该药的不良反应包括周围性水肿和便秘,还有头痛、面色潮红、嗜睡、心动过缓或过速和房室传导阻滞等。CCB 对于减轻心绞痛大体上与 β 受体阻滞剂效果相当。本类药可与硝酸酯联合使用,其中硝苯地平尚可与 β 受体阻滞剂同服,但维拉帕米和地尔硫草与 β 受体阻滞剂合用时则有过度抑制心脏的危险。变异型心绞痛首选 CCB 治疗。

4)代谢类药物。曲美他嗪通过抑制脂肪酸氧化、增加葡萄糖代谢而增加缺氧状态下高能磷酸键的合成,治疗心肌缺血,无血流动力学影响,可与其他药物合用。可作为传统治疗不能耐受或控制不佳时的补充或替代治疗。口服 40～60 mg/d,每次 20 mg,2～3 次/天。

5)窦房结抑制剂——伊伐布雷定。该药是目前唯一的高选择 If 离子通道抑制剂,通过阻断窦房结起搏电流 If 通道、降低心率,发挥抗心绞痛的作用,对房室传导功能无影响。该药适用于对 β 受体阻滞剂和 CCB 不能耐受、无效或禁忌又需要控制心率的患者。

(2)预防心肌梗死和死亡的药物治疗。

1)抗血小板治疗。稳定型心绞痛患者至少需要服用一种抗血小板药物。常用药物如下。①阿司匹林:通过抑制血小板环氧化酶和 TXA_2,抑制血小板在动脉粥样硬化斑块上的聚集,防止血栓形成,同时也通过抑制 TXA_2 导致的血管痉挛,能使稳定型心绞痛的心血管事件的危险性平均降低 33%。在所有急性或慢性缺血性心脏病的患者,无论是否有症状,只要没有禁忌证,就应每天常规应用阿司匹林 75～300 mg。不良反应主要是胃肠道症状并与剂量有关,使用肠溶剂或缓释剂、抗酸剂可以减少对胃的不良作用。禁忌证包括过敏、严重未经治疗的高血压、活动性消化性溃疡、局部出血和出血体质。②氯吡格雷和噻氯匹定:通过二磷酸腺苷(ADP)受体抑制血小板内 Ca^{2+} 活性,并抑制血小板之间纤维蛋白原桥的形成。氯吡格雷的剂量为 75 mg,每天1 次;噻氯匹定为 250 mg,1～2 次/天,由于后者胃肠道不适和过敏发生率高,也可以引起白细胞、中性粒细胞(2.4%)和血小板减少,因此要定期做血常规检查,目前已较少使用。前者粒细胞减少的不良反应小并且起效更快,一般不能耐受阿司匹林者可口服氯吡格雷。③其他的抗血小板制剂:西洛他唑是磷酸二酯酶抑制剂,50～100 mg,2 次/天。

2)降脂药物。降脂(或称调脂)药物在治疗冠状动脉粥样硬化中起重要作用,胆固醇的降低与冠心病病死率和总病死率降低有明显关系。他汀类药物可以进一步改善内皮细胞的功能,抑制炎症、稳定斑块,使部分动脉粥样硬化斑块消退,显著延缓病变进展。慢性稳定型心绞痛患者即使只是出现轻到中度 LDL-C 升高也建议采用他汀类治疗,建议目标是将 LDL-C 水平降到<1 g/L。

3)血管紧张素转换酶抑制剂(ACEI)。ACEI 并非控制心绞痛的药物,但可降低缺血性事件的发生。ACEI 能逆转左心室肥厚及血管增厚,延缓动脉粥样硬化进展,能减少斑块破裂和血栓形成,另外有利于心肌氧供/氧耗平衡和心脏血流动力学,并降低交感神经活性。可应用于已知冠心病患者的二级预防,尤其是合并有糖尿病者。对收缩压<12.0 kPa(90 mmHg)、肾衰竭、双侧肾动脉狭窄和过敏者禁用。不良反应主要包括干咳、低血压和罕见的血管性水肿。常用药物包括培哚普利 4~8 mg,1 次/天,福辛普利 10~20 mg,1 次/天,贝那普利 10~20 mg,1 次/天,雷米普利 5~10 mg,1 次/天,赖诺普利 10~20 mg,1 次/天,依那普利 5~10 mg,2 次/天,卡托普利 12.5~25.0 mg,3 次/天。

(3)中医中药治疗:以"活血化瘀"法(常用丹参、红花、川芎、蒲黄、郁金、丹参滴丸或脑心通等)、"芳香温通"法(常用苏合香丸、苏冰滴丸、宽胸丸、保心丸、麝香保心丸等)和"祛痰通络"法(通心络等)最为常用。

3.经皮冠状动脉介入术(PCI)

PCI 已成为冠心病治疗的重要手段,介入治疗的手术数量已超过外科旁路手术,与内科药物保守疗法相比,PCI 能使患者的生活质量明显提高(活动耐量增加),但是总体的心肌梗死发生和病死率无显著差异。随着新技术的出现,尤其是新型支架及新型抗血小板药物的应用,PCI 不仅可以改善生活质量,而且对存在大面积心肌缺血的高危患者可明显降低其心肌梗死的发生率和病死率。PCI 的适应证也从早期的简单单支病变扩展为更复杂的病变,如多支血管病变、慢性完全闭塞病变及左主干病变等。

4.冠状动脉旁路手术(CABG)

使用患者自身的大隐静脉或游离内乳动脉或桡动脉作为旁路移植材料,一端吻合在主动脉,另一端吻合在有病变的冠状动脉段的远端;引主动脉的血流以改善该病变冠状动脉所供肌的血流供应。CABG 术在冠心病发病率高的国家已成为最普通的择期性心脏外科手术,对缓解心绞痛和改善患者的生存有较好效果。最近的微创冠状动脉旁路手术采用心脏不停跳的方式进行冠状动脉旁路手术,并发症少、患者恢复快。

手术适应证:①冠状动脉多支血管病变,尤其是合并糖尿病的患者;②冠状动脉左主干病变;③不适合行介入治疗的患者;④心肌梗死后合并室壁瘤,需要进行室壁瘤切除的患者;⑤闭塞段的远段管腔通畅,血管供应区有存活心肌。

5.运动锻炼疗法

谨慎安排强度适宜的运动锻炼,有助于促进侧支循环的发展,提高体力活动的耐受量而改善症状。

(八)预后

心绞痛患者大多数能生存很多年,但有发生急性心肌梗死或猝死的危险。有室性心律失常或传导阻滞者预后较差,但决定预后的主要因素为冠状动脉病变范围和心功能。左冠状动脉主干病变最为严重,左主干狭窄患者第一年的生存率为 70%,三支血管病变及心功能减退患者的生存率与左主干狭窄相同,左前降支近段病变较其他两支的病变严重。患者应积极治疗和预防,二级预防的主要措施可总结为所谓的 ABCDE 方案:A 代表阿司匹林和 ACEI;B 代表 β 受体阻滞剂和控制血压;C 代表控制胆固醇和吸烟;D 代表控制饮食和糖尿病;E 代表健康教育和运动。

二、隐匿型冠心病

隐匿型冠心病是无临床症状,但有心肌缺血客观证据(心电活动、心肌血流灌注及心肌代谢等异常)的冠心病,亦称无症状性冠心病。其心肌缺血的 ECG 表现可见于静息时,或在负荷状态下才出现,常为动态 ECG 记录所发现,又称为无症状性心肌缺血。这些患者经过冠状动脉造影或尸检,几乎均证实冠状动脉有明显狭窄病变。

(一)临床表现

隐匿型冠心病有 3 种临床类型:①患者有因冠状动脉狭窄引起心肌缺血的客观证据,但从无心肌缺血的症状。②患者曾患心肌梗死,现有心肌缺血但无心绞痛症状。③患者有心肌缺血发作,但有些有症状,有些则无症状,此类患者临床最多见。

心肌缺血而无症状的发生机制尚不清楚,可能与下列因素有关:①生理情况下,血浆或脑脊液中内源性阿片类物质(内啡肽)水平的变化,可能导致痛阈的改变;②心肌缺血较轻或有较好的侧支循环;③糖尿病性神经病变、冠状动脉旁路移植术后、心肌梗死后感觉传入径路中断所引起的损伤及患者的精神状态等,均可导致痛阈的改变。隐匿型冠心病患者可转为各种有症状的冠心病临床类型,包括心绞痛或心肌梗死,亦可能逐渐演变为缺血性心肌病,个别患者发生猝死。及时发现这类患者,可为他们提供及早治疗的机会。

(二)诊断和鉴别诊断

诊断主要根据静息、动态或负荷试验的 ECG 检查、放射性核素心肌显像,发现患者有心肌缺血的改变,而无其他原因解释,又伴有动脉粥样硬化的危险因素。能确定冠状动脉存在病变的影像学检查(包括多排螺旋 CT 造影、有创性冠状动脉造影或 IVUS 检查),有重要诊断价值。

鉴别诊断要考虑能引起 ST 段和 T 波改变的其他疾病,如各种器质性心脏病,尤其是心肌炎、心肌病、心包病,电解质失调,内分泌病和药物作用等情况,都可引起 ECG 的 ST 段和 T 波改变,诊断时要注意摒除。但根据这些疾病和情况的临床特点,不难作出鉴别。心脏神经症患者可因肾上腺素能 β 受体兴奋性增高而在 ECG 上出现 ST 段和 T 波变化,应予鉴别。

(三)防治

采用防治动脉粥样硬化的各种措施,硝酸酯类、β 受体阻滞剂和 CCB 可减少或消除无症状性心肌缺血的发作,联合用药效果更好。药物治疗后仍持续有心肌缺血发作者,应行冠状动脉造影以明确病变的严重程度,并考虑进行血运重建手术治疗。

(四)预后

与冠状动脉病变的范围、程度相关,而与有无症状无关。总缺血负荷,即有症状与无症状缺血之和,可作为预测冠心病患者预后的指标。

三、缺血性心肌病

缺血性心肌病为冠状动脉粥样硬化病变使心肌缺血、缺氧而导致心肌细胞减少、坏死、心肌纤维化、心肌瘢痕形成的疾病。其临床特点是心脏变得僵硬、逐渐扩大,发生心律失常和心力衰竭,因此也被称为心律失常和心力衰竭型冠心病或心肌硬化型冠心病。

(一)病理解剖和病理生理

缺血性心肌病主要由冠状动脉粥样硬化性狭窄、闭塞、痉挛和毛细血管网的病变所引起。心肌细胞的减少和坏死可以是心肌梗死的直接后果,也可因长期慢性心肌缺血累积而造成。心肌细胞坏死,残存的心肌细胞肥大、纤维化或瘢痕形成及心肌间质胶原沉积增加等均可发生,可导致室壁张力增加及室壁硬度异常、心脏扩大及心力衰竭等。病变主要累及左心室肌和乳头肌,也累及起搏和传导系统。心室壁上既可以有块状的成片坏死区,也可以有非连续性多发的灶性心肌损害。

(二)临床表现

1.心脏增大

患者有心绞痛或心肌梗死的病史,常伴有高血压。心脏逐渐增大,以左心室增大为主,可先肥厚,以后扩大,后期则两侧心脏均扩大。部分患者可无明显的心绞痛或心肌梗死病史,由隐匿型冠心病发展而来。

2.心力衰竭

心力衰竭的表现多逐渐发生,大多先出现左心衰竭。在心肌肥厚阶段,心脏顺应性降低,引起舒张功能不全。随着病情的发展,收缩功能也衰竭,然后右心也发生衰竭,出现相应的症状和体征。

3.心律失常

可出现各种心律失常,这些心律失常一旦出现常持续存在,其中以期前收缩(室性或房性)、房颤、病态窦房结综合征、房室传导阻滞和束支传导阻滞为多见,阵发性心动过速亦时有发现。有些患者在心脏还未明显增大前已发生心律失常。

(三)诊断和鉴别诊断

诊断主要依靠冠状动脉粥样硬化的证据,并且除外可引起心脏扩大、心力衰竭和心律失常的其他器质性心脏病。ECG检查除可见心律失常外,还可见到冠状动脉供血不足的变化,包括ST段压低、T波平坦或倒置、Q-T间期延长、QRS波电压低等;放射性核素检查见心肌缺血;超声心动图可显示室壁的异常运动。如以往有心绞痛或心肌梗死病史,有助于诊断。冠状动脉造影可确立诊断。

鉴别诊断要考虑与心肌病(特别是特发性扩张型心肌病、克山病等)、心肌炎、高血压性心脏病、内分泌病性心脏病等鉴别。

(四)防治

早期的内科防治甚为重要,有助于推迟充血性心力衰竭的发生发展。积极控制冠心病危险因素,治疗各种形式的心肌缺血,对缺血区域有存活心肌者,血运重建术可显著改善心肌功能。治疗心力衰竭以应用利尿剂和ACEI(或ARB)为主。β受体阻滞剂长期应用可改善心功能、降低病死率。能阻滞β_1、β_2和α_1受体的新一代β受体阻滞剂卡维地洛$12.5 \sim 100$ mg/d,效果较好。正性肌力药可作为辅助治疗,但强心宜选用作用和排泄快速的制剂,如毒毛花苷K、毛花苷C、地高辛等。曲美他嗪可改善缺血,解除残留的心绞痛症状并减少对其他辅助治疗的需要。对既往有血栓栓塞史、心脏明显扩大、房颤或超声心动图证实有附壁血栓者应给予抗凝治疗。心律失常中的病态窦房结综合征和房室传导阻滞出现阿-斯综合征发作者,宜及早安置永久性人工心脏起搏器;有房颤的患者,如考虑转复窦性心律,应警惕同时存在病态窦房结综合征的可能,避免转复窦性心律后心率极为缓慢,反而对患者不利。晚期患者常是心脏移植手术的主要对象。近年来,新的治疗技术如自体骨髓干细胞移植、血管内皮生长因子(VEGF)基因治疗已试用于临床,为缺血性心肌病治疗带来了新的希望。

（五）预后

本病预后不佳，5 年病死率为 $50\%\sim84\%$。心脏显著扩大特别是进行性心脏增大、严重心律失常和射血分数明显降低，为预后不佳的预测因素。死亡原因主要是进行性充血性心力衰竭、心肌梗死和严重心律失常。

（魏国庆）

第五节 急性冠状动脉综合征

急性冠状动脉综合征（ACS）指心血管疾病中急性发病的临床类型，包括 ST 段抬高型心肌梗死（STEMI）、非 ST 段抬高型心肌梗死（NSTEMI）和不稳定型心绞痛（UA）。近年又将前者称为 ST 段抬高型 ACS，约占 1/4（包括小部分变异型心绞痛），后两者合称为非 ST 段抬高型 ACS，约占 3/4。它们主要涵盖了以往分类中的 Q 波型急性心肌梗死（AMI）、非 Q 波型 AMI 和不稳定型心绞痛。

一、不稳定型心绞痛和非 ST 段抬高型心肌梗死

UA 指介于稳定型心绞痛和急性心肌梗死之间的临床状态，包括了除稳定型劳力性心绞痛以外的初发型、恶化型劳力性心绞痛和各型自发性心绞痛。它是在粥样硬化病变的基础上，发生了冠状动脉内膜下出血、斑块破裂、破损处血小板与纤维蛋白凝集形成血栓、冠状动脉痉挛及远端小血管栓塞引起的急性或亚急性心肌供氧减少所致。它是 ACS 中的常见类型。若 UA 伴有血清心肌坏死标志物明显升高，此时可确立 NSTEMI 的诊断。

（一）发病机制

ACS 有着共同的病理生理学基础，即在冠状动脉粥样硬化的基础上，粥样斑块松动、裂纹或破裂，使斑块内高度致血栓形成的物质暴露于血流中，引起血小板在受损表面黏附、活化、聚集，形成血栓，导致病变血管完全性或非完全性闭塞。冠状动脉病变的严重程度主要取决于斑块的稳定性，与斑块的大小无直接关系。不稳定斑块具有如下特征：脂质核较大，纤维帽较薄，含大量的巨噬细胞和 T 淋巴细胞，血管平滑肌细胞含量较少。UA/NSTEMI 的特征是心肌供氧和需氧之间平衡失调，目前发现其最常见病因是心肌血流灌注减少，这是由于粥样硬化斑块破裂发生的非阻塞性血栓导致冠状动脉狭窄所致。血小板聚集和破裂斑块碎片导致的微血管栓塞，使得许多患者的心肌标志物释放。其他原因包括动力性阻塞（冠状动脉痉挛或收缩）、进行性机械性阻塞、炎症和（或）感染、继发性 UA 即心肌氧耗增加或氧输送障碍的情况（包括贫血、感染、甲状腺功能亢进、心律失常、血液高黏滞状态或低血压等），实际上这 5 种病因相互关联。

（二）病理解剖

冠状动脉病变或粥样硬化斑块的慢性进展，即使可导致冠状动脉严重狭窄甚至完全闭塞，由于侧支循环的逐渐形成，通常不一定产生心肌梗死。若冠状动脉管腔未完全闭塞，仍有血供，临床上表现为 NSTEMI 即非 Q 波型心肌梗死或 UA，心电图仅出现 ST 段持续压低或 T 波倒置。如果冠状动脉闭塞时间短，累计心肌缺血<20 分钟，组织学上无心肌坏死，也无心肌酶或其他标志物的释出，心电图呈一过性心肌缺血改变，临床上就表现为 UA；如果冠状动脉严重阻塞时间

较长,累计心肌缺血>20分钟,组织学上有心肌坏死,血清心肌坏死标志物也会异常升高,心电图上呈持续性心肌缺血改变而无 ST 段抬高和病理性Q波出现,临床上即可诊断为 NSTEMI 或非 Q 波型心肌梗死。NSTEMI 虽然心肌坏死面积不大,但心肌缺血范围往往不小,临床上依然很高危;这可以是冠状动脉血栓性闭塞已有早期再通,或痉挛性闭塞反复发作,或严重狭窄的基础上急性闭塞后已有充分的侧支循环建立的结果。NSTEMI 时的冠状动脉内附壁血栓多为白血栓;也可能是由斑块成分或血小板血栓向远端栓塞所致。

(三)临床表现

(1)静息时或夜间发生心绞痛常持续 20 分钟以上。

(2)新近发生的心绞痛(病程在 2 个月内)且程度严重。

(3)近期心绞痛逐渐加重(包括发作的频度、持续时间、严重程度和疼痛放射到新的部位)。发作时可有出汗、皮肤苍白湿冷、恶心、呕吐、心动过速、呼吸困难、出现第三心音或第四心音等表现。而原来可以缓解心绞痛的措施此时变得无效或不完全有效。UA 患者中约 20% 发生 NSTEMI,需通过肌钙蛋白和心肌酶检查来判定。UA 和 NSTEMI 患者中很少有严重的左心室功能不全所致的低血压(心源性休克)发生。

(四)危险分层

由于不同的发病机制造成不同类型 ACS 的近、远期预后有较大的差别,因此正确识别 ACS 的高危人群并给予及时和有效的治疗可明显改善其预后具有重要的临床意义。对于 ACS 的危险性评估遵循以下原则:首先是明确诊断,然后进行临床分类和危险分层,最终确定治疗方案。

1.高危非 ST 段抬高型 ACS 患者的评判标准

美国心脏病学会/美国心脏病协会(ACC/AHA)将具有以下临床或心电图情况中的 1 条作为高危非 ST 段抬高型 ACS 患者的评判标准。

(1)缺血症状在 48 小时内恶化。

(2)长时间进行性静息性胸痛(>20 分钟)。

(3)低血压,新出现杂音或杂音突然变化、心力衰竭,心动过缓或心动过速,年龄>75 岁。

(4)心电图改变:静息性心绞痛伴一过性 ST 段改变(>0.05 mV),新出现的束支传导阻滞,持续性室性心动过速。

(5)心肌标志物(TnI、TnT)明显增高(>0.1 μg/L)。

2.中度危险性 ACS 患者的评判标准

中度危险为无高度危险特征但具备下列中的 1 条。

(1)既往心肌梗死、周围或脑血管疾病,或冠状动脉搭桥,既往使用阿司匹林。

(2)长时间(>20 分钟)静息性胸痛已缓解,或过去 2 周内新发 CCS 分级Ⅲ级或Ⅳ级心绞痛,但无长时间(>20 分钟)静息性胸痛,并有高度或中度冠状动脉疾病可能;夜间心绞痛。

(3)年龄>70 岁。

(4)心电图改变:T 波倒置>0.2 mV,病理性 Q 波或多个导联静息 ST 段压低<0.1 mV。

(5)TnI 或 TnT 轻度升高(即<0.1 μg/L,但>0.01 μg/L)。

3.低度危险性 ACS 患者的评判标准

低度危险性为无上述高度、中度危险特征,但有下列特征。

(1)心绞痛的频率、程度和持续时间延长,诱发胸痛阈值降低,2 周至 2 个月内新发心绞痛。

(2)胸痛期间心电图正常或无变化。

（3）心脏标志物正常。近年来，在结合上述指标的基础上，将更为敏感和特异的心肌生化标志物用于危险分层，其中最具代表性的是心肌特异性肌钙蛋白、C-反应蛋白、高敏 C-反应蛋白（HsCRP）、脑钠肽（BNP）和纤维蛋白原。

（五）实验室检查和辅助检查

1.心电图检查

应在症状出现 10 分钟内进行。UA 发作时心电图有一过性 ST 段偏移和（或）波倒置；如心电图变化持续 12 小时以上，则提示发生 NSTEMI。NSTEMI 时不出现病理性 Q 波，但有持续性 ST 段压低≥0.1 mV（aVR 导联有时还有 V_1 导联则 ST 段抬高），或伴对称性 T 波倒置，相应导联的 R 波电压进行性降低，ST 段和 T 波的这种改变常持续存在。

2.心脏标志物检查

UA 时，心脏标志物一般无异常增高；NSTEMI 时，血 CK-MB 或肌钙蛋白常有明显升高。TnT 或 TnI 及 C-反应蛋白升高是协助诊断和提示预后较差的指标。

3.其他

需施行各种介入性治疗时，可先行选择性冠状动脉造影，必要时行血管内超声或血管镜检查，明确病变情况。

（六）诊断

对年龄＞30 岁的男性和＞40 岁的女性（糖尿病患者更年轻）主诉符合上述临床表现的心绞痛时应考虑 ACS，但须先与其他原因引起的疼痛相鉴别。随即进行一系列的心电图和心脏标志物的检测，以判别为 UA、NSTEMI 抑或是 STEMI。

（七）鉴别诊断

1.急性心包炎

尤其是急性非特异性心包炎，可有较剧烈而持久的心前区疼痛，心电图有 ST 段和 T 波变化。但心包炎患者在疼痛的同时或以前已有发热和血白细胞计数增高，疼痛常于深呼吸和咳嗽时加重，坐位前倾时减轻。体检可发现心包摩擦音。

2.急性肺动脉栓塞

肺动脉大块栓塞常可引起胸痛、咯血、气急和休克，但有右心负荷急剧增加的表现，如发绀、肺动脉瓣区第二心音亢进、三尖瓣区出现收缩期杂音、颈静脉充盈、肝大、下肢水肿等。发热和白细胞增多出现也较早，多在 24 小时内。心电图示电轴右偏，I 导联出现 S 波或原有的 S 波加深，Ⅲ 导联出现 Q 波和 T 波倒置，aVR 导联出现高 R 波，胸导联过渡区向左移，右胸导联 T 波倒置等。血乳酸脱氢酶总值增高，但其同工酶和肌酸磷酸激酶不增高，D-二聚体可升高，其敏感性高但特异性差。肺部 X 线检查、放射性核素肺通气-灌注扫描、CT 和必要时选择性肺动脉造影有助于诊断。

3.急腹症

急性胰腺炎、消化性溃疡穿孔、急性胆囊炎、胆石症等，患者可有上腹部疼痛及休克，可能与 ACS 患者疼痛波及上腹部者混淆。但仔细询问病史和体格检查不难作出鉴别。心电图检查和血清肌钙蛋白、心肌酶等测定有助于明确诊断。

4.主动脉夹层分离

以剧烈胸痛起病，颇似 ACS。但疼痛一开始即达高峰，常放射到背、肋、腹、腰和下肢，两上肢血压及脉搏可有明显差别，少数有主动脉瓣关闭不全，可有下肢暂时性瘫痪或偏瘫。X 线胸片示主动脉增宽,CT 成像或 MRI 主动脉断层显像及超声心动图探测到主动脉壁夹层内的液体,可确立诊断。

5.其他疾病

急性胸膜炎、自发性气胸、带状疱疹等心脏以外疾病引起的胸痛,依据特异性体征、X 线胸片和心电图特征不难鉴别。

(八)治疗

ACS 是内科急症,治疗结局主要受是否迅速诊断和治疗的影响,因此应及早发现和及早住院,并加强住院前的就地处理。UA 或 NSTEMI 的治疗目标是稳定斑块、治疗残余心肌缺血、进行长期的二级预防。溶栓治疗不宜用于 UA 或 NSTEMI。

1.一般治疗

UA 或 NSTEMI 患者应住入冠心病监护病室,卧床休息 12～24 小时,给予持续心电监护。病情稳定或血运重建后症状控制,应鼓励患者早期活动。下肢做被动运动可防止静脉血栓形成。活动量的增加应循序渐进。应尽量对患者进行必要的解释和鼓励,使其能积极配合治疗而又解除焦虑和紧张,可以应用小剂量的镇静剂和抗焦虑药物,使患者得到充分休息和减轻心脏负担。保持大便通畅,便时避免用力,如便秘可给予缓泻剂。有明确低氧血症或存在左心室功能衰竭时才需补充氧气。在最初 2～3 天,饮食应以流质食物为主,以后随着症状减轻而逐渐增加粥、面条等及其他容易消化的半流质食物,宜少量多餐,钠盐和液体的摄入量应根据汗量、尿量、呕吐量及有无心力衰竭而做适当调节。

2.抗栓治疗

抗栓治疗可预防冠状动脉进一步血栓形成、促进内源性纤溶活性溶解血栓和减少冠状动脉狭窄程度,从而可减少事件进展的风险和预防冠状动脉完全阻塞的进程。

(1)抗血小板治疗:主要药物包括以下几种。

1)环氧化酶抑制剂:阿司匹林可降低 ACS 患者的短期和长期病死率。若无禁忌证,ACS 患者入院时都应接受阿司匹林治疗,起始负荷剂量为 160～325 mg(非肠溶制剂),首剂应嚼碎,加快其吸收,以便迅速抑制血小板激活状态,以后改用小剂量维持治疗。除非对阿司匹林过敏或有其他禁忌证外,主张长期服用小剂量 75～100 mg/d 维持。

2)二磷酸腺苷(ADP)受体拮抗剂:氯吡格雷和噻氯匹定能拮抗血小板 ADP 受体,从而抑制血小板聚集,可用于对阿司匹林不能耐受患者的长期口服治疗。氯吡格雷起始负荷剂量为 300 mg,以后 75 mg/d 维持;噻氯匹定起效较慢,不良反应较多,已少用。对于非 ST 段抬高型 ACS 患者不论是否行介入治疗,阿司匹林加氯吡格雷均为常规治疗,应联合应用 12 个月,对于放置药物支架的患者这种联合治疗时间应更长。

3)血小板膜糖蛋白Ⅱb/Ⅲa(GPⅡb/Ⅲa)受体拮抗剂:激活的 GPⅡb/Ⅲa 受体与纤维蛋白原结合,形成在激活血小板之间的桥梁,导致血小板血栓形成。阿昔单抗是直接抑制 GPⅡb/Ⅲa 受体的单克隆抗体,在血小板激活起重要作用的情况下,特别是患者进行介入治疗时,该药多能有效地与血小板表面的GPⅡb/Ⅲa受体结合,从而抑制血小板的聚集;一般使用方法是先静脉注射冲击量0.25 mg/kg,然后10 μg/(kg·h)静脉滴注 12～24 小时。合成的该类药物还包括替罗非班和依替巴肽。以上 3 种GPⅡb/Ⅲa受体拮抗剂静脉制剂均适用于 ACS 患者急诊 PCI(首选阿昔单抗,因目前其安全性证据最多),可明显降低急性和亚急性血栓形成的发生率,如果在 PCI 前6 小时内开始应用该类药物,疗效更好。若未行 PCI,GPⅡb/Ⅲa 受体拮抗剂可用于高危患者,尤其是心脏标志物升高或尽管接受合适的药物治疗症状仍持续存在或两者兼而有的患者。GPⅡb/Ⅲa受体拮抗剂应持续应用24~36小时,静脉滴注结束之前进行血管造影。

(2)抗凝治疗:除非有禁忌证(如活动性出血或已应用链激酶或复合纤溶酶链激酶),所有患者应在抗血小板治疗的基础上常规接受抗凝治疗,抗凝治疗药物的选择应根据治疗策略及缺血和出血事件的风险。常用抗凝药包括普通肝素、低分子肝素、磺达肝癸钠和比伐芦定。

3.抗心肌缺血治疗

(1)硝酸酯类药物:硝酸酯类药物可选择口服,舌下含服,经皮肤或经静脉给药。硝酸甘油为短效硝酸酯类,对有持续性胸部不适、高血压、急性左心衰竭的患者,在最初 24~48 小时的治疗中,静脉内应用有利于控制心肌缺血发作。先给予舌下含服 0.3~0.6 mg,继以静脉点滴,开始 5~10 μg/min,每 5~10 分钟增加 5~10 μg,直至症状缓解或平均压降低 10% 但收缩压不低于 12.0 kPa(90 mmHg)。目前推荐静脉应用硝酸甘油的患者症状消失 24 小时后,就改用口服制剂或应用皮肤贴剂。药物耐受现象可能在持续静脉应用硝酸甘油 24~48 小时内出现。由于在 NSTEMI 患者中未观察到硝酸酯类药物具有减少病死率的临床益处,因此在长期治疗中此类药物应逐渐减量至停用。

(2)镇痛剂:如硝酸酯类药物不能使疼痛迅速缓解,应立即给予吗啡,10 mg 稀释成 10 mL,每次 2~3 mL静脉注射。哌替啶 50~100 mg 肌内注射,必要时 1~2 小时后再注射 1 次,以后每 4~6 小时可重复应用,注意呼吸功能的抑制。给予吗啡后如出现低血压,可仰卧或静脉滴注生理盐水来维持血压,很少需要用升压药。如出现呼吸抑制,应给予纳洛酮 0.4~0.8 mg。有使用吗啡禁忌证(低血压和既往过敏史)者,可选用哌替啶替代。疼痛较轻者可用罂粟碱,30~60 mg 肌内注射或口服。

(3)β受体阻滞剂:β受体阻滞剂可用于所有无禁忌证(如心动过缓、心脏传导阻滞、低血压或哮喘)的 UA 和 NSTEMI 患者,可减少心肌缺血发作和心肌梗死的发展。使用β受体阻滞剂的方案如下。①首先排除有心力衰竭、低血压[收缩压<12.0 kPa(90 mmHg)]、心动过缓(心率<60 次/分)或有房室传导阻滞(P-R 间期>0.24 秒)的患者;②给予美托洛尔,静脉推注每次5 mg,共 3 次;③每次推注后观察 2~5 分钟,如果心率<60 次/分或收缩压<13.3 kPa(100 mmHg),则停止给药,静脉注射美托洛尔的总量为 15 mg;④如血流动力学稳定,末次静脉注射后 15 分钟,开始改为口服给药,每 6 小时 50 mg,持续 2 天,以后渐增为 100 mg,2 次/天。作用极短的β受体阻滞剂艾司洛尔静脉注射 50~250 μg/(kg·min),安全而有效,甚至可用于左心功能减退的患者,药物作用在停药后 20 分钟内消失,用于有β受体阻滞剂相对禁忌证,而又希望减慢心率的患者。β受体阻滞剂的剂量应调整到患者安静时,心率为 50~60 次/分。

(4)钙通道阻滞剂:钙通道阻滞剂与β受体阻滞剂一样能有效地减轻症状。但所有的大规模临床试验表明,钙通道阻滞剂应用于 UA 不能预防急性心肌梗死的发生或降低病死率,目前仅推荐用于全量硝酸酯和β受体阻滞剂之后仍有持续性心肌缺血的患者或对β受体阻滞剂有禁忌的患者,应选用心率减慢型的非二氢吡啶类钙通道阻滞剂。对心功能不全的患者,应用β受体阻滞剂后再加用钙通道阻滞剂应特别谨慎。

(5)血管紧张素转换酶抑制剂(ACEI):近年来一些临床研究显示,对 UA 和 NSTEMI 患者,短期应用 ACEI 并不能获得更多的临床益处。但长期应用对预防再发缺血事件和死亡有益。因此除非有禁忌证(如低血压、肾衰竭、双侧肾动脉狭窄和已知的过敏),所有 UA 和 NSTEMI 患者都可选用 ACEI。

（6）调脂治疗：所有 ACS 患者应在入院 24 小时之内评估空腹血脂谱。近年的研究表明，他汀类药物可以稳定斑块，改善内皮细胞功能，因此如无禁忌证，无论血基线 LDL-C 水平和饮食控制情况如何，均建议早期应用他汀类药物，使 LDL-C 水平降至＜800 g/L。常用的他汀类药物有辛伐他汀 20～40 mg/d、普伐他汀 10～40 mg/d、氟伐他汀 40～80 mg/d、阿托伐他汀 10～80 mg/d 或瑞舒伐他汀 10～20 mg/d。

4.血运重建治疗

（1）经皮冠状动脉介入术（PCI）：UA 和 NSTEMI 的高危患者，尤其是血流动力学不稳定、心脏标志物显著升高、顽固性或反复发作心绞痛伴有动态 ST 段改变、有心力衰竭或危及生命的心律失常者，应早期行血管造影术和 PCI。PCI 能改善预后，尤其是同时应用 GP Ⅱb/Ⅲa 受体拮抗剂时。对中危者及有持续性心肌缺血证据的患者，PCI 可以识别致病的病变、评估其他病变的范围和左心室功能。对中高危患者，PCI 或 CABG 具有明确的潜在益处。但对低危患者，不建议进行常规的介入性检查。

（2）冠状动脉旁路移植术（CABG）：对经积极药物治疗而症状控制不满意及高危患者（包括持续 ST 段压低、cTnT 升高等），应尽早（72 小时内）进行冠状动脉造影，根据下列情况选择治疗措施。①严重左冠状动脉主干病变（狭窄＞50％），应及时行外科手术治疗。②有多支血管病变，且有左心室功能不全（LVEF＜50％）或伴有糖尿病者，应进行 CABG。③有两支血管病变合并左前降支近段严重狭窄和左心室功能不全（LVEF＜50％）或无创性检查显示心肌缺血的患者，建议施行 CABG。④对 PCI 效果不佳或强化药物治疗后仍有缺血的患者，建议施行 CABG。⑤弥漫性冠状动脉远端病变的患者，不适合行 PCI 或 CABG。

二、ST 段抬高型心肌梗死

（一）病理解剖

若冠状动脉管腔急性完全闭塞，血供完全停止，导致所供区域心室壁心肌透壁性坏死，临床上表现为典型的 STEMI，即传统的 Q 波型心肌梗死。在冠状动脉闭塞后 20～30 分钟，受其供血的心肌即有少数坏死，开始了 AMI 的病理过程。1～2 小时后绝大部分心肌呈凝固性坏死，心肌间质则充血、水肿，伴多量炎性细胞浸润。以后，坏死的心肌纤维逐渐溶解，形成肌溶灶，随后渐有肉芽组织形成。坏死组织 1～2 周后开始吸收，并逐渐纤维化，在 6～8 周后进入慢性期形成瘢痕而愈合，称为陈旧性或愈合性心肌梗死。瘢痕大者可逐渐向外凸出而形成室壁膨胀瘤。梗死附近心肌的血供随侧支循环的建立而逐渐恢复。病变可波及心包出现反应性心包炎，波及心内膜引起附壁血栓形成。在心腔内压力的作用下，坏死的心壁可破裂（心脏破裂），破裂可发生在心室游离壁、乳头肌或心室间隔处。

心肌梗死时冠状动脉内血栓既有白血栓（富含血小板），又有红血栓（富含纤维蛋白和红细胞）。STEMI 的闭塞性血栓是白、红血栓的混合物，从堵塞处向近端延伸部分为红血栓。

（二）病理生理

1.左心室功能

冠状动脉急性闭塞时相关心肌依次发生 4 种异常收缩形式：①运动同步失调，即相邻心肌节段收缩时相不一致；②收缩减弱，即心肌缩短幅度减小；③无收缩；④反常收缩，即矛盾运动，收缩期膨出。于梗死部位发生功能异常同时，正常心肌在早期出现收缩增强。由于非梗死节段发生收缩加强，使梗死区产生矛盾运动。然而，非梗死节段出现代偿性收缩运动增强，对维持左心室整体收缩功能的稳定有重要意义。若非梗死区有心肌缺血,即"远处缺血"存在,则收缩功能也可降低,主要见于非梗死区域冠状动脉早已闭塞,供血主要依靠此次心肌梗死相关冠状动脉者。同样,若心肌梗死区心肌在此次冠状动脉闭塞以前就已有冠状动脉侧支循环形成,则对于心肌梗死区乃至左心室整体收缩功能的保护也有重要意义。

2.心室重构

心肌梗死致左心室节段和整体收缩、舒张功能降低的同时,机体启动了交感神经系统兴奋、肾素血管紧张素-醛固酮系统激活和 Frank-Starling 等代偿机制,一方面通过增强非梗死节段的收缩功能、增快心率、代偿性增加已降低的心搏量(SV)和心排血量(CO),并通过左心室壁伸展和肥厚增加左心室舒张末容积(LVEDV)进一步恢复 SV 和 CO,降低升高的左心室舒张末期压(LVEDP);但另一方面,也同时开启了左心室重构的过程。

心肌梗死发生后,左心室腔大小、形态和厚度发生变化,总称为心室重构。重构过程反过来影响左心室功能和患者的预后。重构是左心室扩张和非梗死心肌肥厚等因素的综合结果,使心室变形(球形变)。除了梗死范围以外,另两个影响左心室扩张的重要因素是左心室负荷状态和梗死相关动脉的通畅程度。左心室压力升高有导致室壁张力增加和梗死扩张的危险,而通畅的梗死区相关动脉可加快瘢痕形成,增加梗死区组织的修复,减少梗死的扩展和心室扩张的危险。

(三)临床表现

1.诱发因素

本病在春、冬季发病较多,与气候寒冷、气温变化大有关,常在安静或睡眠时发病,以清晨6 时至午间 12 时发病最多。大约有 1/2 的患者能查明诱发因素,如剧烈运动、过重的体力劳动、创伤、情绪激动、精神紧张或饱餐、急性失血、出血性或感染性休克,主动脉瓣狭窄、发热、心动过速等引起的心肌耗氧增加、血供减少都可能是心肌梗死的诱因。在变异型心绞痛患者中,反复发作的冠状动脉痉挛也可发展为 AMI。

2.先兆

半数以上患者在发病前数天有乏力、胸部不适,活动时心悸、气急、烦躁、心绞痛等前驱症状,其中以新发生心绞痛(初发型心绞痛)或原有心绞痛加重(恶化型心绞痛)为最突出。心绞痛发作较以往频繁、性质较剧、持续较久、硝酸甘油疗效差、诱发因素不明显;疼痛时伴有恶心、呕吐、大汗和心动过速,或伴有心功能不全、严重心律失常、血压大幅度波动等;同时心电图示 ST 段一过性明显抬高(变异型心绞痛)或压低,T 波倒置或增高,应警惕近期内发生心肌梗死的可能。发现先兆及时积极治疗,有可能使部分患者避免发生心肌梗死。

3.症状

(1)疼痛:是最先出现的症状,疼痛部位和性质与心绞痛相同,但常发生于安静或睡眠时,疼痛程度较重,范围较广,持续时间可长达数小时或数天,休息或含用硝酸甘油片多不能缓解,患者常烦躁不安、出汗、恐惧,有濒死之感。在我国,1/6~1/3 的患者疼痛的性质及部位不典型,如位于上腹部,常被误认为胃溃疡穿孔或急性胰腺炎等急腹症;位于下颌或颈部,常被误认为牙病或骨关节病。部分患者无疼痛,多为糖尿病患者或老年人,一开始即表现为休克或急性心力衰竭;少数患者在整个病程中都无疼痛或其他症状,而事后才发现患过 MI。

(2)全身症状:主要是发热,伴有心动过速、白细胞增高和血细胞沉降率增快等,由坏死物质吸收所引起。一般在疼痛发生后 24～48 小时出现,程度与梗死范围常呈正相关,体温一般在38 ℃上下,很少超过 39 ℃,持续 1 周左右。

（3）胃肠道症状：约 1/3 有疼痛的患者，在发病早期伴有恶心、呕吐和上腹胀痛，与迷走神经受坏死心肌刺激和心排血量降低组织灌注不足等有关；肠胀气也不少见；重症者可发生呃逆（以下壁心肌梗死多见）。

（4）心律失常：见于 75%～95% 的患者，多发生于起病后 2 周内，尤以 24 小时内最多见。各种心律失常中以室性心律失常为最多，尤其是室性期前收缩；如室性期前收缩频发（每分钟 5 次以上），成对出现，心电图上表现为多源性或落在前一心搏的易损期时，常预示即将发生室性心动过速或心室颤动。冠状动脉再灌注后可能出现加速性室性自主心律与室性心动过速，多数历时短暂，自行消失。室上性心律失常则较少，阵发性心房颤动比心房扑动和室上性心动过速更多见，多发生在心力衰竭患者中。窦性心动过速的发生率为 30%～40%，发病初期出现的窦性心动过速多为暂时性，持续性窦性心动过速是梗死面积大、心排血量降低或左心功能不全的反映。各种程度的房室传导阻滞和束支传导阻滞也较多，严重者发生完全性房室传导阻滞。发生完全性左束支传导阻滞时 MI 的心电图表现可被掩盖。前壁 MI 易发生室性心律失常。下壁（膈面）MI 易发生房室传导阻滞，其阻滞部位多在房室束以上，预后较好。前壁 MI 而发生房室传导阻滞时，往往是多个束支同时发生传导阻滞的结果，其阻滞部位在房室束以下，且常伴有休克或心力衰竭，预后较差。

（5）低血压和休克：疼痛期血压下降常见，可持续数周后再上升，但常不能恢复以往的水平，未必是休克。如疼痛缓解而收缩压低于 10.7 kPa（80 mmHg），患者烦躁不安、面色苍白、皮肤湿冷、脉细而快、大汗淋漓、尿量减少（<20 mL/h）、神志迟钝，甚至昏厥者，则为休克的表现。休克多在起病后数小时至 1 周内发生，见于 20% 的患者，主要是心源性，为心肌广泛（40% 以上）坏死、心排血量急剧下降所致，神经反射引起的周围血管扩张为次要的因素，有些患者还有血容量不足的因素参与。严重的休克可在数小时内致死，一般持续数小时至数天，可反复出现。

（6）心力衰竭：主要是急性左心衰竭，可在起病最初数天内发生或在疼痛、休克好转阶段出现，为梗死后心脏舒缩力显著减弱或不协调所致，发生率为 20%～48%。患者出现呼吸困难、咳嗽、发绀、烦躁等，严重者可发生肺水肿或进而发生右心衰竭的表现，出现颈静脉怒张、肝肿痛和水肿等。右心室 MI 者，一开始即可出现右心衰竭的表现。

4.体征

AMI 时心脏体征可在正常范围内，体征异常者大多数无特征性：心脏可有轻至中度增大；心率增快或减慢；心尖区第一心音减弱，可出现第三心音或第四心音奔马律。前壁心肌梗死的早期，可能在心尖区和胸骨左缘之间扪及迟缓的收缩期膨出，是由心室壁反常运动所致，常在几天至几周内消失。有 10%～20% 的患者在发病后 2～3 天出现心包摩擦音，多在 1～2 天消失，少数持续 1 周以上。发生二尖瓣乳头肌功能失调者，心尖区可出现粗糙的收缩期杂音；发生心室间隔穿孔者，胸骨左下缘出现响亮的收缩期杂音，常伴震颤。右心室梗死较重者可出现颈静脉怒张，深吸气时更为明显。除发病极早期可出现一过性血压增高外，几乎所有患者在病程中都会有血压降低，起病前有高血压者，血压可降至正常；起病前无高血压者，血压可降至正常以下且可能不再恢复到起病之前的水平。

（四）并发症

并发症可分为机械性、缺血性、栓塞性和炎症性。

1.机械性并发症

（1）心室游离壁破裂：3% 的 MI 患者可发生心室游离壁破裂，是心脏破裂最常见的一种，占

MI 患者死亡的 10%。心室游离壁破裂常在发病 1 周内出现,早高峰在 MI 后 24 小时内,晚高峰在 MI 后 3~5 天。早期破裂与胶原沉积前的梗死扩展有关,晚期破裂与梗死相关室壁的扩展有关。心脏破裂多发生在第一次 MI、前壁梗死、老年和女性患者中。其他危险因素包括 MI 急性期的高血压、既往无心绞痛和心肌梗死、缺乏侧支循环、心电图上有 Q 波、应用糖皮质激素或非甾体抗炎药、MI 症状出现后 14 小时以后的溶栓治疗。心室游离壁破裂的典型表现包括持续性心前区疼痛、心电图 ST-T 改变、迅速进展的血流动力学衰竭、急性心包压塞和电-机械分离。心室游离壁破裂也可为亚急性,即心肌梗死区不完全或逐渐破裂,形成包裹性心包积液或假性室壁瘤,患者能存活数月。

(2)室间隔穿孔:比心室游离壁破裂少见,有 0.5%~2% 的 MI 患者会发生室间隔穿孔,常发生于 AMI 后 3~7 天。AMI 后,胸骨左缘突然出现粗糙的全收缩期杂音或可触及收缩期震颤,或伴有心源性休克和心力衰竭,应高度怀疑室间隔穿孔,此时应进一步做 Swan-Ganz 导管检查与超声心动图检查。

(3)乳头肌功能失调或断裂:乳头肌功能失调总发生率可高达 50%,二尖瓣乳头肌因缺血、坏死等使收缩功能发生障碍,造成不同程度的二尖瓣脱垂或关闭不全,心尖区出现收缩中晚期喀喇音和吹风样收缩期杂音,第二心音可不减弱,可引起心力衰竭。轻症者可以恢复,其杂音可以消失。乳头肌断裂极少见,多发生在二尖瓣后内乳头肌,故在下壁 MI 中较为常见。后内乳头肌大多是部分断裂,可导致严重二尖瓣反流伴有明显的心力衰竭;少数完全断裂者则发生急性二尖瓣大量反流,造成严重的急性肺水肿,约 1/3 的患者迅速死亡。

(4)室壁膨胀瘤:或称室壁瘤。绝大多数并发于 STEMI,多累及左心室心尖部,发生率为 5%~20%。为在心室腔内压力影响下,梗死部位的心室壁向外膨出而形成。见于 MI 范围较大的患者,常于起病数周后才被发现。发生较小室壁瘤的患者可无症状与体征,但发生较大室壁瘤的患者可出现顽固性充血性心力衰竭及复发性、难治的致命性心律失常。体检可发现心浊音界扩大,心脏搏动范围较广泛或心尖抬举样搏动,可有收缩期杂音。

2.缺血性并发症

(1)梗死延展:指同一梗死相关冠状动脉供血部位的 MI 范围的扩大,可表现为心内膜下 MI 转变为透壁性 MI 或 MI 范围扩大到邻近心肌,多有梗死后心绞痛和缺血范围的扩大。梗死延展多发生在 AMI 后的 2~3 周,多数原梗死区相应导联的心电图有新的梗死性改变且 CK 或肌钙蛋白升高时间延长。

(2)再梗死:指 AM 4 周后再次发生的 MI,既可发生在原来梗死的部位,也可发生在任何其他心肌部位。如果再梗死发生在 AMI 后 4 周内,则其心肌坏死区一定受另一支有病变的冠状动脉所支配。通常再梗死发生在与原梗死区不同的部位,诊断多无困难;若再梗死发生在与原梗死区相同的部位,尤其是 NSTEM 的再梗死、反复多次的灶性梗死,常无明显的或特征性的心电图改变,可使诊断发生困难,此时迅速上升且又迅速下降的酶学指标如 CK-MB 比肌钙蛋白更有价值。CK-MB 恢复正常后又升高或超过原先水平的 50% 对再梗死具有重要的诊断价值。

3.栓塞性并发症

MI 并发血栓栓塞主要是指心室附壁血栓或下肢静脉血栓破碎脱落所致的体循环栓塞或肺动脉栓塞。左心室附壁血栓形成在 AMI 患者中较多见,尤其在急性大面积前壁 MI 累及心尖部时,其发生率可高达 60% 左右,而体循环栓塞并不常见,国外一般发生率在 10% 左右,我国一般在 2% 以下。附壁血栓的形成和血栓栓塞多发生在梗死后的第 1 周内。最常见的体循环栓塞为脑卒中,也可产生肾、脾或四肢等动脉栓塞;如栓子来自下肢深部静脉,则可产生肺动脉栓塞。

4.炎症性并发症

(1)早期心包炎:发生于 MI 后 1～4 天,发生率约为 10%。早期心包炎常发生在透壁性 MI 患者中,是梗死区域心肌表面心包并发纤维素性炎症所致。临床上可出现一过性的心包摩擦音,伴有进行性加重的胸痛,疼痛随体位而改变。

(2)后期心包炎(心肌梗死后综合征或 Dressier 综合征)发病率为 1%～3%,于 MI 后数周至数月内出现,并可反复发生。其发病机制迄今尚不明确,推测为自身免疫反应所致;而 Dressier 认为它是一种变态反应,是肌体对心肌坏死物质所形成的自身抗原的变态反应。临床上可表现为突然起病,发热,胸膜性胸痛,白细胞计数升高和血沉增快,心包或胸膜摩擦音可持续 2 周以上,超声心动图常可发现心包积液,少数患者可伴有少量胸腔积液或肺部浸润。

(五)实验室和辅助检查

1.心电图检查

(1)特征性改变。在面向透壁心肌坏死区的导联上出现以下特征性改变:①宽而深的 Q 波(病理性Q波)。②ST 段抬高呈弓背向上型。③T 波倒置,往往宽而深,两支对称;在背向梗死区的导联上则出现相反的改变,即 R 波增高,ST 段压低,T 波直立并增高。

(2)动态性改变:①起病数小时内,可尚无异常,或出现异常高大、两支不对称的 T 波。②数小时后,ST 段明显抬高,弓背向上,与直立的 T 波连接,形成单向曲线。数小时到 2 天内出现病理性 Q 波(又称Q波型 MI),同时 R 波减低,为急性期改变。Q 波在 3～4 天稳定不变,以后70%～80%永久存在。③如不进行治疗干预,ST 段抬高持续数天至 2 周左右,逐渐回到基线水平,T 波则变为平坦或倒置,是为亚急性期改变。④数周至数月以后,T 波呈 V 形倒置,两支对称,波谷尖锐,为慢性期改变,T 波倒置可永久存在,也可在数月到数年内逐渐恢复。

2.心脏标志物测定

(1)血清酶学检查。以往用于临床诊断 MI 的血清酶学指标包括肌酸磷酸激酶(CK 或 CPK)及其同工酶 CK-MB、天门冬酸氨基转移酶(AST,曾称 GOT)、乳酸脱氢酶(LDH)及其同工酶,但因 AST 和 IDH 分布于全身许多器官,对 MI 的诊断特异性较差,目前临床已不推荐应用。MI 发病后,血清酶活性随时相而变化。CK 在起病 6 小时内增高,24 小时内达高峰,3～4 天恢复正常。

(2)心肌损伤标志物测定:在心肌坏死时,除了血清心肌酶活性的变化外,心肌内含有的一些蛋白质类物质也会从心肌组织内释放出来,并出现在外周循环血液中,因此可作为心肌损伤的判定指标。这些物质主要包括肌钙蛋白和肌红蛋白。肌钙蛋白(Tn)是肌肉组织收缩的调节蛋白,心肌肌钙蛋白(cTn)与骨骼肌中的 Tn 在分子结构和免疫学上是不同的,因此它是心肌所独有,具有很高的特异性。

3.放射性核素心肌显影

利用坏死心肌细胞中的钙离子能结合放射性锝焦磷酸盐或坏死心肌细胞的肌凝蛋白可与其特异性抗体结合的特点,静脉注射^{99m}Tc-焦磷酸盐或^{111}In-抗肌凝蛋白单克隆抗体进行"热点"显像;利用坏死心肌血供断绝和瘢痕组织中无血管以至^{201}Tl 或^{99m}Tc-MIBI 不能进入细胞的特点,静脉注射这些放射性核素进行"冷点"显像。以上两者均可显示 MI 的部位和范围。前者主要用于急性期,后者用于慢性期。用门电路 γ 闪烁显像法进行放射性核素心腔造影(常用^{99m}Tc 标记的红细胞或白蛋白),可观察心室壁的运动和左心室的射血分数,有助于判断心室功能,判断梗死后造成的室壁运动失调和室壁瘤。

(六)诊断

WHO 的 AMI 诊断标准依据典型的临床表现、特征性的心电图改变、血清心肌坏死标志物水平动态改变,3 项中具备 2 项特别是后 2 项即可确诊,一般并不困难。无症状的患者诊断较困难。凡年老患者突然发生休克、严重心律失常、心力衰竭、上腹胀痛或呕吐等表现而原因未明者,或原有高血压而血压突然降低且无原因可寻者,都应想到 AMI 的可能。此外有较重而持续较久的胸闷或胸痛者,即使心电图无特征性改变,也应考虑本病的可能,都宜先按 AMI 处理,并在短期内反复进行心电图观察和血清肌钙蛋白或心肌酶等测定,以确定诊断。当存在左束支传导阻滞图形时,MI 的心电图诊断较困难,因它与 STEMI 的心电图变化相类似,此时,与 QRS 波同向的 ST 段抬高和至少 2 个胸导联 ST 段抬高>5 mm,强烈提示 MI。一般来说,有疑似症状并新出现的左束支传导阻滞应按 STEMI 来治疗。无病理性 Q 波的心内膜下 MI 和小的透壁性或非透壁性或微型 MI。

(七)预后

STEMI 的预后与梗死范围的大小、侧支循环产生的情况、有无其他疾病并存及治疗是否及时有关。总病死率约为 30%,住院病死率约为 10%,发生严重心律失常、休克或心力衰竭者病死率尤高,其中休克患者病死率可高达 80%。死亡多在第 1 周内,尤其是在数小时内。出院前或出院 6 周内进行负荷心电图检查,运动耐量好不伴有心电图异常者预后良好,运动耐量差者预后不良。MI 长期预后的影响因素中主要为患者的心功能状况、梗死后心肌缺血及心律失常、梗死的次数和部位及患者的年龄、是否合并高血压和糖尿病等。AMI 再灌注治疗后梗死相关冠状动脉再通与否是影响 MI 急性期良好预后和长期预后的重要独立因素。

(八)治疗

1.再灌注治疗

及早再通闭塞的冠状动脉,使心肌得到再灌注,挽救濒死的心肌或缩小心肌梗死的范围,是一种关键的治疗措施。它还可极有效地解除疼痛。

(1)溶栓治疗:纤维蛋白溶解(纤溶)药物被证明能减小冠状动脉内血栓,早期静脉应用溶栓药物能提高 STEAMI 患者的生存率,其临床疗效已被公认,故明确诊断后应尽早用药,来院至开始用药时间应<30 分钟。而对于非 ST 段抬高型 ACS,溶栓治疗不仅无益反而有增加 AMI 的倾向,因此标准溶栓治疗目前仅用于 STEAMI 患者。

(2)介入治疗:直接经皮冠状动脉介入术(PCI)是指 AMI 的患者未经溶栓治疗直接进行冠状动脉血管成形术,其中支架植入术的效果优于单纯球囊扩张术。近年试用冠状动脉内注射自体干细胞希望有助于心肌的修复。目前直接 PCI 已被公认为首选的最安全有效的恢复心肌再灌注的治疗手段,梗死相关血管的开通率高于药物溶栓治疗,尽早应用可恢复心肌再灌注,降低近期病死率,预防远期的心力衰竭发生,尤其对来院时发病时间已超过 3 小时或对溶栓治疗有禁忌的患者。一般要求患者到达医院至球囊扩张时间<90 分钟。在适宜于做 PCI 的患者中,PCI 之前应给予抗血小板药和抗凝治疗。

(3)冠状动脉旁路移植术(CABG)。下列患者可考虑进行急诊 CABG:①实行了溶栓治疗或 PCI 后仍有持续的或反复的胸痛;②冠状动脉造影显示高危冠状动脉病变(左冠状动脉主干病变);③有 MI 并发症如室间隔穿孔或乳头肌功能不全所引起的严重二尖瓣反流。

2.其他药物治疗

（1）抗血小板治疗：抗血小板治疗能减少 STEMI 患者的主要心血管事件（死亡、再发致死性或非致死性 MI 和卒中）的发生，因此除非有禁忌证，所有患者应给予本项治疗。

（2）抗凝治疗：除非有禁忌证，所有 STEMI 患者无论是否采用溶栓治疗，都应在抗血小板治疗的基础上常规接受抗凝治疗。抗凝治疗能建立和维持梗死相关动脉的通畅，并能预防深静脉血栓形成、肺动脉栓塞及心室内血栓形成。

（3）硝酸酯类药物：对于有持续性胸部不适、高血压、大面积前壁 MI、急性左心衰竭的患者，在最初24～48 小时的治疗中，静脉内应用硝酸甘油有利于控制心肌缺血发作，缩小梗死面积，降低短期甚至可能长期病死率。

（4）β 受体阻滞剂：MI 发生后最初数小时内静脉注射 β 受体阻滞剂可通过缩小梗死面积、降低再梗死率、降低室颤的发生率和病死率而改善预后。无禁忌证的 STEMI 患者应在 MI 发病的12 小时内开始β 受体阻滞剂治疗。

（5）血管紧张素转换酶抑制剂（ACEI）：近来大规模临床研究发现，ACEI 如卡托普利、雷米普利、群多普利等有助于改善恢复期心肌的重构，减少 AMI 的病死率，减少充血性心力衰竭的发生，特别是对前壁 MI 或心力衰竭或心动过速的患者。因此，除非有禁忌证，所有 STEMI 患者都可选用 ACEI。

（6）钙通道阻滞剂：非二氢吡啶类钙通道阻滞剂维拉帕米或地尔硫䓬用于急性期 STEMI，除了能控制室上性心律失常，对减少梗死范围或心血管事件并无益处。因此不建议对 STEMI 患者常规应用非二氢吡啶类钙通道阻滞剂。但非二氢吡啶类钙通道阻滞剂可用于硝酸酯及 β 受体阻滞剂之后仍有持续性心肌缺血或心房颤动伴心室率过快的患者。血流动力学表现在 Killip Ⅱ级以上的 MI 患者应避免应用非二氢吡啶类钙通道阻滞剂。

3.心力衰竭治疗

治疗取决于病情的严重性。病情较轻者，给予袢利尿剂（如静脉注射呋塞米 20～40 mg，每天 1 次或2 次），它可降低左心室充盈压，一般即可见效。病情严重者，可应用血管扩张剂（如静脉注射硝酸甘油）以降低心脏前负荷和后负荷。治疗期间，常通过带球囊的右心导管（Swan-Ganz 导管）监测肺动脉楔压。只要体动脉收缩压持续＞13.3 kPa（100 mmHg），即可用 ACEI。开始治疗最好给予小剂量卡托普利 3.125～6.25 mg，每 4～6 小时一次；如能耐受，则逐渐增加剂量。一旦达到最大剂量（卡托普利的最大剂量为 50 mg，每天3 次），即用长效 ACEI（如福辛普利、赖诺普利、雷米普利）取代作为长期应用。如心力衰竭持续在 NYHA 心功能分级Ⅱ级或Ⅱ级以上，应加用醛固酮拮抗剂。

4.并发症治疗

对于有附壁血栓形成者，抗凝治疗可减少栓塞的危险，如无禁忌证，治疗开始即静脉应用足量肝素，随后给予华法林 3～6 个月，使 INR 维持在 2～3。当左心室扩张伴弥漫性收缩活动减弱、存在室壁膨胀瘤或慢性心房颤动时，应长期应用抗凝药和阿司匹林。室壁膨胀瘤形成伴左心室衰竭或心律失常时可行外科切除术。AMI 时 ACEI 的应用可减轻左心室重构和降低室壁膨胀瘤的发生率。并发心室间隔穿孔、急性二尖瓣关闭不全都可导致严重的血流动力改变或心律失常，宜积极采用手术治疗，但手术应延迟至 AMI 后 6 周以上，因此时梗死心肌可得到最大程度的愈合。如血流动力学不稳定持续存在，尽管手术死亡危险很高，也宜早期进行。急性的心室游离壁破裂外科手术的成功率极低，几乎都是致命的。假性室壁瘤是左心室游离壁的不完全破裂，可通过外科手术修补。心肌梗死后综合征严重病例必须用其他非甾体抗炎药（NSAIDs）或皮质类固醇短程冲击治疗，但大剂量 NSAIDs 或皮质类固醇的应用不宜超过数天，因它们可能干扰 AMI 后心室肌的早期愈合。肩手综合征可用理疗或体疗。

　　5.康复和出院后治疗

　　出院后最初 3～6 周体力活动应逐渐增加。鼓励患者恢复中等量的体力活动（步行、体操、太极拳等）。如 AMI 后 6 周仍能保持较好的心功能，则绝大多数患者都能恢复其所有正常的活动。与生活方式、年龄和心脏状况相适应的有规律的运动计划可降低缺血事件发生的风险，增强总体健康状况。对患者的生活方式提出建议，进一步控制危险因素，可改善患者的预后。

（王素珍）

第五章

消化内科常见病

第一节 急 性 胃 炎

急性胃炎是由多种不同的病因引起的急性胃黏膜炎症,包括急性单纯性胃炎、急性糜烂出血性胃炎和吞服腐蚀物引起的急性腐蚀性胃炎与胃壁细菌感染所致的急性化脓性胃炎。其中,临床意义最大和发病率最高的是以胃黏膜糜烂、出血为主要表现的急性糜烂出血性胃炎。

一、流行病学

迄今为止,国内外尚缺乏有关急性胃炎的流行病学调查。

二、病因

急性胃炎的病因众多,大致有外源和内源两大类,包括急性应激、化学性损伤(如药物、乙醇、胆汁、胰液)和急性细菌感染等。

(一)外源因素

1.药物

各种非甾体抗炎药(NSAIDs),包括阿司匹林、吲哚美辛、吡罗昔康和多种含有该类成分复方药物。另外常见的有糖皮质激素和某些抗生素及氯化钾等均可导致胃黏膜损伤。

2.乙醇

主要是大量酗酒可致急性胃黏膜胃糜烂甚或出血。

3.生物性因素

沙门菌、嗜盐菌和葡萄球菌等细菌或其毒素可使胃黏膜充血水肿和糜烂。幽门螺杆菌(Hp)感染可引起急、慢性胃炎,发病机制类似,将在慢性胃炎节中叙述。

4.其他

某些机械性损伤(包括胃内异物或胃柿石等)可损伤胃黏膜。放射疗法可致胃黏膜受损。偶可见因吞服腐蚀性化学物质(强酸或强碱或来苏水及氯化汞、砷、磷等)引起的腐蚀性胃炎。

（二）内源因素

1.应激因素

多种严重疾病如严重创伤、烧伤或大手术及颅脑病变和重要脏器功能衰竭等可导致胃黏膜缺血、缺氧而损伤。通常称为应激性胃炎，如果是脑血管病变、头颅部外伤和脑手术后引起的胃、十二指肠急性溃疡称为 Cushing 溃疡，而大面积烧灼伤所致溃疡称为 Curling 溃疡。

2.局部血供缺乏

局部血供缺乏主要是腹腔动脉栓塞治疗后或少数因动脉硬化致胃动脉的血栓形成或栓塞引起供血不足。另外，还可见于肝硬化门静脉高压并发上消化道出血者。

3.急性蜂窝织炎或化脓性胃炎

此两者甚少见。

三、病理生理学和病理组织学

（一）病理生理学

胃黏膜防御机制包括黏膜屏障、黏液屏障、黏膜上皮修复、黏膜和黏膜下层丰富的血流、前列腺素和肽类物质（表皮生长因子等）和自由基清除系统。上述结果破坏或保护因素减少，使胃腔中的 H^+ 逆弥散至胃壁，肥大细胞释放组胺，则血管充血甚或出血、黏膜水肿及间质液渗出，同时可刺激壁细胞分泌盐酸、主细胞分泌胃蛋白酶原。若致病因子损及腺颈部细胞，则胃黏膜修复延迟、更新受阻而出现糜烂。

严重创伤、大手术、大面积烧伤、脑血管意外和严重脏器功能衰竭及其休克或者败血症等所致的急性应激的发生机制：急性应激→皮质-垂体前叶-肾上腺皮质轴活动亢进、交感-副交感神经系统失衡→机体的代偿功能不足→不能维持胃黏膜微循环的正常运行→黏膜缺血、缺氧→黏液和碳酸氢盐分泌减少及内源性前列腺素合成不足→黏膜屏障破坏和氢离子反弥散→降低黏膜内 pH→进一步损伤血管与黏膜→糜烂和出血。

NSAIDs 所引起者则为抑制环氧合酶（COX）致使前列腺素产生减少，黏膜缺血、缺氧。氯化钾和某些抗生素或抗肿瘤药等则可直接刺激胃黏膜引起浅表损伤。

乙醇可致上皮细胞损伤和破坏，黏膜水肿、糜烂和出血。另外，幽门关闭不全、胃切除（主要是 BillrothⅡ式）术后可引起十二指肠-胃反流，则此时由胆汁和胰液等组成的碱性肠液中的胆盐、溶血磷脂酰胆碱、磷脂酶 A 和其他胰酶可破坏胃黏膜屏障，引起急性炎症。

门静脉高压可致胃黏膜毛细血管和小静脉扩张及黏膜水肿，组织学表现为只有轻度或无炎症细胞浸润，可有显性或非显性出血。

（二）病理学改变

急性胃炎主要病理和组织学表现以胃黏膜充血水肿，表面有片状渗出物或黏液覆盖为主。黏膜皱襞上可见局限性或弥漫性陈旧性或新鲜出血与糜烂，糜烂加深可累及胃腺体。

显微镜下则可见黏膜固有层多少不等的中性粒细胞、淋巴细胞、浆细胞和少量嗜酸性粒细胞浸润，可有水肿。表面的单层柱状上皮细胞和固有腺体细胞出现变性与坏死。重者黏膜下层亦有水肿和充血。

对于腐蚀性胃炎若接触了高浓度的腐蚀物质且长时间，则胃黏膜出现凝固性坏死、糜烂和溃疡，重者穿孔或出血甚至腹膜炎。

另外，少见的化脓性胃炎可表现为整个胃壁（主要是黏膜下层）炎性增厚，大量中性粒细胞浸润,黏膜坏死。可有胃壁脓性蜂窝织炎或胃壁脓肿。

四、临床表现

(一)症状

部分患者可有上腹痛、腹胀、恶心、呕吐和嗳气及食欲缺乏等。如伴胃黏膜糜烂出血,则有呕血和(或)黑粪,大量出血可引起出血性休克。有时上腹胀气明显。细菌感染致者可出现腹泻等,并有疼痛、吞咽困难和呼吸困难(由于喉头水肿)。腐蚀性胃炎可吐出血性黏液,严重者可发生食管或胃穿孔,引起胸膜炎或弥漫性腹膜炎。化脓性胃炎起病常较急,有上腹剧痛、恶心和呕吐、寒战和高热,血压可下降,出现中毒性休克。

(二)体征

上腹部压痛是常见体征,尤其多见于严重疾病引起的急性胃炎出血者。腐蚀性胃炎因口腔黏膜、食管黏膜和胃黏膜都有损害,口腔、咽喉黏膜充血、水肿和糜烂。化脓性胃炎有时体征酷似急腹症。

五、辅助检查

急性糜烂出血性胃炎的确诊有赖于急诊胃镜检查,一般应在出血后 24～48 小时内进行,可见到以多发性糜烂、浅表溃疡和出血灶为特征的急性胃黏膜病损,黏液糊或者可有新鲜或陈旧血液。一般急性应激所致的胃黏膜病损以胃体、胃底部为主,而 NSAIDs 或乙醇所致的则以胃窦部为主。注意 X 线钡剂检查并无诊断价值。出血者做呕吐物或大便潜血试验、红细胞计数和血红蛋白测定。感染因素引起者做白细胞计数和分类检查,以及大便常规和培养。

六、诊断和鉴别诊断

主要由病史和症状做出拟诊,而经胃镜检查得以确诊。但吞服腐蚀物质者禁忌胃镜检查。有长期服 NSAIDs、酗酒及临床重危患者,均应想到急性胃炎可能。对于鉴别诊断,腹痛为主者,应通过反复询问病史而与急性胰腺炎、胆囊炎和急性阑尾炎等急腹症,甚至急性心肌梗死相鉴别。

七、治疗

(一)基础治疗

基础治疗包括给予镇静、禁食、补液、解痉、止吐等对症支持治疗。此后给予流质或半流质饮食。

(二)针对病因治疗

针对病因治疗包括根除 Hp、去除 NSAIDs 或乙醇等诱因。

(三)对症处理

表现为反酸、上腹隐痛、烧灼感和嘈杂者,给予 H_2 受体阻滞剂或质子泵抑制剂。以恶心、呕吐或上腹胀闷为主者可选用甲氧氯普胺、多潘立酮或莫沙必利等促动力药。以痉挛性疼痛为主者,可给予莨菪碱等药物进行对症处理。

有胃黏膜糜烂、出血者,可用抑制胃酸分泌的 H_2 受体阻滞剂或质子泵抑制剂外,还可同时应用胃黏膜保护药(如硫糖铝或铝碳酸镁等)。

对于较大量的出血则应采取综合措施进行抢救。当并发大量出血时,可以冰水洗胃或在冰水中加去甲肾上腺素(每 200 mL 冰水中加 8 mL),或同管内滴注碳酸氢钠,浓度为 1 000 mmol/L,24 小时滴 1 L,使胃内 pH 保持在 5 以上。凝血酶是有效的局部止血药,并有促进创面愈合作用,大剂量时止血作用显著。常规的止血药,如卡巴克络、抗血栓溶芳酸和酚磺乙胺等可静脉应用,但效果一般。内镜下止血往往可收到较好效果。

八、并发症的诊断、预防和治疗

急性胃炎的并发症包括穿孔,腹膜炎,水、电解质紊乱和酸碱失衡等。为预防细菌感染者选用抗生素治疗,因过度呕吐致脱水者及时补充水和电解质,并适时检测血气分析,必要时纠正酸碱平衡紊乱。对于穿孔或腹膜炎者,则必要时外科治疗。

九、预后

病因去除后,急性胃炎多在短期内恢复正常。相反病因长期持续存在,则可转为慢性胃炎。由于绝大多数慢性胃炎的发生与 Hp 感染有关,而 Hp 自发清除少见,故慢性胃炎可持续存在,但多数患者无症状。流行病学研究显示,部分 Hp 相关性胃窦炎(<20%)可发生十二指肠溃疡。

(张梦玮)

第二节 慢 性 胃 炎

慢性胃炎是由各种病因引起的胃黏膜慢性炎症。根据新悉尼胃炎系统和我国颁布的《中国慢性胃炎共识意见》标准,由内镜及病理组织学变化,将慢性胃炎分为非萎缩性(浅表性)胃炎及萎缩性胃炎两大基本类型和一些特殊类型胃炎。

一、流行病学

幽门螺杆菌(Hp)感染为慢性非萎缩性胃炎的主要病因。大致上说来,慢性非萎缩性胃炎发病率与 Hp 感染情况相平行,慢性非萎缩性胃炎流行情况因不同国家、不同地区 Hp 感染情况而异。一般 Hp 感染率发展中国家高于发达国家,感染率随年龄增加而升高。我国属 Hp 高感染率国家,估计人群中 Hp 感染率为 40%~70%。慢性萎缩性胃炎是原因不明的慢性胃炎,在我国是一种常见病、多发病,在慢性胃炎中占 10%~20%。

二、病因

(一)慢性非萎缩性胃炎的常见病因

1.Hp 感染

Hp 感染是慢性非萎缩性胃炎最主要的病因,两者的关系符合 Koch 提出的确定病原体为感染性疾病病因的 4 项基本要求,即该病原体存在于该病的患者中,病原体的分布与体内病变分布一致,清除病原体后疾病可好转,在动物模型中该病原体可诱发与人相似的疾病。

研究表明,80%~95%的慢性活动性胃炎患者胃黏膜中有 Hp 感染,5%~20%的 Hp 阴性率反映了慢性胃炎病因的多样性；Hp 相关胃炎者，Hp 胃内分布与炎症分布一致；根除 Hp 可使胃黏膜炎症消退，一般中性粒细胞消退较快，但淋巴细胞、浆细胞消退需要较长时间；志愿者和动物模型中已证实 Hp 感染可引起胃炎。

Hp 感染引起的慢性非萎缩性胃炎中胃窦为主全胃炎患者胃酸分泌可增加，十二指肠溃疡发生的危险度较高；而胃体为主全胃炎患者胃溃疡和胃癌发生的危险性增加。

2.胆汁和其他碱性肠液反流

幽门括约肌功能不全时含胆汁和胰液的十二指肠液反流入胃，可削弱胃黏膜屏障功能，使胃黏膜遭到消化液作用，产生炎症、糜烂、出血和上皮化生等病变。

3.其他外源因素

酗酒、服用 NSAIDs 等药物、某些刺激性食物等均可反复损伤胃黏膜。这类因素均可各自或与 Hp 感染协同作用而引起或加重胃黏膜慢性炎症。

(二)慢性萎缩性胃炎的主要病因

Strickland 学者将慢性萎缩性胃炎分为 A、B 两型，A 型是胃体弥漫萎缩，导致胃酸分泌下降，影响维生素 B_{12} 及内因子的吸收，因此常合并恶性贫血，与自身免疫有关；B 型在胃窦部，少数人可发展成胃癌，与 Hp、化学损伤(胆汁反流、非皮质激素消炎药、吸烟、酗酒等)有关，我国 80% 以上的属于第二类。

胃内攻击因子与防御修复因子失衡是慢性萎缩性胃炎发生的根本原因。具体病因与慢性非萎缩性胃炎相似，包括 Hp 感染；长期饮浓茶、烈酒、咖啡、过热、过冷、过于粗糙的食物，可导致胃黏膜的反复损伤；长期大量服用非甾体抗炎药如阿司匹林、吲哚美辛等可抑制胃黏膜前列腺素的合成，破坏黏膜屏障；烟草中的尼古丁不仅影响胃黏膜的血液循环，还可导致幽门括约肌功能紊乱，造成胆汁反流；各种原因的胆汁反流均可破坏黏膜屏障造成胃黏膜慢性炎症改变。比较特殊的是壁细胞抗原和抗体结合形成免疫复合体在补体参与下，破坏壁细胞；胃黏膜营养因子(如促胃液素、表皮生长因子等)缺乏；心力衰竭、动脉硬化、肝硬化合并门脉高压、糖尿病、甲状腺病、慢性肾上腺皮质功能减退、尿毒症、干燥综合征、胃血流量不足及精神因素等均可导致胃黏膜萎缩。

三、病理生理学和病理学

(一)病理生理学

1.Hp 感染

Hp 感染途径为粪-口或口-口途径，其外壁靠黏附素而紧贴胃上皮细胞。

Hp 感染的持续存在，致使腺体破坏，最终发展成为萎缩性胃炎。而感染 Hp 后胃炎的严重程度则除了与细菌本身有关外，还决定与患者机体情况和外界环境。如带有空泡毒素(VacA)和细胞毒相关基因(CagA)者，胃黏膜损伤明显较重。患者的免疫应答反应强弱、其胃酸的分泌情况、血型、民族和年龄差异等也影响胃黏膜炎症程度。此外，患者饮食情况也有一定的作用。

2.自身免疫机制

研究早已证明，以胃体萎缩为主的 A 型萎缩性胃炎患者血清中，存在壁细胞抗体(PCA)和内因子抗体(IFA)。前者的抗原是壁细胞分泌小管微绒毛膜上的质子泵 H^+，K^+-ATP 酶，它破坏壁细胞而使胃酸分泌减少。而 IFA 则对抗内因子(壁细胞分泌的一种糖蛋白)，使食物中的维生素 B_{12} 无法与后者结合被末端回肠吸收，最后引起维生素 B_{12} 吸收不良，甚至导致恶性贫血。IFA 具有特异性，几乎仅见于胃萎缩伴恶性贫血者。

造成胃酸和内因子分泌减少或丧失,恶性贫血是 A 型萎缩性胃炎的终末阶段,是自身免疫性胃炎最严重的标志。当泌酸腺完全萎缩时称为胃萎缩。

另外,近年发现 Hp 感染者中也存在着自身免疫反应,其血清抗体能与宿主胃黏膜上皮及黏液起交叉反应,如菌体 LewisX 和 LewisY 抗原。

3.外源损伤因素破坏胃黏膜屏障

碱性十二指肠液反流等可减弱胃黏膜屏障功能,致使胃腔内 H^+ 通过损害的屏障,反弥散入胃黏膜内,使炎症不易消散。长期慢性炎症,又加重屏障功能的减退,如此恶性循环使慢性胃炎久治不愈。

4.生理因素和胃黏膜营养因子缺乏

萎缩性变化和肠化生等皆与衰老相关,而炎症细胞浸润程度与年龄关系不大。这主要是老龄者的退行性变-胃黏膜小血管扭曲,小动脉壁玻璃样变性,管腔狭窄导致黏膜营养不良、分泌功能下降。

新近研究证明,某些胃黏膜营养因子(胃泌素、表皮生长因子等)缺乏或胃黏膜感觉神经终器对这些因子不敏感可引起胃黏膜萎缩。如手术后残胃炎原因之一是 G 细胞数量减少,而引起胃泌素营养作用减弱。

5.遗传因素

萎缩性胃炎、低酸或无酸、维生素 B_{12} 吸收不良的患病率和 PCA、IFA 的阳性率很高,提示可能有遗传因素的影响。

(二)病理学

慢性胃炎病理变化是由胃黏膜损伤和修复过程所引起。病理组织学的描述包括活动性慢性炎症、萎缩和化生及异型增生等。此外,在慢性炎症过程中,胃黏膜也有反应性增生变化,如胃小凹上皮过度形成、黏膜肌增厚、淋巴滤泡形成、纤维组织和腺管增生等。

近几年对于慢性胃炎尤其是慢性萎缩性胃炎的病理组织学,有不少新的进展。以下结合中华医学会消化病学分会的"中国慢性胃炎(2022)共识意见解读"中制定的慢性胃炎诊治的共识意见,论述以下关键进展问题。

1.萎缩的定义

新悉尼系统把萎缩定义为"腺体的丧失",这是模糊而易产生歧义的定义,反映了当时肠化是否属于萎缩,病理学家间有不同认识。其后国际上一个病理学家的自由组织——萎缩联谊会(Atrophy Club)进行了 3 次研讨会,并发表了对萎缩的新分类,12 位学者中有 8 位也曾是悉尼系统的执笔者,故此意见可认为是悉尼系统的补充和发展,有很高权威性。

萎缩联谊会把萎缩新定义为"萎缩是胃固有腺体的丧失",将萎缩分为 3 种情况:无萎缩、未确定萎缩和萎缩。进而将萎缩分两个类型:非化生性萎缩和化生性萎缩。前者特点是腺体丧失伴有黏膜固有层中的纤维化或纤维肌增生;后者是胃黏膜腺体被化生的腺体所替换。这两类萎缩的程度分级仍用最初悉尼系统标准和新悉尼系统的模拟评分图,分为 4 级,即无、轻度、中度和重度萎缩。国际的萎缩新定义对我国来说不是新的,我国学者早年就认为"肠化或假幽门腺化生不是胃固有腺体,因此尽管胃腺体数量未减少,但也属萎缩",并在全国第一届慢性胃炎共识会议做了说明。

对于上述第 2 个问题,答案显然是肯定的。这是因为多灶性萎缩性胃炎的胃黏膜萎缩呈灶状分布,即使活检块数少,只要病理活检发现有萎缩,就可诊断为萎缩性胃炎。在此次全国慢性胃炎共识意见中强调,需注意取材于糜烂或溃疡边缘的组织易存在萎缩,但不能简单地视为萎缩性胃炎。此外,活检组织太浅、组织包埋方向不当等因素均可影响萎缩的判断。

"未确定萎缩"是国际新提出的观点,认为黏膜层炎症很明显时,单核细胞密集浸润造成腺体被取代、移置或隐匿,以致难以判断这些"看来似乎丧失"的腺体是否真正丧失,此时暂先诊断为"未确定萎缩",最后诊断延期到炎症明显消退(大部分在 Hp 根除治疗 3~6 个月后),再取活检时做出。对萎缩的诊断采取了比较谨慎的态度。

目前,我国共识意见并未采用此概念。因为:①炎症明显时腺体被破坏、数量减少,在这个时点上,病理按照萎缩的定义可以诊断为萎缩,非病理不能。②一般临床希望活检后有病理结论,病理如不作诊断,会出现临床难出诊断、对治疗效果无法评价的情况。尤其在临床研究上,设立此诊断项会使治疗前或后失去相当一部分统计资料。慢性胃炎是个动态过程,炎症可以有两个结局:完全修复和不完全修复(纤维化和肠化),炎症明显期病理无责任预言今后趋向哪个结局。可以预料对萎缩采用的诊断标准不一,治疗有效率也不一,采用"未确定萎缩"的研究课题,因为事先去除了一部分可逆的萎缩,萎缩的可逆性就低。

2.肠化分型的临床意义与价值

AB-PAS 和 HID-AB 黏液染色能区分肠化亚型,然而,肠化分型的意义并未明了。传统观念认为,肠化亚型中的小肠型和完全型肠化无明显癌前病变意义,而大肠型肠化的胃癌发生危险性增高,从而引起临床的重视。支持肠化分型有意义的学者认为化生是细胞表型的一种非肿瘤性改变,通常在长期不利环境作用下出现。这种表型改变可以是干细胞内出现体细胞突变的结果,或是表现遗传修饰的变化导致后代细胞向不同方向分化的结果。胃内肠化生部位发现很多遗传改变,这些改变甚至可出现在异型增生前。他们认为肠化生中不完全型结肠型者,具有大多数遗传学改变,有发生胃癌的危险性。但近年越来越多的临床资料显示,其预测胃癌价值有限而更强调重视肠化范围,肠化分布范围越广,其发生胃癌的危险性越高。10 多年来罕有从大肠型肠化随访发展成癌的报道。另外,从病理检测的实际情况看,肠化以混合型多见,大肠型肠化的检出率与活检块数有密切关系,即活检块数越多,大肠型肠化检出率越高。客观地讲,该型肠化生的遗传学改变和胃不典型增生(上皮内瘤)的改变相似。因此,对肠化分型的临床意义和价值的争论仍未有定论。

3.关于异型增生

异型增生(上皮内瘤变)是重要的胃癌癌前病变。分为轻度和重度(或低级别和高级别)两级。异型增生和上皮内瘤变是同义词,后者是 WHO 国际癌症研究协会推荐使用的术语。

4.萎缩和肠化发生过程是否存在不可逆转点

胃黏膜萎缩的产生主要有两种途径:一是干细胞区室和(或)腺体被破坏;二是选择性破坏特定的上皮细胞而保留干细胞。这两种途径在慢性 Hp 感染中均可发生。

萎缩与肠化的逆转报道已经不在少数,但是否所有病患均有逆转可能,是否在萎缩的发生与发展过程中存在某一不可逆转点。这一转折点是否可能为肠化生,已明确 Hp 感染可诱发慢性胃炎,经历慢性炎症→萎缩→肠化→异型增生等多个步骤最终发展至胃癌(Correa 模式)。可否通过根除 Hp 来降低胃癌发生危险性始终是近年来关注的热点。多数研究表明,根除 Hp 可防止胃黏膜萎缩和肠化的进一步发展,但萎缩、肠化是否能得到逆转尚待更多研究证实。

Mera 和 Correa 等最新报道了一项长达 12 年的大型前瞻性随机对照研究,纳入 795 例具有胃癌前病变的成人患者,随机给予他们抗 Hp 治疗和(或)抗氧化治疗。他们观察到萎缩黏膜在

Hp 根除后持续保持阴性 12 年后可以完全消退,而肠化黏膜也有逐渐消退的趋向,但可能需要随访更长时间。他们认为通过抗 Hp 治疗来进行胃癌的化学预防是可行的策略。

但是,部分学者认为在考虑萎缩的可逆性时,需区分缺失腺体的恢复和腺体内特定细胞的再生。在后一种情况下,干细胞区室被保留,去除有害因素可使壁细胞和主细胞再生,并完全恢复腺体功能。当腺体及干细胞被完全破坏后,腺体的恢复只能由周围未被破坏的腺窝单元来完成。

当萎缩伴有肠化生时,逆转机会进一步减小。如果肠化生是对不利因素的适应性反应,而且不利因素可以被确定和去除,此时肠化生有可能逆转。但是,肠化生还有很多其他原因,如胆汁反流、高盐饮食、乙醇。这意味着即使在 Hp 感染个体,感染以外的其他因素亦可以引发或加速化生的发生。如果肠化生是稳定的干细胞内体细胞突变的结果,则改变黏膜的环境也许不能使肠化生逆转。

曾经有 34 篇文献,根治 Hp 后萎缩可逆和无好转的基本各占一半,主要由于萎缩诊断标准、随访时间和间隔长短、活检取材部位和数量不统一所造成。建议今后制订统一随访方案,联合各医疗单位合作研究,使能得到大宗病例的统计资料。根治 Hp 可以产生某些有益效应,如消除炎症,消除活性氧所致的 DNA 损伤,缩短细胞更新周期,提高低胃酸者的泌酸量,并逐步恢复胃液维生素 C 的分泌。在预防胃癌方面,这些已被证实的结果可能比希望萎缩和肠化生逆转重要得多。

实际上,国际著名学者对有否此不可逆转点也有争论。如美国的 Correa 教授并不认同它的存在,而英国 Aberdeen 大学的 Emad Munir El-Omar 教授则强烈认为在异型增生发展至胃癌的过程中有某个节点,越过此则基本处于不可逆转阶段,但至今为止尚未明确此点的确切位置。

四、临床表现

流行病学研究表明,多数慢性非萎缩性胃炎患者无任何症状。少数患者可有上腹痛或不适、上腹胀、早饱、嗳气、恶心等非特异性消化不良症状。某些慢性萎缩性胃炎患者可有上腹部灼痛、胀痛、钝痛或胀闷且以餐后为著,食欲缺乏、恶心、嗳气、便秘或腹泻等症状。内镜检查和胃黏膜组织学检查结果与慢性胃炎患者症状的相关分析表明,患者的症状缺乏特异性,且症状之有无及严重程度与内镜所见及组织学分级并无肯定的相关性。

伴有胃黏膜糜烂者,可有少量或大量上消化道出血,长期少量出血可引起缺铁性贫血。胃体萎缩性胃炎可出现恶性贫血,常有全身衰弱、疲软、神情淡漠、隐性黄疸,消化道症状一般较少。

体征多不明显,有时上腹轻压痛,胃体胃炎严重时可有舌炎和贫血。

慢性萎缩性胃炎的临床表现不仅缺乏特异性,而且与病变程度并不完全一致。

五、辅助检查

(一)胃镜及活组织检查

1.胃镜检查

随着内镜器械的长足发展,内镜观察更加清晰。内镜下慢性非萎缩性胃炎可见红斑(点状、片状、条状),黏膜粗糙不平,出血点(斑),黏膜水肿及渗出等基本表现,尚可见糜烂及胆汁反流。萎缩性胃炎则主要表现为黏膜色泽白,不同程度的皱襞变平或消失。在不过度充气状态下,可透见血管纹,轻度萎缩时见到模糊的血管,重度时看到明显血管分支。内镜下肠化黏膜呈灰白色颗粒状小隆起,重者贴近观察有绒毛状变化。肠化也可以呈平坦或凹陷外观的。如果喷撒亚甲蓝色素,肠化区可能出现被染上蓝色,非肠化黏膜不着色。

胃黏膜血管脆性增加可致黏膜下出血,谓之壁内出血,表现为水肿或充血胃黏膜上见点状、斑状或线状出血,可多发、新鲜和陈旧性出血相混杂。如观察到黑色附着物常提示糜烂等致出血。

值得注意的是,少数 Hp 感染性胃炎可有胃体部皱襞肥厚,甚至宽度达到 5 mm 以上,且在适当充气后皱襞不能展平,用活检钳将黏膜提起时可见帐篷征,这是和恶性浸润性病变鉴别点之一。

2.病理组织学检查

萎缩的确诊依赖于病理组织学检查。萎缩的肉眼与病理之符合率仅为 $38\%\sim78\%$,这与萎缩或肠化甚至 Hp 的分布都是非均匀的,或者说多灶性萎缩性胃炎的胃黏膜萎缩呈灶状分布有关。当然,只要病理活检发现有萎缩,就可诊断为萎缩性胃炎。但如果未能发现萎缩,却不能轻易排除之。如果不取足够多的标本或者内镜医师并未在病变最重部位(这也需要内镜医师的经验)活检,则势必可能遗漏病灶。反之,当在糜烂或溃疡边缘的组织活检时,即使病理发现了萎缩,却不能简单地视为萎缩性胃炎,这是因为活检组织太浅、组织包埋方向不当等因素均可影响萎缩的判断。还有,根除 Hp 可使胃黏膜活动性炎症消退,慢性炎症程度减轻。一些因素可影响结果的判断,如:①活检部位的差异。②Hp 感染时胃黏膜大量炎症细胞浸润,形如萎缩;但根除 Hp 后胃黏膜炎症细胞消退,黏膜萎缩、肠化可望恢复。然而在胃镜活检取材多少问题上,病理学家的要求与内镜医师出现了矛盾。从病理组织学观点来看,5 块或更多则有利于组织学的准确判断;然而,就内镜医师而言,考虑到患者的医疗费用,主张 2～3 块即可。

(二)Hp 检测

活组织病理学检查时可同时检测 Hp,并可在内镜检查时多取 1 块组织做快速尿素酶检查以增加诊断的可靠性。其他检查 Hp 的方法包括:①胃黏膜直接涂片或组织切片,然后以 Gram 或 Giemsa 或 Warthin-Starry 染色(经典方法),甚至 HE 染色,免疫组化染色则有助于检测球形 Hp。②细菌培养,为金标准;需特殊培养基和微需氧环境,培养时间 3～7 天,阳性率可能不高但特异性高,且可做药物敏感试验。③血清 Hp 抗体测定,多在流行病学调查时用。④尿素呼吸试验,是一种非侵入性诊断法,口服 ^{13}C 或 ^{14}C 标记的尿素后,检测患者呼气中的 $^{13}CO_2$ 或 $^{14}CO_2$ 量,结果准确。⑤聚合酶链反应法(PCR 法),能特异地检出不同来源标本中的 Hp。

根除 Hp 治疗后,可在胃镜复查时重复上述检查,亦可采用非侵入性检查手段,如 ^{13}C 或 ^{14}C 尿素呼气试验、粪便 Hp 抗原检测及血清学检查。应注意,近期使用抗生素、质子泵抑制剂、铋剂等药物,因有暂时抑制 Hp 作用,会使上述检查(血清学检查除外)呈假阴性。

(三)X 线钡剂检查

主要是以很好地显示胃黏膜相的气钡双重造影。对于萎缩性胃炎,常常可见胃皱襞相对平坦和减少。但依靠 X 线诊断慢性胃炎价值不如胃镜和病理组织学。

(四)实验室检查

1.胃酸分泌功能测定

非萎缩性胃炎胃酸分泌常正常,有时可以增高。萎缩性胃炎病变局限于胃窦时,胃酸可正常或低酸,低酸是由于泌酸细胞数量减少和 H^+ 向胃壁反弥散所致。测定基础胃液分泌量(BAO)及注射组胺或五肽胃泌素后测定最大泌酸量(MAO)和高峰泌酸量(PAO)以判断胃泌酸功能,有助于萎缩性胃炎的诊断及指导临床治疗。A 型慢性萎缩性胃炎患者多无酸或低酸,B 型慢性萎缩性胃炎患者可正常或低酸,往往在给予酸分泌刺激药后,也不见胃液和胃酸分泌。

2.胃蛋白酶原(PG)测定

胃体黏膜萎缩时血清 PG Ⅰ 水平及 PG Ⅰ/Ⅱ 比例下降,严重时可伴餐后血清 G-17 水平升高;胃窦黏膜萎缩时餐后血清 G-17 水平下降,严重时可伴 PG Ⅰ 水平及 PG Ⅰ/Ⅱ 比例下降。然而,这主要是一种统计学上的差异(图 5-1)。

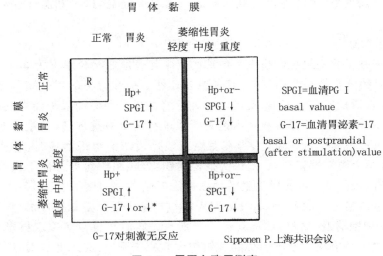

图 5-1　胃蛋白酶原测定

有学者发现无症状胃癌患者,本法 85% 阳性,PG Ⅰ 或比值降低者,推荐进一步胃镜检查,以检出伴有萎缩性胃炎的胃癌。该试剂盒用于诊断萎缩性胃炎和判断胃癌倾向在欧洲国家应用要多于我国。

3.血清促胃液素测定

如果以放射免疫法检测血清促胃液素,则正常值应低于 100 pg/mL。慢性萎缩性胃炎胃体为主者,因壁细胞分泌胃酸缺乏、反馈性地 G 细胞分泌促胃液素增多,致促胃液素中度升高。特别是当伴有恶性贫血时,该值可达 1 000 pg/mL 或更高。注意此时要与胃泌素瘤相鉴别,后者是高胃酸分泌。慢性萎缩性胃炎以胃窦为主时,空腹血清促胃液素正常或降低。

4.自身抗体

血清 PCA 和 IFA 阳性对诊断慢性胃体萎缩性胃炎有帮助,尽管血清 IFA 阳性率较低,但胃液中 IFA 的阳性,则十分有助于恶性贫血的诊断。

5.血清维生素 B_{12} 浓度和维生素 B_{12} 吸收试验

慢性胃体萎缩性胃炎时,维生素 B_{12} 缺乏,常低于 200 ng/L。维生素 B_{12} 吸收试验(Schilling 试验)能检测维生素 B_{12} 在末端回肠吸收情况且可与回盲部疾病和严重肾功能障碍相鉴别。同时服用 ^{58}Co 和 ^{57}Co(加有内因子)标记的氰钴素胶囊,此后收集 24 小时尿液。如两者排出率均大于 10% 则正常,若尿中 ^{58}Co 排出率低于 10%,而 ^{57}Co 的排出率正常则常提示恶性贫血;而两者均降低的常常是回盲部疾病或者肾衰竭者。

六、诊断和鉴别诊断

(一)诊断

鉴于多数慢性胃炎患者无任何症状,或即使有症状也缺乏特异性,且缺乏特异性体征,因此根据症状和体征难以做出慢性胃炎的正确诊断。慢性胃炎的确诊主要依赖于内镜检查和胃黏膜活检组织学检查,尤其是后者的诊断价值更大。

按照悉尼胃炎标准要求,完整的诊断应包括病因、部位和形态学三方面。例如,诊断为胃窦为主慢性活动性 Hp 胃炎和 NSAIDs 相关性胃炎。当胃窦和胃体炎症程度相差 2 级或以上时,加上"为主"修饰词,如"慢性(活动性)胃炎,胃窦显著"。当然,这些诊断结论最好是在病理报告后给出,实际的临床工作中,胃镜医师可根据胃镜下表现给予初步诊断。病理诊断则主要根据新悉尼胃炎系统如图 5-2 所示。

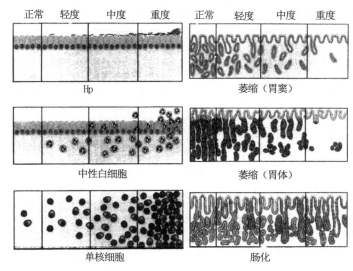

正常　轻度　中度　重度　　　正常　轻度　中度　重度

Hp　　　　　　　　　　萎缩(胃窦)

中性白细胞　　　　　　萎缩(胃体)

单核细胞　　　　　　　肠化

图 5-2　新悉尼胃炎系统

对于自身免疫性胃炎诊断,要予以足够的重视。因为胃体活检者甚少,或者很少开展 PCA 和 IFA 的检测,诊断该病者很少。为此,如果遇到以全身衰弱和贫血为主要表现,而上消化道症状往往不明显者,应做血清促胃液素测定和(或)胃液分析,异常者进一步做维生素 B_{12} 吸收试验,血清维生素 B_{12} 浓度测定可获确诊。注意不能仅仅凭活检组织学诊断本病,特别标本数少时,这是因为 Hp 感染性胃炎后期,胃窦肠化,Hp 上移,胃体炎症变得显著,可与自身免疫性胃炎表现相重叠,但后者胃窦黏膜的变化很轻微。另外,淋巴细胞性胃炎也可出现类似情况,而其并无泌酸腺萎缩。A 型、B 型萎缩性胃炎特点见表 5-1。

表 5-1　A 型和 B 型慢性萎缩性胃炎的鉴别

鉴别要点		A 型慢性萎缩性胃炎	B 型慢性萎缩性胃炎
部位	胃窦	正常	萎缩
	胃体	弥漫性萎缩	多然性
血清促胃液素		明显升高	不定,可以降低或不变
胃酸分泌		降低	降低或正常

鉴别要点	A 型慢性萎缩性胃炎	B 型慢性萎缩性胃炎
自身免疫抗体(内因子抗体和壁细胞抗体)阳性率	90%	10%
恶性贫血发生率	90%	10%
可能的病因	自身免疫,遗传因素	Hp、化学损伤

(二)鉴别诊断

1.功能性消化不良

《中国慢性胃炎共识意见》将消化不良症状与慢性胃炎做了对比:一方面,慢性胃炎患者可有消化不良的各种症状;另一方面,一部分有消化不良症状者如果胃镜和病理检查无明显阳性发现,可能仅仅为功能性消化不良。当然,少数功能性消化不良患者可同时伴有慢性胃炎。这样在慢性胃炎与消化不良症状功能性消化不良之间形成较为错综复杂的关系。但一般说来,消化不良症状的有无和严重程度与慢性胃炎的内镜所见或组织学分级并无明显相关性。

2.早期胃癌和胃溃疡

几种疾病的症状有重叠或类似,但胃镜及病理检查可鉴别。重要的是,如遇到黏膜糜烂,尤其是隆起性糜烂,要多取活检和及时复查,以排除早期胃癌。这是因为即使是病理组织学诊断,也有一定局限性。主要原因:①胃黏膜组织学变化易受胃镜检查前夜的食物(如某些刺激性食物加重黏膜充血)性质、被检查者近日是否吸烟、胃镜操作者手法的熟练程度、患者恶心反应等诸种因素影响。②活检是点的调查,而慢性胃炎病变程度在整个黏膜面上并非一致,要多点活检才能做出全面估计。判断治疗效果时,尽量在黏膜病变较重的区域或部位活检,如果是治疗前后比较,则应在相同或相近部位活检。③病理诊断易受病理医师主观经验的影响。

3.慢性胆囊炎与胆石症

其与慢性胃炎症状十分相似,同时并存者亦较多。对于中年女性诊断慢性胃炎时,要仔细询问病史,必要时行胆囊 B 超检查,以了解胆囊情况。

4.其他

慢性肝炎和慢性胰腺疾病等,也可出现与慢性胃炎类似症状,在详询病史后,行必要的影像学检查和特异的实验室检查。

七、预后

慢性萎缩性胃炎常合并肠上皮化生。慢性萎缩性胃炎绝大多数预后良好,少数可癌变,其癌变率为 1%~3%。目前认为慢性萎缩性胃炎若早期发现,及时积极治疗,病变部位萎缩的腺体是可以恢复的,其可转化为非萎缩性胃炎或被治愈,改变了以往人们对慢性萎缩性胃炎不可逆转的认识。萎缩性胃炎每年的癌变率为 0.5%~1.0%,那么,胃镜和病理检查的随访间期定位多长才能既提高早期胃癌的诊断率,又方便患者和符合医药经济学要求,这也一直是不同地区和不同学者分歧较大的问题。在我国,城市和乡村由不同胃癌发生率和医疗条件差异。如果纯粹从疾病进展和预防角度考虑,一般认为,不伴有肠化和异型增生的萎缩性胃炎可 1~2 年做内镜和病理随访 1 次;活检有中重度萎缩伴有肠化的萎缩性胃炎 1 年左右随访 1 次。伴有轻度异型增生并剔除取于癌旁者,根据内镜和临床情况缩短至 6~12 个月随访 1 次;而重度异型增生者需立即复查胃镜和病理,必要时手术治疗或内镜下局部治疗。

八、治疗

慢性非萎缩性胃炎的治疗目的是缓解消化不良症状和改善胃黏膜炎症。治疗应尽可能针对病因,遵循个体化原则。消化不良症状的处理与功能性消化不良相同。无症状、Hp 阴性的非萎缩性胃炎无须特殊治疗。

(一)一般治疗

慢性萎缩性胃炎患者,不论其病因如何,均应戒烟、忌酒,避免使用损害胃黏膜的药物,避免食用对胃黏膜有刺激性的食物和饮品,如过于酸、甜、咸、辛辣和过热、过冷食物,浓茶、咖啡等。饮食宜规律,少吃油炸、烟熏、腌制食物,不食腐烂变质的食物,多吃新鲜蔬菜和水果,所食食品要新鲜并富于营养,保证有足够的蛋白质、维生素(如维生素 C 和叶酸等)及铁质摄入,精神上乐观,生活要规律。

(二)针对病因或发病机制的治疗

1.根除 Hp

慢性非萎缩性胃炎的主要症状为消化不良,其症状应归属于功能性消化不良范畴。目前,国内外均推荐对 Hp 阳性的功能性消化不良行根除治疗。因此,有消化不良症状的 Hp 阳性慢性非萎缩性胃炎患者均应根除 Hp。另外,如果伴有胃黏膜糜烂,也该根除 Hp。大量研究结果表明,根除 Hp 可使胃黏膜组织学得到改善;对预防消化性溃疡和胃癌等有重要意义;对改善或消除消化不良症状具有费用-疗效比优势。

2.保护胃黏膜

关于胃黏膜屏障功能的研究由来已久。美国密歇根大学 Horace Willard Davenport 博士首次提出"胃黏膜具有阻止 H^+ 自胃腔向黏膜内扩散的屏障作用"。美国密歇根州 Upjohn 公司的 Robert 博士发现前列腺素可明显防止或减轻 NSAIDs 和应激等对胃黏膜的损伤,其效果呈剂量依赖性,从而提出细胞保护的概念。加拿大的 Wallace 教授较全面阐述胃黏膜屏障,根据解剖和功能将胃黏膜的防御修复分为 5 个层次——黏液-HCO_3^- 屏障、单层柱状上皮屏障、胃黏膜血流量、免疫细胞-炎症反应和修复重建因子作用等。至关重要的上皮屏障主要包括胃上皮细胞顶膜能抵御高浓度酸、胃上皮细胞之间紧密连接、胃上皮抗原呈递,免疫探及并限制潜在有害物质,并且它们大约每 72 小时完全更新一次,这说明它起着关键作用。

近年来,有关前列腺素和胃黏膜血流量等成为胃黏膜保护领域的研究热点,这与 NSAIDs 药物的广泛应用带来的不良反应日益引起学者的重视有关。美国加州大学戴维斯分校的 Tarnawski 教授的研究显示,前列腺素保护胃黏膜抵抗致溃疡及致坏死因素损害的机制不仅是抑制胃酸分泌。当然表皮生长因子(EGF)、成纤维生长因子(bFGF)和血管内皮生长因子(VEGF)及热休克蛋白等都是重要的黏膜保护因子,在抵御黏膜损害中起重要作用。

然而,当机体遇到有害因素强烈攻击时,仅依靠自身的防御修复能力是不够的,强化黏膜防卫能力,促进黏膜的修复是治疗胃黏膜损伤的重要环节之一。具有保护和增强胃黏膜防御功能或者防止胃黏膜屏障受到损害的一类药物统称为胃黏膜保护药。包括铝碳酸镁、硫糖铝、胶体铋剂、米索前列醇(喜克溃)、替普瑞酮(又名施维舒)、吉法酯(又名惠加强-G)、谷氨酰胺类(麦滋林-S)、瑞巴派特(膜固思达)等药物。另外,合欢香叶酯能增加胃黏膜更新,提高细胞再生能力,增强胃黏膜对胃酸的抵抗能力,达到保护胃黏膜作用。

3.抑制胆汁反流

促动力药如多潘立酮可防止或减少胆汁反流;胃黏膜保护药,特别是有结合胆酸作用的铝碳酸镁制剂,可增强胃黏膜屏障、结合胆酸,从而减轻或消除胆汁反流所致的胃黏膜损害。考来烯胺可络合反流至胃内的胆盐,防止胆汁酸破坏胃黏膜屏障,方法为每次 3～4 g,每天 3～4 次。

(三)对症处理

消化不良症状的治疗由于临床症状与慢性非萎缩性胃炎之间并不存在明确关系,因此症状治疗事实上属于功能性消化不良的经验性治疗。慢性胃炎伴胆汁反流者可应用促动力药(如多潘立酮)和(或)有结合胆酸作用的胃黏膜保护药(如铝碳酸镁制剂)。

(1)有胃黏膜糜烂和(或)以反酸、上腹痛等症状为主者,可根据病情或症状严重程度选用抗酸药、H_2 受体阻滞剂或质子泵抑制剂。

(2)促动力药如多潘立酮、马来酸曲美布汀、莫沙必利、盐酸伊托必利主要用于上腹饱胀、恶心或呕吐等为主要症状者。

(3)胃黏膜保护药如硫糖铝、瑞巴派特、替普瑞酮、吉法酯、依卡倍特适用于有胆汁反流、胃黏膜损害和(或)症状明显者。

(4)抗抑郁药或抗焦虑治疗:可用于有明显精神因素的慢性胃炎伴消化不良症状患者,同时应予耐心解释或心理治疗。

(5)助消化治疗:对于伴有腹胀、食欲缺乏等消化不良症而无明显上述胃灼热、反酸、上腹饥饿痛症状者,可选用含有胃酶、胰酶和肠酶等复合酶制剂治疗。

(6)其他对症治疗:包括解痉止痛、止吐、改善贫血等。

(7)对于贫血,若为缺铁,应补充铁剂。大细胞贫血者根据维生素 B_{12} 或叶酸缺乏分别给予补充。

(陈艳艳)

第三节　消化性溃疡

消化性溃疡主要指发生在胃和十二指肠的慢性溃疡,即胃溃疡(GU)和十二指肠溃疡(DU),因溃疡形成与胃酸/胃蛋白酶的消化作用有关而得名。溃疡的黏膜缺损超过黏膜肌层,不同于糜烂。

一、流行病学

消化性溃疡是全球性常见病。西方国家资料显示,消化性溃疡发病率呈下降趋势。我国临床统计资料提示,消化性溃疡患病率在近十多年来亦开始呈下降趋势。本病可发生于任何年龄,但中年最为常见,DU 多见于青壮年,而 GU 多见于中老年,后者发病高峰比前者约迟 10 年。男性患病比女性较多。临床上 DU 比 GU 为多见,两者之比为 2∶1～3∶1,但有地区差异,在胃癌高发区 GU 所占的比例有增加。

二、病因和发病机制

在正常生理情况下,胃十二指肠黏膜经常接触有强侵蚀力的胃酸和在酸性环境下被激活、能水解蛋白质的胃蛋白酶。此外,还经常受摄入的各种有害物质的侵袭,但却能抵御这些侵袭因素的损害,维持黏膜的完整性,这是因为胃、十二指肠黏膜具有一系列防御和修复机制。目前认为,胃十二指肠黏膜的这一完善而有效的防御和修复机制,足以抵抗胃酸/胃蛋白酶的侵蚀。一般而言,只有当某些因素损害了这一机制才可能发生胃酸/胃蛋白酶侵蚀黏膜而导致溃疡形成。近年的研究已经明确,Hp 和非甾体抗炎药是损害胃十二指肠黏膜屏障从而导致消化性溃疡发病的最常见病因。少见的特殊情况,当过度胃酸分泌远远超过黏膜的防御和修复作用也可能导致消化性溃疡发生。现将这些病因及其导致溃疡发生的机制分述如下。

(一)幽门螺杆菌

确认幽门螺杆菌为消化性溃疡的重要病因主要基于两方面的证据:①消化性溃疡患者的幽门螺杆菌检出率显著高于对照组的普通人群,在 DU 的检出率约为 90%,GU 为 $70\%\sim80\%$(幽门螺杆菌阴性的消化性溃疡患者往往能找到 NSAIDs 服用史等其他原因);②大量临床研究肯定,成功根除幽门螺杆菌后溃疡复发率明显下降,用常规抑酸治疗后愈合的溃疡年复发率为 $50\%\sim70\%$,而根除幽门螺杆菌可使溃疡复发率降至 5% 以下,这就表明去除病因后消化性溃疡可获治愈。至于为何在感染幽门螺杆菌的人群中仅有少部分人(约 15%)发生消化性溃疡,一般认为,这是幽门螺杆菌、宿主和环境因素三者相互作用的不同结果。

幽门螺杆菌感染导致消化性溃疡发病的确切机制尚未阐明。目前比较普遍接受的一种假说试图将幽门螺杆菌、宿主和环境 3 个因素在 DU 发病中的作用统一起来。该假说认为,胆酸对幽门螺杆菌生长具有强烈的抑制作用,因此正常情况下幽门螺杆菌无法在十二指肠生存,十二指肠球部酸负荷增加是 DU 发病的重要环节,因为酸可使结合胆酸沉淀,从而有利于幽门螺杆菌在十二指肠球部生长。幽门螺杆菌只能在胃上皮组织定植,因此在十二指肠球部存活的幽门螺杆菌只有当十二指肠球部发生胃上皮化生才能定植下来,而据认为十二指肠球部的胃上皮化生是十二指肠对酸负荷的一种代偿反应。十二指肠球部酸负荷增加的原因,一方面与幽门螺杆菌感染引起慢性胃窦炎有关,幽门螺杆菌感染直接或间接作用于胃窦 D、G 细胞,削弱了胃酸分泌的负反馈调节,从而导致餐后胃酸分泌增加;另一方面,吸烟、应激和遗传等因素均与胃酸分泌增加有关。定植在十二指肠球部的幽门螺杆菌引起十二指肠炎症,炎症削弱了十二指肠黏膜的防御和修复功能,在胃酸/胃蛋白酶的侵蚀下最终导致 DU 发生。十二指肠炎症同时导致十二指肠黏膜分泌碳酸氢盐减少,间接增加十二指肠的酸负荷,进一步促进 DU 的发生和发展过程。

对幽门螺杆菌引起 GU 的发病机制研究较少,一般认为是幽门螺杆菌感染引起的胃黏膜炎症削弱了胃黏膜的屏障功能,胃溃疡好发于非泌酸区与泌酸区交界处的非泌酸区侧,反映了胃酸对屏障受损的胃黏膜的侵蚀作用。

(二)NSAIDs

NSAIDs 是引起消化性溃疡的另一个常见病因。大量研究资料显示,服用 NSAIDs 患者发生消化性溃疡及其并发症的危险性显著高于普通人群。临床研究报道,在长期服用 NSAIDs 患者中 $10\%\sim25\%$ 可发现胃或十二指肠溃疡,有 $1\%\sim4\%$ 的患者发生出血、穿孔等溃疡并发症。NSAIDs 引起的溃疡以 GU 较 DU 多见。溃疡形成及其并发症发生的危险性除与服用 NSAIDs 种类、剂量、疗程有关外,尚与高龄、同时服用抗凝血药、糖皮质激素等因素有关。

NSAIDs通过削弱黏膜的防御和修复功能而导致消化性溃疡发病,损害作用包括局部作用和系统作用两方面,系统作用是主要致溃疡机制,主要是通过抑制环氧合酶(COX)而起作用。COX是花生四烯酸合成前列腺素的关键限速酶,COX有两种异构体,即结构型COX-1和诱生型COX-2。COX-1在组织细胞中恒量表达,催化生理性前列腺素合成而参与机体生理功能调节;COX-2主要在病理情况下由炎症刺激诱导产生,促进炎症部位前列腺素的合成。传统的NSAIDs如阿司匹林、吲哚美辛等旨在抑制COX-2而减轻炎症反应,但特异性差,同时抑制了COX-1,导致胃肠黏膜生理性前列腺素E合成不足。后者通过增加黏液和碳酸氢盐分泌、促进黏膜血流增加、细胞保护等作用在维持黏膜防御和修复功能中起重要作用。

NSAIDs和幽门螺杆菌是引起消化性溃疡发病的两个独立因素,至于两者是否有协同作用则尚无定论。

(三)胃酸和胃蛋白酶

消化性溃疡的最终形成是由于胃酸/胃蛋白酶对黏膜自身消化所致。因胃蛋白酶活性是pH依赖性的,在pH>4时便失去活性,因此在探讨消化性溃疡发病机制和治疗措施时主要考虑胃酸。无酸情况下罕有溃疡发生及抑制胃酸分泌药物能促进溃疡愈合的事实均确证胃酸在溃疡形成过程中的决定性作用,是溃疡形成的直接原因。胃酸的这一损害作用一般只在正常黏膜防御和修复功能遭受破坏时才能发生。

DU患者中约有1/3存在五肽胃泌素刺激的最大酸排量(MAO)增高,其余患者MAO多在正常高值,DU患者胃酸分泌增高的可能因素及其在DU发病中的间接及直接作用已如前述。GU患者基础酸排量(BAO)及MAO多属正常或偏低。对此,可能解释为GU患者多伴多灶萎缩性胃炎,因而胃体壁细胞泌酸功能已受影响,而DU患者多为慢性胃窦炎,胃体黏膜未受损或受损轻微因而仍能保持旺盛的泌酸能力。少见的特殊情况如促胃液素瘤患者,极度增加的胃酸分泌的攻击作用远远超过黏膜的防御作用,而成为溃疡形成的起始因素。近年来非幽门螺杆菌、非NSAIDs(也非胃泌素瘤)相关的消化性溃疡报道有所增加,这类患者病因未明,是否与高酸分泌有关尚有待研究。

(四)其他因素

下列因素与消化性溃疡发病有不同程度的关系。

1.吸烟

吸烟者消化性溃疡发生率比不吸烟者高,吸烟影响溃疡愈合和促进溃疡复发。吸烟影响溃疡形成和愈合的确切机制未明,可能与吸烟增加胃酸分泌、减少十二指肠及胰腺碳酸氢盐分泌、影响胃十二指肠协调运动、黏膜损害性氧自由基增加等因素有关。

2.遗传

遗传因素曾一度被认为是消化性溃疡发病的重要因素,但随着幽门螺杆菌在消化性溃疡发病中的重要作用得到认识,坚持遗传因素的重要性的观点受到挑战。例如,消化性溃疡的家族史可能是幽门螺杆菌感染的"家庭聚集"现象;O型血胃上皮细胞表面表达更多黏附受体而有利于幽门螺杆菌定植。因此,遗传因素的作用尚有待进一步研究。

3.急性应激

急性应激可引起应激性溃疡已是共识。但在慢性溃疡患者,情绪应激和心理障碍的致病作用却无定论。临床观察发现长期精神紧张、过劳,确实易使溃疡发作或加重,但这多在慢性溃疡已经存在时发生,因此情绪应激可能主要起诱因作用,可能通过神经内分泌途径影响胃十二指肠分泌、运动和黏膜血流的调节。

4.胃十二指肠运动异常

研究发现部分 DU 患者胃排空增快,这可使十二指肠球部酸负荷增大;部分 GU 患者有胃排空延迟,这可增加十二指肠液反流入胃,加重胃黏膜屏障损害。但目前认为,胃肠运动障碍不大可能是原发病因,但可加重幽门螺杆菌或 NSAIDs 对黏膜的损害。

概言之,消化性溃疡是一种多因素疾病,其中幽门螺杆菌感染和服用 NSAIDs 是已知的主要病因,溃疡发生是黏膜侵袭因素和防御因素失平衡的结果,胃酸在溃疡形成中起关键作用。

三、病理

DU 发生在球部,前壁比较常见;GU 多在胃角和胃窦小弯。组织学上,GU 大多发生在幽门腺区(胃窦)与泌酸腺区(胃体)交界处的幽门腺区一侧。幽门腺区黏膜可随年龄增长而扩大[假幽门腺化生和(或)肠化生],使其与泌酸腺区之交界线上移,故老年患者 GU 的部位多较高。溃疡一般为单个,也可多个,呈圆形或椭圆形。DU 直径多小于 10 mm,GU 要比 DU 稍大;亦可见到直径大于 2 cm 的巨大溃疡。溃疡边缘光整、底部洁净,由肉芽组织构成,上面覆盖有灰白色或灰黄色纤维渗出物。活动性溃疡周围黏膜常有炎症水肿。溃疡浅者累及黏膜肌层,深者达肌层甚至浆膜层,溃破血管时引起出血,穿破浆膜层时引起穿孔。溃疡愈合时周围黏膜炎症、水肿消退,边缘上皮细胞增生覆盖溃疡面,其下的肉芽组织纤维转化,变为瘢痕,瘢痕收缩使周围黏膜皱襞向其集中。

四、临床表现

上腹痛是消化性溃疡的主要症状,但部分患者可无症状或症状较轻以至不为患者所注意,而以出血、穿孔等并发症为首发症状。典型的消化性溃疡有如下临床特点:①慢性过程,病史可达数年至数十年。②周期性发作,发作与自发缓解相交替,发作期可为数周或数月,缓解期亦长短不一,短者数周、长者数年;发作常有季节性,多在秋冬或冬春之交发病,可因精神情绪不良或过劳而诱发。③发作时上腹痛呈节律性,表现为空腹痛即餐后 2～4 小时和(或)午夜痛,腹痛多为进食或服用抗酸药所缓解,典型节律性表现在 DU 多见。

(一)症状

上腹痛为主要症状,性质多为灼痛,亦可为钝痛、胀痛、剧痛或饥饿样不适感。多位于中上腹,可偏右或偏左。一般为轻至中度持续性痛。疼痛常有典型的节律性如上述。腹痛多在进食或服用抗酸药后缓解。

部分患者无上述典型表现的疼痛,而仅表现为无规律性的上腹隐痛或不适。具或不具典型疼痛者均可伴有反酸、嗳气、上腹胀等症状。

(二)体征

溃疡活动时上腹部可有局限性轻压痛,缓解期无明显体征。

五、特殊类型的消化性溃疡

(一)复合溃疡

复合溃疡指胃和十二指肠同时发生的溃疡。DU 往往先于 GU 出现。幽门梗阻发生率较高。

(二)幽门管溃疡

幽门管位于胃远端,与十二指肠交界,长约 2 cm。幽门管溃疡与 DU 相似,胃酸分泌一般较高。幽门管溃疡上腹痛的节律性不明显,对药物治疗反应较差,呕吐较多见,较易发生幽门梗阻、出血和穿孔等并发症。

(三)球后溃疡

DU 大多发生在十二指肠球部,发生在球部远段十二指肠的溃疡称球后溃疡。多发生在十二指肠乳头的近端,具 DU 的临床特点,但午夜痛及背部放射痛多见,对药物治疗反应较差,较易并发出血。

(四)巨大溃疡

巨大溃疡指直径大于 2 cm 的溃疡。对药物治疗反应较差、愈合时间较慢,易发生慢性穿透或穿孔。胃的巨大溃疡注意与恶性溃疡鉴别。

(五)老年人消化性溃疡

近年,老年人发生消化性溃疡的报道增多。临床表现多不典型,GU 多位于胃体上部甚至胃底部,溃疡常较大,易误诊为胃癌。

(六)无症状性溃疡

约 15%消化性溃疡患者可无症状,而以出血、穿孔等并发症为首发症状。可见于任何年龄,以老年人较多见;NSAIDs 引起的溃疡近半数无症状。

六、实验室和其他检查

(一)胃镜检查

胃镜检查是确诊消化性溃疡首选的检查方法。胃镜检查不仅可对胃十二指肠黏膜直接观察、摄像,还可在直视下取活组织做病理学检查及幽门螺杆菌检测,因此胃镜检查对消化性溃疡的诊断及胃良、恶性溃疡鉴别诊断的准确性高于 X 线钡餐检查。例如,在溃疡较小或较浅时钡餐检查有可能漏诊;钡餐检查发现十二指肠球部畸形可有多种解释;活动性上消化道出血是钡餐检查的禁忌证;胃的良、恶性溃疡鉴别必须由活组织检查来确定。

内镜下消化性溃疡多呈圆形或椭圆形,也有呈线形,边缘光整,底部覆有灰黄色或灰白色渗出物,周围黏膜可有充血、水肿,可见皱襞向溃疡集中。内镜下溃疡可分为活动期(A)、愈合期(H)和瘢痕期(S)3 个病期,其中每个病期又可分为 1 和 2 两个阶段。

(二)X 线钡餐检查

适用于对胃镜检查有禁忌或不愿接受胃镜检查者。溃疡的 X 线征象有直接和间接两种:龛影是直接征象,对溃疡有确诊价值;局部压痛、十二指肠球部激惹和球部畸形、胃大弯侧痉挛性切迹均为间接征象,仅提示可能有溃疡。

(三)幽门螺杆菌检测

幽门螺杆菌检测应列为消化性溃疡诊断的常规检查项目,因为有无幽门螺杆菌感染决定治疗方案的选择。检测方法分为侵入性和非侵入性两大类。前者需通过胃镜检查取胃黏膜活组织进行检测,主要包括快速尿素酶试验、组织学检查和幽门螺杆菌培养;后者主要有[13]C 或[14]C 尿素呼气试验、粪便幽门螺杆菌抗原检测及血清学检查(定性检测血清抗幽门螺杆菌 IgG 抗体)。

快速尿素酶试验是侵入性检查的首选方法,操作简便、费用低。组织学检查可直接观察幽门螺杆菌,与快速尿素酶试验结合,可提高诊断准确率。幽门螺杆菌培养技术要求高,主要用于科研。^{13}C或^{14}C尿素呼气试验检测幽门螺杆菌敏感性及特异性高而无须胃镜检查,可作为根除治疗后复查的首选方法。

应注意,近期应用抗菌药物、质子泵抑制剂、铋剂等药物,因有暂时抑制幽门螺杆菌作用,会使上述检查(血清学检查除外)呈假阴性。

(四)胃液分析和血清促胃液素测定

一般仅在疑有促胃液素瘤时做鉴别诊断之用。

七、诊断和鉴别诊断

慢性病程、周期性发作的节律性上腹疼痛,且上腹痛可为进食或抗酸药所缓解的临床表现是诊断消化性溃疡的重要临床线索。但应注意,一方面有典型溃疡样上腹痛症状者不一定是消化性溃疡,另一方面部分消化性溃疡患者症状可不典型甚至无症状。因此,单纯依靠病史难以做出可靠诊断。确诊有赖胃镜检查。X线钡餐检查发现龛影亦有确诊价值。

鉴别诊断本病主要临床表现为慢性上腹痛,当仅有病史和体检资料时,需与其他有上腹痛症状的疾病如肝、胆、胰、肠疾病和胃的其他疾病相鉴别。功能性消化不良临床常见且临床表现与消化性溃疡相似,应注意鉴别。如做胃镜检查,可确定有无胃、十二指肠溃疡存在。

胃镜检查如见胃、十二指肠溃疡,应注意与引起胃、十二指肠溃疡的少见特殊病因或以溃疡为主要表现的胃、十二指肠肿瘤鉴别。其中,与胃癌、促胃液素瘤的鉴别要点如下。

(一)胃癌

内镜或 X 线检查见到胃的溃疡,必须进行良性溃疡(胃溃疡)与恶性溃疡(胃癌)的鉴别。Ⅲ型(溃疡型)早期胃癌单凭内镜所见与良性溃疡鉴别有困难,放大内镜和染色内镜对鉴别有帮助,但最终必须依靠直视下取活组织检查鉴别。恶性溃疡的内镜特点:①溃疡形状不规则,一般较大;②底凹凸不平、苔污秽;③边缘呈结节状隆起;④周围皱襞中断;⑤胃壁僵硬、蠕动减弱(X 线钡餐检查亦可见上述相应的 X 线征)。活组织检查可以确诊,但必须强调,对于怀疑胃癌而一次活检阴性者,必须在短期内复查胃镜进行再次活检;即使内镜下诊断为良性溃疡且活检阴性,仍有漏诊胃癌的可能,因此对初诊为胃溃疡者,必须在完成正规治疗的疗程后进行胃镜复查,胃镜复查溃疡缩小或愈合不是鉴别良、恶性溃疡的最终依据,必须重复活检加以证实。

(二)促胃液素瘤

该病亦称 Zollinger-Ellison 综合征,是胰腺非 β 细胞瘤分泌大量促胃液素所致。肿瘤往往很小(直径＜1 cm),生长缓慢,半数为恶性。大量促胃液素可刺激壁细胞增生,分泌大量胃酸,使上消化道经常处于高酸环境,导致胃、十二指肠球部和不典型部位(十二指肠降段、横段,甚或空肠近端)发生多发性溃疡。促胃液素瘤与普通消化性溃疡的鉴别要点是该病溃疡发生于不典型部位,具难治性特点,有过高胃酸分泌(BAO 和 MAO 均明显升高,且 BAO/MAO＞60％)及高空腹血清促胃液素(＞200 pg/mL,常＞500 pg/mL)。

八、并发症

(一)出血

溃疡侵蚀周围血管可引起出血。出血是消化性溃疡最常见的并发症,也是上消化道大出血最常见的病因(约占所有病因的 50％)。

(二)穿孔

溃疡病灶向深部发展穿透浆膜层则并发穿孔。溃疡穿孔临床上可分为急性、亚急性和慢性3种类型,以第一种常见。急性穿孔的溃疡常位于十二指肠前壁或胃前壁,发生穿孔后胃肠的内容物漏入腹腔而引起急性腹膜炎。十二指肠或胃后壁的溃疡深至浆膜层时已与邻近的组织或器官发生粘连,穿孔时胃肠内容物不流入腹腔,称为慢性穿孔,又称为穿透性溃疡。这种穿透性溃疡改变了腹痛规律,变得顽固而持续,疼痛常放射至背部。邻近后壁的穿孔或游离穿孔较小,只引起局限性腹膜炎时称亚急性穿孔,症状较急性穿孔轻而体征较局限,且易漏诊。

(三)幽门梗阻

幽门梗阻主要是由 DU 或幽门管溃疡引起。溃疡急性发作时可因炎症水肿和幽门部痉挛而引起暂时性梗阻,可随炎症的好转而缓解;慢性梗阻主要由于瘢痕收缩而呈持久性。幽门梗阻临床表现:餐后上腹饱胀、上腹疼痛加重,伴有恶心、呕吐,大量呕吐后症状可以改善,呕吐物含发酵酸性宿食。严重呕吐可致失水和低氯低钾性碱中毒。可发生营养不良和体重减轻。体检可见胃型和胃蠕动波,清晨空腹时检查胃内有振水声。进一步做胃镜或 X 线钡剂检查可确诊。

(四)癌变

少数 GU 可发生癌变,DU 则否。GU 癌变发生于溃疡边缘,据报道癌变率在 1% 左右。长期慢性GU 病史、年龄在 45 岁以上、溃疡顽固不愈者应提高警惕。对可疑癌变者,在胃镜下取多点活检做病理检查;在积极治疗后复查胃镜,直到溃疡完全愈合;必要时定期随访复查。

九、治疗

治疗的目的是消除病因、缓解症状、愈合溃疡、防止复发和防治并发症。针对病因的治疗如根除幽门螺杆菌,有可能彻底治愈溃疡病,这是近年消化性溃疡治疗的一大进展。

(一)一般治疗

生活要有规律,避免过度劳累和精神紧张。注意饮食规律,戒烟、酒。服用 NSAIDs 者尽可能停用,即使未用亦要告诫患者今后慎用。

(二)治疗消化性溃疡的药物及其应用

治疗消化性溃疡的药物可分为抑制胃酸分泌的药物和保护胃黏膜的药物两大类,主要起缓解症状和促进溃疡愈合的作用,常与根除幽门螺杆菌治疗配合使用。现就这些药物的作用机制及临床应用分别简述如下。

1.抑制胃酸药物

溃疡的愈合与抑酸治疗的强度和时间成正比。抗酸药具中和胃酸作用,可迅速缓解疼痛症状,但一般剂量难以促进溃疡愈合,故目前多作为加强止痛的辅助治疗。H_2 受体阻滞剂(H_2RA)可抑制基础及刺激的胃酸分泌,以前一作用为主,而后一作用不如 PPI 充分。使用推荐剂量各种 H_2RA 溃疡愈合率相近,不良反应发生率均低。西咪替丁可通过血-脑屏障,偶有精神异常不良反应;与雄性激素受体结合而影响性功能;经肝细胞色素 P450 代谢而延长华法林、苯妥英钠、茶碱等药物的肝内代谢。雷尼替丁、法莫替丁和尼扎替丁上述不良反应较少。已证明 H_2RA 全天剂量于睡前顿服的疗效与一天 2 次分服相仿。由于该类药物价格较 PPI 便宜,临床上特别适用于根除幽门螺杆菌疗程完成后的后续治疗,以及某些情况下预防溃疡复发的长程维持治疗。质子泵抑制剂作用于壁细胞胃酸分泌终末步骤中的关键酶H^+,K^+-ATP酶,使其不可逆失活,因此抑酸作用比 H_2RA 更强且作用持久。与 H_2RA 相比,PPI 促进溃疡愈合的速度较快、溃疡愈合率较高,因此特别适用于难治性溃疡或 NSAIDs 溃疡患者不能停用 NSAIDs 时的治疗。对根除幽门螺杆菌治疗,PPI 与抗菌药物的协同作用较 H$_2$RA 好,因此是根除幽门螺杆菌治疗方案中最常用的基础药物。使用推荐剂量的各种 PPI,对消化性溃疡的疗效相仿,不良反应均少。

2.保护胃黏膜药物

硫糖铝和胶体铋目前已少用作治疗消化性溃疡的一线药物。枸橼酸铋钾(胶体次枸橼酸铋)因兼有较强抑制幽门螺杆菌作用,可作为根除幽门螺杆菌联合治疗方案的组分,但要注意此药不能长期服用,因会过量蓄积而引起神经毒性。米索前列醇具有抑制胃酸分泌、增加胃十二指肠黏膜的黏液及碳酸氢盐分泌和增加黏膜血流等作用,主要用于 NSAIDs 溃疡的预防,腹泻是常见不良反应,因会引起子宫收缩故孕妇忌服。

(三)根除幽门螺杆菌治疗

对幽门螺杆菌感染引起的消化性溃疡,根除幽门螺杆菌不但可促进溃疡愈合,而且可预防溃疡复发,从而彻底治愈溃疡。因此,凡有幽门螺杆菌感染的消化性溃疡,无论初发或复发、活动或静止、有无并发症,均应予以根除幽门螺杆菌治疗。

1.根除幽门螺杆菌的治疗方案

已证明在体内具有杀灭幽门螺杆菌作用的抗菌药物有克拉霉素、阿莫西林、甲硝唑(或替硝唑)、四环素、呋喃唑酮、某些喹诺酮类如左氧氟沙星等。PPI 及胶体铋体内能抑制幽门螺杆菌,与上述抗菌药物有协同杀菌作用。目前尚无单一药物可有效根除幽门螺杆菌,因此必须联合用药。应选择幽门螺杆菌根除率高的治疗方案力求一次根除成功。研究证明以 PPI 或胶体铋为基础加上两种抗菌药物的三联治疗方案有较高根除率。这些方案中,以 PPI 为基础的方案所含 PPI 能通过抑制胃酸分泌提高口服抗菌药物的抗菌活性从而提高根除率,再者 PPI 本身具有快速缓解症状和促进溃疡愈合作用,因此是临床中最常用的方案。而其中,又以 PPI 加克拉霉素再加阿莫西林或甲硝唑的方案根除率最高。幽门螺杆菌根除失败的主要原因是患者的服药依从性问题和幽门螺杆菌对治疗方案中抗菌药物的耐药性。因此,在选择治疗方案时要了解所在地区的耐药情况,近年世界不少国家和我国一些地区幽门螺杆菌对甲硝唑和克拉霉素的耐药率在增加,应引起注意。呋喃唑酮(200 mg/d,分 2 次)耐药性少见、价廉,国内报道用呋喃唑酮代替克拉霉素或甲硝唑的三联疗法亦可取得较高的根除率,但要注意呋喃唑酮引起的周围神经炎和溶血性贫血等不良反应。治疗失败后的再治疗比较困难,可换用另外 2 种抗菌药物(阿莫西林原发和继发耐药均极少见,可以不换)如 PPI 加左氧氟沙星(500 mg/d,每天 1 次)和阿莫西林,或采用 PPI 和胶体铋合用再加四环素(1 500 mg/d,每天 2 次)和甲硝唑的四联疗法。

2.根除幽门螺杆菌治疗结束后的抗溃疡治疗

在根除幽门螺杆菌疗程结束后,继续给予一个常规疗程的抗溃疡治疗(如 DU 患者予 PPI 常规剂量、每天 1 次、总疗程 2～4 周,或 H$_2$RA 常规剂量、疗程 4～6 周;GU 患者 PPI 常规剂量、每天 1 次、总疗程4～6周,或 H$_2$RA 常规剂量、疗程 6～8 周)是最理想的。这在有并发症或溃疡面积大的患者尤为必要,但对无并发症且根除治疗结束时症状已得到完全缓解者,也可考虑停药以节省药物费用。

3.根除幽门螺杆菌治疗后复查

治疗后应常规复查幽门螺杆菌是否已被根除,复查应在根除幽门螺杆菌治疗结束至少 4 周后进行,且在检查前停用 PPI 或铋剂 2 周,否则会出现假阴性。可采用非侵入性的^{13}C或^{14}C尿素呼气试验,也可通过胃镜在检查溃疡是否愈合的同时取活检做尿素酶和(或)组织学检查。对未排除胃恶性溃疡或有并发症的消化性溃疡应常规进行胃镜复查。

(四)NSAIDs 溃疡的治疗、复发预防及初始预防

对服用 NSAIDs 后出现的溃疡,如情况允许应立即停用 NSAIDs,如病情不允许可换用对黏膜损伤少的 NSAIDs 如特异性 COX-2 抑制剂(如塞来昔布)。对停用 NSAIDs 者,可予常规剂量常规疗程的 H_2RA 或 PPI 治疗;对不能停用 NSAIDs 者,应选用 PPI 治疗(H_2RA 疗效差)。因幽门螺杆菌和 NSAIDs 是引起溃疡的两个独立因素,因此应同时检测幽门螺杆菌,如有幽门螺杆菌感染应同时根除幽门螺杆菌。溃疡愈合后,如不能停用 NSAIDs,无论幽门螺杆菌阳性还是阴性都必须继续 PPI 或米索前列醇长程维持治疗以预防溃疡复发。对初始使用 NSAIDs 的患者是否应常规给药预防溃疡的发生仍有争论。已明确的是,对于发生 NSAIDs 溃疡并发症的高危患者,如既往有溃疡病史、高龄、同时应用抗凝血药(包括低剂量的阿司匹林)或糖皮质激素者,应常规予抗溃疡药物预防,目前认为 PPI 或米索前列醇预防效果较好。

(五)溃疡复发的预防

有效根除幽门螺杆菌及彻底停服 NSAIDs,可消除消化性溃疡的两大常见病因,因而能大大减少溃疡复发。对溃疡复发同时伴有幽门螺杆菌感染复发(再感染或复燃)者,可予根除幽门螺杆菌再治疗。下列情况则需用长程维持治疗来预防溃疡复发:①不能停用 NSAIDs 的溃疡患者,无论幽门螺杆菌阳性还是阴性(如前述)。②幽门螺杆菌相关溃疡,幽门螺杆菌感染未能被根除。③幽门螺杆菌阴性的溃疡(非幽门螺杆菌、非 NSAIDs 溃疡)。④幽门螺杆菌相关溃疡,幽门螺杆菌虽已被根除,但曾有严重并发症的高龄或有严重伴随病患者。长程维持治疗一般以 H_2RA 或 PPI 常规剂量的半量维持,而 NSAIDs 溃疡复发的预防多用 PPI 或米索前列醇,已如前述。

(六)外科手术指征

由于内科治疗的进展,目前外科手术主要限于少数有并发症者,包括:①大量出血经内科治疗无效;②急性穿孔;③瘢痕性幽门梗阻;④胃溃疡癌变;⑤严格内科治疗无效的顽固性溃疡。

十、预后

由于内科有效治疗的发展,预后远较过去为佳,病死率显著下降。死亡主要见于高龄患者,死亡的主要原因是并发症,特别是大出血和急性穿孔。

(陈艳艳)

第六章

神经内科常见病

第一节 自身免疫性脑炎

一、概述

自身免疫性脑炎（autoimmune encephalitis，AE）泛指一类由自身免疫机制介导的脑炎。儿童、青少年、成人均可发病。临床以精神行为异常、癫痫发作、近事记忆障碍等多灶或者弥漫性脑损害为主要表现，免疫治疗总体效果良好。多数自身免疫性脑炎的机制与抗神经抗体相关，抗神经抗体包括抗神经元表面蛋白抗体与抗神经元细胞内蛋白抗体，前者一般属于致病性抗体，通过体液免疫机制导致可逆性的神经元细胞表面蛋白或者受体减少。根据不同的抗神经元抗体和相应的临床综合征，分为抗 N-甲基-D-天冬氨酸受体（N-methyl-D-aspartate receptor，NMDAR）脑炎、抗体相关的边缘性脑炎[与抗富亮氨酸胶质瘤失活 1 蛋白（LGI1）抗体、抗 γ-氨基丁酸 B 型受体（GABAbR）抗体、抗谷氨酸脱羧酶（GAD）抗体等相关]、其他自身免疫性脑炎综合征 3 种主要类型。肿瘤和感染可诱发自身免疫性脑炎。青年女性抗 NMDAR 脑炎患者合并卵巢畸胎瘤的比例较高。部分抗 GABAbR 抗体相关边缘性脑炎患者合并小细胞肺癌等肿瘤。单纯疱疹病毒性脑炎可以继发抗 NMDAR 脑炎。抗 NMDAR 脑炎是自身免疫性脑炎的最主要类型，主要见于青年与儿童，以下予以介绍。

二、临床表现

抗 NMDAR 脑炎以儿童和青年多见，男性与女性患者比例接近。多数急性起病，多在 2 周至数周内达高峰，少数为亚急性起病。可有发热和头痛等前驱症状。主要临床表现如下。

（一）精神行为异常与认知障碍

多数患者出现精神行为异常，表现多样，如兴奋、激越、狂暴、紧张症、性格改变等，一些患者以单一的精神症状起病，并在起病数周甚至数月之后才出现其他症状。记忆障碍常见，以近事记忆力下降为著，但记忆障碍可能被严重的精神症状等掩盖，在急性期不容易评估。

（二）癫痫发作

约 80% 的患者有癫痫发作，贯穿于各期，多在疾病早期发生，发作形式大部分为全面性强直阵挛发作和复杂部分性发作,部分患者出现癫痫持续状态,抗癫痫药治疗反应较差。

(三)言语障碍/缄默

患者可出现言语不利、语速减慢、找词困难、少语,甚至缄默状态。

(四)运动障碍与不自主运动

不自主运动在抗 NMDAR 脑炎中比较常见,可以非常剧烈,包括口面部的不自主运动、肢体震颤、舞蹈样动作,甚至角弓反张。

(五)意识水平下降

表现为不同程度的意识水平下降,精神萎靡、嗜睡、昏睡。昏迷见于重症患者。

(六)自主神经功能障碍

包括窦性心动过速、窦性心动过缓、泌涎增多、低血压、中枢性发热、体温过低和中枢性低通气等。其中窦性心动过速最常见,中枢性低通气者常需要呼吸机支持治疗。

(七)中枢神经系统(CNS)局灶性损害症状

少数患者可有脑干或小脑受累,合并 CNS 炎性脱髓鞘样病灶可引起复视、共济失调和肢体瘫痪等。

三、诊断要点

(一)辅助检查

1.脑脊液检查

腰椎穿刺压力正常或者升高,超过 300 mmH$_2$O 者少见。脑脊液白细胞数轻度升高或者正常,少数超过 100×10^6/L,脑脊液细胞学呈淋巴细胞性炎症,可见浆细胞。脑脊液蛋白轻度升高,寡克隆区带可呈阳性,NMDAR 抗体阳性。脑脊液 NMDAR 抗体阳性对该病有确诊意义,单纯血清抗体阳性而脑脊液 NMDAR 抗体阴性则缺少确诊意义。

2.头部 MRI

多数患者头部 MRI 无明显异常,或者仅有散在的皮层、皮层下点片状 FLAIR 序列高信号;部分患者可见边缘系统 FLAIR 序列和 T$_2$高信号,病灶分布可超出边缘系统的范围。

3.头部 PET

可见双侧枕叶代谢明显减低,伴额叶与基底节代谢升高。

4.脑电图

多呈弥漫或者多灶的慢波,偶尔可见癫痫波,异常 δ 刷是该病较特异性的脑电图改变,多见于重症患者。

5.肿瘤学相关检查

卵巢畸胎瘤在青年女性患者中较常见,卵巢超声和盆腔 CT 检查有助于发现卵巢畸胎瘤,卵巢微小畸胎瘤的影像学检查可以为阴性。男性患者合并肿瘤者罕见。

(二)诊断标准

建议参考《中国自身免疫性脑炎诊治专家共识》(中华医学会神经病学分会,2017 年)及 Graus 与 Dalmau 抗 NMDAR 脑炎诊断标准(参考 Lancet Neurol,2016 年)。确诊抗 NMDAR 脑炎需要符合以下 3 项。

(1)出现 6 项主要症状中的 1 项或者多项症状:①精神行为异常或认知障碍;②言语障碍;③癫痫发作;④运动障碍/不自主运动;⑤意识水平下降;⑥自主神经功能障碍或中枢性低通气。

(2)抗 NMDAR 抗体阳性：建议以脑脊液细胞法(cell based assay,CBA)抗体阳性为准。

(3)合理地排除其他疾病病因。

(三)鉴别诊断

包括感染性疾病,如病毒性脑炎,神经梅毒,细菌、真菌和寄生虫所致的中枢神经系统感染,克罗伊茨费尔特-雅各布病等;代谢性与中毒性脑病;弥漫性或者多灶性的脑肿瘤,如大脑胶质瘤病、原发 CNS 淋巴瘤等。

四、治疗原则

抗 NMDAR 脑炎的治疗包括免疫治疗、对癫痫发作和精神症状的症状治疗、支持治疗、康复治疗。女性抗 NMDAR 脑炎患者一经发现卵巢畸胎瘤应尽快予以切除。一般而言,神经科重症不是手术的禁忌证。对于未发现肿瘤且年龄≥12 岁的女性患者,建议病后 4 年内每 6～12 个月进行 1 次盆腔超声检查。合并其他肿瘤者应尽快请相关科室评估与处置。

免疫治疗方案分为一线免疫治疗、二线免疫治疗和长程免疫治疗。一线免疫治疗包括糖皮质激素、静脉注射免疫球蛋白(IVIG)和血浆置换。二线免疫药物主要为利妥昔单抗,环磷酰胺也偶有采用,二线治疗主要用于一线治疗效果不佳的患者。长程免疫治疗药物包括吗替麦考酚酯等,主要用于复发病例,也可以用于一线免疫治疗效果不佳的重症抗 NMDAR 脑炎患者。具体如下。

(一)糖皮质激素

一般采用糖皮质激素冲击治疗,方法为:甲泼尼龙 1 000 mg/d,连续静脉滴注 3 天,然后改为 500 mg/d 静脉滴注 3 天。而后可减量为甲泼尼龙 40～80 mg/d 静脉滴注 2 周,或者改为醋酸泼尼松 1 mg/(kg·d)口服 2 周;之后每 2 周减 5 mg。口服激素总疗程为 6 个月左右。

(二)静脉注射免疫球蛋白(IVIG)

按总量 2 g/kg,分 3～5 天静脉滴注。对于重症患者,建议与激素联合使用,也可重复应用 IVIG。

(三)利妥昔单抗

按 375 mg/m² 体表面积静脉滴注,每周 1 次,根据外周血 B 细胞水平,共给药 3～4 次。该药用于自身免疫性脑炎属于非说明书适应证,需要尊重患方的自主决定权与知情同意等。

(四)静脉注射环磷酰胺

现很少采用。可按 750 mg/m²,每 4 周 1 次。病情缓解后停用。

(五)吗替麦考酚酯

口服剂量 1 000～2 000 mg/d,一般分早晚 2 次服用,至少 1 年。对于重症抗 NMDAR 脑炎,可试用足量的诱导期方案 2 000～3 000 mg/d,待病情缓解后减量维持。抗 NMDAR 脑炎总体预后良好,80% 左右的患者可恢复至正常或者轻度神经功能障碍的水平,少数患者的康复需要 2 年以上。死亡率在 2.9%～9.5%。复发率为 12%～31.4%,肿瘤阴性、未应用二线和长程免疫治疗的患者复发率偏高。

（李　婧）

第二节 脑 出 血

脑出血(intracerebral hemorrhage,ICH)也称脑溢血,是指原发性非外伤性脑实质内出血,故又称原发性或自发性脑出血。脑出血系脑内的血管病变破裂而引起的出血,绝大多数是高血压伴发小动脉微动脉瘤在血压骤升时破裂所致,称为高血压性脑出血。主要病理特点为局部脑血流变化、炎症反应,以及脑出血后脑血肿的形成和血肿周边组织受压、水肿、神经细胞凋亡。80%的脑出血发生在大脑半球,20%发生在脑干和小脑。脑出血起病急骤,临床表现为头痛、呕吐、意识障碍、偏瘫、偏身感觉障碍等。在所有脑血管疾病患者中,脑出血占20%~30%,年发病率为60/10万~80/10万,急性期病死率为30%~40%,是病死率和致残率很高的常见疾病。该病常发生于40~70岁,其中>50岁的人群发病率最高,达93.6%,但近年来发病年龄有越来越年轻的趋势。

一、病因与发病机制

(一)病因

高血压及高血压合并小动脉硬化是ICH的最常见病因,约95%的ICH患者患有高血压。其他病因有先天性动静脉畸形或动脉瘤破裂、脑动脉炎血管壁坏死、脑瘤出血、血液病并发脑内出血、烟雾病(moyamoya病)、脑淀粉样血管病变、梗死性脑出血、药物滥用、抗凝或溶栓治疗等。

(二)发病机制

尚不完全清楚,与下列因素相关。

1.高血压

持续性高血压引起脑内小动脉或深穿支动脉壁脂质透明样变性和纤维蛋白样坏死,使小动脉变脆,血压持续升高引起动脉壁疝或内膜破裂,导致微小动脉瘤或微夹层动脉瘤。血压骤然升高时血液自血管壁渗出或动脉瘤壁破裂,血液进入脑组织形成血肿。此外,高血压引起远端血管痉挛,导致小血管缺氧坏死、血栓形成、斑点状出血及脑水肿,继发脑出血,可能是子痫时高血压脑出血的主要机制。脑动脉壁中层肌细胞薄弱,外膜结缔组织少且缺乏外层弹力层,豆纹动脉等穿动脉自大脑中动脉近端呈直角分出,受高血压血流冲击易发生粟粒状动脉瘤,使深穿支动脉成为脑出血的主要好发部位,故豆纹动脉外侧支称为出血动脉。

2.淀粉样脑血管病

它是老年人原发性非高血压性脑出血的常见病因,好发于脑叶,易反复发生,常表现为多发性脑出血。发病机制不清,可能为血管内皮异常导致渗透性增加,血浆成分包括蛋白酶侵入血管壁形成纤维蛋白样坏死或变性,导致内膜透明样增厚、淀粉样蛋白沉积,使血管中膜、外膜被淀粉样蛋白取代,弹性膜及中膜平滑肌消失,形成蜘蛛状微血管瘤扩张,当情绪激动或活动诱发血压升高时血管瘤破裂引起出血。

3.其他因素

血液病如血友病、白血病、血小板减少性紫癜、红细胞增多症、镰状细胞病等可因凝血功能障碍引起大片状脑出血。肿瘤内异常新生血管破裂或侵蚀正常脑血管也可导致脑出血。维生素 B₁、维生素 C 缺乏或毒素（如砷）可引起脑血管内皮细胞坏死,导致脑出血,出血灶特点通常为斑点状而非融合成片。结节性多动脉炎、病毒性和立克次体性疾病等可引起血管床炎症,炎症致血管内皮细胞坏死、血管破裂发生脑出血。脑内小动、静脉畸形破裂可引起血肿,脑内静脉循环障碍和静脉破裂亦可导致出血。血液病、肿瘤、血管炎或静脉窦闭塞性疾病等所致脑出血亦常表现为多发性脑出血。

(三)脑出血后脑水肿的发生机制

脑出血后机体和脑组织局部发生一系列病理生理反应,其中自发性脑出血后最重要的继发性病理变化之一是脑水肿。由于血肿周围脑组织形成水肿带,继而引起神经细胞及其轴突的变性和坏死,成为患者病情恶化和死亡的主要原因之一。目前认为,ICH 后脑水肿与占位效应、血肿内血浆蛋白渗出和血凝块回缩、血肿周围继发缺血、血肿周围组织炎症反应、水通道蛋白-4（AQP-4）及自由基级联反应等有关。

1.占位效应

占位效应主要是通过机械性压力和颅内压增高引起。巨大血肿可立即产生占位效应,造成周围脑组织损害,并引起颅内压持续增高。早期主要为局灶性颅内压增高,随后发展为弥漫性颅内压增高,而颅内压的持续增高可引起血肿周围组织广泛性缺血,并加速缺血组织的血管通透性改变,引发脑水肿形成。同时,脑血流量降低、局部组织压力增加可促发血管活性物质从受损的脑组织中释放,破坏血-脑屏障,引发脑水肿形成。因此,血肿占位效应虽不是脑水肿形成的直接原因,但可通过影响脑血流量、周围组织压力及颅内压等因素,间接地在脑出血后脑水肿形成机制中发挥作用。

2.血肿内血浆蛋白渗出和血凝块回缩

血肿内血液凝结是脑出血超急性期血肿周围组织脑水肿形成的首要条件。在正常情况下,脑组织细胞间隙中的血浆蛋白含量非常低,但在血肿周围组织细胞间隙中却可见血浆蛋白和纤维蛋白聚积,这可导致细胞间隙胶体渗透压增高,使水分渗透到脑组织内形成水肿。此外,血肿形成后由于血凝块回缩,使血肿腔静水压降低,这也将导致血液中的水分渗透到脑组织间隙形成水肿。凝血连锁反应激活、血凝块回缩（血肿形成后血块分离成 1 个红细胞中央块和 1 个血清包绕区）及纤维蛋白沉积等,在脑出血后血肿周围组织脑水肿形成中发挥着重要作用。血凝块形成是脑出血血肿周围组织脑水肿形成的必经阶段,而血浆蛋白（特别是凝血酶）则是脑水肿形成的关键因素。

3.血肿周围继发缺血

脑出血后血肿周围局部脑血流量显著降低,而脑血流量的异常降低可引起血肿周围组织缺血。一般脑出血后 6～8 小时,血红蛋白和凝血酶释出细胞毒性物质,兴奋性氨基酸释放增多等,细胞内钠聚集,则引起细胞毒性水肿;出血后 4～12 小时,血-脑屏障开始破坏,血浆成分进入细胞间液,则引起血管源性水肿。同时,脑出血后形成的血肿在降解过程中产生的渗透性物质和缺血的代谢产物也使组织间渗透压增高,促进或加重脑水肿,从而形成血肿周围半暗带。

4.血肿周围组织炎症反应

脑出血后血肿周围中性粒细胞、巨噬细胞和小胶质细胞活化,血凝块周围活化的小胶质细胞和神经元中白细胞介素-1（IL-1）、白细胞介素-6（IL-6）、细胞间黏附因子-1（ICAM-1）和肿瘤坏死因子-α（TNF-α）表达增加。临床研究采用双抗夹心酶联免疫吸附试验检测 41 例脑出血患者脑脊液 IL-1 和 S100 蛋白含量发现,急性患者脑脊液 IL-1 水平显著高于对照组,提示 IL-1 可能促进了脑水肿和脑损伤的发展。ICAM-1在中枢神经系统中分布广泛。Gong等的研究证明,脑出血后12小时神经细胞开始表达ICAM-1,3天达高峰,持续10天逐渐下降;脑出血后1天时血管内皮开始表达ICAM-1,7天达高峰,持续2周。表达ICAM-1的白细胞活化后能产生大量蛋白水解酶,特别是基质金属蛋白酶(MMP),促使血-脑屏障通透性增加,血管源性脑水肿形成。

5.水通道蛋白-4(AQP-4)与脑水肿

过去一直认为水的跨膜转运是通过被动扩散实现的,而水通道蛋白(aquaporin,AQP)的发现完全改变了这种认识。现在认为,水的跨膜转运实际上是一个耗能的主动过程,是通过AQP实现的。AQP在脑组织中广泛存在,可能是脑脊液重吸收、渗透压调节、脑水肿形成等生理、病理过程的分子生物学基础。迄今已发现的AQP至少存在10种亚型,其中AQP-4和AQP-9可能参与血肿周围脑组织水肿的形成。实验研究脑出血后不同时间点大鼠脑组织AQP-4的表达分布发现,对照组和实验组未出血侧AQP-4在各时间点的表达均为弱阳性,而水肿区从脑出血后6小时开始表达增强,3天时达高峰,此后逐渐回落,1周后仍明显高于正常组。另外,随着出血时间的推移,出血侧AQP-4表达范围不断扩大,表达强度不断增强,并且与脑水肿严重程度呈正相关。以上结果提示,脑出血能导致细胞内外水和电解质失衡,细胞内外渗透压发生改变,激活位于细胞膜上的AQP-4,进而促进水和电解质通过AQP-4进入细胞内导致细胞水肿。

6.自由基级联反应

脑出血后脑组织缺血缺氧发生一系列级联反应造成自由基浓度增加。自由基通过攻击脑内细胞膜磷脂中多聚不饱和脂肪酸和脂肪酸的不饱和双键,直接造成脑损伤发生脑水肿;同时引起脑血管通透性增加,亦加重脑水肿从而加重病情。

二、病理

肉眼所见:脑出血病例尸检时脑外观可见到明显动脉粥样硬化,出血侧半球膨隆肿胀,脑回宽、脑沟窄,有时可见少量蛛网膜下腔积血,颞叶海马与小脑扁桃体处常可见脑疝痕迹,出血灶一般在2~8 cm,绝大多数为单灶,仅1.8%~2.7%为多灶。常见的出血部位为壳核出血,出血向内发展可损伤内囊,出血量大时可破入侧脑室。丘脑出血时,血液常穿破第三脑室或侧脑室,向外可损伤内囊。脑桥和小脑出血时,血液可穿破第四脑室,甚至可经中脑导水管逆行进入侧脑室。原发性脑室出血,出血量小时只侵及单个脑室或多个脑室的一部分;大量出血时全部脑室均可被血液充满,脑室扩张积血形成铸型。脑出血血肿周围脑组织受压,水肿明显,颅内压增高,脑组织可移位。幕上半球出血,血肿向下破坏或挤压丘脑下部和脑干,使其变形、移位和继发出血,并常出现小脑幕疝;如中线部位下移可形成中心疝;颅内压增高明显或小脑出血较重时均易发生枕骨大孔疝,这些都是导致患者死亡的直接原因。急性期后血块溶解,含铁血黄素和破坏的脑组织被吞噬细胞清除,胶质增生,小出血灶形成胶质瘢痕,大者形成囊腔,称为中风囊,腔内可见黄色液体。

显微镜观察可分为3期。①出血期:可见大片出血,红细胞多新鲜。出血灶边缘多出现坏死。软化的脑组织,神经细胞消失或呈局部缺血改变,常有多形核白细胞浸润。②吸收期:出血24~36小时即可出现胶质细胞增生,小胶质细胞及来自血管外膜的细胞形成格子细胞,少数格子细胞含铁血黄素。星形胶质细胞增生及肥胖变性。③修复期:血液及坏死组织渐被清除,组织缺损部分由胶质细胞、胶质纤维及胶原纤维代替,形成瘢痕。出血灶较小可完全修复,较大则遗留囊腔。血红蛋白代谢产物长久残存于瘢痕组织中,呈现棕黄色。

三、临床表现

(一)症状与体征

1.意识障碍

多数患者发病时很快出现不同程度的意识障碍,轻者可呈嗜睡,重者可昏迷。

2.高颅压征

高颅压征表现为头痛、呕吐。头痛以病灶侧为重,意识蒙眬或浅昏迷者可见患者用健侧手触摸病灶侧头部;呕吐多为喷射性,呕吐物为胃内容物,如合并消化道出血可为咖啡样物。

3.偏瘫

病灶对侧肢体瘫痪。

4.偏身感觉障碍

病灶对侧肢体感觉障碍,主要是痛觉、温度觉减退。

5.脑膜刺激征

脑膜刺激征见于脑出血已破入脑室、蛛网膜下腔及脑室原发性出血之时,可有颈项强直或强迫头位,克尼格征阳性。

6.失语症

优势半球出血者多伴有运动性失语症。

7.瞳孔与眼底异常

瞳孔可不等大、双瞳孔缩小或散大。眼底可有视网膜出血和视盘水肿。

8.其他症状

如心律不齐、呃逆、呕吐咖啡色样胃内容物、呼吸节律紊乱、体温迅速上升及心电图异常等变化。脉搏常有力或缓慢,血压多升高,可出现肢端发绀,偏瘫侧多汗,面色苍白或潮红。

(二)不同部位脑出血的临床表现

1.基底节区出血

基底节区出血为脑出血中最多见者,占 60%～70%。其中壳核出血最多,约占脑出血的60%,主要是豆纹动脉尤其是其外侧支破裂引起;丘脑出血较少,约占 10%,主要是丘脑穿动脉或丘脑膝状体动脉破裂引起;尾状核及屏状核等出血少见。虽然各核出血有其特点,但出血较多时均可侵及内囊,出现一些共同症状。现将常见的症状分轻、重两型叙述如下。

(1)轻型:多属壳核出血,出血量一般为数毫升至 30 mL,或为丘脑小量出血,出血量仅数毫升,出血限于丘脑或侵及内囊后肢。患者突然头痛、头晕、恶心呕吐、意识清楚或轻度障碍,出血灶对侧出现不同程度的偏瘫,亦可出现偏身感觉障碍及偏盲(三偏征),两眼可向病灶侧凝视,优势半球出血可有失语。

(2)重型:多属壳核大量出血,向内扩展或穿破脑室,出血量可达 30～160 mL;或丘脑较大量出血,血肿侵及内囊或破入脑室。发病突然,意识障碍重,鼾声明显,呕吐频繁,可吐咖啡样胃内容物(由胃部应激性溃疡所致)。丘脑出血病灶对侧常有偏身感觉障碍或偏瘫,肌张力低,可引出病理反射,平卧位时,患侧下肢呈外旋位。但感觉障碍常先于或重于运动障碍,部分病例病灶对侧可出现自发性疼痛。常有眼球运动障碍(眼球向上注视麻痹,呈下视内收状态)。瞳孔缩小或不等大,一般为出血侧散大,提示已有小脑幕疝形成;部分病例有丘脑性失语(言语缓慢而不清、重复言语、发音困难、复述差、朗读正常)或丘脑性痴呆(记忆力减退、计算力下降、情感障碍、人格改变等)。如病情发展,血液大量破入脑室或损伤丘脑下部及脑干,昏迷加深,出现去大脑强直或四肢弛缓,面色潮红或苍白,出冷汗,鼾声大作,中枢性高热或体温过低,甚至出现肺水肿、上消化道出血等内脏并发症,最后多发生枕骨大孔疝死亡。

2.脑叶出血

脑叶出血又称皮质下白质出血。应用 CT 以后,发现脑叶出血约占脑出血的 15%,发病年龄 11～80 岁,40 岁以下占 30%,年轻人多由血管畸形(包括隐匿性血管畸形)、moyamoya 病引起,老年人常见于高血压动脉硬化及淀粉样血管病等。脑叶出血以顶叶最多见,以后依次为颞叶、枕叶、额叶,40% 为跨叶出血。脑叶出血除意识障碍、颅内高压和抽搐等常见症状外,还有各脑叶的特异表现。

(1)额叶出血:常有一侧或双侧的前额痛、病灶对侧偏瘫。部分病例有精神行为异常、凝视麻痹、言语障碍和癫痫发作。

(2)顶叶出血:常有病灶侧颞部疼痛;病灶对侧的轻偏瘫或单瘫、深浅感觉障碍和复合感觉障碍;体象障碍、手指失认和结构失用症等,少数病例可出现下象限盲。

(3)颞叶出血:常有耳部或耳前部疼痛,病灶对侧偏瘫,但上肢瘫重于下肢,中枢性面、舌瘫可有对侧上象限盲;优势半球出血可出现感觉性失语或混合性失语;可有颞叶癫痫、幻嗅、幻视、兴奋躁动等精神症状。

(4)枕叶出血:可出现同侧眼部疼痛,同向性偏盲和黄斑回避现象,可有一过性黑矇和视物变形。

3.脑干出血

(1)中脑出血:中脑出血少见,自 CT 应用于临床后,临床已可诊断。轻症患者表现为突然出现复视、眼睑下垂、一侧或两侧瞳孔扩大、眼球不同轴、水平或垂直眼震,同侧肢体共济失调,也可表现大脑脚综合征(Weber 综合征)或红核综合征(Benedikt 综合征)。重者出现昏迷、四肢迟缓性瘫痪、去大脑强直,常迅速死亡。

(2)脑桥出血。占脑出血的 10% 左右。病灶多位于脑桥中部的基底部与被盖部之间。患者表现突然头痛,同侧第 Ⅵ、Ⅶ、Ⅷ 对脑神经麻痹,对侧偏瘫(交叉性瘫痪),出血量大或病情重者常有四肢瘫,很快进入意识障碍、针尖样瞳孔、去大脑强直、呼吸障碍,多迅速死亡。可伴中枢性高热、大汗和应激性溃疡等。一侧脑桥小量出血可表现为脑桥腹内侧综合征(Foville 综合征)、闭锁综合征和脑桥腹外侧综合征(Millard-Gubler综合征)。

(3)延髓出血:延髓出血更为少见,突然意识障碍,血压下降,呼吸节律不规则,心律失常,轻症病例可呈延髓背外侧综合征(Wallenberg综合征),重症病例常因呼吸心跳停止而死亡。

4.小脑出血

小脑出血约占脑出血的 10%。多见于一侧半球的齿状核部位,小脑蚓部也可发生。发病突然,眩晕明显,频繁呕吐,枕部疼痛,病灶侧共济失调,可见眼球震颤,同侧周围性面瘫,颈项强直等,如不仔细检查易误诊为蛛网膜下腔出血。当出血量不大时,主要表现为小脑症状,如病灶侧共济失调,眼球震颤,构音障碍和吟诗样语言,无偏瘫。出血量增加时,还可表现有脑桥受压体征,如展神经麻痹、侧视麻痹等,以及肢体偏瘫和(或)锥体束征。病情如继续加重,颅内压增高明显,昏迷加深,极易发生枕骨大孔疝死亡。

5.脑室出血

脑室出血分原发与继发两种,继发性系指脑实质出血破入脑室者;原发性指脉络丛血管出血及室管膜下动脉破裂出血,血液直流入脑室者。以前认为脑室出血罕见,现已证实占脑出血的3%～5%。55%的患者出血量较少,仅部分脑室有血,脑脊液呈血性,类似蛛网膜下腔出血。临床常表现为头痛、呕吐、项强、克尼格征阳性、意识清楚或一过性意识障碍,但常无偏瘫体征,脑脊液血性,酷似蛛网膜下腔出血,预后良好,可以完全恢复正常;出血量大,全部脑室均被血液充满者,其临床表现符合既往所谓脑室出血的症状,即发病后突然头痛、呕吐、昏迷、瞳孔缩小或时大时小,眼球浮动或分离性斜视,四肢肌张力增高,病理反射阳性,早期出现去大脑强直,严重者双侧瞳孔散大,呼吸深,鼾声明显,体温明显升高,面部充血多汗,预后极差,多迅速死亡。

四、辅助检查

(一)头颅 CT

发病后 CT 平扫可显示近圆形或卵圆形均匀高密度的血肿病灶,边界清楚,可确定血肿部位、大小、形态及是否破入脑室,血肿周围有无低密度水肿带及占位效应(脑室受压、脑组织移位)和梗阻性脑积水等。早期可发现边界清楚、均匀的高度密度灶,CT 值为60～80 Hu,周围环绕低密度水肿带。血肿范围大时可见占位效应。根据 CT 影像估算出血量可采用简单易行的多田计算公式:出血量(mL)=0.5×最大面积长轴(cm)×最大面积短轴(mL)×层面数。出血后 3～7 天,血红蛋白破坏,纤维蛋白溶解,高密度区向心性缩小,边缘模糊,周围低密度区扩大。病后2～4周,形成等密度或低密度灶。病后 2 个月左右,血肿区形成囊腔,其密度与脑脊液近乎相等,两侧脑室扩大;增强扫描,可见血肿周围有环状高密度强化影,其大小、形状与原血肿相近。

(二)头颅 MRI/MRA

MRI 的表现主要取决于血肿所含血红蛋白量的变化。发病1天内,血肿呈 T_1 等信号或低信号,T_2 呈高信号或混合信号;第 2～7 天,T_1 为等信号或稍低信号,T_2 为低信号;第 2～4 周,T_1 和 T_2 均为高信号;4 周后,T_1 呈低信号,T_2 为高信号。此外,MRA 可帮助发现脑血管畸形、肿瘤及血管瘤等病变。

(三)数字减影血管造影(DSA)

DSA 对脑叶出血、原因不明或怀疑脑血管畸形、血管瘤、moyamoya 病和血管炎等患者有意义,尤其血压正常的年轻患者应通过 DSA 查明病因。

(四)腰椎穿刺检查

在无条件做 CT 且患者病情不重时,无明显颅内高压者可进行腰椎穿刺检查。脑出血者脑脊液压力常增高,若出血破入脑室或蛛网膜下腔者脑脊液多呈均匀血性。有脑疝及小脑出血者应禁做腰椎穿刺检查。

(五)经颅多普勒超声(TCD)

由于简单及无创性,可在床边进行检查,这已成为监测脑出血患者脑血流动力学变化的重要方法。①通过检测脑动脉血流速度,间接监测脑出血的脑血管痉挛范围及程度,脑血管痉挛时其血流速度增高。②测定血流速度、血流量和血管外周阻力可反映颅内压增高时脑血流灌注情况,如颅内压超过动脉压时收缩期及舒张期血流信号消失,无血流灌注。③提供脑动静脉畸形、动脉瘤等病因诊断的线索。

(六)脑电图(EEG)

EEG 可反映脑出血患者脑功能状态。意识障碍可见两侧弥漫性慢活动,病灶侧明显;无意识障碍时,基底节和脑叶出血出现局灶性慢波,脑叶出血靠近皮质时可有局灶性棘波或尖波发放；小脑出血无意识障碍时脑电图多正常，部分患者同侧枕颞部出现慢活动；中脑出血多见两侧阵发性同步高波幅慢活动；脑桥出血患者昏迷时可见 8～12 Hz α 波、低波幅 β 波、纺锤波或弥漫性慢波等。

（七）心电图

心电图可及时发现脑出血合并心律失常或心肌缺血，甚至心肌梗死。

（八）血液检查

重症脑出血急性期白细胞数可增至（10～20）×10⁹/L，并可出现血糖含量升高、蛋白尿、尿糖、血尿素氮含量增加以及血清肌酶含量升高等。但均为一过性，可随病情缓解而消退。

五、诊断与鉴别诊断

（一）诊断要点

1.一般性诊断要点

（1）急性起病，常有头痛、呕吐、意识障碍、血压增高和局灶性神经功能缺损症状，部分病例有眩晕或抽搐发作。饮酒、情绪激动、过度劳累等是常见的发病诱因。

（2）常见的局灶性神经功能缺损症状和体征包括偏瘫、偏身感觉障碍、偏盲等，多于数分钟至数小时内达到高峰。

（3）头颅 CT 扫描可见病灶中心呈高密度改变，病灶周边常有低密度水肿带。头颅 MRI/MRA 有助于脑出血的病因学诊断和观察血肿的演变过程。

2.各部位脑出血的临床诊断要点

（1）壳核出血：①对侧肢体偏瘫，优势半球出血常出现失语。②对侧肢体感觉障碍，主要是痛觉、温度觉减退。③对侧偏盲。④凝视麻痹，呈双眼持续性向出血侧凝视。⑤尚可出现失用、体象障碍、记忆力和计算力障碍、意识障碍等。

（2）丘脑出血。①丘脑型感觉障碍：对侧半身深浅感觉减退、感觉过敏或自发性疼痛。②运动障碍：出血侵及内囊可出现对侧肢体瘫痪，多为下肢重于上肢。③丘脑性失语：言语缓慢而不清、重复言语、发音困难、复述差，朗读正常。④丘脑性痴呆：记忆力减退、计算力下降、情感障碍、人格改变。⑤眼球运动障碍：眼球向上注视麻痹，常向内下方凝视。

（3）脑干出血。①中脑出血：突然出现复视，眼睑下垂；一侧或两侧瞳孔扩大，眼球不同轴，水平或垂直眼震，同侧肢体共济失调，也可表现 Weber 综合征或 Benedikt 综合征；严重者很快出现意识障碍，去大脑强直。②脑桥出血：突然头痛，呕吐，眩晕，复视，眼球不同轴，交叉性瘫痪或偏瘫、四肢瘫等。出血量较大时，患者很快进入意识障碍，针尖样瞳孔，去大脑强直，呼吸障碍，并可伴有高热、大汗、应激性溃疡等，多迅速死亡；出血量较少时可表现为一些典型的综合征，如Foville 综合征、Millard-Gubler 综合征和闭锁综合征等。③延髓出血：突然意识障碍，血压下降，呼吸节律不规则，心律失常，继而死亡。轻者可表现为不典型的 Wallenberg 综合征。

（4）小脑出血：①突发眩晕、呕吐、后头部疼痛，无偏瘫。②有眼震，站立和步态不稳，肢体共济失调、肌张力降低及颈项强直。③头颅 CT 扫描示小脑半球或小脑蚓高密度影及第四脑室、脑干受压。

（5）脑叶出血。①额叶出血：前额痛、呕吐、痫性发作较多见；对侧偏瘫、共同偏视、精神障碍；优势半球出血时可出现运动性失语。②顶叶出血：偏瘫较轻，而偏侧感觉障碍显著；对侧下象限盲，优势半球出血时可出现混合性失语。③颞叶出血：表现为对侧中枢性面、舌瘫及上肢为主的瘫痪;对侧上象限盲;优势半球出血时可有感觉性或混合性失语;可有颞叶癫痫、幻嗅、幻视。④枕叶出血:对侧同向性偏盲,并有黄斑回避现象,可有一过性黑矇和视物变形;多无肢体瘫痪。

(6)脑室出血:①突然头痛、呕吐,迅速进入昏迷或昏迷逐渐加深。②双侧瞳孔缩小,四肢肌张力增高,病理反射阳性,早期出现去大脑强直,脑膜刺激征阳性。③常出现丘脑下部受损的症状及体征,如上消化道出血、中枢性高热、大汗、应激性溃疡、急性肺水肿、血糖增高、尿崩症等。④脑脊液压力增高,呈血性。⑤轻者仅表现头痛、呕吐、脑膜刺激征阳性,无局限性神经体征。临床上易误诊为蛛网膜下腔出血,需通过头颅 CT 检查来确定诊断。

(二)鉴别诊断

1.脑梗死

脑梗死发病较缓,或病情呈进行性加重;头痛、呕吐等颅内压增高症状不明显;典型病例一般不难鉴别;但脑出血与大面积脑梗死、少量脑出血与脑梗死临床症状相似,鉴别较困难,常需头颅 CT 成像鉴别。

2.脑栓塞

脑栓塞起病急骤,一般缺血范围较广,症状常较重,常伴有风湿性心脏病、心房颤动、细菌性心内膜炎、心肌梗死或其他容易产生栓子来源的疾病。

3.蛛网膜下腔出血

蛛网膜下腔出血好发于年轻人,突发剧烈头痛,或呈爆裂样头痛,以颈枕部明显,有的可痛牵颈背、双下肢。呕吐较频繁,少数严重患者呈喷射状呕吐。约 50% 的患者可出现短暂、不同程度的意识障碍,尤以老年患者多见。常见一侧动眼神经麻痹,其次为视神经、三叉神经和展神经麻痹,脑膜刺激征常见,无偏瘫等脑实质损害的体征,头颅 CT 成像可帮助鉴别。

4.外伤性脑出血

外伤性脑出血是闭合性头部外伤所致,发生于受冲击颅骨下或对冲部位,常见于额极和颞极,外伤史可提供诊断线索,CT 成像可显示血肿外形不整。

5.内科疾病导致的昏迷

(1)糖尿病昏迷。①糖尿病酮症酸中毒:多数患者在发生意识障碍前数天有多尿、烦渴多饮和乏力,随后出现食欲缺乏、恶心、呕吐,常伴头痛、嗜睡、烦躁、呼吸深快,呼气中有烂苹果味(丙酮)。随着病情进一步发展,出现严重失水,尿量减少,皮肤弹性差,眼球下陷,脉细速,血压下降,至晚期时各种反射迟钝甚至消失,嗜睡甚至昏迷。尿糖、尿酮体呈强阳性,血糖和血酮体均有升高。头部 CT 成像结果阴性。②高渗性非酮症糖尿病昏迷:起病时常先有多尿、多饮,但多食不明显,或反而食欲缺乏,以致常被忽视。失水随病程进展逐渐加重,出现神经精神症状,表现为嗜睡、幻觉、定向障碍、偏盲、上肢拍击样粗震颤、痫性发作(多为局限性发作)等,最后陷入昏迷。尿糖强阳性,但无酮症或较轻,血尿素氮及肌酐升高。突出的表现为血糖常高至 33.3 mmol/L(600 mg/dL)以上,一般为 33.3~66.6 mmol/L(600~1 200 mg/dL);血钠升高可达 155 mmol/L;血浆渗透压显著增高达 330~460 mmol/L,一般在 350 mmol/L 以上。头部 CT 成像结果阴性。

(2)肝性昏迷。有严重肝病和(或)广泛门体侧支循环,精神紊乱、昏睡或昏迷,明显肝功能损害或血氨升高,扑翼(击)样震颤和典型的脑电图改变(高波幅的 δ 波,每秒少于 4 次)等,有助于诊断与鉴别诊断。

(3)尿毒症昏迷。少尿(<400 mL/d)或无尿(<50 mL/d),血尿,蛋白尿,管型尿,氮质血症,水、电解质紊乱和酸碱失衡等。

(4)急性乙醇中毒。①兴奋期:血乙醇浓度达到 11 mmol/L(50 mg/dL)即感头痛、欣快、兴奋。血乙醇浓度超过 16 mmol/L(75 mg/dL),健谈、饶舌、情绪不稳定、自负、易激怒,可有粗鲁行为或攻击行动,也可能沉默、孤僻;浓度达到 22 mmol/L(100 mg/dL)时,驾车易发生车祸。②共济失调期:血乙醇浓度达到 33 mmol/L(150 mg/dL)时,肌肉运动不协调,行动笨拙,言语含糊不清,眼球震颤,视力模糊,复视,步态不稳,出现明显共济失调。浓度达到 43 mmol/L(200 mg/dL)时,出现恶心、呕吐、困倦。③昏迷期:血乙醇浓度升至 54 mmol/L(250 mg/dL)时,患者进入昏迷期,表现昏睡、瞳孔散大、体温降低。血乙醇浓度超过 87 mmol/L(400 mg/dL)时,患者陷入深昏迷,心率快、血压下降,呼吸慢而有鼾音,可出现呼吸、循环麻痹而危及生命。实验室检查可见血清乙醇浓度升高,呼出气中乙醇浓度与血清乙醇浓度相当;动脉血气分析可见轻度代谢性酸中毒;电解质失衡,可见低血钾、低血镁和低血钙;血糖可降低。

(5)低血糖昏迷。低血糖昏迷是指各种原因引起的重症的低血糖症。患者突然昏迷、抽搐,表现为局灶神经系统症状的低血糖易被误诊为脑出血。化验血糖<2.8 mmol/L,推注葡萄糖后症状迅速缓解,发病后 72 小时复查头部 CT 成像结果阴性。

(6)药物中毒。①镇静催眠药中毒:有服用大量镇静催眠药史,出现意识障碍和呼吸抑制及血压下降。胃液、血液、尿液中检出镇静催眠药。②阿片类药物中毒:有服用大量吗啡或哌替啶的阿片类药物史,或有吸毒史,除了出现昏迷、针尖样瞳孔(哌替啶的急性中毒瞳孔反而扩大)、呼吸抑制"三联征"等特点外,还可出现发绀、面色苍白、肌肉无力、惊厥、牙关紧闭、角弓反张,呼吸先浅而慢,后叹息样或潮式呼吸、肺水肿、休克、瞳孔对光反射消失,死于呼吸衰竭。血、尿阿片类毒物成分,定性试验呈阳性。使用纳洛酮可迅速逆转阿片类药物所致的昏迷、呼吸抑制、缩瞳等毒性作用。

(7)CO 中毒。①轻度中毒:血液碳氧血红蛋白(COHb)可>10%。患者有剧烈头痛、头晕、心悸、口唇黏膜呈樱桃红色、四肢无力、恶心、呕吐、嗜睡、意识模糊、视物不清、感觉迟钝、谵妄、幻觉、抽搐等。②中度中毒:血液 COHb 浓度可高达 30%～40%。患者出现呼吸困难、意识丧失、昏迷,对疼痛刺激可有反应,瞳孔对光反射和角膜反射可迟钝,腱反射减弱,呼吸、血压和脉搏可有改变。经治疗可恢复且无明显并发症。③重度中毒:血液 COHb 浓度可>50%以上。深昏迷,各种反射消失。患者可呈去大脑皮质状态(患者可以睁眼,但无意识、不语、不动,不主动进食或大小便,呼之不应,推之不动,肌张力增强),常有脑水肿、惊厥、呼吸衰竭、肺水肿、上消化道出血、休克和严重的心肌损害,出现心律失常,偶可发生心肌梗死。有时并发脑局灶损害,出现锥体系或锥体外系损害体征。监测血中 COHb 浓度可明确诊断。

应详细询问病史,内科疾病导致昏迷者有相应的内科疾病病史,仔细查体,局灶体征不明显;脑出血者则同向偏视、一侧瞳孔散大、一侧面部船帆现象、一侧上肢出现扬鞭现象、一侧下肢呈外旋位,血压升高。CT 检查可助鉴别。

六、治疗

急性期的主要治疗原则是:保持安静,防止继续出血;积极抗脑水肿,降低颅内压;调整血压;改善循环;促进神经功能恢复;加强护理,防治并发症。

(一)一般治疗

1.保持安静

(1)卧床休息 3～4 周,脑出血发病后 24 小时内,特别是 6 小时内可有活动性出血或血肿继续扩大,应尽量减少搬运,就近治疗。重症需严密观察体温、脉搏、呼吸、血压、瞳孔和意识状态等生命体征变化。

(2)保持呼吸道通畅,头部抬高15°～30°角,切忌无枕仰卧;疑有脑疝时应床脚抬高45°角,意识障碍患者应将头歪向一侧,以利于口腔、气道分泌物及呕吐物流出;痰稠不易吸出,则要行气管切开,必要时吸氧以使动脉血氧饱和度维持在90%以上。

(3)意识障碍或消化道出血者宜禁食24～48小时,发病后3天仍不能进食者,应鼻饲以确保营养。过度烦躁不安的患者可适量用镇静药。

(4)注意口腔护理,保持大便通畅,留置尿管的患者应做膀胱冲洗以预防尿路感染。加强护理,经常翻身,预防压疮,保持肢体功能位置。

(5)注意水、电解质平衡,加强营养。注意补钾,液体量应控制在2 000 mL/d左右,或以尿量加500 mL来估算,不能进食者鼻饲各种营养品。对于频繁呕吐、胃肠道功能减弱或有严重的应激性溃疡者,应考虑给予肠外营养。如有高热、多汗、呕吐或腹泻者,可适当增加入液量,或10%脂肪乳500 mL静脉滴注,每天1次。如需长期采用鼻饲,应考虑胃造瘘术。

(6)脑出血急性期血糖含量增高可以是原有糖尿病的表现或是应激反应。高血糖和低血糖都能加重脑损伤。当患者血糖含量增高超过11.1 mmol/L时,应立即给予胰岛素治疗,将血糖控制在8.3 mmol/L以下。同时应监测血糖,若发生低血糖,可用葡萄糖口服或注射纠正低血糖。

2.亚低温治疗

亚低温治疗能够减轻脑水肿,减少自由基的产生,促进神经功能缺损恢复,改善患者预后。降温方法:立即行气管切开,静脉滴注冬眠肌松合剂(0.9%氯化钠注射液500 mL＋氯丙嗪100 mg＋异丙嗪100 mg),同时冰毯机降温。行床旁监护仪连续监测体温(T)、心率(HR)、血压(BP)、呼吸(R)、脉搏(P)、血氧饱和度(SPO_2)、颅内压(ICP)。直肠温度(RT)维持在34～36 ℃,持续3～5天。冬眠肌松合剂用量和速度根据患者T、HR、BP、肌张力等调节。保留自主呼吸,必要时应用同步呼吸机辅助呼吸,维持SPO_2在95%以上,10～12小时将RT降至34～36 ℃。当ICP降至正常后72小时,停止亚低温治疗。采用每天恢复1～2 ℃,复温速度不超过0.1 ℃/h。在24～48小时内,将患者RT复温至36.5～37 ℃。局部亚低温治疗实施越早,效果越好,建议在脑出血发病6小时内使用,治疗时间最好持续48～72小时。

(二)调控血压和防止再出血

脑出血患者一般血压都高,甚至比平时更高,这是因为颅内压增高时机体保证脑组织供血的代偿性反应,当颅内压下降时血压亦随之下降,因此一般不应使用降血压药物,尤其是注射利血平等强有力降压剂。目前理想的血压控制水平还未确定,主张采取个体化原则,应根据患者年龄、病前有无高血压、病后血压情况等确定适宜血压水平。但血压过高时,容易增加再出血的危险性,应及时控制高血压。一般来说,收缩压≥26.7 kPa(200 mmHg),舒张压≥15.4 kPa(115 mmHg)时,应降血压治疗,使血压控制于治疗前原有血压水平或略高水平。收缩压≤24.0 kPa(180 mmHg)或舒张压≤15.3 kPa(115 mmHg)时,或平均动脉压≤17.3 kPa(130 mmHg)时可暂不使用降压药,但需密切观察。收缩压在24.0～30.7 kPa(180～230 mmHg)或舒张压在14.0～18.7 kPa(105～140 mmHg)宜口服卡托普利、美托洛尔等降压药,收缩压24.0 kPa(180 mmHg)以内或舒张压14.0 kPa(105 mmHg)以内,可观察而不用降压药。急性期过后(约2周),血压仍持续过高时可系统使用降压药,急性期血压急骤下降表明病情严重,应给予升压药物以保证足够的脑供血量。

止血剂及凝血剂对脑出血并无效果,但如合并消化道出血或有凝血障碍时仍可使用。消化道出血时,还可经胃管鼻饲或口服云南白药、三七粉、氢氧化铝凝胶和(或)冰牛奶、冰盐水等。

(三)控制脑水肿

脑出血后 48 小时水肿达到高峰,维持 3～5 天或更长时间后逐渐消退。脑水肿可使 ICP 增高和导致脑疝,是影响功能恢复的主要因素和导致早期死亡的主要死因。积极控制脑水肿、降低 ICP 是脑出血急性期治疗的重要环节,必要时可行 ICP 监测。治疗目标是使 ICP 降至 2.7 kPa (20 mmHg)以下,脑灌注压＞9.3 kPa(70 mmHg),应首先控制可加重脑水肿的因素,保持呼吸道通畅,适当给氧,维持有效脑灌注,限制液体和盐的入量等。应用皮质类固醇减轻脑出血后脑水肿和降低 ICP,其有效证据不充分;脱水药只有短暂作用,常用 20％甘露醇、利尿药(如呋塞米)等。

1.20％甘露醇

20％甘露醇为渗透性脱水药,可在短时间内使血浆渗透压明显升高,形成血与脑组织间渗透压差,使脑组织间液水分向血管内转移,经肾脏排出,每 8 g 甘露醇可由尿带出水分 100 mL,用药后 20～30 分钟开始起效,2～3 小时作用达峰。常用剂量 125～250 mL,1 次/6～8 小时,疗程 7～10 天。如患者出现脑疝征象可快速加压经静脉或颈动脉推注,可暂时缓解症状,为术前准备赢得时间。冠心病、心肌梗死、心力衰竭和肾功能不全者慎用,注意用药不当可诱发肾衰竭和水盐及电解质失衡。因此,在应用甘露醇脱水时,一定要严密观察患者尿量、血钾和心肾功能,一旦出现尿少、血尿、无尿时应立即停用。

2.利尿剂

呋塞米注射液较常用,脱水作用不如甘露醇,但可抑制脑脊液产生,用于心、肾功能不全不能用甘露醇的患者,常与甘露醇合用,减少甘露醇用量。每次 20～40 mg,每天 2～4 次,静脉注射。

3.甘油果糖氯化钠注射液

该药为高渗制剂,通过高渗透性脱水,能使脑水分含量减少,降低颅内压。本品降低颅内压作用起效较缓,持续时间较长,可与甘露醇交替使用。推荐剂量为每次 250～500 mL,每天 1～2 次,静脉滴注,连用 7 天左右。

4.10％人血清蛋白

10％人血清蛋白通过提高血浆胶体渗透压发挥对脑组织脱水降颅压作用,改善病灶局部脑组织水肿,作用持久。适用于低蛋白血症的脑水肿伴高颅压的患者。推荐剂量每次 10～20 g,每天 1～2 次,静脉滴注。该药可增加心脏负担,心功能不全者慎用。

5.地塞米松

地塞米松可防止脑组织内星形胶质细胞肿胀,降低毛细血管通透性,维持血-脑屏障功能。抗脑水肿作用起效慢,用药后 12～36 小时起效。剂量每天 10～20 mg,静脉滴注。由于易并发感染或使感染扩散,可促进或加重应激性上消化道出血,影响血压和血糖控制等,临床不主张常规使用,病情危重、不伴上消化道出血者可早期短时间应用。

若药物脱水、降颅压效果不明显,出现颅高压危象时可考虑转外科手术开颅减压。

(四)控制感染

发病早期或病情较轻时通常不需要使用抗生素,老年患者合并意识障碍易并发肺部感染,合并吞咽困难易发生吸入性肺炎,尿潴留或导尿易合并尿路感染,可根据痰液或尿液培养、药物敏感试验等选用抗生素治疗。

(五)维持水、电解质平衡

患者液体的输入量最好根据其中心静脉压(CVP)和肺毛细血管楔压(PCWP)来调整,CVP保持在 0.7～1.6 kPa(5～12 mmHg)或者 PCWP 维持在 1.3～1.9 kPa(10～14 mmHg)。无此条件时每天液体输入量可按前 1 天尿量＋500 mL 估算。每天补钠 50～70 mmol/L,补钾40～50 mmol/L,糖类 13.5～18 g。使用液体种类应以 0.9％氯化钠注射液或复方氯化钠注射液(林格液)为主,避免用高渗糖水,若用糖时可按每 4 g 糖加 1 U 胰岛素后再使用。由于患者使用大量脱水药、进食少、合并感染等原因,极易出现电解质紊乱和酸碱失衡,应加强监护和及时纠正,意识障碍患者可通过鼻饲管补充足够热量的营养和液体。

(六)对症治疗

1.中枢性高热

中枢性高热宜先行物理降温,如头部、腋下及腹股沟区放置冰袋,戴冰帽或睡冰毯等。效果不佳者可用多巴胺受体激动剂,如溴隐亭 3.75 mg/d,逐渐加量至 7.5～15.0 mg/d,分次服用。

2.痫性发作

痫性发作可静脉缓慢推注(注意患者呼吸)地西泮 10～20 mg,控制发作后可予卡马西平片,每次100 mg,每天 2 次。

3.应激性溃疡

丘脑、脑干出血患者常合并应激性溃疡和引起消化道出血,机制不明,可能是出血影响边缘系统、丘脑、丘脑下部及下行自主神经纤维,使肾上腺皮质激素和胃酸分泌大量增加,黏液分泌减少及屏障功能削弱。常在病后第 2～14 天突然发生,可反复出现,表现呕血及黑便,出血量大时常见烦躁不安、口渴、皮肤苍白、湿冷、脉搏细速、血压下降、尿量减少等外周循环衰竭表现。可采取抑制胃酸分泌和加强胃黏膜保护治疗,用 H_2 受体阻滞剂,如:①雷尼替丁,每次 150 mg,每天 2 次,口服。②西咪替丁,0.4～0.8 g/d,加入0.9％氯化钠注射液,静脉滴注。③注射用奥美拉唑钠,每次 40 mg,每 12 小时静脉注射 1 次,连用 3 天。还可用硫糖铝,每次 1 g,每天 4 次,口服;或氢氧化铝凝胶,每次 40～60 mL,每天 4 次,口服。若发生上消化道出血可用去甲肾上腺素4～8 mg加冰盐水 80～100 mL,每天4～6 次,口服;云南白药,每次 0.5 g,每天 4 次,口服。保守治疗无效时可在胃镜下止血,须注意呕血引起窒息,并补液或输血维持血容量。

4.心律失常

心房颤动常见,多见于病后前 3 天。心电图复极改变常导致易损期延长,易损期出现的期前收缩可导致室性心动过速或心室颤动。这可能是脑出血患者易发生猝死的主要原因。心律失常影响心排血量,降低脑灌注压,可加重原发脑病变,影响预后。应注意改善冠心病患者的心肌供血,给予常规抗心律失常治疗,及时纠正电解质紊乱,可试用 β受体阻滞剂和钙通道阻滞剂治疗,维护心脏功能。

5.大便秘结

脑出血患者由于卧床等原因常会出现便秘。用力排便时腹压增高,从而使颅内压升高,可加重脑出血症状。便秘时腹胀不适使患者烦躁不安,血压升高,亦可使病情加重,故脑出血患者便秘的护理十分重要。便秘可用甘油灌肠剂(支),患者侧卧位插入肛门内 6～10 cm,将药液缓慢注入直肠内 60 mL,5～10 分钟即可排便;缓泻剂如酚酞 2 片,每晚口服,亦可用中药番泻叶3～9 g泡服。

6.稀释性低钠血症

稀释性低钠血症又称血管升压素分泌异常综合征,10％的脑出血患者可发生。因血管升压素分泌减少,尿排钠增多,血钠降低,可加重脑水肿,每天应限制水摄入量在 800～1 000 mL,补钠 9～12 g;宜缓慢纠正,以免导致脑桥中央髓鞘溶解症。另有脑耗盐综合征,是心钠素分泌过高导致低钠血症,应输液补钠治疗。

7.下肢深静脉血栓形成

急性脑卒中患者易并发下肢和瘫痪肢体深静脉血栓形成,患肢进行性水肿和发硬,肢体静脉血流图检查可确诊。勤翻身、被动活动或抬高瘫痪肢体可预防;治疗可用肝素 5 000 U,静脉滴注,每天 1 次;或低分子量肝素,每次 4 000 U,皮下注射,每天 2 次。

(七)外科治疗

外科治疗可挽救重症患者的生命及促进神经功能恢复,手术宜在发病后 6～24 小时内进行,预后直接与术前意识水平有关,昏迷患者通常手术效果不佳。

1.手术指征

(1)脑叶出血:患者清醒、无神经障碍和小血肿(<20 mL)者,不必手术,可密切观察和随访。患者意识障碍、大血肿和在 CT 成像片上有占位征,应手术。

(2)基底节和丘脑出血:大血肿、神经障碍者应手术。

(3)脑桥出血:原则上内科治疗。但对非高血压性脑桥出血如海绵状血管瘤,可手术治疗。

(4)小脑出血:血肿直径≥2 cm 者应手术,特别是合并脑积水、意识障碍、神经功能缺失和占位征者。

2.手术禁忌证

(1)深昏迷患者(GCS 3～5 级)或去大脑强直。

(2)生命体征不稳定,如血压过高、高热、呼吸不规则,或有严重系统器质病变者。

(3)脑干出血。

(4)基底节或丘脑出血影响到脑干。

(5)病情发展急骤,发病数小时即深昏迷者。

3.常用手术方法

(1)小脑减压术:是高血压性小脑出血最重要的外科治疗,可挽救生命和逆转神经功能缺损,病程早期患者处于清醒状态时手术效果好。

(2)开颅血肿清除术:占位效应引起中线结构移位和初期脑疝时外科治疗可能有效。

(3)钻孔扩大骨窗血肿清除术。

(4)钻孔微创颅内血肿清除术。

(5)脑室出血脑室引流术。

(八)早期康复治疗

原则上应尽早开始。在神经系统症状不再进展,没有严重精神、行为异常,生命体征稳定,没有严重的并发症时即可开始康复治疗的介入,但需注意康复方法的选择。早期康复治疗对恢复患者的神经功能,提高生活质量是十分有利的。早期对瘫痪肢体进行按摩及被动运动,开始有主动运动时即应根据康复要求按阶段进行训练,以促进神经功能恢复,避免出现关节挛缩、肌肉萎缩和骨质疏松;对失语患者需加强言语康复训练。

(九)加强护理,防治并发症

常见的并发症有肺部感染、上消化道出血、吞咽困难、水及电解质紊乱、下肢静脉血栓形成、肺栓塞、肺水肿、冠状动脉性疾病和心肌梗死、心脏损伤、痫性发作等。脑出血预后与急性期护理有直接关系,合理的护理措施十分重要。

1.体位

头部抬高 15°～30°,既能保持脑血流量,又能保持呼吸道通畅。切忌无枕仰卧。凡意识障碍患者宜采用侧卧位,头稍前屈,以利口腔分泌物流出。

2.饮食与营养

营养不良是脑出血患者常见的易被忽视的并发症,应充分重视。重症意识障碍患者急性期应禁食1～2天,静脉补给足够能量与维生素,发病 48 小时后若无活动性消化道出血,可鼻饲流质饮食,应考虑营养合理搭配与平衡。患者意识转清、咳嗽反射良好、能吞咽时可停止鼻饲,应注意喂食时宜取 45°角半卧位,食物宜做成糊状,流质饮料均应选用茶匙喂食,喂食出现呛咳可拍背。

3.呼吸道护理

脑出血患者应保持呼吸道通畅和足够通气量,意识障碍或脑干功能障碍患者应行气管插管,指征是 $PaO_2 < 8.0$ kPa(60 mmHg)、$PaCO_2 > 6.7$ kPa(50 mmHg)或有误吸危险者。鼓励勤翻身、拍背,鼓励患者尽量咳嗽,咳嗽无力痰多时可超声雾化治疗,呼吸困难、呼吸道痰液多、经鼻抽吸困难者可考虑气管切开。

4.压疮防治与护理

昏迷或完全性瘫痪患者易发生压疮,预防措施包括定时翻身,保持皮肤干燥清洁,在骶部、足跟及骨隆起处加垫气圈,经常按摩皮肤及活动瘫痪肢体促进血液循环,皮肤发红可用 70%乙醇溶液或温水轻柔,涂以 3.5%安息香酊。

七、预后与预防

(一)预后

脑出血的预后与出血量、部位、病因及全身状况等有关。脑干、丘脑及大量脑室出血预后差。脑水肿、颅内压增高及脑疝、并发症及脑-内脏(脑-心、脑-肺、脑-肾、脑-胃肠)综合征是致死的主要原因。早期多死于脑疝,晚期多死于中枢性衰竭、肺炎和再出血等继发性并发症。影响本病的预后因素有:①年龄较大;②昏迷时间长和程度深;③颅内压高和脑水肿重;④反复多次出血和出血量大;⑤小脑、脑干出血;⑥神经体征严重;⑦出血灶多和生命体征不稳定;⑧伴癫痫发作、去大脑皮质强直或去大脑强直;⑨伴有脑-内脏联合损害;⑩合并代谢性酸中毒、代谢障碍或电解质紊乱者,预后差。及时给予正确的中西医结合治疗和内外科治疗,可大大改善预后,减少病死率和致残率。

(二)预防

总的原则是定期体检,早发现、早预防、早治疗。脑出血是多危险因素所致的疾病。研究证明,高血压是最重要的独立危险因素,心脏病、糖尿病是肯定的危险因素。多种危险因素之间存在错综复杂的相关性,它们互相渗透、互相作用、互为因果,从而增加了脑出血的危险性,也给预防和治疗带来困难。目前,我国仍存在对高血压知晓率低、用药治疗率低和控制率低等"三低"现象,恰与我国脑卒中患病率高、致残率高和病死率高等"三高"现象形成鲜明对比。因此,加强高血压的防治宣传教育是非常必要的。在高血压治疗中,轻型高血压可选用尼群地平和吲达帕胺,对其他类型的高血压则应根据病情选用钙通道阻滞剂、β受体阻滞剂、血管紧张素转化酶抑制剂(ACEI)、利尿剂等联合治疗。

有些危险因素是先天决定的,而且是难以改变甚至不能改变的(如年龄、性别);有些危险因素是环境造成的,很容易预防(如感染);有些是人们生活行为的方式,是完全可以控制的(如抽烟、酗酒);还有些疾病常常是可治疗的(如高血压)。虽然大部分高血压患者都接受过降压治疗,但规范性、持续性差,这样非但没有起到降低血压、预防脑出血的作用,反而使血压忽高忽低,易于引发脑出血。所以控制血压除进一步普及治疗外,重点应放在正确的治疗方法上。预防工作不可简单、单一化,要采取突出重点、顾及全面的综合性预防措施,才能有效地降低脑出血的发病率、病死率和复发率。

除针对危险因素进行预防外,日常生活中须注意经常锻炼、戒烟酒,合理饮食,调理情绪。饮食上提倡"五高三低",即高蛋白质、高钾、高钙、高纤维素、高维生素及低盐、低糖、低脂。锻炼要因人而异,方法灵活多样,强度不宜过大,避免激烈运动。

(李　婧)

第三节　蛛网膜下腔出血

蛛网膜下腔出血(SAH)是指脑表面或脑底部的血管自发破裂,血液流入蛛网膜下腔,伴或不伴颅内其他部位出血的一种急性脑血管疾病。本病可分为原发性、继发性和外伤性。原发性SAH是指脑表面或脑底部的血管破裂出血,血液直接或基本直接流入蛛网膜下腔所致,称特发性蛛网膜下腔出血或自发性蛛网膜下腔出血(ISAH),占急性脑血管疾病的15%左右,是神经科常见急症之一;继发性SAH则为脑实质内、脑室、硬脑膜外或硬脑膜下的血管破裂出血,血液穿破脑组织进入脑室或蛛网膜下腔者;外伤引起的概称外伤性SAH,常伴发于脑挫裂伤。SAH临床表现为急骤起病的剧烈头痛、呕吐、精神或意识障碍、脑膜刺激征和血性脑脊液。SAH的年发病率世界各国各不相同,中国约为5/10万,美国为6/10万~16/10万,德国约为10/10万,芬兰约为25/10万,日本约为25/10万。

一、病因和发病机制

(一)病因

SAH的病因很多,以动脉瘤为最常见,包括先天性动脉瘤、高血压动脉硬化性动脉瘤、夹层动脉瘤和感染性动脉瘤等,其他如脑血管畸形、脑底异常血管网、结缔组织病、脑血管炎等。75%~85%的非外伤性SAH患者为颅内动脉瘤破裂出血,其中,先天性动脉瘤发病多见于中青年;高血压动脉硬化性动脉瘤为梭形动脉瘤,约占13%,多见于老年人。脑血管畸形占第2位,以动静脉畸形最常见,约占15%,常见于青壮年。其他如烟雾病、感染性动脉瘤、颅内肿瘤、结缔组织病、垂体卒中、脑血管炎、血液病及凝血障碍性疾病、妊娠并发症等均可引起SAH。近年发现约15%的ISAH患者病因不清,即使DSA检查也未能发现SAH的病因。

1.动脉瘤

近年来,对先天性动脉瘤与分子遗传学的多个研究支持Ⅰ型胶原蛋白 α_2 链基因($COLIA_2$)和弹力蛋白基因(FLN)是先天性动脉瘤最大的候补基因。颅内动脉瘤好发于 Willis 环及其主要分支的血管分叉处,其中位于前循环颈内动脉系统者约占85%,位于后循环基底动脉系统者约占15%。对此类动脉瘤的研究证实,血管壁的最大压力来自沿血流方向上的血管分叉处的尖部。随着年龄增长,在血压增高、动脉瘤增大,加之血流涡流冲击和各种危险因素的综合因素作用下,出血的可能性也随之增大。颅内动脉瘤体积的大小与有无蛛网膜下腔出血相关,直径<3 mm的动脉瘤,SAH的风险小;直径>7 mm的动脉瘤,SAH的风险高。对于未破裂的动脉瘤,每年发生动脉瘤破裂出血的危险性介于1%～2%。曾经破裂过的动脉瘤有更高的再出血率。

2.脑血管畸形

以动静脉畸形最常见,且90%以上位于小脑幕上。脑血管畸形是胚胎发育异常形成的畸形血管团,血管壁薄,在有危险因素的条件下易诱发出血。

3.高血压动脉硬化性动脉瘤

长期高血压动脉粥样硬化导致脑血管弯曲多,侧支循环多,管径粗细不均且脑内动脉缺乏外弹力层,在血压增高、血流涡流冲击等因素影响下,管壁薄弱的部分逐渐向外膨胀形成囊状动脉瘤,极易破裂出血。

4.其他病因

动脉炎或颅内炎症可引起血管破裂出血,肿瘤可直接侵袭血管导致出血。脑底异常血管网形成后可并发动脉瘤,一旦破裂出血可导致反复发生的脑实质内出血或SAH。

(二)发病机制

蛛网膜下腔出血后,血液流入蛛网膜下腔淤积在血管破裂相应的脑沟和脑池中,并可下流至脊髓蛛网膜下腔,甚至逆流至第四脑室和侧脑室,引起一系列变化,主要包括以下几项。

1.颅内容积增加

血液流入蛛网膜下腔使颅内容积增加,引起颅内压增高,血液流入量大者可诱发脑疝。

2.化学性脑膜炎

血液流入蛛网膜下腔后直接刺激血管,使白细胞崩解释放各种炎症介质。

3.血管活性物质释放

血液流入蛛网膜下腔后,血细胞破坏产生各种血管活性物质(氧合血红蛋白、5-羟色胺、血栓烷 A_2、肾上腺素、去甲肾上腺素)刺激血管和脑膜,使脑血管发生痉挛和蛛网膜颗粒粘连。

4.脑积水

血液流入蛛网膜下腔在颅底或逆流入脑室发生凝固,造成脑脊液回流受阻引起急性阻塞性脑积水和颅内压增高;部分红细胞随脑脊液流入蛛网膜颗粒并溶解,使其阻塞,引起脑脊液吸收减慢,最后产生交通性脑积水。

5.下丘脑功能紊乱

血液及其代谢产物直接刺激下丘脑引起神经内分泌紊乱,引起发热、血糖含量增高、应激性溃疡、肺水肿等。

6.脑-心综合征

急性高颅压或血液直接刺激下丘脑、脑干,导致自主神经功能亢进,引起急性心肌缺血、心律失常等。

二、病理

肉眼可见脑表面呈紫红色,覆盖有薄层血凝块;脑底部的脑池、脑桥小脑三角及小脑延髓池等处可见更明显的血块沉积,甚至可将颅底的血管、神经埋没。血液可穿破脑底面进入第三脑室和侧脑室。脑底大量积血或脑室内积血可影响脑脊液循环出现脑积水,约5%的患者,由于部分红细胞随脑脊液流入蛛网膜颗粒并使其堵塞,引起脑脊液吸收减慢而产生交通性脑积水。蛛网膜及软膜增厚、色素沉着,脑与神经、血管间发生粘连。脑脊液呈血性。血液在蛛网膜下腔的分布,以出血量和范围分为弥散型和局限型。前者出血量较多,穹隆面与基底面蛛网膜下腔均有血液沉积;后者血液则仅存于脑底池。40%～60%的脑标本并发脑内出血。出血的次数越多,并发脑内出血的比例越大。并发脑内出血的发生率第 1 次约39.6%,第 2 次约55%,第 3 次达100%。出血部位随动脉瘤的部位而定。动脉瘤好发于 Willis 环的血管上,尤其是动脉分叉处,可单发或多发。

三、临床表现

SAH 发生于任何年龄,发病高峰多在 30～60 岁;50 岁后,ISAH 的危险性有随年龄的增加而升高的趋势。男女在不同的年龄段发病不同,10 岁前男性的发病率较高,男女比为 4∶1;40～50 岁时,男女发病相等;70～80 岁时,男女发病率之比高达 1∶10。临床主要表现为剧烈头痛、脑膜刺激征阳性、血性脑脊液。在严重病例中,患者可出现意识障碍,从嗜睡至昏迷不等。

(一)症状与体征

1.先兆及诱因

先兆通常是不典型头痛或颈部僵硬,部分患者有病侧眼眶痛、轻微头痛、动眼神经麻痹等表现,主要由少量出血造成;70%的患者存在上述症状数天或数周后出现严重出血,但绝大部分患者起病急骤,无明显先兆。常见诱因有过量饮酒、情绪激动、精神紧张、剧烈活动、用力状态等,这些诱因均能增加 ISAH 的风险性。

2.一般表现

出血量大者,当天体温即可升高,可能与下丘脑受影响有关;多数患者于 2～3 天后体温升高,多属于吸收热;SAH 后患者血压增高,1～2 周病情趋于稳定后逐渐恢复病前血压。

3.神经系统表现

绝大部分患者有突发持续性剧烈头痛。头痛位于前额、枕部或全头,可扩散至颈部、腰背部;常伴有恶心、呕吐。呕吐可反复出现,是由颅内压急骤升高和血液直接刺激呕吐中枢所致的。如呕吐物为咖啡色样胃内容物则提示上消化道出血,预后不良。头痛部位各异,轻重不等,部分患者类似眼肌麻痹型偏头痛。有 48%～81%的患者可出现不同程度的意识障碍,轻者嗜睡,重者昏迷,多逐渐加深。意识障碍的程度、持续时间及意识恢复的可能性均与出血量、出血部位及有无再出血有关。

部分患者以精神症状为首发或主要的临床症状,常表现为兴奋、躁动不安、定向障碍,甚至谵妄和错乱;少数可出现迟钝、淡漠、抗拒等。精神症状可由大脑前动脉或前交通动脉附近的动脉瘤破裂引起,大多在病后 1～5 天出现,但多数在数周内自行恢复。癫痫发作较少见,多发生在出血时或出血后的急性期,国外发生率为6.0%～26.1%,国内资料显示发生率为 10.0%～18.3%。

在一项 SAH 的大宗病例报道中,大约有 15% 的动脉瘤性 SAH 表现为癫痫。癫痫可为局限性抽搐或全身强直-阵挛性发作,多见于脑血管畸形引起者,出血部位多在天幕上,多由于血液刺激大脑皮质所致,患者有反复发作倾向。部分患者由于血液流入脊髓蛛网膜下腔可出现神经根刺激症状,如腰背痛。

4.神经系统体征

(1)脑膜刺激征:为 SAH 的特征性性体征,包括头痛、颈强直、Kernig 征和 Brudzinski 征阳性。常于起病后数小时至 6 天内出现,持续 3~4 周。颈强直发生率最高(6%~100%)。另外,应当注意临床上有少数患者可无脑膜刺激征,如老年患者,可能因蛛网膜下腔扩大等老年性改变和痛觉不敏感等因素,往往使脑膜刺激征不明显,但意识障碍仍可较明显,老年人的意识障碍可达 90%。

(2)脑神经损害:以第 Ⅱ、Ⅲ 对脑神经最常见,其次为第 Ⅴ、Ⅵ、Ⅶ、Ⅷ 对脑神经,主要由于未破裂的动脉瘤压迫或破裂后的渗血、颅内压增高等直接或间接损害引起。少数患者有一过性肢体单瘫、偏瘫、失语,早期出现者多因出血破入脑实质和脑水肿所致;晚期多由于迟发性脑血管痉挛引起。

(3)眼症状:SAH 的患者中,17% 有玻璃体膜下出血,7%~35% 有视盘水肿。视网膜下出血及玻璃体下出血是诊断 SAH 有特征性的体征。

(4)局灶性神经功能缺失:如有局灶性神经功能缺失有助于判断病变部位,如突发头痛伴眼睑下垂者,应考虑载瘤动脉可能是后交通动脉或小脑上动脉。

(二)SAH 并发症

1.再出血

在脑血管疾病中,最易发生再出血的疾病是 SAH,国内文献报道再出血率为 24% 左右。再出血临床表现严重,病死率远远高于第 1 次出血,一般发生在第 1 次出血后 10~14 天,2 周内再发生率占再发病例的 54%~80%。近期再出血病死率为 41%~46%,甚至更高。再发出血多因动脉瘤破裂所致,通常在病情稳定的情况下突然头痛加剧、呕吐、癫痫发作,并迅速陷入深昏迷,瞳孔散大,对光反射消失,呼吸困难甚至停止。神经定位体征加重或脑膜刺激征明显加重。

2.脑血管痉挛

脑血管痉挛(CVS)是 SAH 发生后出现的迟发性大、小动脉的痉挛狭窄,以后者更多见。典型的血管痉挛发生在出血后 3~5 天,于 5~10 天达高峰,2~3 周逐渐缓解。在大多数研究中,血管痉挛发生率在 25%~30%。早期可逆性 CVS 多在蛛网膜下腔出血后 30 分钟内发生,表现为短暂的意识障碍和神经功能缺失。70% 的 CVS 在蛛网膜下腔出血后 1~2 周内发生,尽管及时干预治疗,但仍有约 50% 有症状的 CVS 患者将会进一步发展为脑梗死。因此,CVS 的治疗关键在预防。血管痉挛发作的临床表现通常是头痛加重或意识状态下降,除发热和脑膜刺激征外,也可表现局灶性的神经功能损害体征,但不常见。尽管导致血管痉挛的许多潜在危险因素已经确定,但 CT 扫描所见的蛛网膜下腔出血的数量和部位是最主要的危险因素。基底池内有厚层血块的患者比仅有少量出血的患者更容易发展为血管痉挛。虽然国内外均有大量的临床观察和实验数据,但是 CVS 的机制仍不确定。蛛网膜下腔出血本身或其降解产物中的一种或多种成分可能是导致 CVS 的原因。

CVS 的检查常选择经颅多普勒超声(TCD)和数字减影血管造影(DSA)检查。TCD 有助于血管痉挛的诊断。TCD 血液流速峰值大于 200 cm/s 和(或)平均流速大于 120 cm/s 时能很好地与血管造影显示的严重血管痉挛相符。值得提出的是,TCD只能测定颅内血管系统中特定深度的血管段。测得数值的准确性在一定程度上依赖于超声检查者的经验。动脉插管血管造影诊断 CVS 较 TCD 更为敏感。CVS 患者行血管造影的价值不仅用于诊断,更重要的目的是血管内治疗。动脉插管血管造影为有创检查,价格较高。

3.脑积水

大约 25% 的动脉瘤性蛛网膜下腔出血患者由于出血量大、速度快,血液大量涌入第三脑室、第四脑室并凝固,使第四脑室的外侧孔和正中孔受阻,可引起急性梗阻性脑积水,导致颅内压急剧升高,甚至出现脑疝而死亡。急性脑积水常发生于起病数小时至 2 周内,多数患者在 1~2 天内意识障碍呈进行性加重,神经症状迅速恶化,生命体征不稳定,瞳孔散大。颅脑 CT 检查可发现阻塞上方的脑室明显扩大等脑室系统有梗阻表现,此类患者应迅速进行脑室引流术。慢性脑积水是 SAH 后 3 周至 1 年发生的脑积水,原因可能为蛛网膜下腔出血刺激脑膜,引起无菌性炎症反应形成粘连,阻塞蛛网膜下腔及蛛网膜绒毛而影响脑脊液的吸收与回流,以脑脊液吸收障碍为主,病理切片可见蛛网膜增厚纤维变性,室管膜破坏及脑室周围脱髓鞘改变。Johnston 认为脑脊液的吸收与蛛网膜下腔和上矢状窦的压力差,以及蛛网膜绒毛颗粒的阻力有关。当脑外伤后颅内压增高时,上矢状窦的压力随之升高,使蛛网膜下腔和上矢状窦的压力差变小,从而使蛛网膜绒毛微小管系统受压甚至关闭,直接影响脑脊液的吸收。由于脑脊液的积蓄造成脑室内静水压升高,致使脑室进行性扩大。因此,慢性脑积水初期患者的颅内压是高于正常的,及至脑室扩大到一定程度之后,由于加大了吸收面才渐使颅内压下降至正常范围,故临床上称之为正常颅压脑积水。但由于脑脊液的静水压已超过脑室壁所能承受的压力,使脑室不断继续扩大、脑萎缩加重而致进行性痴呆。

4.自主神经及内脏功能障碍

常因下丘脑受出血、脑血管痉挛和颅内压增高的损伤所致,临床可并发心肌缺血或心肌梗死、急性肺水肿、应激性溃疡。这些并发症被认为是由于交感神经过度活跃或迷走神经张力过高所致。

5.低钠血症

尤其是重症 SAH 常影响下丘脑功能,而导致有关水盐代谢激素的分泌异常。目前,关于低钠血症发生的病因有两种机制,即血管升压素分泌异常综合征(SIADH)和脑性耗盐综合征(CSWS)。

SIADH 理论是 1957 年由 Bartter 等提出的,该理论认为,低钠血症产生的原因是由于各种创伤性刺激作用于下丘脑,引起血管升压素(ADH)分泌过多,或血管升压素渗透性调节异常,丧失了低渗对 ADH 分泌的抑制作用,而出现持续性 ADH 分泌。肾脏远曲小管和集合管重吸收水分的作用增强,引起水潴留、血钠被稀释及细胞外液增加等一系列病理生理变化。同时,促肾上腺皮质激素(ACTH)相对分泌不足,血浆 ACTH 降低,醛固酮分泌减少,肾小管排钾保钠功能下降,尿钠排出增多。细胞外液增加和尿、钠丢失的后果是血浆渗透压下降和稀释性低血钠,尿渗透压高于血渗透压,低钠而无脱水,中心静脉压增高的一种综合征。若进一步发展,将导致水分从细胞外向细胞内转移、细胞水肿及代谢功能异常。当血钠 <120 mmol/L 时,可出现恶心、呕吐、头痛;当血钠 <110 mmol/L 时可发生嗜睡、躁动、谵语、肌张力低下、腱反射减弱或消失甚至昏迷。

但近年来越来越多的学者发现,发生低钠血症时患者多伴有尿量增多和尿钠排泄量增多,而血中 ADH 并无明显增加,这使得脑性耗盐综合征的概念逐渐被接受。SAH 时,CSWS 的发生可能与脑钠肽(BNP)的作用有关。下丘脑受损时可释放出 BNP,脑血管痉挛也可使 BNP 升高。BNP 的生物效应类似心房钠尿肽(ANP),有较强的利钠和利尿反应。CSWS 时可出现厌食、恶心、呕吐、无力、直立性低血压、皮肤无弹性、眼球内陷、心率增快等表现。诊断依据:细胞外液减少,负钠平衡,水摄入与排出率<1,肺动脉楔压<1.1 kPa(8 mmHg),中心静脉压<0.8 kPa(6 mmHg),体重减轻。Ogawasara 提出每天对 CSWS 患者定时测体重和中心静脉压是诊断 CSWS 和鉴别 SIADH 最简单和实用的方法。

四、辅助检查

(一)脑脊液检查

目前,脑脊液(CSF)检查尚不能被 CT 检查所完全取代。由于腰椎穿刺(LP)有诱发再出血和脑疝的风险,在无条件行 CT 检查和病情允许的情况下,或颅脑 CT 成像所见可疑时才可考虑谨慎施行 LP 检查。均匀一致的血性脑脊液是诊断 SAH 的金标准,脑脊液压力增高,蛋白含量增高,糖和氯化物水平正常。起初脑脊液中红、白细胞比例与外周血基本一致(700:1),12 小时后脑脊液开始变黄,2~3 天后因出现无菌性炎症反应,白细胞计数可增加,初为中性粒细胞,后为单核细胞和淋巴细胞。LP 阳性结果与穿刺损伤出血的鉴别很重要。通常是通过连续观察试管内红细胞计数逐渐减少的三管试验来证实,但采用脑脊液离心检查上清液黄变及匿血反应是更灵敏的诊断方法。脑脊液细胞学检查可见巨噬细胞内吞噬红细胞及碎片,有助于鉴别。

(二)颅脑 CT 检查

CT 检查是诊断蛛网膜下腔出血的首选常规检查方法。急性期颅脑 CT 检查快速、敏感,不但可早期确诊,还可判定出血部位、出血量、血液分布范围及动态观察病情进展和有无再出血迹象。急性期 CT 成像表现为脑池、脑沟及蛛网膜下腔呈高密度改变,尤以脑池局部积血有定位价值,但确定出血动脉及病变性质仍需借助于数字减影血管造影(DSA)检查。发病距 CT 成像检查的时间越短,显示蛛网膜下腔出血病灶部位的积血越清楚。Adams 观察发病当天 CT 成像检查显示阳性率为 95%,1 天后降至 90%,5 天后降至 80%,7 天后降至 50%。CT 成像显示蛛网膜下腔高密度出血征象,多见于大脑外侧裂池、前纵裂池、后纵裂池、鞍上池和环池等。CT 增强扫描可能显示大的动脉瘤和血管畸形。须注意 CT 成像阴性并不能绝对排除 SAH。

部分学者依据 CT 扫描并结合动脉瘤好发部位推测动脉瘤的发生部位,如蛛网膜下腔出血以鞍上池为中心呈不对称向外扩展,提示颈内动脉瘤;外侧裂池基底部积血提示大脑中动脉瘤;前纵裂池基底部积血提示前交通动脉瘤;出血以脚间池为中心向前纵裂池和后纵裂池基底部扩散,提示基底动脉瘤。CT 成像显示弥漫性出血或局限于前部的出血发生再出血的风险较大,应尽早行 DSA 检查确定动脉瘤部位并早期手术。MRA 作为初筛工具具有无创、无风险的特点,但敏感性不如 DSA 检查高。

(三)数字减影血管造影

确诊 SAH 后应尽早行数字减影血管造影(DSA)检查,以确定动脉瘤的部位、大小、形状、数量、侧支循环和脑血管痉挛等情况,并可协助除外其他病因如动静脉畸形、烟雾病和炎性血管瘤等。大且不规则、分成小腔(为责任动脉瘤典型的特点)的动脉瘤可能是出血的动脉瘤。如发病之初脑血管造影未发现病灶,应在发病 1 个月后复查脑血管造影,可能会有新发现。DSA 可显示 80% 的动脉瘤及几乎 100% 的血管畸形,而且对发现继发性脑血管痉挛有帮助。脑动脉瘤大多数在 2~3 周再次破裂出血,尤以病后 6~8 天为高峰,因此对动脉瘤应早检查、早期手术治疗,如在发病后 2～3 天，脑水肿尚未达到高峰时进行手术则手术并发症少。

(四)MRI 检查

MRI 对蛛网膜下腔出血的敏感性不及 CT。急性期 MRI 检查还可能诱发再出血。但 MRI 可检出脑干隐匿性血管畸形；对直径3～5 mm的动脉瘤检出率可达 84%～100%，而由于空间分辨率较差，不能清晰显示动脉瘤颈和载瘤动脉，仍需行 DSA 检查。

(五)其他检查

心电图可显示 T 波倒置、QT 间期延长、出现高大 U 波等异常；血常规、凝血功能和肝功能检查可排除凝血功能异常方面的出血原因。

五、诊断与鉴别诊断

(一)诊断

根据以下临床特点，诊断 SAH 一般并不困难，如突然起病，主要症状为剧烈头痛，伴呕吐；可有不同程度的意识障碍和精神症状，脑膜刺激征明显，少数伴有脑神经及轻偏瘫等局灶症状；辅助检查 LP 为血性脑脊液，脑 CT 成像所显示的出血部位有助于判断动脉瘤。

临床分级：一般采用 Hunt-Hess 分级法（表 6-1）或世界神经外科联盟（WFNS）分级。前者主要用于动脉瘤引起 SAH 的手术适应证及预后判断的参考，Ⅰ～Ⅲ级应尽早行 DSA，积极术前准备，争取尽早手术；对Ⅳ～Ⅴ级先行血块清除术，待症状改善后再行动脉瘤手术。后者根据格拉斯哥昏迷评分和有无运动障碍进行分级（表 6-2），即Ⅰ级的 SAH 患者很少发生局灶性神经功能缺损；GCS≤12 分（Ⅳ～Ⅴ级）的患者，不论是否存在局灶神经功能缺损，并不影响其预后判断；对于 GCS 13～14 分（Ⅱ～Ⅲ级）的患者，局灶神经功能缺损是判断预后的补充条件。

表 6-1　Hunt-Hess 分级法

分类	标准
0 级	未破裂动脉瘤
Ⅰ级	无症状或轻微头痛
Ⅱ级	中-重度头痛、脑膜刺激征、脑神经麻痹
Ⅲ级	嗜睡、意识浑浊、轻度局灶性神经体征
Ⅳ级	昏迷、中或重度偏瘫，有早期去大脑强直或自主神经功能紊乱
Ⅴ级	深昏迷、去大脑强直，濒死状态

注：凡有高血压、糖尿病、高度动脉粥样硬化、慢性肺部疾病等全身性疾病，或 DSA 呈现高度脑血管痉挛的病例，则向恶化阶段提高 1 级。

表 6-2　SAH 的 WFNS 分级

分类	GCS	运动障碍
Ⅰ级	15	无
Ⅱ级	14～13	无
Ⅲ级	14～13	有局灶性体征
Ⅳ级	12～7	有或无
Ⅴ级	6～3	有或无

注：格拉斯哥昏迷(GCS)评分。

（二）鉴别诊断

1.脑出血

脑出血深昏迷时与 SAH 不易鉴别，但脑出血多有局灶性神经功能缺失体征，如偏瘫、失语等，患者多有高血压病史。仔细的神经系统检查及脑 CT 检查有助于鉴别诊断。

2.颅内感染

发病较 SAH 缓慢。各类脑膜炎起病初均先有高热，脑脊液呈炎性改变而有别于 SAH。进一步脑影像学检查，脑沟、脑池无高密度增高影改变。脑炎临床表现为发热、精神症状、抽搐和意识障碍，且脑脊液多正常或只有轻度白细胞数增高，只有脑膜出血时才表现为血性脑脊液；脑 CT 检查有助于鉴别诊断。

3.瘤卒中

依靠详细病史（如有慢性头痛、恶心、呕吐等）、体征和脑 CT 检查可以鉴别。

六、治疗

主要治疗原则：①控制继续出血，预防及解除血管痉挛，去除病因，防治再出血，尽早采取措施预防、控制各种并发症；②掌握时机尽早行 DSA 检查，如发现动脉瘤及动静脉畸形，应尽早行血管介入、手术治疗。

（一）一般处理

绝对卧床护理 4～6 周，避免情绪激动和用力排便，防治剧烈咳嗽，烦躁不安时适当应用止咳剂、镇静剂；稳定血压，控制癫痫发作。对于血性脑脊液伴脑室扩大者，必要时可行脑室穿刺和体外引流，但应掌握引流速度要缓慢。发病后应密切观察 GCS 评分，注意心电图变化，动态观察局灶性神经体征变化和进行脑功能监测。

（二）防止再出血

二次出血是本病的常见现象，故积极进行药物干预对防治再出血十分必要。蛛网膜下腔出血急性期脑脊液纤维素溶解系统活性增高，第 2 周开始下降，第 3 周后恢复正常。因此，选用抗纤维蛋白溶解药物抑制纤溶酶原的形成，具有防治再出血的作用。

1.6-氨基己酸

该药为纤维蛋白溶解抑制剂，可阻止动脉瘤破裂处凝血块的溶解，又可预防再破裂和缓解脑血管痉挛。每次 8～12 g 加入 10% 葡萄糖氯化钠注射液 500 mL 中静脉滴注，每天 2 次。

2.氨甲苯酸

该药又称抗血纤溶芳酸，能抑制纤溶酶原的激活因子，每次 200～400 mg，溶于葡萄糖注射液或 0.9% 氯化钠注射液 20 mL 中缓慢静脉注射，每天 2 次。

3.氨甲环酸

该药为氨甲苯酸的衍化物，抗血纤维蛋白溶酶的效价强于前两种药物，每次 250～500 mg 加入 5% 葡萄糖注射液 250～500 mL 中静脉滴注，每天 1～2 次。

但近年的一些研究显示抗纤溶药虽有一定的防止再出血作用，但同时增加了缺血事件的发生，因此不推荐常规使用此类药物，除非凝血障碍所致出血时可考虑应用。

（三）降颅压治疗

蛛网膜下腔出血可引起颅内压升高、脑水肿，严重者可出现脑疝，应积极进行脱水降颅压治疗，主要选用 20% 甘露醇静脉滴注，每次 125～250 mL，2～4 次/天；呋塞米入小壶，每次 20～

80 mg,2～4 次/天;清蛋白 10～20 g/d,静脉滴注。药物治疗效果不佳或疑有早期脑疝时,可考虑脑室引流或颞肌下减压术。

(四)防治脑血管痉挛及迟发性缺血性神经功能缺损

目前认为脑血管痉挛引起迟发性缺血性神经功能缺损(DIND)是动脉瘤性 SAH 最常见的死亡和致残原因。钙通道阻滞剂可选择性作用于脑血管平滑肌,减轻脑血管痉挛和 DIND。常用尼莫地平,每天 10 mg(50 mL),以每小时2.5～5.0 mL速度泵入或缓慢静脉滴注,5～14 天为1 个疗程;也可选择尼莫地平,每次 40 mg,每天 3 次,口服。国外报道高血压-高血容量-血液稀释(3H)疗法可使大约 70% 的患者临床症状得到改善。有数个报道认为与以往相比,"3H"疗法能够明显改善患者预后。增加循环血容量,提高平均动脉压(MAP),降低血细胞比容(HCT)至30%～50%,被认为能够使脑灌注达到最优化。3H 疗法必须排除已存在脑梗死、高颅压,并已夹闭动脉瘤后才能应用。

(五)防治急性脑积水

急性脑积水常发生于病后 1 周内,发生率为 9%～27%。急性阻塞性脑积水患者脑 CT 成像显示脑室急速进行性扩大,意识障碍加重,有效的疗法是行脑室穿刺引流和冲洗。但应注意防止脑脊液引流过度,维持颅内压在 2.0～4.0 kPa(15～30 mmHg),因过度引流会突然发生再出血。长期脑室引流要注意继发感染(脑炎、脑膜炎),感染率为5%～10%。同时常规应用抗菌药物防治感染。

(六)低钠血症的治疗

SIADH 的治疗原则主要是纠正低血钠和防止体液容量过多。可限制液体摄入量,每天<1 000 mL,使体内水分处于负平衡以减少体液过多与尿钠丢失。注意应用利尿药和高渗盐水,纠正低血钠与低渗血症。当血浆渗透压恢复,可给予 5% 葡萄糖注射液维持,也可用抑制ADH 药物,地美环素 1～2 g/d,口服。

CSWS 的治疗主要是维持正常水盐平衡,给予补液治疗。可静脉或口服等渗或高渗盐液,根据低钠血症的严重程度和患者耐受程度单独或联合应用。高渗盐液补液速度以每小时0.7 mmol/L,24 小时<20 mmol/L为宜。如果纠正低钠血症速度过快可导致脑桥脱髓鞘病,应予特别注意。

(七)外科治疗

经造影证实有动脉瘤或动静脉畸形者,应争取手术或介入治疗,根除病因防止再出血。

1.显微外科

夹闭颅内破裂的动脉瘤是消除病变并防止再出血的最好方法,而且动脉瘤被夹闭,继发性血管痉挛就能得到积极有效的治疗。一般认为 Hunt-Hess 分级 Ⅰ～Ⅱ级的患者应在发病后 48～72 小时内早期手术。早期手术应用现代技术已经不再难以克服。一些神经血管中心富有经验的医师已经建议给低评分的患者早期手术,只要患者的血流动力学稳定,颅内压得以控制即可。对于神经状况分级很差和(或)伴有其他内科情况,手术应该延期。对于病情不太稳定、不能承受早期手术的患者,可选择血管内治疗。

2.血管内治疗

选择适合的患者行血管内放置 Guglielmi 可脱式弹簧圈(GDCs),已经被证实是一种安全的治疗手段。近年来,一般认为治疗指征为手术风险大或手术治疗困难的动脉瘤。

七、预后与预防

(一)预后

临床常采用 Hunt 和 Kosnik 修改的 Botterell 的分级方案,对预后判断有帮助。Ⅰ～Ⅱ级患者预后佳,Ⅳ～Ⅴ级患者预后差,Ⅲ级患者介于两者之间。

首次蛛网膜下腔出血的病死率为 10%～25%。病死率随着再出血递增。再出血和脑血管痉挛是导致死亡和致残的主要原因。蛛网膜下腔出血的预后与病因、年龄、动脉瘤的部位、瘤体大小、出血量、有无并发症、手术时机选择及处置是否及时、得当有关。

(二)预防

蛛网膜下腔出血病情常较危重,病死率较高,尽管不能从根本上达到预防目的,但对已知的病因应及早积极对因治疗,如控制血压、戒烟、限酒,以及尽量避免剧烈运动、情绪激动、过劳、用力排便、剧烈咳嗽等;对于长期便秘的个体应采取辨证论治思路长期用药(如麻仁润肠丸、芪蓉润肠口服液、香砂枳术丸、越鞠保和丸等);情志因素常为本病的诱发因素,对于已经存在脑动脉瘤、动脉血管夹层或烟雾病的患者,保持情绪稳定至关重要。

不少尸检材料证实,患者生前曾患动脉瘤但未曾破裂出血,说明存在危险因素并不一定完全会出血,预防动脉瘤破裂有着非常重要的意义。应当强调的是,蛛网膜下腔出血常在首次出血后2周再次发生出血且常常危及生命,故对已出血患者积极采取有效措施进行整体调节并及时给予恰当的对症治疗,对预防再次出血至关重要。

(李　婧)

第四节　脑　栓　塞

脑栓塞以前称栓塞性脑梗死,是指来自身体各部位的栓子,经颈动脉或椎动脉进入颅内,阻塞脑部血管,中断血流,导致该动脉供血区域的脑组织缺血缺氧而软化坏死及相应的脑功能障碍。临床表现出相应的神经系统功能缺损症状和体征,如急骤起病的偏瘫、偏身感觉障碍和偏盲等。大面积脑梗死还有颅内高压症状,严重时可发生昏迷和脑疝。脑栓塞约占脑梗死的 15%。

一、病因和发病机制

(一)病因

脑栓塞按其栓子来源不同,可分为心源性脑栓塞、非心源性脑栓塞及来源不明的脑栓塞。心源性栓子占脑栓塞的 60%～75%。

1.心源性

风湿性心脏病引起的脑栓塞,占整个脑栓塞的 50% 以上。二尖瓣狭窄或二尖瓣狭窄合并闭锁不全者最易发生脑栓塞,因二尖瓣狭窄时,左心房扩张,血流缓慢淤滞,又有涡流,易于形成附壁血栓,血流的不规则更易使之脱落成栓子,故心房颤动时更易发生脑栓塞。慢性心房颤动是脑栓塞形成最常见的原因。其他还有心肌梗死、心肌病的附壁血栓,以及细菌性心内膜炎时瓣膜上的炎性赘生物脱落、心脏黏液瘤和心脏手术等病因。

2.非心源性

主动脉及发出的大血管粥样硬化斑块和附着物脱落引起的血栓栓塞也是脑栓塞的常见原因。另外,还有炎症的脓栓、骨折的脂肪栓、人工气胸和气腹的空气栓、癌栓、虫栓和异物栓等。还有来源不明的栓子等。

(二)发病机制

各个部位的栓子通过颈动脉系统或椎动脉系统时,栓子阻塞血管的某一分支,造成缺血、梗死和坏死,产生相应的临床表现;还有栓子造成远端的急性供血中断,该区脑组织发生缺血性变性、坏死及水肿。另外,由于栓子的刺激,该段动脉和周围小动脉反射性痉挛,结果不仅造成该栓塞的动脉供血区的缺血,同时因其周围的动脉痉挛,进一步加重脑缺血损害的范围。

二、病理

脑栓塞的病理改变与脑血栓形成基本相同。但是,有以下几点不同:①脑栓塞的栓子与动脉壁不粘连;而脑血栓形成是在动脉壁上形成的,所以栓子与动脉壁粘连不易分开。②脑栓塞的栓子可以向远端移行,而脑血栓形成的栓子不能。③脑栓塞所致的梗死灶,有60%以上合并出血性梗死;脑血栓形成所致的梗死灶合并出血性梗死较少。④脑栓塞往往为多发病灶,脑血栓形成常为一个病灶。另外,炎性栓子可见局灶性脑炎或脑脓肿,寄生虫栓子在栓塞处可发现虫体或虫卵。

三、临床表现

(一)发病年龄

风湿性心脏病引起者以中青年为多,冠心病及大动脉病变引起者以中老年人为多。

(二)发病情况

发病急骤,在数秒钟或数分钟之内达高峰,是所有脑卒中发病最快者,有少数患者因反复栓塞可在数天内呈阶梯式加重。一般发病无明显诱因,安静和活动时均可发病。

(三)症状与体征

约有4/5的脑栓塞发生于前循环,特别是大脑中动脉,病变对侧出现偏瘫、偏身感觉障碍和偏盲,优势半球病变还有失语。癫痫发作很常见,因大血管栓塞,常引起脑血管痉挛,有部分性发作或全面性发作。椎-基底动脉栓塞约占1/5,起病有眩晕、呕吐、复视、交叉性瘫痪、共济失调、构音障碍和吞咽困难等。栓子进入一侧或两侧大脑后动脉有同向性偏盲或皮质盲。基底动脉主干栓塞会导致昏迷、四肢瘫痪,可引起闭锁综合征及基底动脉尖综合征。

心源性栓塞患者有心悸、胸闷、心律不齐和呼吸困难等。

四、辅助检查

(一)胸部 X 线检查

可发现心脏肥大。

(二)心电图检查

可发现陈旧或新鲜心肌梗死、心律失常等。

(三)超声心动图检查

超声心动图检查是评价心源性脑栓塞的重要依据之一,能够显示心脏立体解剖结构,包括瓣膜反流和运动、心室壁的功能和心腔内的肿块。

（四）多普勒超声检查

有助于测量血流通过狭窄瓣膜的压力梯度及狭窄的严重程度。彩色多普勒超声血流图可检测瓣膜反流程度并可研究与血管造影的相关性。

（五）经颅多普勒超声（TCD）

TCD可检测颅内血流情况，评价血管狭窄的程度及闭塞血管的部位，也可检测动脉粥样硬化的斑块及微栓子的部位。

（六）神经影像学检查

头颅CT和MRI检查可显示缺血性梗死和出血性梗死改变。合并出血性梗死高度支持脑栓塞的诊断，许多患者继发出血性梗死临床症状并未加重，发病3～5天复查CT可早期发现继发性梗死后出血。早期脑梗死CT难于发现，常规MRI假阳性率较高，MRI弥散成像（DWI）和灌注成像（PWI）可以发现超急性期脑梗死。磁共振血管成像（MRA）是一种无创伤性显示脑血管狭窄或阻塞的方法，造影特异性较高。数字减影血管造影（DSA）可更好地显示脑血管狭窄的部位、范围和程度。

（七）腰椎穿刺脑脊液检查

脑栓塞引起的大面积脑梗死可有压力增高和蛋白含量增高。出血性脑梗死时可见红细胞。

五、诊断与鉴别诊断

（一）诊断

（1）多为急骤发病。

（2）多数无前驱症状。

（3）一般意识清楚或有短暂意识障碍。

（4）有颈内动脉系统或椎-基底动脉系统症状和体征。

（5）腰椎穿刺脑脊液检查一般不应含血，若有红细胞可考虑出血性脑栓塞。

（6）栓子的来源可为心源性或非心源性，也可同时伴有脏器栓塞症状。

（7）头颅CT成像和MRI检查有梗死灶或出血性梗死灶。

（二）鉴别诊断

1.血栓形成性脑梗死

均为急性起病的偏瘫、偏身感觉障碍，但血栓形成性脑梗死发病较慢，短期内症状可逐渐进展，一般无心房颤动等心脏病症状，头颅CT成像很少有出血性梗死灶，以资鉴别。

2.脑出血

均为急骤起病的偏瘫，但脑出血多数有高血压、头痛、呕吐和意识障碍，头颅CT为高密度灶可以鉴别。

六、治疗

（一）抗凝治疗

对抗凝治疗预防心源性脑栓塞复发的利弊仍存在争议。有的学者认为脑栓塞容易发生出血性脑梗死和大面积脑梗死，可有明显的脑水肿，所以在急性期不主张应用较强的抗凝药物，以免引起出血性梗死，或并发脑出血及加重脑水肿。也有学者认为，抗凝治疗是预防随后再发栓塞性脑卒中的重要手段。心房颤动或有再栓塞风险的心源性病因、动脉夹层或动脉高度狭窄的患者，可应用抗凝药物预防再栓塞。栓塞复发的高风险可完全抵消发生出血的风险。常用的抗凝药物有以下几种。

1.肝素

有妨碍凝血活酶的形成作用；能增强抗凝血酶、中和活性凝血因子及纤溶酶；还有消除血小板的凝集作用，通过抑制透明质酸酶的活性而发挥抗凝作用。肝素每次 12 500～25 000 U（100～200 mg）加入 5％葡萄糖注射液或 0.9％氯化钠注射液 1 000 mL 中，缓慢静脉滴注或微泵注入，以每分钟 10～20 滴为宜，维持48 小时，同时第 1 天开始口服抗凝药。

有颅内出血、严重高血压、肝肾功能障碍、消化道溃疡、急性细菌性心内膜炎和出血倾向者禁用。根据部分凝血活酶时间（APTT）调整剂量，维持治疗前 APTT 值的 1.5～2.5 倍，及时检测凝血活酶时间及活动度。用量过大可导致严重自发性出血。

2.那曲肝素钙

那曲肝素钙又名低分子肝素钙，是一种由普通肝素通过硝酸分解纯化而得到的低分子肝素钙盐，其平均分子量为 4 500。目前认为低分子肝素钙是通过抑制凝血酶的生长而发挥作用，另外还可溶解血栓和改善血流动力学。对血小板的功能影响明显小于肝素，很少引起出血并发症。因此，那曲肝素钙是一种比较安全的抗凝药。每次4 000～5 000 U（WHO 单位），腹部脐下外侧皮下垂直注射，每天1～2 次，连用 7～10 天，注意不能用于肌内注射。可能引起注射部位出血性瘀斑、皮下淤血、血尿和过敏性皮疹。

3.华法林

华法林为香豆素衍生物钠盐，通过拮抗维生素 K 的作用，使凝血因子Ⅱ、Ⅶ、Ⅸ和Ⅹ的前体物质不能活化，在体内发挥竞争性的抑制作用，为一种间接性的中效抗凝剂。第 1 天给予 5～10 mg口服，第2 天半量；第3 天根据复查的凝血酶原时间及活动度结果调整剂量，凝血酶原活动度维持在 25％～40％给予维持剂量，一般维持量为每天 2.5～5.0 mg，可用 3～6 个月。不良反应可有牙龈出血、血尿、发热、恶心、呕吐、腹泻等。

（二）脱水降颅压药物

脑栓塞患者常为大面积脑梗死、出血性脑梗死，常有明显脑水肿，甚至发生脑疝的危险，对此必须立即应用降颅压药物。心源性脑栓塞应用甘露醇可增加心脏负荷，有引起急性肺水肿的风险。20％甘露醇每次只能给 125 mL 静脉滴注，每天 4～6 次。为增强甘露醇的脱水力度，同时必须加用呋塞米，每次 40 mg 静脉注射，每天 2 次，可减轻心脏负荷，达到保护心脏的作用，保证甘露醇的脱水治疗；甘油果糖每次250～500 mL缓慢静脉滴注，每天 2 次。

（三）扩张血管药物

1.丁苯酞

每次 200 mg，每天 3 次，口服。

2.葛根素注射液

每次 500 mg 加入 5％葡萄糖注射液或 0.9％氯化钠注射液 250 mL 中静脉滴注，每天 1 次，可连用10～14 天。

3.复方丹参注射液

每次 2 支（4 mL）加入 5％葡萄糖注射液或 0.9％氯化钠注射液 250 mL 中静脉滴注，每天 1 次，可连用 10～14 天。

4.川芎嗪注射液

每次 100 mg 加入 5％葡萄糖注射液或 0.9％氯化钠注射液 250 mL 中静脉滴注,每天 1 次,可连用10～15 天,有脑水肿和出血倾向者忌用。

(四)抗血小板聚集药物

早期暂不应用,特别是已有出血性梗死者急性期不宜应用。当急性期过后,为预防血栓栓塞的复发,可较长期应用阿司匹林或氯吡格雷。

(五)原发病治疗

对感染性心内膜炎(亚急性细菌性心内膜炎),在病原菌未培养出来时,给予青霉素每次 320 万～400 万单位加入 5％葡萄糖注射液或生理盐水 250 mL 中静脉滴注,每天 4～6 次;已知病原微生物,对青霉素敏感的首选青霉素,对青霉素不敏感者选用头孢曲松钠,每次2 g加入 5％葡萄糖注射液250～500 mL 中静脉滴注,12 小时滴完,每天 2 次。对青霉素过敏和过敏体质者慎用,对头孢菌素类药物过敏者禁用。对青霉素和头孢菌素类抗菌药物不敏感者可应用去甲万古霉素,30 mg/(kg·d),分 2 次静脉滴注,每 0.8 g 药物至少加 200 mL 液体,在1 小时以上时间内缓慢滴入,可用4～6 周,24 小时内最大剂量不超过 2 g,此药有明显的耳毒性和肾毒性。

七、预后与预防

(一)预后

脑栓塞急性期病死率为 5％～15％,多死于严重脑水肿、脑疝。心肌梗死引起的脑栓塞预后较差,多遗留严重的后遗症。如栓子来源不消除,半数以上患者可能复发,约 2/3 在 1 年内复发,复发的病死率更高。10％～20％的脑栓塞患者可能在病后 10 天内发生第 2 次栓塞,病死率极高。栓子较小、症状较轻、及时治疗的患者,神经功能障碍可以部分或完全缓解。

(二)预防

最重要的是预防脑栓塞的复发。目前认为对于心房颤动、心肌梗死、二尖瓣脱垂患者可首选华法林作为二级预防的药物,阿司匹林也有效,但效果低于华法林。华法林的剂量一般为每天 2.5～3.0 mg,老年人每天 1.5～2.5 mg,并可采用国际标准化比值(INR)为标准进行治疗,既可获效又可减少出血的危险性。

关于脑栓塞发生后何时开始应用抗凝剂仍有不同看法。有的学者认为过早应用可增加出血的危险性,因此建议发病后数周再开始应用抗凝剂比较安全。据临床研究结果表明,高血压是引起出血的主要危险因素,如能严格控制高血压,华法林的剂量强度控制在 INR 2.0～3.0,则其出血发生率可以降低。因此,目前认为华法林可以作为某些心源性脑栓塞的预防药物。

(李　婧)

第五节　偏　头　痛

一、概念

偏头痛是一种常见的反复发作的血管性原发性头痛。其特点是发作性单侧头痛,少数表现为双侧头痛,常伴有恶心、呕吐,有些患者在头痛发作前可有视觉、感觉和运动等先兆,可自发性缓解、反复发作、间歇期正常,可有家族史。

二、病因

(一)遗传因素

遗传因素在偏头痛的发病机制上占有重要地位,从家族成员患病分布上看,可能属于常染色体显性遗传伴有不完全性的外显率。

(二)内分泌功能异常

偏头痛主要发生在中青年妇女,青年妇女的偏头痛发作多数出现在月经期或月经前后,至更年期后有自发性缓解的趋势,这些现象提示偏头痛的发生可能与内分泌的改变有关。

(三)饮食与精神因素

某些食物可诱导偏头痛的发生,包括含酪氨酸、苯丙胺的食物(如奶酪)、肉(如腊肉、火腿)、巧克力、红酒,以及某些食物添加剂、香料等,利舍平(利血平)等药物也有诱导偏头痛发作的作用,紧张、焦虑、应激等情绪障碍也可诱发。

三、发病机制

偏头痛的发病机制尚不十分明确,目前主要有以下几种学说:血管学说、皮质扩散抑制(CSD)、神经递质假说、三叉神经血管学说、自主功能障碍、离子通道障碍。此外,还有低镁学说、高钾诱导的血管痉挛学说、免疫理论等,都对偏头痛的发病机制有一定的阐释。

四、分类

根据第 2 版头痛疾病的国际分类(ICHD-Ⅱ),偏头痛可分为以下几类:①无先兆性偏头痛又称普通偏头痛,是偏头痛最常见的类型。②有先兆性偏头痛,显著的临床特点是头痛发作之前有先兆症状,包括伴典型先兆的偏头痛性头痛、伴典型先兆的非偏头痛性头痛、典型先兆不伴头痛、家族性偏瘫性偏头痛(FHM)、散发性偏瘫性偏头痛、基底型偏头痛。③常为偏头痛前驱的儿童周期综合征,临床少见,包括腹型偏头痛、周期性呕吐、儿童良性阵发性眩晕等。④视网膜性偏头痛。⑤偏头痛并发症,包括慢性偏头痛,偏头痛持续状态,无梗死的持续先兆,偏头痛性脑梗死,偏头痛诱发的痫样发作等。⑥很可能的偏头痛,包括很可能的无先兆性偏头痛、很可能的有先兆性偏头痛、很可能的慢性偏头痛。

五、无先兆性偏头痛的临床表现

无先兆性偏头痛无明显前驱症状,常有家族史。头痛反复发作,每次持续 4~72 小时。儿童发作时间一般为 1~72 小时。头痛通常呈搏动性,位于额颞部,呈单侧。但在儿童通常为双侧,在青春期后期或成年人早期出现偏头痛的成年模式——单侧头痛。但无论单侧或双侧枕部头痛在儿童均少见,诊断时应慎重。由于许多病例是由结构性损害引起,疼痛程度多为中或重度。常规体力活动如散步或上楼梯可加重疼痛,并常伴有恶心、呕吐和(或)畏光、畏声。

六、有先兆的偏头痛的临床特点

(一)视觉先兆

(1)闪光幻觉:占视觉先兆的75％,表现为双侧视野出现视幻觉,有的无一定形状,有的有形状,如星状、斑点状、环形、多角形等。

(2)黑矇:短暂性黑矇,表现为视力障碍,由两侧开始逐渐进展累及两鼻侧视野,部分患者由中心暗点扩大至整个视野;黑矇区域常出现锯齿状闪光图案。

(3)视物变形:表现为视小症或巨视症,部分患者感到环境倾斜或颠倒。

(4)城堡样光谱:10％患者的先兆症状表现为城堡样光谱。

(二)感觉异常

偏头痛先兆的感觉异常分布多选择面部和手,表现为刺痛和麻木感,多持续数秒钟至数十分钟,偶见数小时至数天。

(三)其他先兆症状

可出现运动性先兆,一过性失语或精神症状。

七、临床表现

偏头痛发作通常在白天,少数夜间发作,通常是在患者从睡眠中醒后才发生。半数以上患者头痛局限于头的一侧,少数表现为全头痛。头痛发生后逐渐加重,数分钟至数小时达到高峰,持续数小时至数天后逐渐减弱至消失。头痛呈搏动性或敲打性,程度中到重度,行走、咳嗽、打喷嚏等简单活动均可加重头痛。压迫头痛部位的动脉或病侧颈动脉或痛侧眼球可使头痛减轻,解除压迫5秒后疼痛又恢复至原来程度。头痛发作时常伴有恶心、呕吐、腹泻等胃肠道症状;伴视觉症状、神经功能障碍、自主神经功能紊乱症状以及高级神经功能障碍。

八、特殊类型的偏头痛

(一)偏瘫型偏头痛

本病临床少见。偏瘫可为偏头痛先兆,单独发生,也可伴偏侧麻木、失语,偏头痛消退后偏瘫持续10分钟至数周。可分为家族型(多呈常染色体显性遗传)和散发型(表现典型、普通型与偏瘫型偏头痛交替发作)。

(二)基底型偏头痛

基底型偏头痛也称基底动脉偏头痛。较多见于儿童和青春期女性,出现头重脚轻、眩晕、复视、眼球震颤、耳鸣、构音障碍、双侧肢体麻木及无力、共济失调、意识改变、跌倒发作和黑矇等脑干和枕叶症状,提示椎-基底动脉缺血。多见闪光、暗点、视物模糊、黑矇、视野缺损等视觉先兆,先兆持续20～30分钟,然后出现枕部搏动性头痛,常伴恶心、呕吐。

(三)眼肌麻痹型偏头痛

本病较少见,偏头痛发作时或发作后头痛消退之际,头痛侧出现眼肌瘫痪,动眼神经最常见,可同时累及滑车和展神经,持续数小时至数周。多有无先兆偏头痛病史,应注意排除颅内动脉瘤和糖尿病性眼肌麻痹。

(四)儿童周期综合征

本病为周期性发作的短暂性神经系统功能紊乱症状,与头痛有密切关系,也称为偏头痛等位征,多见于儿童。表现为儿童良性发作性眩晕、周期性呕吐、腹型偏头痛等,发作时不伴有头痛,随时间推移可发生偏头痛。

(五)视网膜性偏头痛

属于有先兆偏头痛的一种亚型,由于视网膜小动脉收缩而损害单眼视力,伴或不伴闪光幻觉,随后出现头痛。临床上应与短暂性脑缺血发作相鉴别。

九、并发症

(一)慢性偏头痛

偏头痛每月头痛发作超过 15 天,连续 3 个月或 3 个月以上,并排除药物过量引起的头痛,可考虑为慢性偏头痛。

(二)偏头痛持续状态

偏头痛发作持续时间≥72 小时,而且疼痛程度较严重,但其间可有因睡眠或药物应用获得的短暂缓解期。

(三)无梗死的持续先兆

无梗死的持续先兆指有先兆偏头痛患者在一次发作中出现一种先兆或多种先兆症状持续 1 周以上,多为双侧性;本次发作其他症状与以往发作类似;需神经影像学排除脑梗死病灶。

(四)偏头痛性脑梗死

极少数情况下在偏头痛先兆症状后出现颅内相应供血区域的缺血性梗死,此先兆症状常持续 60 分钟以上,而且缺血性梗死病灶为神经影像学所证实,称为偏头痛性脑梗死。

(五)偏头痛诱发的痫样发作

极少数情况下偏头痛先兆症状可触发痫性发作,且痫性发作发生在先兆症状中或后 1 小时以内。

十、实验室检查

大约 85% 的偏头痛患者头痛发作期尿 5-羟色胺及 5-羟色氨酸增加;血小板结合性及血浆游离的 5-羟色胺降低,并出现血浆 5-羟色胺释放因子。偏头痛患者脑脊液常规和生化通常正常,少数患者淋巴细胞轻度增高。偏头痛先兆期血小板聚集性增加,头痛期下降。

十一、辅助检查

(一)脑电图

偏头痛患者的脑电图可有轻度改变,但不具备特异性。

(二)经颅多普勒超声

偏头痛患者在发作期或间歇期经颅多普勒超声的主要改变是两侧血流不对称,一侧偏高或一侧偏低。

(三)腰椎穿刺

主要用来排除蛛网膜下腔出血、颅内感染、脑膜癌病及异常颅内压所导致的头痛。

(四)脑血管造影

偏头痛患者的脑血管造影绝大多数是正常的,只有当偏头痛合并眼肌麻痹和(或)长束体征时,需与颅内动脉瘤、动静脉畸形和颅内占位性病变鉴别时才进行此项检查。

十二、无先兆性偏头痛的诊断标准

（1）至少有 5 次发作符合下列（2）～（4）项的条件。

（2）每次头痛发作持续 4～72 小时（未经治疗或治疗失败）。

（3）头痛至少具备下列 2 项特征：①单侧性；②搏动性；③中至重度头痛，影响日常活动；④活动后头痛加重。

（4）头痛发作时至少伴有下列 1 项：①恶心和（或）呕吐；②畏光、畏声。

（5）不能归因于其他疾病。

十三、伴典型先兆的偏头痛的诊断标准

（1）符合下述（2）～（4）项的特征，至少发作 2 次。

（2）至少具备以下 1 项先兆，但没有运动障碍症状：①完全可逆的视觉症状；②完全可逆的感觉症状；③完全可逆的言语功能障碍。

（3）至少具备以下 2 项：①同向视觉症状和（或）单侧感觉症状；②至少一个先兆症状发生超过 4 分钟或数个症状连续出现超过 4 分钟；③先兆症状持续时间不超过 60 分钟。

（4）在先兆症状同时或在先兆症状发生后 60 分钟内出现头痛，头痛符合无先兆偏头痛诊断标准中的（2）～（4）项。

（5）不能归因于其他疾病。

十四、鉴别诊断

（1）局部脑功能损害的先兆症状显著而头痛轻微者，需与癫痫的局限性发作鉴别。

（2）头痛伴有腹痛、恶心、呕吐的腹型偏头痛在头痛轻微时，需与消化系统疾病鉴别。

（3）颅内肿瘤早期，脑血管畸形及颅内动脉瘤也可出现与偏头痛类似的头痛表现，疾病初期鉴别困难，但肿瘤、血管疾病引起的头痛常固定于一侧，随病程进展时可出现颅内压增高、癫痫、蛛网膜下腔出血及感觉运动障碍。

十五、一般治疗

偏头痛发作急性期，应使患者保持安静，解除心理上的紧张和恐惧，让患者在光线较暗的房间躺下，保持适度睡眠。同时尽可能从各方面寻找头痛发作的诱因。有偏头痛的患者尽量避免服用硝酸甘油、肼屈嗪、利舍平、维生素 A、氯米芬、甲状腺素和吲哚美辛。避免食用可诱发偏头痛的含酪胺的食物。

十六、偏头痛发作期治疗有效性的指标

多数大型随机、双盲、对照试验采用的发作期治疗有效性标准包括：①2 小时后无痛；②2 小时后疼痛改善，由中重度转为轻度或无痛（或 VAS 评分下降 50% 以上）；③疗效具有可重复性，3 次发作中有 2 次或以上有效；④在治疗成功后的 24 小时内无头痛再发或无须再次服药。

十七、发作期非特异性药物的治疗

（1）巴比妥类及苯二氮䓬类镇静药：可使患者进入睡眠状态，如地西泮 10 mg，肌内注射；苯

巴比妥钠 100 mg,肌内注射。

(2)口服非甾体抗炎药:如对乙酰氨基酚、阿司匹林、布洛芬、萘普生等药物。

(3)剧烈头痛可应用可待因、吗啡等阿片类镇痛药及曲马多。

十八、发作期特异性药物的治疗

(一)曲普坦类药物

曲坦类药物为 5-羟色胺受体激动剂,能特异性地控制偏头痛的发作,包括舒马普坦(英明格)、佐米曲坦、利扎曲坦等。舒马普坦 25～50 mg 口服,或者 6 mg 皮下注射能有效缓解发作,每天最大剂量不超过 300 mg。

(二)麦角碱类药物

包括酒石酸麦角胺、双氢麦角碱等,多用于发作期重症患者的治疗。常用复方制剂为麦角胺咖啡因(每片含麦角胺 1 mg、咖啡因 100 mg),先兆或头痛发生时服用 1～2 片,半小时无效再服1 片,每天用量不超过 4 片,每周总量不超过 12 片。本品不宜长期或过量应用,少数对麦角胺高度敏感患者,短期中等剂量用药后可出现心肌梗死、脑梗死和肾动脉狭窄。

十九、发作期治疗药物的选择

发作期治疗药物的选择应根据头痛严重程度、伴随症状、既往用药情况和患者的个体情况而定。药物选择有两种方法:①阶梯法,即每次头痛发作时均首选 NSAIDs 类药物,若治疗失败再加用偏头痛特异性治疗药物;②分层法,基于头痛程度、功能损害程度及之前对药物的反应,若为严重发作则使用特异性治疗药物,否则使用 NSAIDs 类药物。不同治疗策略的致残性(DISC)研究对上述不同治疗策略进行比较后发现,分层治疗在 2 小时镇痛率及每次残疾时间方面均优于阶梯法,且事后分析证明其最具经济性。

二十、发作期治疗药物的使用原则

药物使用应在头痛的早期足量使用,延迟使用可使疗效下降、头痛复发及不良反应的比例增高。有严重的恶心和呕吐时,应选择胃肠外给药。甲氧氯普胺、多潘立酮等止吐和促进胃动力药物不仅能治疗伴随症状,还有利于其他药物的吸收和头痛的治疗。

不同曲坦类药物在疗效及耐受性方面略有差异。对某一个体患者而言,一种曲坦无效,可能另一种曲坦有效;一次无效,可能对另一次发作有效。由于曲坦类药物疗效和安全性优于麦角类,故麦角类药物仅作为二线选择。麦角类有作用持续时间长、头痛复发率低的特点,故适于发作时间长或经常复发的患者。

为预防药物过量性头痛(MOH),单纯 NSAIDs 制剂不能超过 15 天/月,麦角碱类、曲坦类、NSAIDs 复合制剂则不超过 10 天/月。

二十一、预防性治疗目的和有效性指标

(1)预防性治疗的目的:降低发作频率、减轻发作程度、减少功能损害、增加急性发作期治疗的疗效。

(2)预防性治疗的有效性指标:包括偏头痛发作频率、头痛持续时间、头痛程度、头痛的功能损害程度及急性期对治疗的反应。

二十二、预防性治疗的指征

通常,存在以下情况时应与患者讨论使用预防性治疗:①患者的生活质量、工作或学业严重受损(须根据患者本人的判断);②每个月发作频率在 2 次以上;③急性期药物治疗无效或患者无法耐受;④存在频繁、长时间或令患者极度不适的先兆,或为偏头痛性脑梗死、偏瘫性偏头痛、基底型偏头痛亚型;⑤连续3 个月每月使用急性期治疗 6～8 次或以上;⑥偏头痛发作持续72 小时以上;⑦患者倾向(尽可能少的发作)。

二十三、5-羟色胺受体阻滞剂进行预防性治疗

(一)甲基麦角酰胺

主要通过其代谢产物发挥作用,对抗 5-羟色胺的致痛作用。每天 2～6 mg,连续用药不应超过半年,以免出现腹膜后及肺的纤维化。

(二)苯噻啶

本药具有末梢性 5-羟色胺拮抗作用,预防偏头痛的有效率达 70％。每次 0.5 mg,开始每晚服用;逐渐增至每天 3 次,每次 1 mg,最大量每天 6 mg。连续服用 2～3 个月。不良反应为嗜睡、体重增加。

二十四、抗癫痫药物进行预防性治疗

(一)丙戊酸

随机对照试验结果证实其对偏头痛预防有效,预防治疗时至少每天 600 mg。需定时检测血常规、肝功能和淀粉酶,对于女性患者更需注意体重增加及卵巢功能异常(如多囊卵巢综合征)。

(二)托吡酯

托吡酯是另一个有试验证据支持的抗癫痫药物,且对慢性偏头痛有效,每天 25～100 mg。

二十五、β受体阻滞剂进行预防性治疗

普萘洛尔预防偏头痛发作与其 β受体阻滞作用关系不大,主要是其可阻断颈外动脉系统的血管扩张,干扰血小板对 5-羟色胺摄取;此外,普萘洛尔对脑 5-羟色胺受体有立体特异亲和力,抑制血栓烷的合成及抑制血小板集聚等作用。一般从小剂量开始,20 mg,每天 2 次,每周增加剂量,直到获得最好疗效,剂量范围为 40～320 mg/d。不良反应有疲乏、胃肠道不适、直立性头晕。心力衰竭及房室传导阻滞者禁用。

二十六、钙通道阻滞剂进行预防性治疗

(一)盐酸氟桂利嗪

盐酸氟桂利嗪又名西比林。本药能有效通过血-脑屏障,具有对抗血管平滑肌收缩,减少血小板积聚及释放5-羟色胺的作用。预防偏头痛发作有效率达80％。使用剂量为 5～10 mg,每晚睡前顿服。常见不良反应有嗜睡、疲乏、体重增加。

(二)尼莫地平

尼莫地平具有抗缺血及抗血管收缩作用,能抑制和解除各种血管活性物质如 5-羟色胺、去甲肾上腺素、前列腺素引起的血管收缩。常用剂量为 20～40 mg,每天 3 次。不良反应较少,偶有消化道不适、头晕、血压下降。

二十七、抗焦虑、抗抑郁药进行预防性治疗

阿米替林能阻断中枢和外周神经系统儿茶酚胺和 5-羟色胺作用防治偏头痛。每晚 25～50 mg。不良反应为嗜睡、心律失常。充血性心力衰竭患者禁用。

二十八、活血素进行预防性治疗

活血素为 α-二氢麦角隐亭的水溶液，可改善脑血管张力和微循环，促进神经系统的代谢及功能。口服吸收较快，约 0.5 小时达到血药浓度峰值，血浆半衰期为 5.5～18.0 小时。用于偏头痛治疗，每天 2 次，每次 2～4 mL，坚持用药 1～3 个月，多数偏头痛患者发作明显减少或消失。

二十九、预防性治疗药物的选择和使用原则

医师在使用预防性治疗药物时，通常首先考虑证据确切的一线药物；若一线药物治疗失败、存在禁忌证或患者存在以二、三线药物可同时治疗的并发症时，方才考虑使用二线或三线药物。避免使用患者其他疾病的禁忌药及可能加重偏头痛发作的治疗其他疾病的药物。长效制剂可增加患者的顺应性。

药物治疗应从小剂量单药开始，缓慢加量到合适剂量，注意不良反应。同时对每种药物给予足够的观察期以判断疗效，一般观察期为 4～8 周。患者需要记头痛日记来评估治疗效果，并有助于发现诱发因素及调整生活习惯。偏头痛发作频率降低 50% 以上可认为预防性治疗有效。有效的预防性治疗需要持续约 6 个月，之后可缓慢减量或停药。若发作再次频繁，可重新使用原先有效的药物。若预防性治疗无效且患者没有明显的不良反应，可增加药物剂量；否则，应换用第二种预防性治疗药物。若数次单药治疗无效，才考虑联合治疗，也应从小剂量开始。

（陈艳艳）

第六节　阿尔茨海默病

一、概述

阿尔茨海默病（Alzheimer's disease，AD）是一种以认知功能障碍、日常生活能力下降及精神行为异常为特征的神经系统退行性疾病，是老年期痴呆最常见的原因之一。其特征性病理改变为老年斑、神经原纤维缠结和选择性神经元与突触丢失。临床特征为隐袭起病及进行性认知功能损害。记忆障碍突出，可有视空间技能障碍、失语、失算、失用、失认及人格改变等，并导致社交、生活或职业功能损害。病程通常为 4～12 年。绝大多数阿尔茨海默病为散发性，约 5% 有家族史。

二、流行病学

阿尔茨海默病发病率随年龄增长而逐步上升。欧美国家 65 岁以上老人阿尔茨海默病患病率为 5%～8%，85 岁以上老人患病率高达 47%～50%。我国 60 岁以上人群阿尔茨海默病患病率为 3%～5%。目前我国约有 500 万痴呆患者，主要是阿尔茨海默病患者。发达国家未来 50 年

内阿尔茨海默病的发病率将增加 2 倍。预计到 2025 年全球将有 2 200 万阿尔茨海默病患者,到 2050 年阿尔茨海默病患者将增加到 4 500 万。发达国家阿尔茨海默病已成为仅次于心血管病、肿瘤和卒中而位居第 4 位的死亡原因。

三、病因学

(一)遗传学因素——基因突变学说

迄今已筛选出 3 个阿尔茨海默病相关致病基因和 1 个易感基因,即第 21 号染色体的淀粉样前体蛋白(β amyloid precursor protein,APP)基因、第 14 号染色体的早老素 1(presenilin1,PS-1)基因、第 1 号染色体的早老素 2(presenilin2,PS-2)基因和第 19 号染色体的载脂蛋白 E(apolipoprotein E,apoE)ε4 等位基因。前三者与早发型家族性阿尔茨海默病有关,apoEε4 等位基因是晚发性家族性阿尔茨海默病的易感基因。

(二)非遗传因素

脑外伤、感染、铝中毒、吸烟、高热量饮食、叶酸不足、受教育水平低下及一级亲属中有唐氏综合征等都会增加阿尔茨海默病患病风险。

四、发病机制

目前针对阿尔茨海默病的病因及发病机制有多种学说,如淀粉样变级联假说、tau 蛋白过度磷酸化学说、神经递质功能障碍学说、自由基损伤学说、钙平衡失调学说等。任何一种学说都不能完全解释阿尔茨海默病所有的临床表现。

(一)淀粉样变级联假说

脑内 β 淀粉样蛋白(β amyloid,Aβ)产生与清除失衡所致神经毒性 Aβ(可溶性 Aβ 寡聚体)聚集和沉积启动阿尔茨海默病病理级联反应,并最终导致 NFT 和神经元丢失。Aβ 的神经毒性作用包括破坏细胞内 Ca^{2+} 稳态、促进自由基的生成、降低 K^+ 通道功能、增加炎症性细胞因子引起的炎症反应,并激活补体系统、增加脑内兴奋性氨基酸(主要是谷氨酸)的含量等。

(二)tau 蛋白过度磷酸化学说

神经原纤维缠结的核心成分为异常磷酸化的 tau 蛋白。阿尔茨海默病脑内细胞信号转导通路失控,引起微管相关蛋白——tau 蛋白过度磷酸化、异常糖基化及泛素蛋白化,使其失去微管结合能力,自身聚集形成神经原纤维缠结。

(三)神经递质功能障碍

脑内神经递质活性下降是重要的病理特征。可累及乙酰胆碱系统(ACh)、兴奋性氨基酸、5-羟色胺、多巴胺和神经肽类等,尤其是基底前脑胆碱能神经元减少,海马突触间隙 ACh 合成、储存和释放减少,谷氨酸的毒性作用增加。

(四)自由基损伤学说

阿尔茨海默病脑内超氧化物歧化酶活性增强,脑葡萄糖-6-磷酸脱氢酶增多,脂质过氧化,造成自由基堆积。后者损伤生物膜,造成细胞内环境紊乱,最终导致细胞凋亡;损伤线粒体造成氧化磷酸化障碍,加剧氧化应激;改变淀粉样蛋白代谢过程。

(五)钙稳态失调学说

阿尔茨海默病患者神经元内质网钙稳态失衡,使神经元对凋亡和神经毒性作用的敏感性增强;改变 APP 剪切过程;导致钙依赖性生理生化反应超常运转,耗竭 ATP,产生自由基,造成氧化损伤。

(六)内分泌失调学说

流行病学研究结果表明,雌激素替代疗法能降低绝经妇女患阿尔茨海默病的危险性,提示雌激素缺乏可能增加阿尔茨海默病的发病率。

(七)炎症反应

神经毒性 Aβ 通过与特异性受体如糖基化蛋白终产物受体、清除剂受体和丝氨酸蛋白酶抑制剂酶复合物受体结合,活化胶质细胞。后者分泌补体、细胞因子及氧自由基,启动炎症反应,形成由 Aβ、胶质细胞及补体或细胞因子表达上调等共同构成的一个复杂的炎性损伤网络,促使神经元变性。

五、病理特征

本病的病理特征大体上呈弥散性皮质萎缩,尤以颞叶、顶叶、前额区及海马萎缩明显。脑回变窄,脑沟增宽,脑室扩大。镜下改变包括老年斑(senile plaque,SP)、神经原纤维缠结(neural fibrillar ytangles,NFT)、神经元与突触丢失、反应性星形胶质细胞增生、小胶质细胞活化及血管淀粉样变。老年斑主要存在于新皮质、海马、视丘、杏仁核、尾状核、豆状核、Meynert 基底核与中脑。镜下表现为退变的神经轴突围绕淀粉样物质组成细胞外沉积物,形成直径 $50\sim200~\mu m$ 的球形结构,主要成分为 Aβ、早老素 1、早老素 2、α_1 抗糜蛋白酶、apoE 和泛素等。神经原纤维缠结主要成分为神经元胞质中过度磷酸化的 tau 蛋白和泛素的沉积物,以海马和内嗅区皮质最为常见。其他病理特征包括:海马锥体细胞颗粒空泡变性,轴索、突触异常断裂和皮质动脉及小动脉淀粉样变等。

六、临床表现

本病通常发生于老年或老年前期,隐匿起病,缓慢进展。以近记忆力减退为首发症状,逐渐累及其他认知领域,并影响日常生活与工作能力。早期对生活丧失主动性,对工作及日常生活缺乏热情。病程中可出现精神行为异常,如幻觉、妄想、焦虑、抑郁、攻击、收藏、偏执、易激惹性、人格改变等。最常见的是偏执性质的妄想,如被窃妄想、认为配偶不忠有意抛弃其的妄想。随痴呆进展精神症状逐渐消失,而行为学异常进一步加剧,如大小便失禁、不知饥饱等,最终出现运动功能障碍,如肢体僵硬、卧床不起。国际老年精神病学会制定了一个新的疾病现象术语,即"痴呆的行为和精神症状"(the behavioral and psychological symptoms of dementia,BPSD),来描述痴呆过程中经常出现的知觉、思维内容、心境或行为紊乱综合征。这是精神生物学、心理学和社会因素综合作用的结果。

七、辅助检查

(一)神经影像学检查

(1)头颅 MRI:早期表现为内嗅区和海马萎缩。

(2)质子磁共振频谱(^{1}H-megnetic resonance spectroscoper,^{1}H-MRS):对阿尔茨海默病早期诊断具有重要意义,表现为扣带回后部皮质肌醇(myo-inositol,mI)升高。额颞顶叶和扣带回后部出现 N-乙酰门冬氨酸(N-acetylaspartate,NAA)水平下降。

(3)SPECT 显像:SPECT 显像发现额颞叶烟碱型 AChR 缺失,以及额叶、扣带回、顶叶及枕叶皮质 5-HT 受体密度下降。

（4）PET 显像：PET 显像提示此区葡萄糖利用下降。

（5）功能性磁共振成像（functional MRI，fMRI）：早期阿尔茨海默病患者在接受认知功能检查时相应脑区激活强度下降或激活区范围缩小和远处部位的代偿反应。

（二）脑脊液蛋白质组学

脑脊液存在一些异常蛋白的表达，如 apoE、tau 蛋白、APP 及 AChE 等。

（三）神经心理学特点

通常表现为多种认知领域功能障碍和精神行为异常，以记忆障碍为突出表现，并且日常生活活动能力受损。临床常用的痴呆筛查量表有简明智能精神状态检查量表（mini-mental state examination，MMSE）、画钟测验和日常生活能力量表等。痴呆诊断常用量表有记忆测查（逻辑记忆量表或听觉词语记忆测验）、注意力测查（数字广度测验）、言语流畅性测验、执行功能测查（stroop 色词-干扰测验或威斯康星卡片分类测验）和神经精神科问卷。痴呆严重程度评定量表有临床痴呆评定量表（clinical dementia rating，CDR）和总体衰退量表（global deterioration scale，GDS）。总体功能评估常用临床医师访谈时对病情变化的印象补充量表（CIBIC-Plus）。额叶执行功能检查内容包括启动（词语流畅性测验）、抽象（谚语解释、相似性测验）、反应-抑制和状态转换（交替次序、执行-不执行、运动排序测验、连线测验和威斯康星卡片分类测验）。痴呆鉴别常用量表有 Hachinski 缺血量表评分（HIS）及汉密尔顿焦虑、抑郁量表。

1.记忆障碍

记忆障碍是阿尔茨海默病典型的首发症状，早期以近记忆力减退为主。随病情进展累及远记忆力。情景记忆障碍是筛选早期阿尔茨海默病的敏感指标。

2.其他认知领域功能障碍

其他认知领域功能障碍表现为定向力、判断与思维、计划与组织能力、熟练运用及社交能力下降。

3.失用

失用包括结构性失用（画立方体）、观念-运动性失用（对姿势的模仿）和失认、视觉性失认（对复杂图形的辨认）、自体部位辨认不能（手指失认）。

4.语言障碍

阿尔茨海默病早期即存在不同程度的语言障碍。核心症状是语义记忆包括语义启动障碍、语义记忆的属性概念和语义/词类范畴特异性损害。阿尔茨海默病患者对特定的词类（功能词、内容词、名词、动词等）表现出认知失常，即词类范畴特异性受损。可表现为找词困难、命名障碍和错语等。

5.精神行为异常

阿尔茨海默病病程中常常出现精神行为异常，如幻觉、妄想、焦虑、易激惹及攻击等。疾病早期往往有较严重的抑郁倾向，随后出现人格障碍、幻觉和妄想，虚构不明显。

6.日常生活活动能力受累

阿尔茨海默病患者由于失语、失用、失认、计算不能，通常不能继续原来的工作，不能继续理财。疾病晚期出现锥体系和锥体外系病变，如肌张力增高、运动迟缓及姿势异常。最终患者可呈强直性或屈曲性四肢瘫痪。

（四）脑电图检查

早期 α 节律丧失及电位降低,常见弥散性慢波,且脑电节律减慢的程度与痴呆严重程度相关。

八、诊断标准

（一）美国《精神障碍诊断与统计手册》第 4 版制定的痴呆诊断标准

(1)多个认知领域功能障碍:①记忆障碍,学习新知识或回忆以前学到的知识的能力受损。②以下认知领域至少有 1 项受损,失语、失用、失认、执行功能损害。

(2)认知功能障碍导致社交或职业功能显著损害,或者较原有水平显著减退。

(3)隐匿起病,认知功能障碍逐渐进展。

(4)同时排除意识障碍、神经症、严重失语,以及脑变性疾病(额颞叶痴呆、路易体痴呆及帕金森痴呆等)或全身性疾病所引起的痴呆。

（二）阿尔茨海默病临床常用的诊断标准

阿尔茨海默病临床常用的诊断标准有 DSM-Ⅳ-R、ICD-10 和 Mckhann 等制定的美国国立神经病学或语言障碍和卒中-老年性痴呆及相关疾病协会研究用诊断标准(NINCDS-ADRDA),将阿尔茨海默病分为肯定、很可能、可能等不同等级。

1.临床很可能(probable)阿尔茨海默病

(1)痴呆:老年或老年前期起病,主要表现为记忆障碍和一个以上其他认知领域功能障碍(失语、失用和执行功能损害),造成明显的社会或职业功能障碍。认知功能或非认知功能障碍进行性加重。认知功能损害不是发生在谵妄状态,也不是由于其他引起进行性认知功能障碍的神经系统或全身性疾病所致。

(2)支持诊断:单一认知领域功能如言语(失语症)、运动技能(失用症)、知觉(失认症)的进行性损害;日常生活能力损害或精神行为学异常;家族史,尤其是有神经病理学或实验室证据者;非特异性 EEG 改变如慢波活动增多;头颅 CT 成像显示有脑萎缩。

(3)排除性特征:突然起病或卒中后起病。病程早期出现局灶性神经功能缺损体征如偏瘫、感觉缺失、视野缺损、共济失调。起病时或疾病早期出现抽搐发作或步态障碍。

2.临床可能(possible)阿尔茨海默病

临床可能阿尔茨海默病有痴呆症状,但没有发现足以引起痴呆的神经、精神或躯体疾病;在起病或病程中出现变异;继发于足以导致痴呆的躯体或脑部疾病,但这些疾病并不是痴呆的病因;在缺乏可识别病因的情况下出现单一的、进行性加重的认知功能障碍。

3.肯定阿尔茨海默病

符合临床很可能痴呆诊断标准,并且有病理结果支持。

根据临床痴呆评定量表、韦氏成人智力量表(全智商)可把痴呆分为轻度、中度和重度痴呆三级。具体标准有以下几点。

(1)轻度痴呆:虽然患者的工作和社会活动有明显障碍,但仍有保持独立生活能力,并且个人卫生情况良好,判断能力几乎完好无损。全智商 55~70。

(2)中度痴呆:独立生活能力受到影响(独立生活有潜在危险),对社会和社会交往的判断力有损害,不能独立进行室外活动,需要他人的某些扶持。全智商 40~54。

(3)重度痴呆:日常生活严重受影响,随时需要他人照料,即不能维持最低的个人卫生,患者已变得语无伦次或缄默不语,不能做出判断或不能解决问题。全智商 40 以下。

九、鉴别诊断

(一)血管性痴呆

血管性痴呆可突然起病或逐渐发病,病程呈波动性进展或阶梯样恶化。可有多次卒中史,既往有高血压、动脉粥样硬化、糖尿病、心脏疾病、吸烟等血管性危险因素。通常有神经功能缺损症状和体征,影像学上可见多发脑缺血软化灶。每次脑卒中都会加重认知功能障碍。早期记忆功能多正常或仅受轻微影响,但常伴有严重的执行功能障碍,表现为思考、启动、计划和组织功能障碍,抽象思维和情感也受影响;步态异常常见,如步态不稳、拖曳步态或碎步。

(二)Pick 病

与 Pick 病鉴别具有鉴别价值的是临床症状出现的时间顺序。Pick 病早期出现人格改变、言语障碍和精神行为学异常,遗忘出现较晚。影像学上以额颞叶萎缩为特征。约 1/4 的患者脑内存在 Pick 小体。阿尔茨海默病患者早期出现记忆力、定向力、计算力、视空间技能和执行功能障碍。人格与行为早期相对正常。影像学上表现为广泛性皮质萎缩。

(三)路易体痴呆

路易体痴呆主要表现为波动性持续(1~2 天)认知功能障碍、鲜明的视幻觉和帕金森综合征。视空间技能、近事记忆及注意力受损程度较阿尔茨海默病患者严重。以颞叶、海马、扣带回、新皮质、黑质及皮质下区域广泛的路易体为特征性病理改变。病程 3~8 年。一般对镇静剂异常敏感。

(四)增龄性记忆减退

50 岁以上的社区人群约 50% 存在记忆障碍。此类老年人可有记忆减退的主诉,主要影响记忆的速度与灵活性,但自知力保存,对过去的知识和经验仍保持良好。很少出现计算、命名、判断、思维、语言与视空间技能障碍,且不影响日常生活活动能力。神经心理学测查证实其记忆力正常,无精神行为学异常。

(五)抑郁性神经症

抑郁性神经症是老年期常见的情感障碍性疾病,鉴别如表 6-3。

表 6-3　假性痴呆与真性痴呆鉴别

鉴别点	假性痴呆	真性痴呆
起病	较快	较缓慢
认知障碍主诉	详细、具体	不明确
痛苦感	强烈	无
近事记忆与远事记忆	丧失同样严重	近事记忆损害比远事记忆损害严重
界限性遗忘	有	无
注意力	保存	受损
典型回答	不知道	近似性错误
对能力的丧失	加以夸张	隐瞒
简单任务	不竭力完成	竭力完成
对认知障碍的补偿	不设法补偿	依靠日记、日历设法补偿

续表

鉴别点	假性痴呆	真性痴呆
同样困难的任务	完成有明显的障碍	普遍完成差
情感	受累	不稳定,浮浅
社会技能	丧失较早,且突出	早期常能保存
定向力检查	常答"不知道"	定向障碍不常见
行为与认知障碍严重程度	不相称	相称
认知障碍夜间加重	不常见	常见
睡眠障碍	有	不常有
既往精神疾病史	常有	不常有

抑郁性神经症诊断标准(《中国精神疾病分类方案与诊断标准》,第 2 版,CCMD-Ⅱ-R)有以下几点。

1.症状

心境低落每天出现,晨重夜轻,持续 2 周以上,至少有下述症状中的 4 项。①对日常活动丧失兴趣,无愉快感;精力明显减退,无原因的持续疲乏感。②精神运动性迟滞或激越。伴发精神症状如焦虑、易激惹、淡漠、疑病症、强迫症状或情感解体(有情感却泪流满面地说我对家人无感情)。③自我评价过低、自责、内疚感,可达妄想程度。④思维能力下降、意志行为减退、联想困难。⑤反复想死的念头或自杀行为。⑥失眠、早醒、睡眠过多。⑦食欲缺乏,体重明显减轻或性欲下降。⑧性欲减退。

2.严重程度

社会功能受损;给本人造成痛苦和不良后果。

3.排除标准

不符合脑器质性精神障碍、躯体疾病与精神活性物质和非依赖性物质所致精神障碍;可存在某些分裂性症状,但不符合精神分裂症诊断标准。

(六)轻度认知功能损害(mild cognitive impairment,MCI)

过去多认为 MCI 是介于正常老化与痴呆的一种过渡阶段,目前认为 MCI 是一种独立的疾病,患者可有记忆障碍或其他认知领域损害,但不影响日常生活。

(七)帕金森痴呆疾病

帕金森痴呆疾病早期主要表现为帕金森病典型表现,多巴类药物治疗有效。疾病晚期出现痴呆及精神行为学异常(错觉、幻觉、妄想及抑郁等)。帕金森痴呆属于皮质下痴呆,多属于轻中度痴呆。

(八)正常颅压性脑积水

正常颅压性脑积水常见于中老年患者,隐匿性起病。临床上表现为痴呆、步态不稳及尿失禁三联征。无头痛、呕吐及视盘水肿等症。腰椎穿刺脑脊液压力不高。神经影像学检查有脑室扩大的证据。

(九)亚急性海绵状脑病

亚急性海绵状脑病急性或亚急性起病,迅速出现智能损害,伴肌阵挛,脑电图在慢波背景上出现特征性三相波。

十、治疗

由于本病病因未明,至今尚无有效的治疗方法。目前仍以对症治疗为主。

(一)神经递质治疗药物

1.拟胆碱能药物

拟胆碱能药物主要通过抑制 AChE 活性,阻止 ACh 降解,提高胆碱能神经元功能。有 3 种途径加强胆碱能效应:ACh 前体药物、胆碱酯酶抑制剂(acetylcholinesterase inhibitor,AChEI)及胆碱能受体激动剂。

(1)补充 ACh 前体:包括胆碱及卵磷脂。动物实验表明,胆碱和卵磷脂能增加脑内 ACh 生成,但在阿尔茨海默病患者身上未得到证实。

(2)胆碱酯酶抑制剂(AChEI)为最常用和最有效的药物。通过抑制乙酰胆碱酯酶而抑制乙酰胆碱降解,增加突触间隙乙酰胆碱浓度。第一代 AChEI 他克林,由于肝脏毒性和胃肠道反应而导致临床应用受限。第二代 AChEI 有盐酸多奈哌齐、艾斯能、石杉碱甲、毒扁豆碱、加兰他敏、美曲磷脂等,具有选择性好、作用时间长等优点,是目前治疗阿尔茨海默病的首选药物。①盐酸多奈哌齐:商品名为安理申、思博海,是治疗轻中度阿尔茨海默病的首选药物。开始服用剂量为 5 mg/d,睡前服用。如无不良反应,4～6 周后剂量增加到 10 mg/d。不良反应主要与胆碱能作用有关,包括恶心、呕吐、腹泻、肌肉痉挛、胃肠道不适、头晕等,大多在起始剂量时出现,症状较轻,无肝毒性。②重酒石酸卡巴拉丁:商品名为艾斯能(Exelon)。用于治疗轻、中度阿尔茨海默病。选择性抑制皮质和海马 AChE 优势亚型-G1。同时抑制丁酰胆碱酯酶,外周胆碱能不良反应少。开始剂量 1.5 mg,每天 2 次或 3 次服用。如能耐受,2 周后增至 6 mg/d。逐渐加量,最大剂量12 mg/d。不良反应包括恶心、呕吐、消化不良和食欲缺乏等,随着治疗的延续不良反应的发生率降低。③石杉碱甲:商品名为双益平。这是我国学者从石杉科石杉属植物蛇足石杉(千层塔)提取出来的新生物碱,不良反应小,无肝毒性。适用于良性记忆障碍、阿尔茨海默病和脑器质性疾病引起的记忆障碍。0.2～0.4 mg/d,分 2 次口服。④加兰他敏:由石蒜科植物沃氏雪莲花和水仙属植物中提取的生物碱,用于治疗轻中度阿尔茨海默病。推荐剂量为 15～30 mg/d,1 个疗程为 8～10 周。不良反应有恶心、呕吐及腹泻等。缓慢加大剂量可增强加兰他敏的耐受性。1 个疗程至少 8～10 周。无肝毒性。⑤美曲丰:属于长效 AChEI,不可逆性抑制中枢神经系统乙酰胆碱酯酶。胆碱能不良反应小,主要是胃肠道反应。⑥庚基毒扁豆碱:是毒扁豆碱亲脂性衍生物,属长效 AChEI。毒性仅为毒扁豆碱的 1/50,胆碱能不良反应小。推荐剂量40～60 mg/d。

(3)胆碱能受体(烟碱受体或毒蕈碱受体)激动剂:以往研究过的非选择性胆碱能受体激动剂包括毛果芸香碱及槟榔碱等因缺乏疗效或兴奋外周 M 受体而产生不良反应,现已弃用。选择性作用于 M_1 受体的新药正处于临床试验中。

2.N-甲基-D-天冬氨酸(NMDA)受体阻滞剂

此型代表药物有盐酸美金刚,用于中重度阿尔茨海默病治疗。

(二)以 Aβ 为治疗靶标

未来治疗将以 Aβ 为靶点减少脑内 Aβ 聚集和沉积作为药物干预的目标,包括减少 Aβ 产生、加快清除、阻止其聚集,或对抗 Aβ 的毒性和抑制它所引起的免疫炎症反应与凋亡的方法都成为合理的阿尔茨海默病的治疗策略。

此类药物目前尚处于研究阶段。α 分泌酶激动剂不是首选的分泌酶靶点。APPβ 位点 APP

内切酶(beta site amyloid precursor protein cleavage enzyme,BACE)1 和高度选择性 γ 分泌酶抑制剂可能是较好的靶途径。

1.Aβ 免疫治疗

动物实验发现,Aβ42 主动免疫阿尔茨海默病小鼠模型能清除脑内斑块并改善认知功能。Aβ 免疫治疗的可能机制:抗体 FC 段受体介导小胶质细胞吞噬 Aβ 斑块、抗体介导的淀粉样蛋白纤维解聚和外周 Aβ 沉积学说。轻中度阿尔茨海默病患者 Aβ42 主动免疫 I 期临床试验显示人体较好的耐受性。II 期临床试验结果提示,Aβ42 主动免疫后患者血清和脑脊液中出现抗 Aβ 抗体。II A 期临床试验部分受试者出现血-脑屏障损伤及中枢神经系统非细菌性炎症。炎症的出现可能与脑血管淀粉样变有关。为了减少不良反应,可采取其他措施将潜在的危险性降到最低,如降低免疫剂量、诱发较为温和的免疫反应、降低免疫原的可能毒性、表位疫苗诱发特异性体液免疫反应,或是使用特异性被动免疫而不激发细胞免疫反应。通过设计由免疫原诱导的 T 细胞免疫反应,就不会直接对 Aβ 发生反应,因此不可能引起传统的 T 细胞介导的自身免疫反应。这种方法比单纯注射完整的 Aβ 片段会产生更多结构一致的 Aβ 抗体,并增强抗体反应。这一假设已经得到 APP 转基因鼠和其他种的动物实验的证实。将 Aβ 的第16~33 位氨基酸进行部分突变后,也可以提高疫苗的安全性。通过选择性地激活针对 β 淀粉样蛋白的特异性体液免疫反应、改进免疫原等方法,避免免疫过程中所涉及的细胞免疫反应,可能是成功研制阿尔茨海默病疫苗的新方法。另外,人源化 Aβ 抗体的被动免疫治疗可以完全避免针对 Aβ 细胞反应。如有不良反应出现,可以停止给药,治疗药物会迅速从身体内被清除。虽然主动免疫能够改善阿尔茨海默病动物的精神症状,但那毕竟只是仅由淀粉样蛋白沉积引起行为学损伤的模型。Aβ42 免疫不能对神经元纤维缠结有任何影响。神经元纤维缠结与认知功能损伤密切相关。

2.金属螯合剂的治疗

Aβ 积聚在一定程度上依赖于 Cu^{2+}/Zn^{2+} 的参与。活体内螯合这些金属离子可以阻止 Aβ 聚集和沉积。抗菌药物氯碘羟喹具有 Cu^{2+}/Zn^{2+} 螯合剂的功能,治疗 APP 转基因小鼠数月后 Aβ 沉积大大减少。相关药物已进入 II 期临床试验。

(三)神经干细胞(nerve stem cell,NSC)移植

神经干细胞移植临床应用最关键的问题是如何在损伤部位定向诱导分化为胆碱能神经元。目前,体内外 NSC 的定向诱导分化尚未得到很好的解决,尚处于试验阶段。

(四)Tau 蛋白与阿尔茨海默病治疗

以 Tau 蛋白为位点的药物研究和开发也成为国内外学者关注的焦点。

(五)非胆碱能药物

长期大剂量吡拉西坦(脑复康)、茴拉西坦或奥拉西坦能促进神经元 ATP 合成,延缓阿尔茨海默病程进展,改善命名和记忆功能。银杏叶制剂可改善神经元代谢,减缓阿尔茨海默病进展。双氢麦角碱(喜得镇):为 3 种麦角碱双氢衍生物的等量混合物,有较强的 α 受体阻断作用,能改善神经元对葡萄糖的利用。可与多种生物胺受体结合,改善神经递质传递功能。1~2 mg,每天 3 次口服。长期使用非甾体抗炎药能降低阿尔茨海默病的发病风险。选择性 COX-2 抑制剂提倡用于阿尔茨海默病治疗。辅酶 Q 和单胺氧化酶抑制剂司来吉林能减轻神经元细胞膜脂质过氧化导致的线粒体 DNA 损伤。他汀类药物能够降低阿尔茨海默病的危险性。钙通道阻滞剂尼莫地平可通过调节阿尔茨海默病脑内钙稳态失调而改善学习和记忆功能。神经生长因子和脑源性神经营养因子能够改善学习、记忆功能和促进海马突触重建,减慢残存胆碱能神经元变

性,现已成为阿尔茨海默病治疗候选药物之一。

(六)精神行为异常的治疗

一般选择安全系数高、不良反应少的新型抗精神病药物,剂量通常为成人的 1/4 左右。小剂量开始,缓慢加量。常用的抗精神病药物有:奥氮平(5 mg)、维斯通(1 mg)或思瑞康(50～100 mg),每晚一次服用,视病情而增减剂量。阿尔茨海默病患者伴发抑郁时首先应加强心理治疗,必要时可考虑给予小剂量抗抑郁药。

十一、预后

目前的治疗方法都不能有效遏制阿尔茨海默病进展。即使治疗病情仍会逐渐进展,通常病程为4～12 年。患者多死于并发症,如肺部感染、压疮和深静脉血栓形成。加强护理对阿尔茨海默病患者的治疗尤为重要。

十二、康复与护理

康复应以护理和心理支持为主。通过行为治疗矫正患者各种不良行为如吸烟、饮酒及高盐高脂饮食等。对可能迷路的患者,衣兜里放置写有姓名、住址、联系电话等内容的卡片,防止走失。对于已经丧失环境适应能力的患者,应在家里护理,督促和训练进餐、穿衣、洗浴及如厕;同时合理地训练患者的记忆、理解、判断、计算和推理能力。必要时建立家庭病房,医务人员定期指导。医护人员和看护人员要与患者保持融洽的关系,给予患者安慰,取得信赖。鼓励患者参加适宜的社交活动,树立生活信心,消除低落心境和孤单感。

(陈艳艳)

第七章

内分泌科常见病

第一节 甲状腺炎

甲状腺炎是一类累及甲状腺的异质性疾病,由自身免疫、病毒感染、细菌或真菌感染、慢性硬化、放射损伤、肉芽肿、药物、创伤等多种原因所致的甲状腺滤泡结构破坏。其病因不同,组织学特征各异,临床表现及预后差异较大。按发病缓急可分为急性、亚急性和慢性甲状腺炎;按病因可分为感染性、自身免疫性和放射性甲状腺炎;按组织病理学可分为化脓性、肉芽肿性、淋巴细胞性和纤维性甲状腺炎。临床上常见的慢性淋巴细胞性甲状腺炎、产后甲状腺炎、无痛性甲状腺均为自身免疫性甲状腺炎。

一、亚急性甲状腺炎

(一)病因和发病机制

亚急性甲状腺炎又称亚急性肉芽肿性甲状腺炎,多由病毒感染引起,以短暂疼痛的破坏性甲状腺组织损伤伴全身炎症反应为特征。各种抗甲状腺自身抗体在疾病活动期可以出现,可能是继发于甲状腺滤泡破坏后的抗原释放。

(二)临床表现

1.上呼吸道感染

起病前常有上呼吸道感染史,所以常有上呼吸道感染症状,如疲劳、倦怠、咽痛等,体温不同程度升高。

2.甲状腺区特征性疼痛

逐渐或突然发生甲状腺部位的疼痛,常放射至同侧耳部、咽喉、下颌角等处。

3.甲状腺肿大

弥漫性或不对称性肿大,压痛明显,可伴有结节,质地硬,无震颤和杂音。

4.甲状腺功能异常

典型病例分为甲亢期、甲减期、恢复期三期。在甲亢期和甲减期可有甲亢或甲减的临床表现及甲状腺激素水平、TSH 水平的异常。

（三）诊断要点

1.上呼吸道感染

发病前有上呼吸道感染史。

2.局部表现

甲状腺肿大、疼痛和压痛。

3.全身表现

发热、乏力等。

4.试验室检查

血沉快，血 T_3、T_4 升高，TSH 下降，甲状腺摄碘率下降（分离现象）。

（四）治疗原则

（1）治疗目的：缓解疼痛，减轻炎症反应。

（2）非甾体解热镇痛剂用于轻症患者，疗程 2 周，常用药物有吲哚美辛、阿司匹林等。

（3）糖皮质激素对于疼痛剧烈、体温持续显著升高、水杨酸或其他非甾体抗炎药治疗无效者可以应用泼尼松 20～40 mg/d 口服，维持 1～2 周后逐渐减量，总疗程 6～8 周。

（4）伴有甲亢者，不服用抗甲状腺药物可以给予 β 受体阻滞剂。

（5）甲减明显、持续时间长者，可以应用甲状腺激素替代治疗，但宜短期、小剂量使用；只有永久性甲减需要长期替代治疗。

二、慢性淋巴细胞性甲状腺炎

慢性淋巴细胞性甲状腺炎又称桥本甲状腺炎（HT），是自身免疫性甲状腺炎（AIT）的一个类型。

（一）病因和发病机制

目前，公认的病因是自身免疫，主要是Ⅰ型辅助型 T 细胞免疫功能异常。患者血清中出现 TPOAb、TGAb、甲状腺刺激阻断抗体（TSBAb）。遗传因素和环境因素也参与了 HT 的发病。

（二）临床表现

（1）起病隐匿，进展缓慢，多数患者缺乏临床症状，尤其是在病程早期。

（2）甲状腺弥漫性对称性肿大，少数不对称，质地韧硬。偶有局部疼痛与触痛。少数患者可有突眼。

（3）甲状腺功能可以正常、亢进或减低。HT 与 GD 并存时称为桥本甲状腺毒症。

（4）可以同时伴发其他自身免疫性疾病，如与 1 型糖尿病、甲状旁腺功能减退症、肾上腺皮质功能减退症同时存在时称为内分泌多腺体自身免疫综合征Ⅱ型。

（三）诊断要点

（1）甲状腺肿大、质地坚韧、伴或不伴结节。

（2）甲状腺自身抗体 TPOAb 和（或）TGAb 长期高滴度阳性。

（3）细针穿刺活检有确诊价值。

（4）伴临床甲减或亚临床甲减支持诊断。

（四）治疗原则

1.随访

既无症状甲状腺功能又正常的 HT 患者主张半年到 1 年随访 1 次，主要检查甲状腺功能。

2.病因治疗

目前无针对病因的治疗方法,提倡低碘饮食。

3.甲减和亚临床甲减的治疗

临床甲减者需要 L-T_4 替代治疗,亚临床甲减者需要评估患者的危险因素再决定是否应用 L-T_4。

4.应用 β 受体阻滞剂

伴甲亢者可以应用 β 受体阻滞剂。

三、无痛性甲状腺炎

无痛性甲状腺炎又称亚急性淋巴细胞性甲状腺炎、安静性甲状腺炎,是 AIT 的一个类型。

(一)病因和发病机制

本病与自身免疫有关。与 HT 相似,但淋巴细胞浸润较 HT 轻,表现为短暂、可逆的甲状腺滤泡破坏、局灶性淋巴细胞浸润,50%的患者血中存在甲状腺自身抗体。

(二)临床表现

1.甲状腺肿大

弥漫性轻度肿大,质地较硬,无结节,无震颤和杂音,无疼痛和触痛为其特征。

2.甲状腺功能

甲状腺功能变化类似于亚急性甲状腺炎,分为甲状腺毒症期、甲减期和恢复期。半数患者并不经过甲减期。

(三)诊断要点

(1)可以有甲亢的临床表现,也可以无任何症状。

(2)甲状腺毒症阶段甲状腺激素水平升高而摄碘率下降,T_3/T_4<20 对诊断有帮助,恢复期甲状腺激素水平和摄碘率逐渐恢复。

(3)多数患者甲状腺自身抗体阳性,其中 TPOAb 增高更明显。

(四)治疗原则

1.甲状腺毒症阶段

避免应用抗甲状腺药物,可以应用 β 受体阻滞剂,一般不主张应用糖皮质激素。

2.甲减期

一般不主张应用甲状腺激素,症状明显、持续时间长者可小剂量应用,如果是永久甲减需要终身替代治疗。

3.定期监测甲状腺功能

本病有复发倾向,甲状腺抗体滴度逐渐升高,有发生甲减的潜在危险,故临床缓解后也需要定期监测甲状腺功能。

（张海东）

第二节　甲状腺结节

甲状腺结节是临床常见疾病。流行病学调查显示,在一般人群中采用触诊的方法,甲状腺结节的检出率为 3%～7%；采用高分辨率超声，其检出率可达 19%～67%。甲状腺结节在女性和老年人群中多见。虽然甲状腺结节的患病率很高，但仅有约 5% 的甲状腺结节为恶性，因此甲状腺结节处理的重点在于良、恶性的鉴别。

一、病因和分类

多种甲状腺疾病都可以表现为甲状腺结节，包括局灶性甲状腺炎症、甲状腺腺瘤、甲状腺囊肿、结节性甲状腺肿、甲状腺癌、甲状旁腺腺瘤或囊肿、甲状舌管囊肿等。此外，先天性一叶甲状腺发育不良，而另一叶甲状腺增生，以及甲状腺手术后及放射性碘治疗后残留甲状腺组织的增生亦可以表现为甲状腺结节。

二、诊断

甲状腺结节诊断的首要目的是确定结节为良性还是恶性，可以通过询问病史、物理检查、甲状腺细针穿刺细胞学检查及超声、扫描等确定诊断。

（一）病史及体格检查

目前，已知的影响结节良恶性的因素包括年龄、性别、放射线照射史、家族史等。儿童及青少年甲状腺结节中恶性的比率明显高于成人。年龄＞60 岁者恶性的比率增加，且未分化癌的比例明显增高。成年男性甲状腺结节的患病率较低，但恶性的比例高于女性。与甲状腺癌发生相关的最重要的危险因素为放射线暴露，既往有头颈部放射照射史及核素辐射史者，甲状腺结节和甲状腺癌的发生率明显增高。患者的家族史对甲状腺结节的判定也有一定的帮助，有甲状腺肿家族史和地方性甲状腺肿地区居住史者甲状腺肿的发生率较高。有甲状腺癌家族史及近期出现的甲状腺结节增长较快，或伴有声音嘶哑、吞咽困难和呼吸道梗阻者提示可能为恶性。

大多数甲状腺结节患者没有临床症状，仅表现为无痛性颈部包块，合并甲状腺功能异常时，可出现相应的临床表现，部分患者由于结节侵犯周围组织出现声音嘶哑、压迫感、呼吸/吞咽困难等压迫症状。甲状腺的肿块有时较小，不易触及，容易漏诊。检查时要求患者充分暴露颈部，仔细触诊。正常的甲状腺轮廓视诊不易发现，若看到甲状腺的外形常提示甲状腺肿大。触诊检查时要注意甲状腺的大小、质地、有无肿块及肿块的数目、部位、边界、活动度、肿块有无压痛及颈部有无肿大的淋巴结等，提示恶性病变的体征包括结节较硬，与周围组织粘连固定，局部淋巴结肿大等。

（二）实验室检查

甲状腺结节患者均应行甲状腺功能检测。血清促甲状腺激素（TSH）水平降低提示可能为自主功能性或高功能性甲状腺结节，需行甲状腺核素扫描进一步判断结节是否具有自主摄取功能，功能性或高功能性甲状腺结节中恶性的比例极低。甲状腺自身抗体阳性提示存在桥本甲状腺炎，但不排除同时伴有恶性疾病，因乳头状甲状腺癌和甲状腺淋巴瘤可与桥本甲状腺炎并存。甲状腺球蛋白（Tg）是甲状腺产生的特异性蛋白，由甲状腺滤泡上皮细胞分泌，多种甲状腺疾病可引起血清 Tg 水平升高，包括分化型甲状腺癌、甲状腺肿、甲状腺组织炎症或损伤、甲状腺功能亢进症等，因此血清 Tg 测定对甲状腺结节的良恶性鉴别没有帮助，临床主要用于分化型甲状腺癌手术及清甲治疗后的随访监测。分化型甲状腺癌行甲状腺全切及 [131]I 清甲治疗后，体内 Tg 很低或测不到，在随访过程中如果血清 Tg 升高提示肿瘤复发。降钙素由甲状腺滤泡旁细胞（C 细胞）分泌，降钙素升高是甲状腺髓样癌的特异性标志，如疑及甲状腺髓样癌应行血清降钙素测定。

(三)超声检查

高分辨率超声检查是评估甲状腺结节的首选方法,可以探及直径 2 mm 以上的结节,已在甲状腺结节的诊断过程中广泛使用。颈部超声可确定甲状腺结节的大小、数量、位置、囊实性、形状及包膜是否完整、有无钙化、血供及与周围组织的关系等情况,同时可评估颈部有无肿大淋巴结,以及淋巴结的大小、形态和结构特点,是区分甲状腺囊性或实性病变的最好无创方法。此外对甲状腺良恶性病变的鉴别也有一定价值。以下超声征象提示甲状腺癌的可能性大:①实性低回声结节;②结节内血供丰富;③结节形态和边缘不规则,"晕征"缺如;④微小钙化;⑤同时伴有颈部淋巴结超声影像异常,如淋巴结呈圆形、边界不规则、内部回声不均或有钙化、皮髓质分界不清、淋巴门消失等。在随访过程中超声检查还可以较客观地监测甲状腺结节大小的变化。较小而不能触及的结节可在超声引导下进行细针穿刺。甲状腺癌术后患者定期颈部超声检查可以帮助确定有无局部复发。

(四)甲状腺核素显像

适用于评估直径＞1 cm 的甲状腺结节,根据对放射性核素的摄取情况,甲状腺结节可以分为"热"结节、"温"结节、"冷"结节。除极少数的滤泡状甲状腺癌外,绝大多数可自主摄取放射性核素的"热"结节均为良性病变。放射性核素的摄取与周围组织相似或略高于周围组织的"温"结节通常也为良性。甲状腺恶性肿瘤通常表现为放射性核素摄取极低的"冷"结节,但冷结节中只有不足 20％为恶性,80％以上为良性,如甲状腺囊性病变、局灶性甲状腺炎等都表现为"冷"结节。核素显像在甲状腺结节良恶性鉴别中的作用有限,一般临床考虑甲状腺结节为高功能者首选核素扫描,否则核素扫描不作为甲状腺结节的首选检查。

有些化学物质与癌组织的亲和力较高,经同位素标记后用于亲肿瘤甲状腺显像,如 ^{99m} 锝-甲氧基异丁基异腈(^{99m}Tc-MIBI)、^{201} 铊(^{201}Tl)、^{131} 铯(^{131}Cs)等。虽然它们与恶性肿瘤的亲和力较高,扫描常呈阳性(即浓聚放射性物质),但并不是特异性的。有些代谢较活跃的组织(如自主功能性甲状腺腺瘤)或富含线粒体的组织(如桥本甲状腺炎的嗜酸性变细胞)也可呈阳性。因此,对这些亲肿瘤现象的结果必须结合其他资料综合分析。

PET/CT 显像是目前较为先进的核医学诊断技术,^{18}F-FDG 是最重要的显像剂。PET 显像能够反映甲状腺结节摄取和代谢葡萄糖的状态,但并非所有的甲状腺恶性结节都在 ^{18}F-FDG PET 显像中表现为阳性,某些良性结节也会摄取 ^{18}F-FDG,因此单纯依靠 ^{18}F-FDG PET 显像也不能准确鉴别甲状腺结节的良恶性。

(五)放射学诊断

CT 和 MRI 作为甲状腺结节的诊断手段之一,可以显示结节与周围解剖结构的关系,明确病变的范围及其对邻近器官和组织的侵犯情况,如对气管、食管等有无压迫和破坏,颈部淋巴结有无转移等,但它们在评估甲状腺结节的良恶性方面并不优于超声。CT 和 MRI 对微小病变的显示不及超声,但对胸骨后病变的显示较好。

(六)甲状腺细针抽吸细胞学检查

甲状腺细针抽吸细胞学检查(FNAB)是甲状腺结节诊断过程中的首选检查方法,该方法简便、安全、结果可靠,对甲状腺结节的诊断及治疗有重要价值,被视为术前诊断甲状腺结节的"金标准",通常分为恶性、可疑恶性、不确定性及良性。甲状腺细针穿刺对甲状腺乳头状癌、甲状腺髓样癌和未分化甲状腺癌等具有可靠的诊断价值,由于甲状腺滤泡状癌和滤泡细胞腺瘤的区别为有无包膜和血管浸润,因此细胞学检查一般无法区分甲状腺滤泡状癌和滤泡状腺瘤。

　　凡直径大于 1 cm 的甲状腺结节,均可考虑 FNAB 检查。直径小于 1 cm 的甲状腺结节,如存在下述情况可考虑超声引导下细针穿刺:①超声提示结节有恶性征象;②伴颈部淋巴结超声影像异常;③童年期有颈部放射线照射史或辐射暴露史;④有甲状腺癌病史或家族史;⑤[18]F-FDG PET 显像阳性。

　　甲状腺粗针穿刺也可以获得组织标本供常规病理检查所用。如细胞学不能确定诊断且结节较大者可行粗针穿刺病理检查,但不足之处是创伤较大。

(七)分子生物学检测

　　经 FNAB 仍不能确定良恶性的甲状腺结节,对穿刺标本或外周血进行甲状腺癌的分子标志物检测,如 BRAF 突变、Ras 突变、RET/PTC 重排等,能够提高诊断准确率。BRAF 基因突变和 RET/PTC 重排对甲状腺乳头状癌的诊断具有较好的特异性。RAS 基因突变虽然对甲状腺乳头状癌和甲状腺滤泡状癌并非特异,但其同样具有临床意义。如细胞学检查为“滤泡性病变”同时伴 RAS 突变阳性,提示为滤泡变异型乳头状甲状腺癌或甲状腺腺瘤。RET 基因突变与遗传性甲状腺髓样癌的发生有关。

三、治疗

　　一般来说,良性甲状腺结节可以通过以下方式处理。

(一)随访观察

　　多数良性甲状腺结节仅需定期随访,无须特殊治疗,如果无变化可以长期随访观察。少数情况下可选择下述方法治疗。

(二)手术治疗

　　良性甲状腺结节一般不需手术治疗。手术治疗的适应证:①出现与结节明显相关的局部压迫症状;②合并甲状腺功能亢进,内科治疗无效;③结节位于胸骨后或纵隔内;④结节进行性生长,临床考虑有恶变倾向或合并甲状腺癌高危因素者。因外观或思想顾虑过重影响正常生活而强烈要求手术者,可作为手术的相对适应证。

(三)甲状腺激素抑制治疗

　　良性病变可直接行甲状腺激素抑制治疗,也可用于随访过程中结节增大者。TSH 抑制治疗的原理是,应用 L-T_4 将血清 TSH 水平抑制到正常低限或低限以下,从而抑制和减弱 TSH 对甲状腺细胞的促生长作用,达到缩小甲状腺结节的目的。在抑制治疗过程中结节增大者停止治疗,直接手术或重新穿刺。抑制治疗 6 个月以上结节无变化者也停止治疗,仅随访观察。长期甲状腺激素抑制治疗可引发心脏不良反应(如心率增快、心房颤动、左心室增大、心肌收缩性增强、舒张功能受损等)和骨密度降低。男性和绝经前女性患者可在治疗起始阶段将 TSH 控制于 <0.1 mU/L,1 年后若结节缩小则甲状腺激素减量使用,将 TSH 控制在正常范围下限。绝经后女性治疗目标为将 TSH 控制于正常范围下限。在治疗前应权衡利弊,不建议常规使用 TSH 抑制疗法治疗良性甲状腺结节,老年、有心脏疾病及骨质疏松者使用甲状腺激素抑制治疗更应慎重。

(四)[131]I 治疗

　　[131]I 主要用于治疗有自主摄取功能并伴有甲亢的良性甲状腺结节。妊娠期或哺乳期是[131]I治疗的绝对禁忌证。[131]I治疗后 2～3 个月,有自主功能的结节可逐渐缩小,甲状腺体积平均减少 40%;伴有甲亢者在结节缩小的同时,甲亢症状、体征可逐渐改善,甲状腺功能指标可逐渐恢复正

常。如 ^{131}I 治疗 4～6 个月后甲亢仍未缓解、结节无缩小,应结合患者的临床表现和相关实验室检查结果,考虑再次给予 ^{131}I 治疗或采取其他治疗方法。^{131}I 治疗后,约 10% 的患者于 5 年内发生甲减,随时间延长甲减发生率逐渐增加。因此,建议治疗后每年至少检测一次甲状腺功能,如监测中发现甲减,要及时给予 L-T_4 替代治疗。

(五)其他治疗

治疗良性甲状腺结节的其他方法还包括超声引导下经皮无水酒精注射、经皮激光消融术等。采用这些方法治疗前,必须先排除恶性结节的可能性。

(李　凤)

第三节　糖　尿　病

一、糖尿病病因及高危人群

(一)糖尿病的病因及发病机制

1.1 型糖尿病(T1DM)

(1)1 型糖尿病是自身免疫病:T1DM 在发病前胰岛素分泌功能虽然维持正常,但已经处于免疫反应活动期,血液循环中会出现一组自身抗体:胰岛细胞自身抗体(ICAs)、胰岛素自身抗体(IAA)、谷氨酸脱羧酶自身抗体(GAD_{65})。T1DM 患者的淋巴细胞上,HLA-Ⅱ类抗原 DR_3、DR_4 频率显著升高。患者经常与其他自身免疫性内分泌疾病如甲状腺功能亢进、桥本甲状腺炎及艾迪生病同时存在;有自身免疫病家族史,如类风湿关节炎、结缔组织病等家族史。50%～60% 新诊断的 T1DM 患者外周血细胞中,具有杀伤力的 T 细胞 CD_{88} 数量显著增加。新诊断的 T1DM 接受免疫抑制剂治疗可短期改善病情,降低血糖。

(2)1 型糖尿病的自然病程。

第一阶段:具有糖尿病遗传易感性,临床上无异常征象。

第二阶段:遭受病毒感染等侵袭。

第三阶段:出现自身免疫性损伤,ICA 阳性、IAA 阳性、CAD_{65} 阳性等,此阶段在葡萄糖的刺激下胰岛素的释放正常。

第四阶段:胰岛 β 细胞继续受损,β 细胞数量明显减少,葡萄糖刺激下胰岛素释放减少,葡萄糖耐量试验示糖耐量减低。

第五阶段:胰岛 β 细胞受损大于 80%,表现为高血糖及尿糖、尿酮体阳性,由于有少部分 β 细胞存活,血浆中仍可测出 C-肽,如果病变继续发展,β 细胞损失增多,血浆中 C-肽很难测出。

2.2 型糖尿病(T2DM)

2 型糖尿病具有明显的遗传异质性,受到多种环境因素的影响,其发病与胰岛素抵抗及胰岛素分泌相对缺乏有关。

(1)遗传因素:目前认为 2 型糖尿病是一种多基因遗传病。与其相关的基因有胰岛素受体底物-1(IRS-1)基因、解偶联蛋白 2 基因(UCP_2)、胰高血糖素受体基因、$β_3$ 肾上腺素能受体(AR)基因、葡萄糖转运蛋白基因突变、糖原合成酶(GS)基因等。有遗传易感性的个体并不是都会发生糖尿病,环境因素在2型糖尿病的发生发展中起着重要作用,这些环境因素包括肥胖、不合理饮食、缺乏体育锻炼、吸烟、年龄、应激等。

(2)肥胖:近年来有一种"节约基因"假说(图 7-1),生活贫困的人群具有一种良好的本能,就是在贫困和强体力劳动的情况下,当营养充足时体内的营养物以脂肪方式储存而节约下来,以备在饥荒时应用。当这些人进入现代社会,体力活动减少、热量充足或过剩,节约基因便成为肥胖和 2 型糖尿病的易感基因。

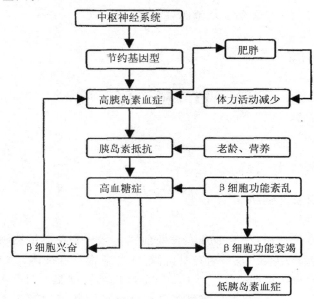

图 7-1　2 型糖尿病的节约基因假说

肥胖者的胰岛素调节外周组织对葡萄糖的利用明显降低,周围组织对葡萄糖的氧化、利用障碍,胰岛素对肝糖生成的抑制作用减低,游离脂肪酸(FFA)升高,高水平 FPA 可刺激胰岛 β 细胞过度分泌胰岛素而造成高胰岛素血症,并损害胰岛 β 细胞功能;FFA 可抑制胰岛 β 细胞对葡萄糖刺激的胰岛素分泌;FFA 升高可使胰岛细胞中脂酰辅酶 A 升高,从而甘油三酯(TG)合成增多;胰岛 β 细胞中脂质的增加可能影响其分泌胰岛素的功能。另外,在人类 β_3 受体(β_3AR)活性下降对内脏型肥胖的形成具有重要作用。

肥胖者存在明显的高胰岛素血症,高胰岛素血症降低胰岛素与受体的亲和力,从而造成胰岛素作用受阻,引发胰岛素抵抗,也就需要胰岛 β 细胞分泌更多的胰岛素,又引发高胰岛素血症,形成糖代谢紊乱与β细胞功能不足的恶性循环,最终导致 β 细胞功能严重缺陷,引发糖尿病。

(3)不合理饮食:目前认为脂肪摄入过多是 2 型糖尿病的重要环境因素之一。食物中不同类型的脂肪酸对胰岛素抵抗造成不同的影响,饮食中适量减少饱和脂肪酸和脂肪摄入有助于预防糖尿病。

食用水溶性纤维可在小肠表面形成高黏性液体包被糖类,对肠道的消化酶形成屏障、延缓胃排空,从而延缓糖的吸收;食用水溶性纤维可被肠道菌群水解形成乙酸盐和丙酸盐,这些短链脂肪酸可吸收入门静脉,并在肝脏刺激糖酵解,抑制糖异生,促进骨骼肌葡萄糖转运蛋白(GLUT-4)的表达;此外水溶性纤维还可减少胃肠肽的分泌,胃肠肽可刺激胰岛分泌胰岛素,可见,多纤维饮食可改善胰岛素抵抗、降低血糖。

　　果糖可加重 2 型糖尿病患者的高胰岛素血症和高甘油三酯血症,食物中锌、铬缺乏也可使糖耐量减低,酗酒者可引发糖尿病。

　　(4)体力活动不足:运动可改善胰岛素敏感性,葡萄糖清除率增加,而且运动也有利于减轻体重,改善脂质代谢。

　　(5)胰岛素抵抗:胰岛素抵抗是指胰岛素分泌量在正常水平时,刺激靶细胞摄取和利用葡萄糖的生理效应显著减弱,或者靶细胞摄取和利用葡萄糖的生理效应正常进行,需要超量的胰岛素。

　　1)胰岛素抵抗的发生机制:胰岛素抵抗的主要原因是胰岛素的受体和受体后缺陷,包括下列方面。①在肥胖的 2 型糖尿病中可发现脂肪细胞上胰岛素受体的数量和亲和力降低,肝细胞和骨骼肌细胞上受体结合胰岛素的能力无明显异常。②β 亚单位酪氨酸激酶的缺陷是 2 型糖尿病受体后缺陷的主要问题。③胰岛素受体基因的外显子突变造成受体结构异常,使胰岛素与受体的结合减少。④GLUT-4 基因突变也是胰岛素抵抗的原因之一,GLUT-4 基因的启动基因区突变可能与 2 型糖尿病的发生有关。⑤游离脂肪酸(FFA)增多:2 型糖尿病患者经常存在 FFA 增多,从而引起胰岛素抵抗,其机制与 FFA 抑制外周葡萄糖的利用和促进糖异生有关。

　　2)胰岛素抵抗的临床意义:①胰岛素抵抗是一种病理生理状态,贯穿于 2 型糖尿病发病的全过程,由单纯胰岛素抵抗到糖耐量减低(IGT)到糖尿病早期、后期。②研究发现,2 型糖尿病的一级亲属及糖尿病患者都存在胰岛素抵抗,且与血管内皮功能损伤密切相关,而血管内皮功能损伤又是动脉硬化的初始阶段,所以胰岛素抵抗还可以引起心血管疾病,它经常存在于众多心血管代谢疾病,这些疾病常集中于一身,称为胰岛素抵抗综合征。③胰岛素抵抗还见于多种生理状态和疾病,如妊娠、多囊卵巢综合征、胰岛素受体突变、肢端肥大症、皮质醇增多症、某些遗传综合征等。

　　3)防治胰岛素抵抗的临床意义:防治胰岛素抵抗可预防和治疗 2 型糖尿病;预防、治疗代谢综合征;改善糖、脂代谢;改善胰岛 β 细胞功能;减少心血管并发症的发生率和病死率。

　　4)肿瘤坏死因子-α(TNF-α)与胰岛素抵抗的关系:TNF-α 是由脂肪细胞产生的一种细胞因子,在胰岛素抵抗中起着重要作用。它可减低培养的脂肪细胞 GLUT-4 mRNA 的表达及 GLUT-4 蛋白含量;抑制脂肪及肌肉组织中胰岛素诱导的葡萄糖摄取。TNF-α 的作用机制为抑制胰岛素受体突变,酪氨酸激酶、胰岛素受体底物-1(IRS-1)及其他细胞内蛋白质的磷酸化,使其活性降低,同时降低 GLUT-4 的表达,抑制糖原合成酶的活性,增加脂肪分解,升高 FFA 浓度,升高血浆纤溶酶原激活物抑制物-1(PAI-1)的浓度。在肥胖、2 型糖尿病患者的脂肪和肌肉组织中 TNF-α 表达量明显增加。

　　5)抵抗素与胰岛素抵抗的关系:抵抗素是新近发现的由脂肪细胞分泌的一种含有 750 个氨基酸的蛋白质,具有诱发胰岛素抵抗的作用,基因重组的抵抗素能使正常小鼠的糖耐量受损,并降低胰岛素激发的脂肪细胞的糖摄取及胰岛素敏感性。目前认为它是一种潜在的联系肥胖与胰岛素抵抗及糖尿病的激素。

　　6)胰岛素敏感性的检测方法:①空腹胰岛素,是较好的胰岛素抵抗指数,与正糖钳夹结果有很好的相关性,适用于非糖尿病患者群。②稳态模式评估法的胰岛素抵抗指数(HOMA-IR),HOMA-IR 指数=空腹血糖(mmol/L)×空腹胰岛素(mIU/L)/22.5。③空腹胰岛素敏感性指数(IRI):IRI=空腹血糖(mIU/L)×空腹胰岛素(mmol/L)/25。④空腹血糖与胰岛素乘积的倒数(IAI):IAI=1[空腹血糖(mmol/L)×空腹胰岛素(mIU/L)],本方法由我国学者提出。⑤空腹血糖与胰岛素比值(FPI),FPI=空腹血糖(mmol/L)/空腹胰岛素(mIU/L)。⑥高胰岛素-正葡萄糖钳夹技术,是在胰岛素-葡萄糖代谢平衡状态下,精确测定组织对胰岛素敏感性的方法。在指定时间内,使血浆胰岛素水平迅速升高并保持于优势浓度(100 μU/L 左右),在此期间,每 5 分钟测定一次动脉的血浆葡萄糖浓度,根据测定的血糖值调整外源性的葡萄糖输注速度,使血糖水平保持在正常范围(5 mmol/L 左右),一般经过 2 小时达到胰岛素-葡萄糖代谢稳定状态。由于优势浓度的胰岛素可基本抑制肝糖的输出(内源性葡萄糖产量),因此稳定状态下的葡萄糖输注率(M)相等于外周组织的葡萄糖利用率。M 值可作为评价外周组织胰岛素敏感性的指标。本法具有精确、重复性好的特点,缺点是不能知晓肝糖产生的真实情况及葡萄糖在细胞内代谢的机制。⑦扩展葡萄糖钳夹技术,在正葡萄糖钳夹技术的基础上,联合应用放射性同位素追踪技术和间接测热技术,精确测定内源性葡萄糖生成量(肝糖)和机体葡萄糖利用率及细胞内葡萄糖氧化和合成的情况,从而全面了解机体葡萄糖的生成和利用。基本方法为:在钳夹前2～3小时,输注一定量 ^{3}H 标记的葡萄糖,根据所标记底物的放射性,分别计算出葡萄糖消失率(又称葡萄糖利用率)、肝糖产量(HGP)。应用间接测热法得出葡萄糖氧化率和非氧化率(糖原合成率)。此外,还可得知脂肪和蛋白质氧化利用的情况。该项组合技术是世界上公认的测定胰岛素敏感性的一套较完整技术。此项技术的应用为揭示胰岛素对葡萄糖、脂肪及蛋白质代谢的影响,胰岛素抵抗发生的机制、抵抗发生的部位提供了证据。目前国际上应用的扩展钳夹技术还有很多,但都以正糖钳夹为基础,如正钳夹联合局部插管法、联合局部组织活检等。⑧微小模型和静脉胰岛素耐量试验,基本方法是静脉注射葡萄糖(0.3 g/kg)以刺激内源性胰岛素分泌,在3小时内抽血26～30 次,检测胰岛素和葡萄糖浓度,将测定值输入计算机,应用微小模型进行计算。此法的优点是能同步测定和评估胰岛素敏感性和葡萄糖自身代谢效能,并可知晓 β 细胞分泌功能,应用本法计算出的胰岛素敏感性与正糖钳夹测定的结果有很好的相关性。目前已有简化样本法和改良法。⑨短时胰岛素耐量试验,静脉注射胰岛素(0.1 U/kg),在 15 分钟内抽取血标本测定葡萄糖浓度,根据葡萄糖的下降率计算胰岛素敏感性。此法与正糖钳夹结果有很好的相关性,具有操作简单、耗时少、相对精确的特点。

3.特殊类型糖尿病

特殊类型糖尿病共有 8 类。

(1)胰岛 β 细胞功能缺陷:为单基因缺陷所致胰岛 β 细胞分泌胰岛素不足,目前发现的基因如下。①MODY3基因、MODY2 基因和 MODY1 基因。②线粒体基因突变:线粒体 DNA 常见为 tRNALeu(UUR)基因 3243 突变(A→G)。

(2)胰岛素作用的遗传缺陷:此型呈明显的高胰岛素血症,明显的胰岛素抵抗,包括 A 型胰岛素抵抗、脂肪萎缩性糖尿病、矮妖精综合征。

(3)胰岛外分泌疾病:胰腺炎、血色病、外伤或胰腺切除、纤维钙化性胰腺病、肿瘤、囊性纤维化。

(4)内分泌疾病:肢端肥大症、甲状腺功能亢进、库欣综合征、生长抑素瘤、胰高血糖素瘤、醛固酮瘤、嗜铬细胞瘤等。

(5)其他:药物或化学物诱导所致糖尿病,感染所致糖尿病,免疫介导的罕见疾病,伴糖尿病的其他遗传综合征。

(二)糖尿病的高危人群

(1)老龄化:随着年龄增长,体力活动减少,体重增加,胰岛素分泌能力及身体对胰岛素的敏感性下降,使糖尿病特别是 2 型糖尿病的发生机会增多,所以年龄≥45 岁的人群是糖尿病的高危人群。

(2)肥胖:体重≥标准体重 20%,或体重指数(BMI)≥27 kg/m²。

(3)糖尿病有明显的遗传倾向,家族中有患糖尿病的一级亲属的人群也是糖尿病发病的高危人群。

(4)有妊娠糖尿病史或巨大胎儿分娩史者,妊娠期间可能有未发现的高血糖,血糖经过胎盘达到胎儿,而胎儿的胰岛功能正常,充分利用了这些多余的糖分,形成巨大儿。

(5)原发性高血压患者。

(6)高脂血症:高密度脂蛋白(HDL)≤0.9 mmol/L,甘油三酯≥2.8 mmol/L。

(7)曾经有空腹血糖受损(IFG)或糖耐量减低(IGT)史者。

二、糖尿病诊断

(一)临床表现

(1)代谢紊乱综合征:"三多一少",即多尿、多饮、多食和体重减轻。T1DM 患者大多起病较快,病情较重,症状明显且严重。T2DM 患者多数起病缓慢,病情相对较轻,肥胖患者起病后也会体重减轻。患者可有皮肤瘙痒,尤其外阴瘙痒。高血糖可使眼房水晶体渗透压改变而引起屈光改变致视力模糊。

(2)相当一部分患者并无明显"三多一少"症状,仅因各种并发症或伴发病而就诊,化验后发现高血糖。

(3)反应性低血糖:有的 T2DM 患者进食后胰岛素分泌高峰延迟,餐后3~5 小时血浆胰岛素水平不适当地升高,其所引起的反应性低血糖可成为这些患者的首发表现。

(二)实验室检查

部分反映糖代谢的指标见表 7-1。

表 7-1 反映糖代谢水平的有关检查指标的意义

实验室指标	代表血糖水平时间
血糖(空腹、餐后)	瞬间
24 小时尿糖	当天
果糖胺	最近 7~10 天
糖化血红蛋白(HbA1c)	最近 2~3 个月

1.血糖测定

血糖测定是糖尿病的主要诊断依据,也是指导糖尿病治疗及判断疗效的主要指标。最常用的方法是葡萄糖氧化酶法。用血浆、血清测得的血糖比全血高 15%。如果作为诊断建议应用血浆或血清葡萄糖,正常值 3.9~6.0 mmol/L。

2.尿糖测定

正常人每天尿中排出的葡萄糖不超过 100 mg,一般常规的尿糖定性测不出。若每天尿中排出糖超过 100 mg,则称为糖尿。但尿糖阴性并不能排除糖尿病的可能。

3.葡萄糖耐量试验

(1)口服葡萄糖耐量试验(OGTT):此方法是检查人体血糖调节功能的一种方法,是诊断糖尿病、糖耐量减低(IU)的最主要方法,应用非常广泛。儿童 1～1.5 岁 2.5 g/kg,1.5～3 岁 2.0 g/kg,3～12 岁1.75 g/kg,最大量不超过 75 g。非妊娠成人服 75 g 葡萄糖。

方法:试验前一夜禁食 10 小时以上,16 小时以下,次日清晨(7～9 时)开始,把 75 g 葡萄糖稀释至 25％的浓度,5 分钟之内饮完,分别在空腹、服糖后 30 分钟、60 分钟、120 分钟、180 分钟采血,测血糖,若患者有低血糖史可延长试验时间,并于第 4 小时及第 5 小时测血糖,每次采血后立即留尿查尿糖以排除肾脏因素的影响。正常人服糖后血糖迅速上升,30～60 分钟内血糖达到最高峰,高峰血糖水平比空腹超过 50％,此时肝脏摄取及其他组织利用与吸收进入血液的葡萄糖数量相等。在 1.5～2 小时血糖下降至正常水平。

口服葡萄糖耐量试验的影响因素。①饮食因素:试验前三天应该摄入足够的糖类,一天大于 250 g,否则容易出现糖耐量减低而导致假阳性,特别是老年人。另外,还要注意脂肪摄入的标准化。②体力活动:试验前体力活动过少或过多都会影响糖耐量试验结果。③精神因素及应激:情绪激动及急性应激均可以引起血糖升高,试验前要避免。④生理因素:妊娠、老年都可影响糖耐量试验结果。⑤药物:口服避孕药、烟酸、某些利尿剂、水杨酸类药物可影响糖耐量试验结果,试验前应停药。⑥疾病:一些疾病,如肝脏疾病、心脏疾病、肾脏疾病、胰腺疾病、骨骼肌疾病、某些内分泌疾病、代谢紊乱等均可影响糖耐量试验结果。

(2)静脉葡萄糖耐量试验(IVGTT):由于缺乏肠道的刺激,IVGTT 不符合生理条件,所以只用于有胃肠功能紊乱者。

具体方法为:按每千克体重 0.5 g 计算,静脉注射 50％葡萄糖溶液,2～3 分钟注完,在注射过程中的任何时间为零点,每 5 分钟取静脉血验血糖 1 次,共 60 分钟。将葡萄糖值绘在半对数纸上,横坐标为时间,计算某一血糖值下降到其一半的时间作为 $t_{1/2}$,再按公式 $K=0.69/t_{1/2}×100$ 算出 K 值。正常人$K≥1.2$,糖尿病患者$K<0.9$。IVGTT 可了解胰岛素释放第一时相的情况。

4.糖化血红蛋白

糖化血红蛋白(GHbA$_1$)是血红蛋白 A 组分的某些特殊分子部位和葡萄糖经过缓慢而不可逆的非酶促反应结合而形成的,其中以 GHbA$_{1c}$最主要,它反映 8～12 周的血糖的平均水平,可能是造成糖尿病慢性并发症的一个重要致病因素,是糖尿病患者病情监测的重要指标,但不能作为糖尿病的诊断依据。其参考范围为 4％～6％。

5.糖化血浆清蛋白

人血浆蛋白与葡萄糖发生非酶催化的糖基化反应而形成果糖胺(FA),可以评价 2～3 周内的血糖波动情况,其参考值为 1.7～2.8 mmol/L。此项化验也不能作为糖尿病的诊断依据。

6.血浆胰岛素和 C-肽测定

β 细胞分泌的胰岛素原可被相应的酶水解生成胰岛素和 C-肽,这两个指标可以作为糖尿病的分型诊断应用,也用于协助诊断胰岛素瘤。目前血浆胰岛素用放射免疫分析法测定,称为免疫反应性胰岛素(IRI),正常参考值为空腹 5～25 mU/L。C-肽作为评价胰岛 β 细胞分泌胰岛素能力的指标比胰岛素更为可信,它不受外源胰岛素的影响,正常人基础血浆 C-肽水平为400 Pmol/L。周围血 C 肽/胰岛素比例常大于 5。胰岛 β 细胞分泌胰岛素功能受许多因素所刺激,如葡萄糖、氨基酸(亮氨酸、精氨酸)、激素(胰升糖素、生长激素)、药物(磺脲类、α 受体阻滞剂、α 受体激动剂)等,其中以葡萄糖最为重要。正常人口服葡萄糖(或标准馒头餐)后,血浆胰岛素水平在 30～60 分钟上升至高峰,可为基础值的 5～10 倍,3～4 小时恢复到基础水平。C 肽水平则升高 5～6 倍。血浆胰岛素和 C-肽水平测定有助于了解 β 细胞功能(包括储备功能)和指导治疗,但不作为诊断糖尿病的依据。

(三)诊断过程中应注意的问题

糖尿病是以糖代谢紊乱为主要表现的代谢综合征,其病因及发病机制非常复杂,发病后涉及多个脏器的合并症,所以其诊断必须统一、规范,内容项目要齐全,应包含病因诊断、功能诊断、并发症及并发症诊断。首先,要根据诊断标准确定是糖尿病还是 IGT,如果确定糖尿病还应该注意区分糖尿病的类型。其次,要明确有无急、慢性并发症,如果有慢性并发症应该注意分期。最后还应注意是否同时存在合并症,如合并妊娠、Graves 病、肝脏疾病、肾脏疾病等,了解这些情况有助于在治疗过程中采取正确的治疗方案及正确的估计预后。另外,因为糖尿病是一种高遗传性疾病,还应该注意一定不要忘记询问患者的家族史。体检时注意患者的营养状态、是否肥胖、甲状腺情况等,对已经确诊糖尿病者还应注意进行视网膜、肾脏及周围神经的检查,确定是否存在并发症。

(四)诊断与鉴别诊断

1.糖尿病诊断标准

依据静脉血浆葡萄糖而不是毛细血管血糖测定结果诊断糖尿病。若无特殊提示,本节所提到的血糖均为静脉血浆葡萄糖值。糖代谢状态分类标准和糖尿病诊断标准见表 7-2、表 7-3。

表 7-2　糖代谢状态分类(世界卫生组织)

糖代谢状态	静脉血浆葡萄糖(mmol/L)	
	空腹血糖	糖负荷后 2 小时血糖
正常血糖	<6.1	<7.8
空腹血糖受损	≥6.1,<7.0	<7.8
糖耐量减低	<7.2	≥7.8,<11.1
糖尿病	≥7.0	≥11.1

注:空腹血糖受损和糖耐量减低统称为糖调节受损,也称糖尿病前期;空腹血糖正常参考范围下限通常为 3.9 mmol/L。

表 7-3　糖尿病的诊断标准

诊断标准	静脉血浆葡萄糖或 HbA1c 水平
典型糖尿病症状	
加上随机血糖	≥11.1 mmol/L
或加上空腹血糖	≥7 mmol/L
或加上 OGTT 2 小时血糖	≥11.1 mmol/L
或加上 HbA1c	≥65%
无糖尿病典型症状者,需改日复查确认	

注:OGTT 为口服葡萄糖耐量试验;HbA1c 为糖化血红蛋白。典型糖尿病症状包括烦渴多饮、多尿、多食、不明原因体重下降;随机血糖指不考虑上次用餐时间,一天中任意时间的血糖,不能用来诊断空腹血糖受损或糖耐量减低;空腹状态指至少 8 小时没有进食热量。

世界卫生组织(WHO)建议在条件具备的国家和地区采用糖化血红蛋白(HbA1c)诊断糖尿病,诊断切点为 HbA1c≥6.5%。我国从 2010 年开始进行"中国 HbA1c 教育计划",随后国家食品药品监督管理局发布了糖化血红蛋白分析仪的行业标准,国家卫生和计划生育委员会临床检验中心发布了《糖化血红蛋白实验室检测指南》,并实行了国家临床检验中心组织的室间质量评价计划,我国的 HbA1c 检测标准化程度逐步提高。国内一些横断面研究结果显示,在中国成人中 HbA1c 诊断糖尿病的最佳切点为 6.2%~6.5%。为了与 WHO 诊断标准接轨,推荐在采用标准化检测方法且有严格质量控制(美国国家糖化血红蛋白标准化计划、中国糖化血红蛋白一致性研究计划)的医疗机构,可以将 HbA1c≥6.5% 作为糖尿病的补充诊断标准。但是,在以下情况下只能根据静脉血浆葡萄糖水平诊断糖尿病:镰状细胞病、妊娠(中、晚期)、葡萄糖-6-磷酸脱氢酶缺乏症、艾滋病、血液透析、近期失血或输血、促红细胞生成素治疗等。此外,不推荐采用 HbA1c 筛查囊性纤维化相关糖尿病。

空腹血浆葡萄糖、75 g 口服葡萄糖耐量试验(OGTT)后的 2 小时血浆葡萄糖值或 HbA1c 可单独用于流行病学调查或人群筛查。如 OGTT 的目的仅在于明确糖代谢状态时,仅需检测空腹和糖负荷后 2 小时血糖。我国的流行病学资料显示,仅查空腹血糖,糖尿病的漏诊率较高,理想的调查是同时检测空腹血糖、OGTT 后的 2 小时血糖及 HbA1c。OGTT 其他时间点血糖不作为诊断标准。建议血糖水平已达到糖调节受损的人群,应行 OGTT,以提高糖尿病的诊断率。

急性感染、创伤或其他应激情况下可出现暂时性血糖升高,不能以此时的血糖值诊断糖尿病,须在应激消除后复查,再确定糖代谢状态。在上述情况下检测 HbA1c 有助于鉴别应激性高血糖和糖尿病。

2.1 型糖尿病与 2 型糖尿病的鉴别

见表 7-4。

表 7-4　1 型糖尿病与 2 型糖尿病的鉴别

鉴别要点	1 型糖尿病	2 型糖尿病
发病年龄	各年龄均见	10 岁以上多见
季节	秋冬多见	无关
发病	急骤	缓慢
家族遗传	明显	明显
肥胖	少见	多见
酮症酸中毒	多见	少见
胰岛炎	有	无
胰岛 β 细胞	减少	不一定
血胰岛素	明显减少	稍减少、正常或增多
空腹血 C-肽	$<1 \mu g/L$	$>1 \mu g/L$
血胰岛细胞抗体	+	-
胰岛素	依赖	暂时性
口服降糖药	无效	有效

3.糖尿病的鉴别诊断

(1)其他原因所致的血糖、尿糖改变:急性生理性应激和病理性应激时,由于应激激素如肾上腺素、促肾上腺皮质激素、肾上腺皮质激素和生长激素分泌增加,可使糖耐量减低,出现一过性血糖升高,尿糖阳性,应激过后可恢复正常。

(2)其他糖尿和假性糖尿:进食过量半乳糖、果糖、乳糖,可出现相应的糖尿,肝功能不全时果糖和半乳糖利用障碍,也可出现果糖尿或半乳糖尿,但葡萄糖氧化酶试剂特异性较高,可加以区别。大量维生素 C、水杨酸盐、青霉素、丙磺舒也可引起班氏试剂法的假阳性反应。

(3)药物对糖耐量的影响:噻嗪类利尿药、呋塞米、糖皮质激素、口服避孕药、水杨酸钠、普萘洛尔、三环类抗抑郁药等可抑制胰岛素释放或拮抗胰岛素的作用,引起糖耐量减低,血糖升高,尿糖阳性。另外,降脂药物、乳化脂肪溶液、大量咖啡等也可以引起糖耐量异常。

(4)继发性糖尿病:肢端肥大症(或巨人症)、库欣综合征、嗜铬细胞瘤可分别因生长激素、皮质醇、儿茶酚胺分泌过多、拮抗胰岛素而引起继发性糖尿病或糖耐量减低。此外,长期服用大量糖皮质激素可引起类固醇糖尿病。

(5)胰源性糖尿病:胰腺全切除术后、慢性乙醇中毒或胰腺炎等引起的胰腺疾病可伴有糖尿病,临床表现和实验室检查类似 1 型糖尿病,但血中胰高糖素和胰岛素均明显降低,在使用胰岛素或其他口服降糖药物时,由于拮抗胰岛素的胰高糖素也同时缺乏,极易发生低血糖,但不易发生严重的酮症酸中毒。无急性并发症时,患者多有慢性腹泻和营养不良。

三、糖尿病的分型

采用 WHO 的糖尿病病因学分型体系,根据病因学证据将糖尿病分为 4 种类型,即 1 型糖尿病(T1DM)、2 型糖尿病(T2DM)、特殊类型糖尿病和妊娠期糖尿病。T1DM 包括免疫介导型和特发性 T1DM。特殊类型糖尿病包括如下几类。

(一)胰岛 β 细胞功能单基因缺陷

葡萄糖激酶(GCK)基因突变[青少年的成人起病型糖尿病(MODY)2];肝细胞核因子-1α(HNF-1α)基因突变(MODY3);肝细胞核因子-4α(HNF-4α)基因突变(MODY1);肝细胞核因子-1β(HNF-1β)基因突变(MODY5);线粒体 DNA 3243 突变[母系遗传的糖尿病和耳聋(MIDD)];钾离子通道 KCNJ11 基因突变[永久性新生儿糖尿病(PNDM)];钾离子通道 KCNJ11 基因突变[发育迟缓癫痫和新生儿糖尿病(DEND)];染色体 6q24 印迹异常[暂时性新生儿糖尿病(TNDM)];ATP 结合盒亚家族成员 8(ABCC8)基因突变(MODY12);胰岛素(INS)基因突变(PNDM);WFS1 基因突变(Wolfram 综合征);FOXP3 基因突变(IPEX 综合征);EIF2AK3 基因突变(Wolcott-Rallison 综合征)。

(二)胰岛素作用单基因缺陷

胰岛素受体基因突变(A 型胰岛素抵抗、矮妖精貌综合征、Rabson-Mendenhall 综合征);PPARG 基因突变或 LMNA 基因突变(家族性部分脂肪营养不良);AGPAT2 基因突变或 BSCL2 基因突变(先天性全身脂肪营养不良)。

(三)胰源性糖尿病

纤维钙化性胰腺病、胰腺炎、创伤/胰腺切除术、胰腺肿瘤、囊性纤维化、血色病等。

(四)内分泌疾病

库欣综合征、肢端肥大症、嗜铬细胞瘤、胰高糖素瘤、甲状腺功能亢进症、生长抑素瘤、原发性醛固酮增多症等。

（五）药物或化学品所致糖尿病

糖皮质激素、某些抗肿瘤药、免疫检查点抑制剂、α 干扰素等。

（六）感染

先天性风疹、巨细胞病毒、腺病毒、流行性腮腺炎病毒等。

（七）不常见的免疫介导性糖尿病

僵人综合征、胰岛素自身免疫综合征、胰岛素受体抗体等。

（八）其他与糖尿病相关的遗传综合征

Down 综合征、Friedreich 共济失调、Huntington 舞蹈病、Klinefelter 综合征、Laurence-Moon-Beidel 综合征、强直性肌营养不良、卟啉病、Prader-Willi 综合征、Turner 综合征等。

T1DM、T2DM 和妊娠期糖尿病是临床常见类型。T1DM 病因和发病机制尚未完全明了，其显著的病理学和病理生理学特征是胰岛 β 细胞数量显著减少乃至消失所导致的胰岛素分泌显著下降或缺失。T2DM 的病因和发病机制目前亦不明确，其显著的病理生理学特征为胰岛素调控葡萄糖代谢能力的下降（胰岛素抵抗）伴胰岛 β 细胞功能缺陷所导致的胰岛素分泌减少（相对减少）。特殊类型糖尿病是病因学相对明确的糖尿病。随着对糖尿病发病机制研究的深入，特殊类型糖尿病的种类会逐渐增加。

四、各种类型糖尿病的特点

（一）T1DM 和 T2DM 的主要特点

不能仅依据血糖水平进行糖尿病的分型，即使是被视为 T1DM 典型特征的糖尿病酮症酸中毒在 T2DM 中也会出现。在糖尿病患病初期进行分型有时很困难。如果一时不能确定分型，可先做一个临时性分型，用于指导治疗；然后依据患者对治疗的初始反应以及追踪观察其临床表现再重新评估、分型。目前诊断 T1DM 主要根据患者的临床特征。T1DM 具有以下特点：年龄通常小于 30 岁；"三多一少"症状明显；常以酮症或酮症酸中毒起病；非肥胖体型；空腹或餐后的血清 C 肽浓度明显降低；出现胰岛自身免疫标记物，如谷氨酸脱羧酶抗体（GADA）、胰岛细胞抗体（ICA）、胰岛细胞抗原 2 抗体（IA-2A）、锌转运体 8 抗体（ZnT8A）等。暴发性 1 型糖尿病是急性起病的 T1DM，东亚人多见，主要临床特征包括起病急、高血糖症状出现时间非常短（通常不到 1 周）、诊断时几乎没有 C 肽分泌、诊断时存在酮症酸中毒、大多数胰岛相关自身抗体阴性、血清胰酶水平升高、疾病发作前有流感样症状和胃肠道症状。

在 T1DM 中，有一种缓慢进展的亚型，即成人隐匿性自身免疫性糖尿病（LADA），在病程早期与 T2DM 的临床表现类似，需要依靠 GADA 等胰岛自身抗体的检测或随访才能明确诊断。

（二）胰岛 β 细胞功能遗传性缺陷所致特殊类型糖尿病

（1）线粒体 DNA 突变糖尿病：线粒体基因突变糖尿病是最为多见的单基因突变糖尿病，占中国成人糖尿病的 0.6%。绝大多数线粒体基因突变糖尿病是由线粒体亮氨酸转运 RNA 基因［tRNALeu（UUR）］3243 位的 A→G（A3243G）突变所致。常见的临床表现为母系遗传、糖尿病和耳聋。对具有下列一种尤其是多种情况者应疑及线粒体基因突变糖尿病：①在家系内糖尿病的传递符合母系遗传；②起病早伴病程中胰岛 β 细胞分泌功能明显进行性减退或伴体重指数低且胰岛自身抗体检测阴性的糖尿病患者；③伴神经性耳聋的糖尿病患者；④伴中枢神经系统表现、骨骼肌表现、心肌病、视网膜色素变性、眼外肌麻痹或乳酸性酸中毒的糖尿病患者或家族中有上述表现者。对疑似本症者首先应进行 tRNALeu(UUR)A3243G 突变检测。

（2）MODY：MODY 是一种以常染色体显性遗传方式在家系内传递的早发但临床表现类似 T2DM 的疾病。MODY 是临床诊断。目前通用的 MODY 诊断标准有以下 3 点：①家系内至少 3 代直系亲属均有糖尿病患者，且其传递符合常染色体显性遗传规律；②家系内至少有 1 个糖尿病患者的诊断年龄在 25 岁或以前；③糖尿病确诊后至少在 2 年内不需使用胰岛素控制血糖。目前国际上已发现了 14 种 MODY 类型，中国人常见的 MODY 类型及临床特征见表 7-5。

表 7-5　中国人常见的 MODY 类型及临床特征

MODY 分型	蛋白质（基因）	临床特征
1	肝细胞核因子-4α（HNF4A）	青春期或成年早期进行性胰岛素分泌受损；高出生体重及新生儿暂时性低血糖；对磺脲类药物敏感
2	葡萄糖激酶（GCK）	病情稳定，非进行性空腹血糖升高，通常无须药物治疗；微血管并发症罕见；OGTT 2 小时血糖较空腹血糖轻度升高（<3 mmol/L）
3	肝细胞核因子-1α（HNF1A）	青春期或成年早期进行性胰岛素分泌受损；肾糖阈下降；OGTT 2 小时血糖较空腹血糖显著升高（>5 mmol/L）；对磺脲类药物敏感
5	肝细胞核因子-1β（HNF1B）	血糖升高伴肾发育性疾病（肾囊肿）；泌尿生殖道畸形；胰腺萎缩；高尿酸血症；痛风
10	胰岛素（INS）	胰岛素分泌缺陷，通常需要胰岛素治疗
13	钾离子通道 Kir6.2（KCNJ11）	胰岛素分泌缺陷，对磺脲类药物敏感

注：MODY 为青少年的成人起病型糖尿病；OGTT 为口服葡萄糖耐量试验。

（三）妊娠期糖尿病

妊娠期糖尿病（GDM）是指妊娠期间发生的糖代谢异常，但血糖未达到显性糖尿病的水平，占妊娠期高血糖的 83.6%。诊断标准为：孕期任何时间行 75 g 口服葡萄糖耐量试验（OGTT），5.1 mmol/L≤空腹血糖<7.0 mmol/L，OGTT 1 小时血糖≥10.0 mmol/L，8.5 mmol/L≤OGTT 2 小时血糖<11.1 mmol/L，任 1 个点血糖达到上述标准即诊断 GDM。由于空腹血糖随孕期进展逐渐下降，孕早期单纯空腹血糖>5.1 mmol/L 不能诊断 GDM，需要随访。

五、2 型糖尿病综合控制目标和高血糖的治疗路径

（一）2 型糖尿病的综合控制目标

2 型糖尿病（T2DM）患者常合并代谢综合征的一个或多个组分，如高血压、血脂异常、肥胖等，使 T2DM 并发症的发生风险、进展速度及危害显著增加。因此，科学、合理的 T2DM 治疗策略应该是综合性的，包括血糖、血压、血脂和体重的控制（表 7-6），并在有适应证时给予抗血小板治疗。血糖、血压、血脂和体重的控制应以改善生活方式为基础，并根据患者的具体情况给予合理的药物治疗。

表 7-6　中国 2 型糖尿病的综合控制目标

测量指标	目标值
毛细血管血糖(mmol/L)	
空腹	4.4～7.0
非空腹	<10.0
糖化血红蛋白(%)	<7.0
血压(mmHg)	<130/80
总胆固醇(mmol/L)	<4.5
高密度脂蛋白胆固醇(mmol/L)	
男性	>1.0
女性	>1.3
甘油三酯(mmol/L)	<1.7
低密度脂蛋白胆固醇(mmol/L)	
未合并动脉粥样硬化性心血管疾病	<2.6
合并动脉粥样硬化性心血管疾病	<1.8
体重指数(kg/m²)	<24.0

注：1 mmHg=0.133 kPa。

　　血糖的控制在糖尿病代谢管理中具有重要的意义。糖化血红蛋白(HbA1c)是反映血糖控制状况的最主要指标(表 7-7)。制订 HbA1c 控制目标应兼顾大血管、微血管获益与发生不良反应(低血糖、体重增加等)风险之间的平衡。HbA1c 水平的降低与糖尿病患者微血管并发症的减少密切相关,HbA1c 从 10% 降至 9% 对降低并发症发生风险的影响要大于其从 7% 降至 6% (图 7-2)。英国前瞻性糖尿病研究(UKPDS)研究结果显示,HbA1c 每下降 1% 可使所有糖尿病相关终点风险和糖尿病相关死亡风险降低 21%(P<0.01),心肌梗死风险降低 14%(P<0.01),微血管并发症风险降低 37%(P<0.01)。UKPDS 后续随访研究结果显示,强化降糖组在强化降糖治疗结束后 10 年其心肌梗死风险仍较常规治疗组降低 15%(P=0.01),全因死亡风险降低 13%(P=0.007),表明早期良好的血糖控制可带来远期获益。推荐大多数非妊娠成年 T2DM 患者 HbA1c 的控制目标为<7%。

表 7-7　糖化血红蛋白与血糖关系对照表

糖化血红蛋白(%)	平均血浆葡萄糖水平	
	mmol/L	mmol/L
6	7.0	126
7	8.6	154
8	10.2	183
9	11.8	212
10	13.4	240
11	14.9	269
12	16.5	298

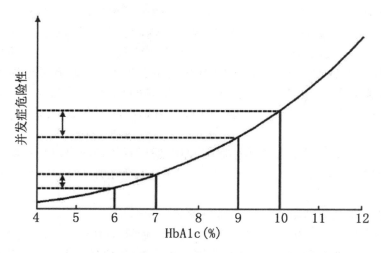

图 7-2　糖化血红蛋白(HbA1c)与糖尿病患者微血管并发症危险性的关系曲线

HbA1c 控制目标应遵循个体化原则,即根据患者的年龄、病程、健康状况、药物不良反应风险等因素实施分层管理,并对血糖控制的风险/获益比、成本/效益比等方面进行科学评估,以期达到最合理的平衡。年龄较轻、病程较短、预期寿命较长、无并发症、未合并心血管疾病的 T2DM 患者在无低血糖或其他不良反应的情况下可采取更严格的 HbA1c 控制目标(如<6.5%,甚至尽量接近正常)。年龄较大、病程较长、有严重低血糖史、预期寿命较短、有显著的微血管或大血管并发症或严重合并症的患者可采取相对宽松的 HbA1c 目标(图 7-3)。经单纯生活方式干预或使用不增加低血糖风险的降糖药物治疗后达到 HbA1c≤6.5%且未出现药物不良反应的非老年患者无须减弱降糖治疗强度。随着病程进展,患者可能会出现各种慢性并发症,预期寿命降低,血糖更难以控制,治疗的风险和负担也会增加。因此,应随患者的病程进展和病情变化情况及时调整 HbA1c 目标,以维持风险与获益的平衡。

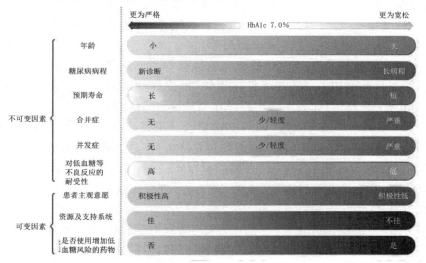

图 7-3　成人 2 型糖尿病患者个体化糖化血红蛋白(HbA1c)控制目标设定的主要影响因素

HbA1c 虽然是反映血糖控制状况的"金标准",但也存在不足,如不能反映即刻血糖水平,也不能反映血糖的波动情况。自我血糖监测(SMBG)和持续葡萄糖监测(CGM)可以很好地弥补 HbA1c 的上述不足。推荐一般成人 T2DM 患者 SMBG 的空腹血糖控制目标为 4.4～7.0 mmol/L,非空腹血糖目标为<10.0 mmol/L。空腹血糖和非空腹血糖目标也应个体化,老年患者、低血糖高风险患者、预期寿命较短、有严重并发症或合并症的患者可适当放宽。CGM 可提供丰富的血糖信息,据此可计算出葡萄糖目标范围时间(TIR)、葡萄糖高于目标范围时间(TAR)、葡萄糖低于目标范围时间(TBR)及很多反映血糖波动的参数,对优化血糖管理具有重要意义。

血压、血脂和体重管理亦应遵循个体化原则,即根据患者的年龄、病程、预期寿命、并发症或合并症严重程度等进行综合考虑。HbA1c 未能达标不应视为治疗失败,控制指标的任何改善对患者都可能有益。

(二)2 型糖尿病高血糖控制的策略和治疗路径

控制高血糖的策略是综合性的,包括生活方式管理、血糖监测、糖尿病教育和应用降糖药物等措施。医学营养治疗和运动治疗是生活方式管理的核心,是控制高血糖的基础治疗措施,应贯穿于糖尿病管理的始终。二甲双胍是目前最常用的降糖药,具有良好的降糖作用、多种降糖作用之外的潜在益处、优越的费效比、良好的药物可及性、临床用药经验丰富等优点,且不增加低血糖风险。虽然二甲双胍缺乏安慰剂对照的心血管结局试验(CVOT),但许多研究结果显示二甲双胍具有心血管获益,而且目前已发表的显示钠-葡萄糖共转运蛋白 2 抑制剂(SGLT2i)和胰高糖素样肽-1 受体激动剂(GLP-1RA)具有心血管和肾脏获益的 CVOT 研究都是在二甲双胍作为背景治疗的基础上取得的。因此,推荐生活方式管理和二甲双胍作为 T2DM 患者高血糖的一线治疗。若无禁忌证,二甲双胍应一直保留在糖尿病的治疗方案中。有二甲双胍禁忌证或不耐受二甲双胍的患者可根据情况选择胰岛素促泌剂、α-糖苷酶抑制剂、噻唑烷二酮类(TZD)、二肽基肽酶Ⅳ抑制剂(DPP-4i)、SGLT2i 或 GLP-1RA。

T2DM 是一种进展性疾病,随着病程的进展,血糖有逐渐升高的趋势,控制高血糖的治疗强度也应随之加强。如单独使用二甲双胍治疗而血糖未达标,则应进行二联治疗。二联治疗的药物可根据患者病情特点选择。如果患者低血糖风险较高或发生低血糖的危害大(如独居老人、驾驶者等)则尽量选择不增加低血糖风险的药物,如 α-糖苷酶抑制剂、TZD、DPP-4i、SGLT2i 或 GLP-1RA。如患者需要降低体重则选择有体重降低作用的药物,如 SGLT2i 或 GLP-1RA。如患者 HbA1c 距离目标值较大则选择降糖作用较强的药物,如胰岛素促泌剂或胰岛素。部分患者在诊断时 HbA1c 较高,可起始二联治疗。在新诊断 T2DM 患者中进行的维格列汀联合二甲双胍用于 T2DM 早期治疗的有效性(VERIFY)研究结果显示,DPP-4i 与二甲双胍的早期联合治疗相比二甲双胍单药起始的阶梯治疗,血糖控制更持久,并显著降低了治疗失败的风险,提示早期联合治疗的优势。

二联治疗 3 个月不达标的患者,应启动三联治疗,即在二联治疗的基础上加用一种不同机制的降糖药物。如三联治疗血糖仍不达标,则应将治疗方案调整为多次胰岛素治疗(基础胰岛素加餐时胰岛素或每天多次预混胰岛素)。采用多次胰岛素治疗时应停用胰岛素促分泌剂。一些患者在单药或二联治疗时甚至在诊断时即存在显著的高血糖症状乃至酮症,可直接给予短期强化胰岛素治疗,包括基础胰岛素加餐时胰岛素、每天多次预混胰岛素或胰岛素泵治疗。

并发症和合并症是 T2DM 患者选择降糖药的重要依据。基于 GLP-1RA 和 SGLT2i 的 CV-

OT 研究证据,推荐合并动脉粥样硬化性心血管疾病(ASCVD)或心血管风险高危的 T2DM 患者,不论其 HbA1c 是否达标,只要没有禁忌证都应在二甲双胍的基础上加用具有 ASCVD 获益证据的 GLP-1RA 或 SGLT2i。合并慢性肾脏病(CKD)或心力衰竭的 T2DM 患者,不论其 HbA1c 是否达标,只要没有禁忌证都应在二甲双胍的基础上加用 SGLT2i。合并 CKD 的 T2DM 患者,如不能使用 SGLT2i,可考虑选用 GLP-1RA。如果患者在联合 GLP-1RA 或 SGLT2i 治疗后 3 个月仍然不能达标,可启动包括胰岛素在内的三联治疗。合并 CKD 的糖尿病患者易出现低血糖,合并 ASCVD 或心力衰竭的患者低血糖危害性大,应加强血糖监测。如有低血糖,应立即处理。

HbA1c 联合 SMBG 和 CGM 是优化血糖管理的基础。如果 HbA1c 已达标,但 SMBG 和 CGM 的结果显示有低血糖或血糖波动很大,亦需调整治疗方案。在调整降糖治疗方案时应加强 SMBG、CGM 及低血糖知识的宣教,尤其是低血糖风险大及低血糖危害大的患者。

六、2 型糖尿病的医学营养治疗

糖尿病医学营养治疗是临床条件下对糖尿病或糖尿病前期患者的营养问题采取特殊干预措施,参与患者的全程管理,包括进行个体化营养评估、营养诊断、制定相应营养干预计划,并在一定时期内实施及监测。通过改变膳食模式与习惯、调整营养素结构、由专科营养(医)师给予个体化营养治疗,可以降低 2 型糖尿病(T2DM)患者的糖化血红蛋白(HbA1c)0.3%~2.0%,并有助于维持理想体重及预防营养不良。近年的研究证实,对肥胖的 T2DM 患者采用强化营养治疗可使部分患者的糖尿病得到缓解。营养治疗已经成为防治糖尿病及其并发症的重要手段。

(一)医学营养治疗的目标

参考国内外卫生行业标准和指南的要求,确定营养治疗的目标如下。

(1)促进并维持健康饮食习惯,强调选择合适的食物,并改善整体健康。

(2)达到并维持合理体重,获得良好的血糖、血压、血脂的控制以及延缓糖尿病并发症的发生。

(3)提供营养均衡的膳食。为满足个人背景、文化等需求,可选择更多类型的营养丰富的食物,并能够进行行为改变。

(二)膳食营养因素

1.能量

(1)糖尿病前期或糖尿病患者应当接受个体化能量平衡计划,目标是既要达到或维持理想体重,又要满足不同情况下营养需求。

(2)对于所有超重或肥胖的糖尿病患者,应调整生活方式,控制总热量摄入,至少减轻体重 5%。

(3)建议糖尿病患者能量摄入参考通用系数方法,按照 $105 \sim 126$ kJ($25 \sim 30$ kcal)・kg^{-1}(标准体重)・d^{-1}计算热量摄入。再根据患者身高、体重、性别、年龄、活动量、应激状况等进行系数调整(表 7-8)。不推荐糖尿病患者长期接受极低热量(<800 kcal/d)的营养治疗。

表 7-8   不同身体活动水平的成人糖尿病患者每天热量供给量[kJ(kcal)/kg 标准体重]

身体活动水平	体重过低	正常体重	超重或肥胖
重(如搬运工)	188～209(45～50)	167(40)	146(35)
中(如电工安装)	167(40)	125～146(30～35)	125(30)
轻(如坐式工作)	146(35)	104～125(25～30)	84～104(20～25)
休息状态(如卧床)	104～125(25～30)	84～104(20～25)	62～84(15～20)

注:标准体重参考世界卫生组织(1999 年)计算方法:男性标准体重=[身高(cm)-100]×0.9(kg);女性标准体重=[身高(cm)-100]×0.9(kg)-2.5(kg);根据我国体重指数的评判标准,≤18.5 kg/m² 为体重过低,18.6～23.9 kg/m² 为正常体重,24.0～27.9 kg/m² 为超重,≥28.0 kg/m² 为肥胖。

2.脂肪

(1)不同类型的脂肪对血糖及心血管疾病的影响有较大差异,故难以精确推荐膳食中脂肪的供能。一般认为,膳食中脂肪提供的热量应占总热量的 20%～30%。如果是优质脂肪(如单不饱和脂肪酸和 n-3 多不饱和脂肪酸组成的脂肪),脂肪供能比可提高到 35%。

(2)应尽量限制饱和脂肪酸、反式脂肪酸的摄入量。单不饱和脂肪酸和 n-3 多不饱和脂肪酸(如鱼油、部分坚果及种子)有助于改善血糖和血脂,可适当增加。

(3)应控制膳食中胆固醇的过多摄入。

3.碳水化合物

(1)社区动脉粥样硬化危险(ARIC)研究结果显示,糖类所提供的热量占总热量的 50%～55%时全因死亡风险最低。考虑到我国糖尿病患者的膳食习惯,建议大多数糖尿病患者膳食中糖类所提供的热量占总热量的 50%～65%。餐后血糖控制不佳的糖尿病患者,可适当降低糖类的供能比。不建议长期采用极低糖类膳食。

(2)在控制糖类总量的同时应选择低血糖生成指数糖类,可适当增加非淀粉类蔬菜、水果、全谷类食物,减少精加工谷类的摄入。全谷类应占总谷类的一半以上。全谷类摄入与全因死亡、冠心病、T2DM 及结直肠癌风险呈负相关。

(3)进餐应定时定量。注射胰岛素的患者应保持糖类摄入量与胰岛素剂量和起效时间相匹配。

(4)增加膳食纤维的摄入量。成人每天膳食纤维摄入量应＞14 g/1 000 kcal。膳食纤维摄入量与全因死亡、冠心病、T2DM 及结直肠癌风险呈负相关。

(5)严格控制蔗糖、果糖制品(如玉米糖浆)的摄入。

(6)喜好甜食的糖尿病患者可适当摄入糖醇和非营养性甜味剂。

4.蛋白质

(1)肾功能正常的糖尿病患者,推荐蛋白质的供能比为 15%～20%,并保证优质蛋白质占总蛋白质的一半以上。

(2)有显性蛋白尿或肾小球滤过率下降的糖尿病患者蛋白质摄入应控制在每天 0.8 g/kg 体重。

5.饮酒

(1)不推荐糖尿病患者饮酒。若饮酒应计算酒精中所含的总能量。

(2)女性一天饮酒的酒精量不超过 15 g,男性不超过 25 g(15 g 酒精相当于 350 mL 啤酒、150 mL 葡萄酒或 45 mL 蒸馏酒)。每周饮酒不超过 2 次。

（3）应警惕酒精可能诱发的低血糖，尤其是服用磺脲类药物或注射胰岛素及胰岛素类似物的患者应避免空腹饮酒并严格监测血糖。

6.盐

（1）食盐摄入量限制在每天 5 g 以内，合并高血压的患者可进一步限制摄入量。

（2）同时应限制摄入含盐高的食物，如味精、酱油、盐浸等加工食品、调味酱等。

7.微量营养素

糖尿病患者容易缺乏 B 族维生素、维生素 C、维生素 D 以及铬、锌、硒、镁、铁、锰等多种微量营养素，可根据营养评估结果适量补充。长期服用二甲双胍者应防止维生素 B_{12} 缺乏。无微量营养素缺乏的糖尿病患者，无须长期大量补充维生素、微量元素以及植物提取物等制剂，其长期安全性和改善临床结局的作用有待验证。

8.膳食模式

对糖尿病患者来说，并不推荐特定的膳食模式。地中海膳食、素食、低碳水化合物膳食、低脂肪低能量膳食均在短期有助于体重控制，但要求在专业人员的指导下完成，并结合患者的代谢目标和个人喜好（如风俗、文化、宗教、健康理念、经济状况等），同时监测血脂、肾功能以及内脏蛋白质的变化。

（三）营养教育与管理

营养教育与管理有助于改善糖耐量，降低糖尿病前期发展为糖尿病的风险，并有助于减少糖尿病患者慢性并发症的发生。应对糖尿病患者制订营养教育与管理的个体化目标与计划，并与运动、戒烟一起作为糖尿病及其并发症防治的基础。

七、2 型糖尿病的运动治疗

运动锻炼在 2 型糖尿病（T2DM）患者的综合管理中占重要地位。规律运动可增加胰岛素敏感性、改善体成分及生活质量，有助于控制血糖、减少心血管危险因素而且对糖尿病高危人群一级预防效果显著。流行病学研究结果显示，规律运动 8 周以上可将 T2DM 患者糖化血红蛋白（HbA1c）降低 0.66%；坚持规律运动的糖尿病患者死亡风险显著降低。

T2DM 患者运动时应遵循以下原则。

（1）运动治疗宜在相关专业人员指导下进行。运动前进行必要的健康评测和运动能力评估，有助于保证运动治疗的安全性和科学性。

（2）成年 T2DM 患者每周至少 150 分钟（如每周运动 5 天、每次 30 分钟）中等强度（50%～70%最大心率，运动时有点费力，心跳和呼吸加快但不急促）的有氧运动。即使 1 次进行短时的体育运动（如 10 分钟），累计 30 分钟/天也是有益的。

（3）中等强度的体育运动包括健步走、太极拳、骑车、乒乓球、羽毛球和高尔夫球等。较高强度的体育运动包括快节奏舞蹈、有氧健身操、游泳、骑车上坡、足球、篮球等。

（4）如无禁忌证，每周最好进行 2～3 次抗阻运动（两次锻炼间隔≥48 小时），锻炼肌肉力量和耐力。锻炼部位应包括上肢、下肢、躯干等主要肌肉群，训练强度宜中等。联合进行抗阻运动和有氧运动可获得更大程度的代谢改善。

（5）运动处方的制定需遵循个体化原则。运动项目要与患者的年龄、病情、喜好及身体承受能力相适应并定期评估，适时调整运动计划。运动可穿戴设备的使用（如计步器），有助于提升运动依从性。运动前后要加强血糖监测，运动量大或激烈运动时应建议患者临时调整饮食及药物治疗方案,以免发生低血糖。运动中要注意及时补充水分。

(6)养成健康的生活习惯。培养活跃的生活方式,如增加日常身体活动、打破久坐行为、减少静坐时间,将有益的体育运动融入日常生活中。

(7)严重低血糖、糖尿病酮症酸中毒等急性代谢并发症、合并急性感染、增殖性视网膜病变、严重心脑血管疾病(不稳定性心绞痛、严重心律失常、一过性脑缺血发作)等情况下禁忌运动,病情控制稳定后方可逐步恢复运动。

(8)T2DM 患者只要感觉良好,一般不必因高血糖而推迟运动。如果在进行剧烈的体力活动时血糖≥16.7 mmol/L,则应谨慎,确保其补充充足的水分。

八、戒烟

(一)吸烟的危害和戒烟的获益

吸烟有害健康。吸烟不仅是导致癌症、呼吸系统和心脑血管系统疾病的重要危险因素,也与糖尿病及其并发症的发生发展密切相关。在一项中国人群的大样本前瞻性研究中发现,城市中吸烟的男性糖尿病发病风险是不吸烟者的 1.18 倍,且开始吸烟的年龄越小、吸烟的量越大,糖尿病发病风险越高。一项纳入了 6 000 多例糖尿病患者的横断面研究显示,吸烟是糖化血红蛋白(HbA1c)升高的独立危险因素,吸烟数量每增加 20 包/年,HbA1c 升高 0.12%。此外,父母吸烟(被动吸烟)会增加儿童和青少年的肥胖和胰岛素抵抗风险。

吸烟还会增加糖尿病各种并发症的发生风险,尤其是大血管病变。一项纳入 46 个前瞻性研究的 Meta 分析显示,吸烟能使糖尿病患者全因死亡风险增加 48%,冠心病的发病风险增加 54%,脑卒中风险增加 44%,心肌梗死风险增加 52%。吸烟还可损伤肾小球的结构和功能,增加尿蛋白和糖尿病肾病的发生。

近年来,电子烟获得了公众的关注和欢迎,但电子烟可能引起肺损伤、血管内皮功能障碍及氧化应激等。

戒烟能显著降低心血管疾病发生率及全因死亡率。戒烟还能延缓糖尿病肾病的发展。戒烟能使高密度脂蛋白胆固醇水平升高而降低低密度脂蛋白胆固醇,从而有利于预防糖尿病并发症。

尽管有研究显示戒烟在短期内会导致 2 型糖尿病(T2DM)患者体重增加、血糖升高,但这一作用随着时间延长会逐渐减弱,在 3~5 年后基本消失,并不能掩盖戒烟对糖尿病患者的有益影响及长期获益。一项在中国男性 T2DM 患者中的流行病学调查显示,随着吸烟量的增加,空腹血糖和 HbA1c 均呈上升趋势,而在戒烟者中,随着戒烟年限的增加,空腹血糖和 HbA1c 均逐渐下降,戒烟≥10 年可使空腹血糖和 HbA1c 水平分别降低 0.44 mmol/L 和 0.41%。

(二)戒烟的措施及注意事项

糖尿病患者常存在易饥症状,戒烟后尼古丁的食欲抑制作用解除,进食增加,可引起体重增加。戒烟还会改变肠道菌群,亦可导致体重增加。然而,体重增加的不利影响并不能抵消戒烟的有利影响。因此,医师应鼓励患者戒烟,并注重戒烟期间的体重管理。戒烟措施包括行为干预和药物干预。

行为干预包括:①对糖尿病患者进行常规教育,告知患者吸烟的危害、对糖尿病的不利影响、戒烟的益处以及戒烟的措施等。②向患者开放戒烟的短期咨询和戒烟热线。③评估患者吸烟的状态及尼古丁依赖程度,从而制定相应的戒烟目标。④为患者提供心理和行为支持,包括争取其家人及朋友或病友的群体支持,为患者制定个体化饮食及运动治疗方案和戒烟计划,并定期进行随访。⑤对戒烟成功者,进行 6~12 个月的随访(如打电话等形式),有助于防止复吸。

药物干预可以使用尼古丁替代治疗、安非他酮、伐尼克兰等药物帮助患者戒烟,这些药物可以增加戒烟的成功率,可以在戒烟专家指导下使用。此外,这些药物干预可能会延迟戒烟后的体重增加。因此,戒烟者可以首先关注戒烟,然后再关注体重管理。此外,使用二甲双胍、钠-葡萄糖共转运蛋白 2 抑制剂(SGLT2i)、胰高糖素样肽-1 受体激动剂(GLP-1RA)等有助于减轻体重的降糖药物,在治疗糖尿病的同时有助于抑制戒烟后的体重增加。与最低限度的干预或常规护理相比,联合药物和行为干预可将戒烟成功率提高到 70%~100%。

九、高血糖的药物治疗

(一)口服降糖药物

高血糖的药物治疗多基于纠正导致人类血糖升高的两个主要病理生理改变,即胰岛素抵抗和胰岛素分泌受损。根据作用效果的不同,口服降糖药可分为主要以促进胰岛素分泌为主要作用的药物和通过其他机制降低血糖的药物,前者主要包括磺脲类、格列奈类、二肽基肽酶Ⅳ抑制剂(DPP-4i),通过其他机制降低血糖的药物主要包括双胍类、噻唑烷二酮类(TZD)、α-糖苷酶抑制剂和钠-葡萄糖共转运蛋白 2 抑制剂(SGLT2i)。

糖尿病的医学营养治疗和运动治疗是控制 2 型糖尿病(T2DM)高血糖的基本措施。在饮食和运动不能使血糖控制达标时,应及时采用包括口服药治疗在内的药物治疗。T2DM 是一种进展性疾病。在 T2DM 的自然病程中,胰岛 β 细胞功能随着病程的延长而逐渐下降,胰岛素抵抗的程度变化不大。因此,随着 T2DM 病程的进展,对外源性的血糖控制手段的依赖逐渐增大。临床上常需要口服降糖药物及口服药物和注射降糖药[胰岛素、胰高糖素样肽-1(GLP-1)受体激动剂(GLP-1RA)]间的联合治疗。

1.二甲双胍

目前临床上使用的双胍类药物主要是盐酸二甲双胍。双胍类药物的主要药理作用是通过减少肝脏葡萄糖的输出和改善外周胰岛素抵抗而降低血糖。许多国家和国际组织制定的糖尿病诊治指南中均推荐二甲双胍作为 T2DM 患者控制高血糖的一线用药和药物联合中的基本用药。对临床试验的系统评价结果显示,二甲双胍的降糖疗效(去除安慰剂效应后)为糖化血红蛋白(HbA1c)下降 1.0%~1.5%,并可减轻体重。在我国,T2DM 人群中开展的临床研究显示,二甲双胍的降糖疗效为 HbA1c 下降 0.7%~1.0%。在 500~2 000 mg/d 剂量范围之间,二甲双胍疗效呈现剂量依赖效应。一项在我国未治疗的 T2DM 患者人群中开展的研究显示,二甲双胍缓释片与普通片的疗效和总体胃肠道不良事件发生率相似。在我国 T2DM 患者中开展的临床研究显示,在低剂量二甲双胍治疗的基础上联合 DPP-4i 的疗效与将二甲双胍的剂量继续增加所获得的血糖改善程度和不良事件发生的比例相似。二甲双胍的疗效与体重无关。英国前瞻性糖尿病研究(UKPDS)结果证明,二甲双胍还可减少肥胖 T2DM 患者的心血管事件和死亡风险。在我国伴冠心病的 T2DM 患者中开展的针对二甲双胍与磺脲类药物对再发心血管事件影响的随机对照试验结果显示,二甲双胍的治疗与主要心血管事件的显著下降相关。单独使用二甲双胍不增加低血糖风险,但二甲双胍与胰岛素或胰岛素促泌剂联合使用时可增加发生低血糖的风险。二甲双胍的主要不良反应为胃肠道反应。从小剂量开始并逐渐加量是减少其不良反应的有效方法。在已经耐受低剂量二甲双胍的患者中继续增加二甲双胍的剂量不增加胃肠道不良反应。二甲双胍与乳酸性酸中毒发生风险间的关系尚不确定。双胍类药物禁用于肾功能不全[血肌酐水平男性>132.6 μmol/L(1.5 mg/dL),女性>123.8 μmol/L(1.4 mg/dL)或估算的肾小球滤过率(eGFR)<45 ml·min^{-1}·(1.73 m^2)$^{-1}$]、肝功能不全、严重感染、缺氧或接受大手术的患者。正在服用二甲双胍者,eGFR 为 45~59 ml·min^{-1}·(1.73 m^2)$^{-1}$之间时不需停用,可以适当减量继续使用。造影检查如使用碘化对比剂时,应暂时停用二甲双胍,在检查完至少 48 小时且复查肾功能无恶化后可继续用药。长期服用二甲双胍可引起维生素 B$_{12}$水平下降。长期使用二甲双胍者可每年测定 1 次血清维生素 B$_{12}$水平,如缺乏应适当补充维生素 B$_{12}$。

2.磺脲类药物

磺脲类药物属于胰岛素促泌剂,主要药理作用是通过刺激胰岛 β 细胞分泌胰岛素,增加体内的胰岛素水平而降低血糖。磺脲类药物可使 HbA1c 降低 1.0%~1.5%(去除安慰剂效应后)。前瞻性、随机分组的临床研究结果显示,磺脲类药物的使用与糖尿病微血管病变和大血管病变发生的风险下降相关。一项心血管结局试验(CVOT)显示,格列美脲组与利格列汀组的主要不良心血管事件发生风险差异无统计学意义,但格列美脲组低血糖发生率高于利格列汀组。目前在我国上市的磺脲类药物主要为格列本脲、格列美脲、格列齐特、格列吡嗪和格列喹酮。磺脲类药物如果使用不当可导致低血糖,特别是在老年患者和肝、肾功能不全者;磺脲类药物还可导致体重增加。有肾功能轻度不全的患者如使用磺脲类药物宜选择格列喹酮。

3.格列奈类药物

格列奈类药物为非磺脲类胰岛素促泌剂,我国上市的有瑞格列奈、那格列奈和米格列奈。此类药物主要通过刺激胰岛素的早时相分泌而降低餐后血糖,也有一定的降空腹血糖作用,可使 HbA1c 降低 0.5%~1.5%。此类药物需在餐前即刻服用,可单独使用或与其他降糖药联合应用(磺脲类除外)。在我国新诊断的 T2DM 人群中,瑞格列奈与二甲双胍联合治疗较单用瑞格列奈可更显著地降低 HbA1c,但低血糖的风险显著增加。

格列奈类药物的常见不良反应是低血糖和体重增加,但低血糖的风险和程度较磺脲类药物轻。格列奈类药物可以在肾功能不全的患者中使用。

4.TZD

TZD 主要通过增加靶细胞对胰岛素作用的敏感性而降低血糖。目前在我国上市的 TZD 主要有罗格列酮和吡格列酮及其与二甲双胍的复方制剂。在我国 T2DM 患者中开展的临床研究结果显示,TZD 可使 HbA1c 下降 0.7%~1.0%(去除安慰剂效应后)。卒中后胰岛素抵抗干预研究(IRIS)表明,在有胰岛素抵抗伴动脉粥样硬化性心血管疾病(ASCVD)的糖耐量减低(IGT)患者中,与安慰剂相比,吡格列酮能减少卒中和心肌梗死再发生的风险,同时降低新发糖尿病的风险。

TZD 单独使用时不增加低血糖风险,但与胰岛素或胰岛素促泌剂联合使用时可增加低血糖风险。体重增加和水肿是 TZD 的常见不良反应,这些不良反应在与胰岛素联合使用时表现更加明显。TZD 的使用与骨折和心力衰竭风险增加相关。有心力衰竭[纽约心脏学会(NYHA)心功能分级 II 级以上]、活动性肝病或氨基转移酶升高超过正常上限 2.5 倍、严重骨质疏松和有骨折病史的患者应禁用本类药物。

5.α-糖苷酶抑制剂

α-糖苷酶抑制剂通过抑制碳水化合物在小肠上部的吸收而降低餐后血糖,适用于以碳水化合物为主要食物成分的餐后血糖升高的患者。推荐患者每天 2~3 次,餐前即刻吞服或与第一口食物一起嚼服。国内上市的 α-糖苷酶抑制剂有阿卡波糖、伏格列波糖和米格列醇。在包括中国人在内的 T2DM 人群中开展的临床研究的系统评价结果显示，α-糖苷酶抑制剂可以使 HbA1c 降低 0.5％，并能使体重下降。在中国 T2DM 人群开展的临床研究结果显示，在初诊的糖尿病患者中每天服用 300 mg 阿卡波糖的降糖疗效与每天服用 1 500 mg 二甲双胍的疗效相当；在初诊的糖尿病患者中阿卡波糖的降糖疗效与 DPP-4i（维格列汀）相当；在二甲双胍治疗的基础上阿卡波糖的降糖疗效与 DPP-4i（沙格列汀）相当。

α-糖苷酶抑制剂可与双胍类、磺脲类、TZD 或胰岛素联合使用。在冠心病伴 IGT 的人群中进行的研究显示，阿卡波糖不增加受试者主要复合心血管终点事件风险，但能减少 IGT 向糖尿病转变的风险。

α-糖苷酶抑制剂的常见不良反应为胃肠道反应（如腹胀、排气等）。从小剂量开始，逐渐加量是减少不良反应的有效方法。单独服用本类药物通常不会发生低血糖。用 α-糖苷酶抑制剂的患者如果出现低血糖，治疗时需使用葡萄糖或蜂蜜，而食用蔗糖或淀粉类食物纠正低血糖的效果差。

6.DPP-4i

DPP-4i 通过抑制二肽基肽酶 Ⅳ（DPP-4）而减少 GLP-1 在体内的失活，使内源性 GLP-1 水平升高。GLP-1 以葡萄糖浓度依赖的方式增加胰岛素分泌，抑制胰高糖素分泌。目前在国内上市的 DPP-4i 为西格列汀、沙格列汀、维格列汀、利格列汀和阿格列汀。在我国，T2DM 患者中的临床研究结果显示，DPP-4i 的降糖疗效（去除安慰剂效应后）为降低 HbA1c 0.4％～0.9％，其降糖效果与基线 HbA1c 有关，即基线 HbA1c 水平越高，降低血糖和 HbA1c 的绝对幅度越大。多项荟萃分析显示，在不同的治疗方案或不同的人群中，去除安慰剂效应后 5 种 DPP-4i 降低血糖的疗效相似。单独使用 DPP-4i 不增加发生低血糖的风险。DPP-4i 对体重的作用为中性。在二甲双胍单药治疗（二甲双胍剂量≥1 500 mg/d）不达标的 T2DM 患者联合沙格列汀与联合格列美脲相比，两组 HbA1c 降幅和达标率（HbA1c＜7％）均无差异，但联合沙格列汀组"安全达标"率（HbA1c＜7％、未发生低血糖且体重增加＜3％）高于联合格列美脲组（分别为 43.3％ 和 31.3％，$P=0.019$），尤其在基线 HbA1c＜8％、病程＜5 年或基线体重指数（BMI）≥25 kg/m^2 的患者差异更明显。在心血管安全性方面，沙格列汀、阿格列汀、西格列汀、利格列汀的 CVOT 研究结果均显示，不增加 T2DM 患者 3P 或 4P 主要心血管不良事件（MACE）风险及死亡风险。沙格列汀在糖尿病患者中的心血管结局评价研究（SAVOR）观察到，在具有心血管疾病高风险的 T2DM 患者中，沙格列汀治疗与因心力衰竭而住院的风险增加相关，但其中国亚组人群数据未观察到心力衰竭住院风险升高。利格列汀心血管安全性和肾脏微血管结局研究（CARMELINA）显示，利格列汀不增加肾脏复合结局（肾性死亡、进展为终末期肾病或持续 eGFR 下降≥40％）的风险。在有肾功能不全的患者中使用西格列汀、沙格列汀、阿格列汀和维格列汀时，应注意按照药物说明书来减少药物剂量。在有肝、肾功能不全的患者中使用利格列汀不需要调整剂量。

7.SGLT2i

SGLT2i 是一类近年受到高度重视的新型口服降糖药物，可抑制肾脏对葡萄糖的重吸收，降低肾糖阈，从而促进尿糖的排出。目前在我国上市的 SGLT2i 有达格列净、恩格列净、卡格列净和艾托格列净。

SGLT2i 单药治疗能降低 HbA1c 0.5％～1.2％，在二甲双胍基础上联合治疗可降低 HbA1c 0.4％～0.8％。SGLT2i 还有一定的减轻体重和降压作用。SGLT2i 可使体重下降 0.6～3.0 kg。

SGLT2i 可单用或联合其他降糖药物治疗成人 T2DM,目前在 1 型糖尿病(T1DM)、青少年及儿童中无适应证。SGLT2i 单药治疗不增加低血糖风险,但与胰岛素或胰岛素促泌剂联用时则增加低血糖风险。因此,SGLT2i 与胰岛素或胰岛素促泌剂联用时应下调胰岛素或胰岛素促泌剂的剂量。SGLT2i 在轻、中度肝功能受损(Child-Pugh A、B 级)患者中使用无须调整剂量,在重度肝功能受损(Child-Phgh C 级)患者中不推荐使用。SGLT2i 不用于 eGFR<30 mL/(min • 1.73 m²)的患者。

SGLT2i 的常见不良反应为泌尿系统和生殖系统感染及与血容量不足相关的不良反应,罕见不良反应包括糖尿病酮症酸中毒(DKA)。DKA 可发生在血糖轻度升高或正常时,多存在 DKA 诱发因素或属于 DKA 高危人群。如怀疑 DKA,应停止使用 SGLT2i,并对患者进行评估,立即进行治疗。此外,用药过程中还应警惕急性肾损伤。

SGLT2i 在一系列大型心血管结局及肾脏结局的研究中显示了心血管及肾脏获益,包括恩格列净心血管结局研究(EMPA-REG OUTCOME)、卡格列净心血管评估研究(CANVAS)、达格列净对心血管事件的影响(DECLARE-TIMI 58)、评估艾托格列净有效性和安全性心血管结局(VERTISCV)试验、达格列净和心力衰竭不良结局预防(DAPA-HF)研究、卡格列净和糖尿病合并肾病患者肾脏终点的临床评估研究(CRENDENCE)。主要获益包括:① MACE 终点,EMPA-REGOUTCOME 和 CANVAS 研究显示,恩格列净和卡格列净使 MACE(心血管死亡、非致死性心肌梗死、非致死性卒中)风险降低 14%。②心力衰竭住院终点,EMPAvREG OUT-COME、CANVAS、DECLARE-TIMI 58 及 VERTIS CV 研究显示,恩格列净、卡格列净、达格列净和艾托格列净均有效降低 T2DM 患者的心力衰竭住院风险。③肾脏结局终点,CRENDENCE 研究显示,卡格列净降低肾脏主要终点(终末期肾病、血清肌酐倍增、肾脏或心血管死亡)风险达 30%;达格列净和慢性肾脏病不良结局预防(DAPA-CKD)研究显示,达格列净使主要终点(eGFR 下降≥50%、终末期肾病或因肾衰竭死亡)风险降低 39%。

(二)胰岛素

1.概述

胰岛素治疗是控制高血糖的重要手段。T1DM 患者需依赖胰岛素维持生命,也必须使用胰岛素控制高血糖,并降低糖尿病并发症的发生风险。T2DM 虽不需要胰岛素来维持生命,但当口服降糖药效果不佳或存在口服药使用禁忌时,仍需使用胰岛素以控制高血糖,并减少糖尿病并发症的发生风险。在某些时候,尤其是病程较长时,胰岛素治疗可能是最主要的、甚至是必需的控制血糖措施。

医务人员和患者必须认识到,与口服药相比,胰岛素治疗涉及更多环节,如药物选择、治疗方案、注射装置、注射技术、自我血糖监测(SMBG)、持续葡萄糖监测(CGM)、根据血糖监测结果所采取的行动等。与口服药治疗相比,胰岛素治疗需要医务人员与患者间更多的合作,并且需要患者本人及其照顾者掌握更多的自我管理技能。开始胰岛素治疗后,患者应坚持饮食控制和运动,并鼓励和指导患者进行 SMBG,并掌握根据血糖监测结果来调节胰岛素剂量的技能,以控制高血糖并预防低血糖的发生。开始胰岛素治疗的患者均应接受有针对性的教育以掌握胰岛素治疗相关的自我管理技能,了解低血糖发生的危险因素、症状以及掌握自救措施。

根据来源和化学结构的不同,胰岛素可分为动物胰岛素、人胰岛素和胰岛素类似物。根据作用特点的差异,胰岛素又可分为超短效胰岛素类似物、常规(短效)胰岛素、中效胰岛素、长效胰岛素、长效胰岛素类似物、预混胰岛素、预混胰岛素类似物以及双胰岛素类似物。胰岛素类似物与人胰岛素相比控制血糖的效能相似,但在模拟生理性胰岛素分泌和减少低血糖发生风险方面优于人胰岛素。

德谷胰岛素和甘精胰岛素 U 300(300 U/mL)是两种新的长效胰岛素类似物。德谷胰岛素半衰期为 25 小时,作用时间为 42 小时。甘精胰岛素 U 300 半衰期为 19 小时,作用时间为 36 小时,比甘精胰岛素 U 100(100 U/mL)作用持续更长。BRIGHT 研究显示,甘精胰岛素 U 300 和德谷胰岛素在 HbA1c 降幅和低血糖风险方面是相似的。

2.起始胰岛素治疗的时机

(1)T1DM 患者在起病时就需要胰岛素治疗,且需终身胰岛素替代治疗。

(2)新诊断 T2DM 患者如有明显的高血糖症状、酮症或 DKA,首选胰岛素治疗。待血糖得到良好控制和症状得到显著改善后,再根据病情确定后续的治疗方案。

(3)诊断糖尿病患者分型困难,与 T1DM 难以鉴别时,可首选胰岛素治疗。待血糖得到良好控制、症状得到显著改善、确定分型后再根据分型和具体病情制定后续的治疗方案。

(4)T2DM 患者在生活方式和口服降糖药治疗的基础上,若血糖仍未达到控制目标,即可开始口服降糖药和胰岛素的联合治疗。通常经足量口服降糖药物治疗 3 个月后 HbA1c 仍≥7.0% 时,可考虑启动胰岛素治疗。

(5)在糖尿病病程中(包括新诊断的 T2DM),出现无明显诱因的体重显著下降时,应该尽早使用胰岛素治疗。

3.起始胰岛素治疗时胰岛素制剂的选择

根据患者具体情况,可选用基础胰岛素、预混胰岛素或双胰岛素类似物起始胰岛素治疗。

(1)基础胰岛素:基础胰岛素包括中效胰岛素和长效胰岛素类似物。当仅使用基础胰岛素治疗时,保留原有各种口服降糖药物,不必停用胰岛素促泌剂。

使用方法:继续口服降糖药治疗,联合中效胰岛素或长效胰岛素类似物睡前注射。起始剂量为 0.1～0.2 U/(kg·d)。HbA1c >8.0% 者,可考虑 0.2～0.3 U/(kg·d)起始;BMI≥25 kg/m² 者在起始基础胰岛素时,可考虑0.3 U/(kg·d)起始。根据患者空腹血糖水平调整胰岛素用量,通常每 3～5 天调整 1 次,根据血糖水平每次调整 1～4 U直至空腹血糖达标。基础胰岛素的最大剂量可为 0.5～0.6 U/(kg·d)。如 3 个月后空腹血糖控制理想但 HbA1c 不达标,或每天基础胰岛素用量已经达到最大剂量血糖仍未达标,应考虑调整胰岛素的治疗方案。

(2)预混胰岛素:①预混胰岛素包括预混人胰岛素和预混胰岛素类似物。根据患者的血糖水平,可选择每天 1～2 次的注射方案。当 HbA1c 比较高时,使用每天 2 次的注射方案。②每天 1 次预混胰岛素。起始的胰岛素剂量一般为 0.2 U/(kg·d),晚餐前注射。根据患者空腹血糖水平调整胰岛素用量,通常每 3～5 天调整 1 次,根据血糖水平每次调整 1～4 U 直至空腹血糖达标。③每天 2 次预混胰岛素。起始的胰岛素剂量一般为 0.2～0.4 U/(kg·d),按 1∶1 的比例分配到早餐前和晚餐前。根据空腹血糖和晚餐前血糖分别调整晚餐前和早餐前的胰岛素用量,每3～5 天调整 1 次,根据血糖水平每次调整的剂量为 1～4 U,直到血糖达标。④T1DM 在蜜月期阶段,可短期使用预混胰岛素每天 2～3 次注射。预混胰岛素不宜用于 T1DM 的长期血糖控制。

(3)双胰岛素类似物:目前上市的双胰岛素类似物只有德谷门冬双胰岛素(IDegAsp),该药一般从 0.1～0.2 U/(kg·d)开始,于主餐前注射,根据空腹血糖水平调整剂量直至达标。肥胖或 HbA1c >8.0% 的患者,可选择更高剂量起始。德谷门冬双胰岛素每天 1 次治疗,剂量达到0.5 U/(kg·d)或30～40 U 餐后血糖仍控制不佳,或患者每天有 2 次主餐时,可考虑改为每天注射2次。

4.多次皮下注射胰岛素

在胰岛素起始治疗的基础上,经过充分的剂量调整,如患者的血糖水平仍未达标或出现反复的低血糖,需进一步优化治疗方案。可以采用餐时＋基础胰岛素(2～4次/天)或每天2～3次预混胰岛素类似物进行胰岛素强化治疗。使用方法如下。

(1)餐时＋基础胰岛素:根据中餐前、晚餐前和睡前血糖水平分别调整三餐前的胰岛素用量,根据空腹血糖水平调整睡前基础胰岛素用量,每3～5天调整1次,根据血糖水平每次调整的剂量为1～4 U,直至血糖达标。开始使用餐时＋基础胰岛素方案时,可在基础胰岛素的基础上采用仅在一餐前(如主餐)加用餐时胰岛素的方案。之后根据血糖的控制情况决定是否在其他餐前加用餐时胰岛素。

(2)每天2～3次预混胰岛素(预混人胰岛素每天2次,预混胰岛素类似物每天2～3次):根据睡前和三餐前血糖水平进行胰岛素剂量调整,每3～5天调整1次,直到血糖达标。研究显示,在T2DM患者采用餐时＋基础胰岛素(4次/天)或每天3次预混胰岛素类似物进行治疗时,两者在HbA1c降幅、低血糖发生率、胰岛素总剂量和对体重的影响方面无明显差别。

5.胰岛素泵治疗

胰岛素泵治疗是指持续皮下胰岛素输注(CSII),即采用人工智能控制的胰岛素输入装置,通过持续皮下输注的一种胰岛素给药方式。这种方式可以最大限度地模拟人体生理性胰岛素分泌模式,从而达到更好地控制血糖的目的。

作为一种CSII装置,胰岛素泵原则上适用于所有需要应用胰岛素治疗的糖尿病患者,主要包括T1DM患者、计划受孕和已孕的糖尿病妇女或需要胰岛素治疗的GDM患者、需要胰岛素强化治疗的T2DM患者,需要长期胰岛素替代治疗的其他类型糖尿病(如胰腺切除术后等)。

(1)T1DM:对于每天多次皮下注射胰岛素的T1DM患者,如血糖控制不佳,可以考虑改用CSII。在老年T1DM患者CSII同样具有良好的降糖效果,并能减少低血糖发生。在儿童和青少年T1DM患者,CSII治疗除了在降糖方面具有优势外,尚能改善心理健康和生活质量。

(2)妊娠患者:GDM、糖尿病合并妊娠及糖尿病患者做孕前准备时均可使用CSII。妊娠期间使用CSII治疗可以减少胰岛素用量,使母亲体重增加更少,改善HbA1c。妊娠期CSII治疗对新生儿的影响尚不明确,有研究显示,使用CSII治疗新生儿大于胎龄儿比例较高,CSII还会增加新生儿低血糖的风险。但也有研究显示CSII治疗能减少新生儿并发症。

(3)T2DM:在T2DM患者中,长期CSII治疗主要用于糖尿病病程较长、血糖波动大,虽每天多次胰岛素皮下注射,血糖仍无法得到平稳控制者;黎明现象严重导致血糖总体控制不佳者;频发低血糖,尤其是夜间低血糖、无感知低血糖和严重低血糖者。

(4)T2DM患者的短期胰岛素强化治疗:对于下列患者,CSII是短期胰岛素强化治疗最有效的方法之一。包括HbA1c≥9.0%或空腹血糖≥11.1 mmol/L,或伴明显高血糖症状的新诊断T2DM患者;具有一定病程,已经使用2种或2种以上口服降糖药联合治疗但血糖仍明显升高(HbA1c≥9.0%),或已起始胰岛素治疗且经过充分的剂量调整血糖仍未达标(HbA1c≥7.0%)者,可实施短期胰岛素强化治疗,而对于新诊断T2DM患者,采用短期CSII强化治疗,有助于解除患者的高糖毒性,恢复其胰岛功能,达到临床缓解,有学者报道1年的临床缓解率约为50%。

(5)围术期:短期CSII可用于围术期患者,围术期糖尿病患者使用CSII治疗后,相比使用胰岛素皮下注射者,不仅血糖控制更好,同时能显著降低术后感染率、促进伤口愈合、缩短住院时间。

6.短期胰岛素强化治疗

T1DM 患者一般需要多次皮下注射胰岛素或 CSII,即需要长期的胰岛素强化治疗。对于 HbA1c≥9.0％或空腹血糖≥11.1 mmol/L 伴明显高血糖症状的新诊断 T2DM 患者,可实施短期胰岛素强化治疗,治疗时间在 2 周至 3 个月为宜,治疗目标为空腹血糖 4.4～7.0 mmol/L,非空腹血糖<10.0 mmol/L,可暂时不以 HbA1c 达标作为治疗目标。短期胰岛素强化治疗方案可以采用多次皮下注射胰岛素、每天 2～3 次预混胰岛素或 CSII。如果采用的是多次皮下注射胰岛素方案,血糖监测方案需每周至少 3 天,每天 3～4 个时间点。根据中餐前、晚餐前和睡前血糖水平分别调整早、中、晚餐前的胰岛素用量,根据空腹血糖水平调整睡前基础胰岛素用量,每 3～5 天调整 1 次,每次调整的胰岛素剂量为 1～4 U,直到血糖达标。如果采用的是每天 2～3 次预混胰岛素,血糖监测方案需每周至少 3 天,每天 3～4 个时间点。根据睡前和餐前血糖水平进行胰岛素剂量调整,每 3～5 天调整 1 次,根据血糖水平每次调整的剂量为 1～4 U,直到血糖达标。如果采用的是 CSII,血糖监测方案需每周至少 3 天,每天 5～7 个时点。根据血糖水平调整剂量直至血糖达标。胰岛素强化治疗时应同时对患者进行医学营养及运动治疗,并加强对糖尿病患者的教育。对于短期胰岛素强化治疗未能诱导缓解的患者,是否继续使用胰岛素治疗或改用其他药物治疗,应由糖尿病专科医师根据患者的具体情况来确定。对治疗达标且临床缓解者,可以考虑定期(如 3 个月)随访监测;当血糖再次升高,即空腹血糖≥7.0 mmol/L 或餐后 2 小时血糖≥10.0 mmol/L 的患者重新起始药物治疗。

(三)胰高糖素样肽-1 受体激动剂

GLP-1RA 通过激活 GLP-1 受体以葡萄糖浓度依赖的方式刺激胰岛素分泌和抑制胰高糖素分泌,同时增加肌肉和脂肪组织葡萄糖摄取,抑制肝脏葡萄糖的生成而发挥降糖作用,并可抑制胃排空,抑制食欲。GLP-1 受体广泛分布于胰岛细胞、胃肠道、肺、脑、肾脏、下丘脑、心血管系统、肝脏、脂肪细胞和骨骼肌等。我国上市的 GLP-1RA 依据药代动力学分为短效的贝那鲁肽、艾塞那肽、利司那肽和长效的利拉鲁肽、艾塞那肽周制剂、度拉糖肽和洛塞那肽。根据其分子结构的特点 GLP-1RA 可分为两类:与人 GLP-1 氨基酸序列同源性较低,基于美洲蜥蜴唾液多肽 Exendin-4 结构合成的如艾塞那肽、利司那肽和洛塞那肽;与人 GLP-1 氨基酸序列同源性较高,基于人 GLP-1 结构,通过少数氨基酸残基替换、加工修饰得到的,如利拉鲁肽、贝那鲁肽、度拉糖肽等(贝那鲁肽为天然人 GLP-1)。GLP-1RA 可有效降低血糖,能部分恢复胰岛 β 细胞功能,降低体重,改善血脂谱及降低血压。GLP-1RA 可单独使用或与其他降糖药物联合使用。包括中国 T2DM 患者的多项临床研究均证实,GLP-1RA 能有效改善空腹及餐后 2 小时血糖,降低 HbA1c,降低体重。口服降糖药二甲双胍和(或)磺脲类治疗失效后,加用 GLP-1RA 可进一步改善血糖。艾塞那肽联合磺脲类和(或)二甲双胍与安慰剂相比可降低 HbA1c 为 0.8％,体重下降 1.1 kg。二甲双胍和(或)磺脲类控制不佳的 T2DM 患者加用利司那肽 20 μg/d,24 周后较安慰剂空腹血糖下降 0.48 mmol/L,餐后 2 小时血糖下降 4.28 mmol/L,HbA1c 降低 0.36％。血糖控制不佳的 T2DM 患者给予度拉糖肽每周 1.5 mg 或每周 0.75 mg 单药治疗 26 周,较格列美脲单药分别多降低 HbA1c 为 0.58％和 0.32％。在二甲双胍和(或)磺脲类控制不佳的 T2DM 患者中给予度拉糖肽每周 1.5 mg 或每周 0.75 mg 治疗 26 周,HbA1c 分别降低 1.73％和 1.33％;体重变化分别为 −1.47 kg 和 −0.88 kg。真实世界研究显示,贝那鲁肽治疗 3 个月后较基线体重下降 10.05 kg,空腹血糖下降 3.05 mmol/L,餐后 2 小时血糖下降 5.46 mmol/L,HbA1c 降低

2.87%。二甲双胍联合洛塞那肽每周 100 μg、每周 200 μg 治疗 24 周,分别较安慰剂多降低 HbA1c 达1.51%和 1.49%。利拉鲁肽 1.8 mg/d 较西格列汀 100 mg/d 多降低 HbA1c 0.67%,体重多下降 2.09 kg。GLP-1RA 联合胰岛素治疗能减少胰岛素剂量。利拉鲁肽联合胰岛素可使胰岛素剂量减少 66%,体重较基线降低 5.62 kg。包括全球 56 004 例患者的 7 项大型临床研究荟萃分析显示,GLP-1RA 降低 3P-MACE(心血管死亡或非致死性心肌梗死或非致死性卒中复合事件)12%,降低心血管死亡风险 12%,减少致死性和非致死性卒中 16%,减少致死性或非致死性心肌梗死 9%,降低全因死亡风险 12%,减少因心力衰竭住院 9%,减少肾脏复合终点(新发大量蛋白尿、肾小球滤过率下降 30%、进展至终末期肾病或肾脏疾病导致死亡)17%,且未观察到严重低血糖、胰腺癌及胰腺炎风险增加。关于利拉鲁肽在糖尿病的效应和作用,心血管结局评估研究(LEADER)结果显示,在伴心血管疾病或心血管疾病风险的 T2DM 患者,利拉鲁肽可以减少 3P-MACE,减少心血管疾病死亡和全因死亡风险。肠促胰岛素周制剂对糖尿病心血管事件的影响研究(REWIDN)结果显示,在伴心血管疾病和高危心血管疾病风险的 T2DM 患者,度拉糖肽可以减少 3P-MACE,减少非致死性卒中风险。因此,GLP-1RA 适合伴 ASCVD 或高危心血管疾病风险的 T2DM 患者,并且低血糖风险较小。GLP-1RA 的主要不良反应为轻～中度的胃肠道反应,包括腹泻、恶心、腹胀、呕吐等。这些不良反应多见于治疗初期,随着使用时间延长,不良反应逐渐减轻。一些在中国尚未上市的 GLP-1RA 也显示了良好的降糖疗效和心血管获益,如司美格鲁肽(Semaglutide)、口服司美格鲁肽、阿比鲁肽(Abiglutide)等。GLP-1RA 与基础胰岛素的复方制剂如甘精胰岛素利司那肽复方制剂(iGlarLixi)、德谷胰岛素利拉鲁肽注射液(IDegLira)在胰岛素使用剂量相同或更低的情况下,降糖效果优于基础胰岛素,并且能减少低血糖风险,避免胰岛素治疗带来的体重增加等不良反应。

十、2 型糖尿病患者的体重管理

超重和肥胖是 2 型糖尿病(T2DM)发病的重要危险因素。T2DM 患者常伴有超重和肥胖,肥胖进一步增加 T2DM 患者的心血管疾病发生风险。体重管理不仅是 T2DM 治疗的重要环节,还有助于延缓糖尿病前期向 T2DM 的进展。超重和肥胖的 T2DM 患者通过合理的体重管理,不仅可以改善血糖控制、减少降糖药物的使用,其中有部分糖尿病患者还可以停用降糖药物,达到糖尿病"缓解"的状态。此外,体重管理对糖尿病患者的代谢相关指标,如血压、血脂等,同样具有改善作用。临床证据显示,体重管理可以明显改善 T2DM 患者的血糖控制、胰岛素抵抗和 β 细胞功能。超重和肥胖糖尿病患者的短期减重目标为 3～6 个月减轻体重的 5%～10%,对于已经实现短期目标的患者,应进一步制定长期(如 1 年)综合减重计划。超重和肥胖成人 T2DM 患者的体重管理策略包括生活方式干预、使用具有减重作用的降糖药或减肥药、代谢手术等综合手段。

(一)生活方式干预

针对超重和肥胖的 T2DM 患者,体重减轻 3%～5% 是体重管理的基本要求,亦可根据患者的具体情况,制定更严格的减重目标(如减去基础体重的 5%、7%、15% 等)。可先制定半年体重管理计划,通过个人或小组形式予以干预方案,关注饮食、体育锻炼和行为等方面。通过低热量饮食,保持每周 200～300 分钟中、高强度的体育锻炼,以达到每天减少 500～750 kcal 总能量的目标。通过 6 个月的强化行为生活方式干预达到体重减轻目标的患者,应进一步制定长期(至少 1 年)的综合减重维持计划,至少每个月由医师或营养师随访 1 次,持续监测体重,跟踪饮食及运动情况。

（二）药物治疗

超重和肥胖的糖尿病患者选择降糖药物时应当综合考虑药物对体重的影响,并尽量减少增加体重的降糖药物,部分患者可考虑应用减重药物。

1.具有减重作用的降糖药

具有不同程度减重效果的降糖药物包括二甲双胍、α-糖苷酶抑制剂、钠-葡萄糖共转运蛋白-2抑制剂(SGLT2i)、胰高糖素样肽-1受体激动剂(GLP-1RA)。对体重指数(BMI)≥27 kg/m² 的T2DM患者,可在生活方式干预的基础上使用GLP-1RA等药物。

2.减重药

美国食品药品监督管理局(FDA)批准了在饮食、运动、行为疗法基础上辅助体重管理的药物。这类药物也可能对T2DM患者的血糖控制有改善作用,并能延迟糖尿病高危人群发展为T2DM。FDA批准的减重药包括芬特明、奥利司他(脂肪酶抑制剂)、氯卡色林(2C型血清素受体激动剂)、芬特明/托吡酯复方片剂、纳曲酮/安非他酮复方制剂、利拉鲁肽3.0 mg(GLP-1RA),适用于BMI≥27 kg/m²且患有一种或多种肥胖相关合并症(如T2DM、高血压和血脂异常)的患者,其中国内仅批准奥利司他用于肥胖的治疗。在药物治疗的前3个月,至少每个月应评估1次治疗的有效性与安全性。如果前3个月患者体重减轻<5％,或在任何时候存在安全性或耐受性问题,都应考虑停药,选择其他药物或治疗方法。

（三）其他

手术治疗。

（朱向忠）

第八章

儿内科常见病

第一节　小儿急性毛细支气管炎

急性毛细支气管炎是 2 岁以下婴幼儿特有的一种呼吸道感染性疾病,尤其以 6 个月内的婴儿最为多见,是此年龄最常见的一种严重的急性下呼吸道感染。以呼吸急促、三凹征和喘鸣为主要临床表现。主要为病毒感染,50％以上为呼吸道合胞病毒(RSV),其他副流感病毒、腺病毒亦可引起,RSV 是本病流行时唯一的病原。寒冷季节发病率较高,多为散发性,也可成为流行性。发病率男女相似,但男婴重症较多。早产儿、慢性肺疾病及先天性心脏病患儿为高危人群。

一、诊断

(一)表现

1.症状

(1)2 岁以内婴幼儿,急性发病。

(2)上呼吸道感染后 2～3 天出现持续性干咳和发作性喘憋,咳嗽和喘憋同时发生,症状轻重不等。

(3)无热、低热、中度发热,少见高热。

2.体征

(1)呼吸浅快,60～80 次/分钟,甚至 100 次/分钟以上;脉搏快而细,常达 160～200 次/分钟。

(2)鼻翼翕动明显,有三凹征;重症面色苍白或发绀。

(3)胸廓饱满呈桶状胸,叩诊过清音,听诊呼气相呼吸音延长,呼气性喘鸣。毛细支气管梗阻严重时,呼吸音明显减低或消失,喘憋稍缓解时,可闻及弥漫性中、细湿啰音。

(4)因肺气肿的存在,肝脾被推向下方,肋缘下可触及,合并心力衰竭时肝脏可进行性增大。

(5)因不显性失水量增加和液体摄入量不足,部分患儿可出现脱水症状。

(二)辅助检查

1.胸部 X 线检查

可见不同程度的梗阻性肺气肿(肺野清晰,透亮度增加),约 1/3 的患儿有肺纹理增粗及散在的小点片状实变影(肺不张或肺泡炎症)。

2.病原学检查

可取鼻咽部洗液做病毒分离检查,呼吸道病毒抗原的特异性快速诊断,呼吸道合胞病毒感染的血清学诊断,都可对临床诊断提供有力佐证。

二、鉴别诊断

患儿年龄偏小,在发病初期即出现明显的发作性喘憋,体检及 X 线检查在初期即出现明显肺气肿,故与其他急性肺炎较易区别。但本病还需与以下疾病鉴别。

(一)婴幼儿哮喘

婴儿的第一次感染性喘息发作,多数是毛细支气管炎。毛细支气管炎当喘憋严重时,毛细支气管接近于完全梗阻,呼吸音明显降低,此时湿啰音也不易听到,不应误认为是婴幼儿哮喘发作。如有反复多次喘息发作,亲属有变态反应史,则有婴幼儿哮喘的可能。婴幼儿哮喘一般不发热,表现为突发突止的喘憋,可闻及大量哮鸣音,对支气管扩张药及皮下注射小剂量肾上腺素效果明显。

(二)喘息性支气管炎

发病年龄多见于 1～3 岁幼儿,常继发于上感之后,多为低至中等度发热,肺部可闻及较多不固定的中等湿啰音、喘鸣音。病情多不重,呼吸困难、缺氧不明显。

(三)粟粒性肺结核

有时呈发作性喘憋,发绀明显,多无啰音。有结核接触史或家庭病史,结核中毒症状,PPD试验阳性,可与急性毛细支气管炎鉴别。

(四)可发生喘憋的其他疾病

如百日咳、充血性心力衰竭、心内膜弹力纤维增生症、吸入异物等。

(1)因肺脏过度充气,肝脏被推向下方,可在肋缘下触及,且患儿的心率与呼吸频率均较快,应与充血性心力衰竭鉴别。

(2)急性毛细支气管炎一般多以上呼吸道感染症状开始,此点可与充血性心力衰竭、心内膜弹力纤维增生症、吸入异物等鉴别。

(3)百日咳为百日咳鲍特杆菌引起的急性呼吸道传染病,人群对百日咳普遍易感。目前我国百日咳疫苗为计划免疫接种,发病率明显下降。百日咳典型表现为阵发、痉挛性咳嗽,痉咳后伴1 次深长吸气,发出特殊的高调鸡鸣样吸气性吼声,俗称"回勾"。咳嗽一般持续 2～6 周。发病早期外周血白细胞计数增高,以淋巴细胞为主。采用鼻咽拭子法培养阳性率较高,第 1 周可达90%。百日咳发生喘憋时需与急性毛细支气管炎鉴别,典型的痉咳、鸡鸣样吸气性吼声、白细胞计数增高以淋巴细胞为主、细菌培养百日咳鲍特杆菌阳性可鉴别。

三、治疗

该病最危险的时期是咳嗽及呼吸困难发生后的 48～72 小时。主要死因是过长的呼吸暂停、严重的失代偿性呼吸性酸中毒、严重脱水。病死率为 1%～3%。

(一)对症治疗

吸氧、补液、湿化气道、镇静、控制喘憋。

(二)抗生素治疗

考虑有继发细菌感染时,应想到金黄色葡萄球菌、大肠埃希菌或其他院内感染病菌的可能。

对继发细菌感染的重症患儿,应根据细菌培养结果选用敏感抗生素。

(三)并发症的治疗

及时发现和处理代谢性酸中毒、呼吸性酸中毒、心力衰竭及呼吸衰竭。并发心力衰竭时应及时采用快速洋地黄药物,如毛花苷C。对疑似心力衰竭的患儿,也可及早试用洋地黄药物观察病情变化。

(1)监测心电图、呼吸和血氧饱和度,通过监测及时发现低氧血症、呼吸暂停及呼吸衰竭的发生。一般吸入氧气浓度在40%以上即可纠正大多数低氧血症。当患儿出现吸气时呼吸音消失,严重三凹征,吸入氧气浓度在40%仍有发绀,对刺激反应减弱或消失,血二氧化碳分压升高,应考虑做辅助通气治疗。病情较重的小婴儿可有代谢性酸中毒,需做血气分析。约1/10的患者有呼吸性酸中毒。

(2)毛细支气管炎患儿因缺氧、烦躁而导致呼吸、心跳增快,需特别注意观察肝脏有无在短期内进行性增大,从而判断有无心力衰竭的发生。小婴儿和有先天性心脏病的患儿发生心力衰竭的机会较多。

(3)过度换气及液体摄入量不足的患儿要考虑脱水的可能。观察患儿哭时有无眼泪,皮肤及口唇黏膜是否干燥,皮肤弹性及尿量多少等,以判断脱水程度。

(四)抗病毒药物治疗

主要药物有利巴韦林、中药双黄连。

1.利巴韦林

常用剂量为每天10～15 mg/kg,分3～4次。利巴韦林是于1972年首次合成的核苷类广谱抗病毒药,最初的研究认为它在体外有抗RSV作用,但进一步的试验却未能得到证实。目前美国儿科协会不再推荐常规应用这种药物,但强调对某些高危、病情严重患儿可以用利巴韦林治疗。

2.中药双黄连

北京儿童医院采用双盲随机对照方法的研究表明,双黄连雾化吸入治疗RSV引起的下呼吸道感染是安全有效的方法。

(五)呼吸道合胞病毒(RSV)特异治疗

1.静脉用呼吸道合胞病毒免疫球蛋白(RSV-IVIG)

在治疗RSV感染时,RSV-IVIG有两种用法:①一次性静脉滴注RSV-IVIG 1 500 mg/kg;②吸入疗法,只在住院第1天给予RSV-IVIG制剂吸入,共2次,每次50 mg/kg,约20分钟,间隔30～60分钟。两种用法均能有效改善临床症状,明显降低鼻咽分泌物中的病毒含量。

2.RSV单克隆抗体

用法为每月肌内注射1次,每次15 mg/kg,用于整个RSV感染季节,在RSV感染开始的季节提前应用效果更佳。

(六)支气管扩张药及肾上腺糖皮质激素

1.支气管扩张药

过去认为支气管扩张药对毛细支气管炎无效,目前多数学者认为用β受体兴奋药治疗毛细支气管炎有一定的效果。综合多个研究表明,肾上腺素为支气管扩张药中的首选药。

2.肾上腺糖皮质激素

长期以来对糖皮质激素治疗急性毛细支气管炎的争议仍然存在,目前尚无定论。但有研究表明,糖皮质激素对毛细支气管炎的复发有一定的抑制作用。

四、疗效分析

(一)病程

一般为 5～15 天。恰当的治疗可缩短病程。

(二)病情加重

如果经过合理治疗病情无明显缓解,应考虑以下方面:①有无并发症出现,如合并心力衰竭者病程可延长;②有无先天性免疫缺陷或使用免疫抑制剂;③小婴儿是否输液过多,加重喘憋症状。

五、预后

预后大多良好。婴儿期患毛细支气管炎的患儿易于在病后半年内反复咳喘,随访 2～7 年有 20%～50% 发生哮喘。其危险因素为过敏体质、哮喘家族史、先天小气道等。

(祝月霞)

第二节　小儿病毒性心肌炎

病毒性心肌炎是病毒侵犯心脏所致的以心肌炎性病变为主要表现的疾病,可伴有心包或心内膜炎症改变。近年来国内发病有增多趋势,是小儿常见的心脏疾病。本病临床表现轻重不一,预后大多良好,少数可发生心力衰竭、心源性休克,甚至猝死。

一、病因

近年来动物试验及临床观察表明,可引起心肌炎的病毒有 20 余种,其中以柯萨奇 B 组病毒(1～6 型)最常见。另外,柯萨奇 A 组病毒、埃可病毒、脊髓灰质炎病毒、腺病毒、传染性肝炎病毒、流感和副流感病毒、麻疹病毒、单纯疱疹病毒及流行性腮腺炎病毒等也可引起本病。

二、发病机制

本病的发病机制尚不完全清楚。一般认为与病毒直接侵犯心脏和免疫反应有关。

(1)疾病早期,病毒及其毒素可经血液循环直接侵犯心肌细胞,产生变性、坏死。临床上可从心肌炎患者的鼻咽分泌物或粪便中分离出病毒,并在恢复期血清中检出相应的病毒中和抗体有 4 倍以上升高;从心肌炎死亡病例的心肌组织中可直接分离出病毒,用荧光抗体染色技术可在心肌组织中找到特异性病毒抗原,电镜检查可发现心肌细胞有病毒颗粒。这些均强有力地支持病毒直接侵犯心脏的学说。

(2)病毒感染后可通过免疫反应造成心肌损伤。临床观察,往往在病毒感染后经过一定潜伏期才出现心脏受累征象,符合变态反应规律;患者血清中可测到抗心肌抗体增加;部分患者表现为慢性心肌炎,部分可转成扩张性心肌病,符合自身免疫反应;尸体解剖病例免疫荧光检查在心肌组织中有免疫球蛋白(IgG)及补体沉积。以上现象说明本病的发病机制中还有变态反应或自身免疫参与。

三、临床表现

发病前 1～3 周常有呼吸道或消化道病毒感染史,患者多有轻重不等的前驱症状,如发热、咽痛、肌痛等。

临床表现轻重不一,轻型患儿一般无明显自觉症状,仅表现心电图异常,可见期前收缩或 ST-T 改变。心肌受累明显时,可有心前区不适、胸闷、气短、心悸、头晕及乏力等症状,心脏有轻度扩大,伴心动过速、心音低钝或奔马律,心电图可出现频发期前收缩、阵发性心动过速或二度以上房室传导阻滞,可导致心力衰竭及昏厥等。反复心力衰竭者,心脏明显扩大,可并发严重心律失常。重症患儿可突然发生心源性休克,表现为烦躁不安、面色苍白、皮肤发花、四肢湿冷、末梢发绀、脉搏细弱、血压下降、闻及奔马律等,可在数小时或数天内死亡。

体征主要为心尖区第一音低钝,心动过速,部分有奔马律,一般无明显器质性杂音,伴心包炎者可听到心包摩擦音,心界扩大。危重病例可有脉搏微弱、血压下降、两肺出现啰音及肝脏肿大,提示循环衰竭。

四、辅助检查

(一)心电图检查

常有以下几种改变:①ST 段偏移,T 波低平、双向或倒置;②QRS 低电压;③房室传导阻滞或窦房传导阻滞、束支传导阻滞;④各种期前收缩,以室性期前收缩最常见,也可见阵发性心动过速、房性扑动等。

(二)X 线检查

轻者心脏大小正常,重者心脏向两侧扩大,以左侧为主,搏动减弱,可有肺淤血或肺水肿。

(三)心肌酶测定

血清肌酸磷酸激酶(CK)早期多有增高,其中以来自心肌的同工酶(CK-MB)特异性强,且较敏感。血清谷草转氨酶(AST)、d-羟丁酸脱氢酶(d-HBDH)、乳酸脱氢酶(LDH)在急性期也可升高,但恢复较快,其中乳酸脱氢酶特异性较差。

(四)病原学诊断

疾病早期可从咽拭子、咽冲洗液、粪便、血液、心包液中分离出病毒,但需结合血清抗体测定才有意义。恢复期血清抗体滴度比急性期增高 4 倍以上或病程早期血中特异性 IgM 抗体滴度在 1:128 以上均有诊断意义。应用聚合酶链反应(PCR)或病毒核酸探针原位杂交法自血液中查到病毒核酸可作为某一型病毒存在的依据。

五、诊断

全国小儿心肌炎心肌病学术会议对病毒性心肌炎诊断标准进行了重新修订。

(一)临床诊断依据

(1)心功能不全、心源性休克或心脑综合征。

(2)心脏扩大(X 线、超声心动图检查具有表现之一)。

(3)心电图改变:以 R 波为主的 2 个或 2 个以上主要导联(Ⅰ、Ⅱ、aVF、V₅)ST-T 改变持续 4 周以上伴动态变化,出现窦房、房室传导阻滞,完全性右束支或左束支传导阻滞,成联律、多形、多源、成对或并行期前收缩,非房室结及房室折返引起的异位心动过速,低电压(新生儿除外)及异常 Q 波。

(4)血清 CK-MB 升高或心肌肌钙蛋白(cTnI 或 cTnT)阳性。

(二)病原学诊断依据

1.确诊指标

自患儿心内膜、心肌、心包(活检、病理)或心包穿刺液中发现以下之一者可确诊为病毒性心肌炎:①分离到病毒;②用病毒核酸探针查到病毒核酸;③特异性病毒抗体阳性。

2.参考指标

有以下之一者结合临床可考虑心肌炎系病毒引起:①自患儿粪便、咽拭子或血液中分离到病毒,且恢复期血清同型抗体滴度较第 1 份血清升高或降低 4 倍以上;②病程早期患儿血清型特异性 IgM 抗体阳性;③用病毒核酸探针自患儿血中查到病毒核酸。

如具备临床诊断依据 2 项,可临床诊断。发病同时或发病前 2~3 周有病毒感染的证据支持诊断:①同时具备病原学确诊依据之一者,可确诊为病毒性心肌炎;②具备病原学参考依据之一者,可临床诊断为病毒性心肌炎;③凡不具备确诊依据,应给予必要的治疗或随诊,根据病情变化,确诊或除外心肌炎;④应除外风湿性心肌炎、中毒性心肌炎、先天性心脏病、结缔组织病,以及代谢性疾病的心肌损害、甲状腺功能亢进症、原发性心肌病、原发性心内膜弹力纤维增生症、先天性房室传导阻滞、心脏自主神经功能异常、β 受体功能亢进及药物引起的心电图改变。

六、治疗

本病目前尚无特效疗法,可结合病情选择下列处理措施。

(一)休息

急性期至少应休息到热退后 3~4 周,有心功能不全及心脏扩大者应绝对卧床休息,以减轻心脏负担。

(二)营养心肌及改善心肌代谢药物

1.大剂量维生素 C 和能量合剂

维生素 C 能清除氧自由基,增加冠状动脉血流量,增加心肌对葡萄糖的利用及糖原合成,改善心肌代谢,有利于心肌炎恢复,一般每次 100~150 mg/kg 加入 10% 葡萄糖液静脉滴注,1 次/天,连用 15 天。能量合剂有加强心肌营养、改善心肌功能的作用,常用三磷酸腺苷(ATP)、辅酶 A、维生素 B_6 与维生素 C 加入 10% 葡萄糖液中一同静脉滴注。因 ATP 能抑制窦房结的自律性,抑制房室传导,故心动过缓、房室传导阻滞时禁用。

2.泛癸利酮(辅酶 Q_{10})

有保护心肌作用,每次 10 mg,3 岁以下 1 次/天,3 岁以上 2 次/天,肥胖年长儿 3 次/天,疗程 3 个月。部分患者长期服用可致皮疹,停药后可消失。

3.1,6-二磷酸果糖(FDP)

FDP 是一种有效的心肌代谢酶活性剂,有明显保护心肌代谢作用。150~250 mg/(kg·d)静脉滴注,1 次/天,10~15 天为 1 个疗程。

(三)维生素 E

维生素 E 为抗氧化剂,小剂量短疗程应用,每次 5 mg,3 岁以下 1 次/天,3 岁以上 2 次/天,疗程1 个月。

（四）抗生素

急性期应用青霉素清除体内潜在细菌感染病灶，20×10^4 U/(kg·d)静脉滴注，疗程7～10天。

（五）肾上腺皮质激素

在病程早期(2周内)，一般病例及轻型病例不主张应用，因其可抑制体内干扰素的合成，促进病毒增殖及病变加剧。对合并心源性休克、心功能不全、心脏明显扩大、严重心律失常(高度房室传导阻滞、室性心动过速)等重症病例仍需应用，有抗炎、抗休克作用，可用地塞米松0.2～1.0 mg/kg或氢化可的松15～20 mg/kg静脉滴注；症状减轻后改用泼尼松口服，1.0～1.5 mg/(kg·d)，逐渐减量停药，疗程3～4周。对常规治疗后心肌酶持续不降的病例可试用小剂量泼尼松治疗，0.5～1.0 mg/(kg·d)，每2周减量1次，共6周。

（六）积极控制心力衰竭

由于心肌炎患者对洋地黄制剂极为敏感，易出现中毒现象，故多选用快速或中速制剂，如毛花苷C或地高辛等，剂量应偏小，饱和量一般用常规量的1/2～2/3，洋地黄化量时间不能短于24小时，并需注意补充氯化钾，因低钾时易发生洋地黄中毒和心律失常。

（七）抢救心源性休克

静脉推注大剂量地塞米松0.5～1.0 mg/kg或大剂量维生素C 200～300 mg/kg常可获得较好效果。及时应用血管活性药物，如多巴胺[1 mg/kg加入葡萄糖液中用微泵3～4小时输完，相当于5～8 μg/(kg·min)]、间羟胺等可加强心肌收缩力、维持血压及改善微循环。持续氧气吸入，烦躁者给予苯巴比妥、地西泮或水合氯醛等镇静剂。适当输液，维持血液循环。

（八）纠正心律失常

对严重心律失常除上述治疗外，应针对不同情况及时处理。①房性或室性期前收缩：可口服普罗帕酮每次5～7 mg/kg，每隔6～8小时服1次，足量用2～4周。无效者可选用胺碘酮，5～10 mg/(kg·d)，分3次口服。②室上性心动过速：普罗帕酮每次1.0～1.5 mg/kg加入葡萄糖液中缓慢静脉推注，无效者10～15分钟后可重复应用，总量不超过5 mg/kg。③室性心动过速：多采用利多卡因静脉滴注或推注，每次0.5～1.0 mg/kg，10～30分钟后可重复使用，总量不超过5 mg/kg。对病情危重，药物治疗无效者，可采用同步直流电击复律。④房室传导阻滞：可应用肾上腺皮质激素消除局部水肿，改善传导功能，地塞米松0.2～0.5 mg/kg，静脉注射或静脉滴注。心率慢者口服山莨菪碱(654-2)、阿托品或静脉注射异丙肾上腺素。

（祝月霞）

第三节　小儿感染性心内膜炎

一、病因和发病机制

（一）病因

1.心脏的原发病变

感染性心内膜炎患儿中绝大多数均有原发性心脏病，其中以先天性心脏病最为多见。室间隔缺损最易罹患心内膜炎，其他依次为法洛四联症、主动脉瓣狭窄、主动脉瓣二叶畸形，动脉导管未闭、肺动脉瓣狭窄等。后天性心脏病中,风湿性瓣膜病占14％,通常为主动脉瓣及二尖瓣关闭不全。二尖瓣脱垂综合征也可并发感染性心内膜炎。发生心内膜炎的心脏病变常因心室或血管内有较大的压力阶差,产生高速的血液激流,而经常冲击心内膜面使之遭受损伤所致。心内膜下胶原组织暴露,血小板及纤维蛋白在此凝聚、沉积,形成无菌性赘生物。当菌血症时,细菌在上述部位黏附、定居并繁殖,形成有菌赘生物,受累部位多在压力低的一侧,如室间隔缺损感染性赘生物在缺损的右缘,三尖瓣的隔叶与肺动脉瓣、动脉导管未闭在肺动脉侧,主动脉关闭不全在左心室等。约8％的患儿无原发性心脏病变,通常由于毒力较强的细菌或真菌感染引起,如金黄色葡萄状球菌、念珠菌等,见于2岁以下婴儿及长期应用免疫抑制剂者。

2.病原体

过去以草绿色(即溶血性)链球菌最多见,占半数以上。近年来,葡萄球菌有增多趋势;其次为肠球菌、肺炎双球菌、β溶血性链球菌,还有大肠埃希菌、绿脓杆菌及嗜血杆菌。真菌性心内膜炎的病原体以念珠菌属、曲霉菌属及组织胞浆菌属较多见。人工瓣膜及静脉注射麻醉剂的药瘾者,以金黄色葡萄球菌、绿脓杆菌及念珠菌属感染多见。

3.致病因素

在约1/3的患儿的病史中可追查到致病因素,主要为纠治牙病及扁桃体摘除术。口腔及上呼吸道手术后发生的心内膜炎多为草绿色链球菌感染;脓皮病、甲沟炎、导管检查及心脏手术之后的心内膜炎,常为金黄色或白色葡萄球菌感染;而肠道手术后的心内膜炎,则多为肠球菌或大肠埃希菌感染。

(二)发病机制

1.喷射和文丘里效应

机械和流体力学原理在发病机制中似乎很重要。试验证明,将细菌气溶胶通过文丘里管喷至气流中,可见高压源将感染性液体推向低压槽中,形成具有特征性的菌落分布。在喷出高压源小孔后的低压槽中总是出现最大的沉淀环。这一模型有助于解释发生在不同心瓣膜和室间隔病损分布,亦可解释二尖瓣关闭不全发生感染性心内膜炎时瓣膜心房面邻近部位的特征性改变。当血流从左心室通过关闭不全的二尖瓣膜时,可发生文丘里效应,即血流通过狭窄的瓣膜孔后,压强降低,射流两侧产生涡流,悬浮物沉积两侧,使心房壁受到损害。主动脉瓣关闭不全时赘生物易发生在主动脉小叶心室面或腱索处。小型室间隔缺损,损害常发生右室面缺损处周围或与缺损相对的心室壁,后者为高速血流喷射冲击引起的损伤。其他如三尖瓣关闭不全、动静脉瘘、动脉导管未闭亦可根据文丘里效应预测其心内膜受损的部位。心脏先天性缺损血液分流量小或充血性心力衰竭时,因缺损两侧压力阶差不大,故不易发生心内膜炎,这可能是单纯性房间隔缺损罕见心内膜炎,而小型室间隔缺损较易发生的原因。

2.血小板-纤维素栓

喷射文丘里效应损伤心脏心内膜面。在此基础上发生血小板-纤维素栓,而形成无菌性赘生物。

3.菌血症和凝集抗体

正常人可发生一过性菌血症,多无临床意义。但当侵入细菌的侵袭力强,如有循环抗体凝集素可有大量细菌黏附于已有的血小板-纤维素血栓上定居、繁殖,即可发病。

4.免疫学因素

感染性心内膜炎的发病与免疫学因素有关。许多感染性心内膜患者血液中IgG、IgM、巨球蛋白、冷球蛋白升高,类风湿因子阳性。肾脏损害,动脉内膜炎均支持免疫发病机制。有人对该症的淤血、条纹状出血、皮下小结作镜检,发现血管周围有细胞浸润及其他血管炎的表现,认为可能是过敏性血管炎。

二、临床表现及辅助检查

(一)临床表现

1.病史

大多数患者有器质性心脏病,部分患者发病前有龋齿、扁桃体炎、静脉插管或心内手术史。

2.临床症状

可归纳为三方面:全身感染症状;心脏症状;栓塞及血管症状。

(1)一般起病缓慢,开始时仅有不规则发热,患者逐渐感觉疲乏、食欲减退,体质量减轻,关节痛及肤色苍白。病情进展较慢,数天或数周后出现栓塞征象,淤点见于皮肤与黏膜,指甲下偶尔见线状出血,或偶尔在指、趾的腹面皮下组织发生小动脉血栓,可摸到隆起的紫红色小结节,略有触痛,称欧氏小结。病程较长者则见杵状指、趾,故非青紫型先天性心脏病患儿出现杵状指、趾时,应考虑本病。

(2)心脏方面若原有杂音的,其性质可因心瓣膜的赘生物而有所改变,变为较响较粗;原无杂音者此时可出现杂音,杂音特征为乐音性且易多变。约一半患者由于心瓣膜病变、中毒性心肌炎、心肌脓肿等而导致充血性心力衰竭。

(3)其他症状:视栓塞累及的器官而异,一般为脾脏增大、腹痛、便血、血尿等,脾增大有时很显著,但肝的增大则不明显。并发于先天性心脏病时,容易发生肺栓塞,则有胸部剧痛、频咳与咯血,叩诊有实音或浊音,听诊时呼吸音减弱,须与肺炎鉴别。往往出现胸腔积液,可呈血色,并在短期内屡次发作上述肺部症状,约30%的患者发生脑动脉栓塞,出现头痛、呕吐,甚至偏瘫、失语、抽搐及昏迷等。由脑栓塞引起的脑膜炎,脑脊液细菌培养往往阴性,糖及氯化物也可正常,与结核性或病毒性脑膜炎要仔细鉴别。神经症状的出现一般表示患者垂危。

(4)毒力较强的病原体如金黄色葡萄球菌感染,起病多急骤,有寒战、高热、盗汗及虚弱等全身症状,以脓毒败血症为主。肝、肾、脾、脑及深部组织可发生脓疡,或并发肺炎、心包炎、脑膜炎、腹膜炎及骨髓炎等,累及心瓣膜时可出现新杂音、心脏扩大及充血性心力衰竭,栓塞现象较多见。病情进展急剧时,可在数天或数周危及生命。如早期抢救,可在数周内恢复健康。心瓣膜损伤严重者,恢复后可遗留慢性心脏瓣膜病。

(二)辅助检查

1.一般血液检查

常见的血常规结果为进行性贫血与白细胞增多,中性粒细胞升高。红细胞沉降率增快,C反应蛋白阳性。血清球蛋白常常增多,甚至清蛋白、球蛋白比例倒置,免疫球蛋白升高,循环免疫复合物及类风湿因子阳性。

2.血培养

血液培养是确诊的关键,对疑诊者不应急于用药,宜于早期重复地做血培养,并保留标本至2周之久,从而提高培养的阳性率并做药敏试验。有人认为,在体温上升前1～2小时,10～15分钟采血1次,连续6次,2天内多次血培养的阳性率较分散于数天做血培养为高。血培养阳性率可达90%,如已用抗生素治疗,宜停用抗生素3天后采取血标本做培养。

3.超声心动图

能检出赘生物的额外回波,大于 2 mm 的赘生物可被检出。应用 M 型超声心动图仪或心脏超声切面实时显像可探查赘生物的大小及有关瓣膜的功能状态,后者显示更佳。超声检查为无害性方法,可重复检查,观察赘生物大小及瓣膜功能的动态变化,了解瓣膜损害程度,对决定是否做换瓣手术有参考价值。诊断依据以上临床表现,实验室检查栓塞现象和血培养阳性者即可确诊。

三、治疗

(一)抗生素

应争取及早应用大剂量抗生素治疗,不可因等待血培养结果而延期治疗,但在治疗之前必先做几次血培养,因培养出的病原菌及其药物敏感试验的结果,对选用抗生素及剂量有指导意义。抗生素选用杀菌力强,应两种抗生素联合使用,一般疗程为 4～6 周。对不同的病原菌感染应选用不同的抗生素,参考如下。

1.草绿色链球菌

首选青霉素 G$(20～30)×10^4$ U/(kg·d),最大量 $20×10^6$ U/d,分 4 次静脉滴注,6 小时1 次,疗程 4～6 周。并加用庆大霉素 4～6 mg/(kg·d),静脉滴注,8 小时 1 次,疗程 2 周。疗效不佳,可于 5 天后加大青霉素用量。对青霉素过敏者,可换用头孢菌素类或万古霉素。

2.金黄色葡萄球菌

对青霉素敏感者选用青霉素 $20×10^6$ U/d,加庆大霉素,用法同草绿色链球菌治疗,青霉素疗程 6～8 周。耐药者用新青霉素 B 或新青霉素 Ⅲ 200～300 mg/(kg·d),分 4 次静脉滴注,6 小时1 次,疗程 6～8 周,加用庆大霉素静脉滴注 2 周;或再加利福平口服 15～30 mg/(kg·d),分2 次,疗程 6 周。治疗不满意或对青霉素过敏者可用头孢菌素类,选用头孢菌素 Ⅰ(头孢噻吩)、头孢菌素 Ⅴ(头孢唑啉)或头孢菌素 Ⅵ(头孢拉定)200 mg/(kg·d),分 4 次,每6 小时静脉滴注,疗程 6～9 周;或用万古霉素 40～60 mg/(kg·d),每天总量不超过 2 g,1 次/(8～12 小时),分2～3 次静脉滴注,疗程 6～8 周。表皮葡萄球菌感染治疗同金黄色葡萄球菌。

3.革兰阴性杆菌或大肠埃希菌

用氨苄西林 300 mg/(kg·d),分 4 次静脉滴注,6 小时 1 次,疗程 4～6 周;或用第 3 代头孢菌素类,选用头孢哌酮或头孢曲松 200 mg/(kg·d),分 4 次静脉滴注,6 小时 1 次,头孢曲松可分 2 次注射,疗程 4～6 周;并加用庆大霉素 2 周,绿脓杆菌感染也可加用羟苄西林200～400 mg/(kg·d),分 4 次静脉滴注。

4.肠球菌

用青霉素 $20×10^6$ U/d,或氨苄西林 300 mg/(kg·d),分 4 次,6 小时 1 次静脉滴注,疗程6～8 周,并加用庆大霉素。对青霉素过敏者,可换用万古霉素或头孢菌素类。

5.真菌

用两性霉素 B,开始用量 0.1～0.25 mg/(kg·d),以后每天逐渐增加至 1 mg/(kg·d),静脉滴注 1 次。可合用 5-氟胞嘧啶 50～150 mg/(kg·d),分 3～4 次服用。

6.病菌不明或术后者

用新青霉素 Ⅲ 加氨苄西林及庆大霉素;或头孢菌素类头孢曲松或头孢哌酮;或用万古霉素。

（二）其他治疗

其他治疗包括休息、营养丰富的饮食、铁剂等,必要时可输血。并发心力衰竭时,应用洋地黄、利尿剂等。并发于动脉导管未闭的感染性动脉内膜炎病例,经抗生素治疗仍难以控制者,手术矫正畸形后,继续抗生素治疗常可迅速控制并发动脉内膜炎。

在治疗过程中,发热先退,自觉症状好转,瘀斑消退,尿中红细胞消失较慢,约需 1 个月或更久;白细胞恢复也较慢,红细胞沉降率恢复需一个半月左右。终止治疗的依据:体温、脉搏正常,自觉情况良好,体质量增加,栓塞现象消失,血常规及红细胞沉降率恢复正常等,如血培养屡得阴性,则更可靠。停止治疗后,应随访 2 年。以便对复发者及时治疗。

（祝月霞）

第四节　小 儿 口 炎

口炎是指口腔黏膜的炎症,如病变仅限于舌、齿龈或口角亦可称为舌炎、齿龈炎或口角炎。本病在小儿时期较多见,尤其是婴幼儿,可单独发生,亦可继发于全身性疾病,如急性感染、腹泻和营养不良。多由病毒、细菌、真菌或螺旋体等引起。

一、鹅口疮

鹅口疮又名雪口疮,为白念珠菌引起的慢性炎症,多见于新生儿、营养不良、腹泻、长期使用广谱抗生素或激素的患儿,使用污染的喂乳器具以及新生儿在出生时经产道亦可污染。

（一）临床表现

本病特征是在口腔黏膜上出现白色或灰白色乳凝块样物,此物略高于黏膜表面,粗糙无光,最常见于颊黏膜,亦可蔓延至口腔其他部位。干燥、不红、不流涎是本病不同于其他口炎的特点,有时灰白色物融合成片,很像乳块。若有怀疑,可用棉签蘸水轻轻拭揩,鹅口疮不易揩去。本病一般无全身症状,若累及食管、肠道、气管、肺等,出现呕吐、吞咽困难、声音嘶哑或呼吸困难。

（二）治疗

局部涂 1% 龙胆紫溶液,每天 1～2 次。病变广泛者,可用制霉菌素每次 100 000 U 加水1～2 mL涂患处,每天 3～4 次,或口服制霉菌素 50 000～100 000 U,每天 3 次。

（三）预防

预防以口腔卫生为主,注意乳瓶、乳头、玩具等的清洁消毒。不要经常为小儿揩洗口腔,因为易揩伤口腔黏膜,并将致病菌带入。

二、疱疹性口炎

疱疹性口炎为单纯疱疹病毒所致,多见于 1～3 岁小儿,全年均可发生,无季节性,传染性较强,在集体托幼机构可引起小流行。

（一）临床表现

有低热或高热达 40 ℃,齿龈红肿,舌、腭等处散布黄白色小溃疡,周围黏膜充血。口唇可红肿裂开,近唇黏膜的皮肤可有疱疹,颈淋巴结肿大。病程较长,发热常在 3 天以上,可持续

5～7 天;溃疡需 10～14 天才完全愈合,淋巴结经 2～3 周才消肿。本病须和疱疹性咽峡炎鉴别,后者由柯萨奇病毒引起,多发生于夏秋季,疱疹主要是在咽部和软腭,有时见于舌,但不累及齿龈和颊黏膜,颌下淋巴结不肿大,病程较短。

(二)治疗

保持口腔清洁,勤喂水,局部可撒冰硼散或锡类散等中药,为预防感染可涂 2.5%～5%金霉素甘油。疼痛重者,在食前用 2%利多卡因涂局部,食物以微温或凉的流质为宜。对发热者可给退热剂,对体弱者需补充营养和复合维生素 B 及维生素 C,后期疑有继发细菌感染者,选用抗菌药物。

三、溃疡性口炎

溃疡性口炎主要致病菌有链球菌、金黄色葡萄球菌、肺炎双球菌、绿脓杆菌、大肠埃希菌等,多见于婴幼儿,常发生于急性感染,长期腹泻等机体抵抗力降低时,口腔不洁更利于细菌繁殖而致病。

(一)临床表现

口腔各部位均可发生,常见于舌、唇内侧及颊黏膜等处,可蔓延到咽喉部。开始时口腔黏膜充血水肿,随后发生大小不等的糜烂或溃疡,可融合成片,表面有较厚的纤维素性炎性渗出物形成的假膜,呈灰白色,边界清楚,易拭去,涂片染色可见大量细菌。局部疼痛、流涎、拒食、烦躁,常有发热,高达 39～40 ℃,局部淋巴结肿大,血白细胞增高,饮食少者可出现失水和酸中毒。

(二)治疗

及时控制感染,加强口腔护理。用 3%过氧化氢清洗溃疡面后涂 1%龙胆紫或 2.5%～5%金霉素甘油,局部止痛用 2%利多卡因涂抹。较大儿童可用含漱剂如 0.1%雷凡奴尔溶液。一般需用抗菌药物。高热者给药物或物理降温,注意热量和液体的补充;宜用微温或凉的流质饮食,出现失水和酸中毒者应及时纠正。

(祝月霞)

第五节　小儿胃食管反流

胃食管反流(GER)是指胃内容物反流入食管,分生理性和病理性两种。生理情况下,由于小婴儿食管下端括约肌(LES)发育不成熟或神经肌肉协调功能差,可出现反流,往往出现于日间餐时或餐后,又称"溢乳"。病理性反流是由于 LES 的功能障碍和(或)与其功能有关的组织结构异常,以致 LES 压力低下而出现的反流,常常发生于睡眠、仰卧及空腹时,引起一系列临床症状和并发症,即胃食管反流病(GERD)。

一、病因和发病机制

(一)食管下端括约肌(LES)

(1)LES 压力降低是引起 GER 的主要原因。LES 是食管下端平滑肌形成的功能高压区,是最主要的抗反流屏障。正常吞咽时 LES 反射性松弛,静息状态保持一定的压力使食管下端关闭,如因某种因素使上述正常功能发生紊乱时,LES 短暂性松弛即可导致胃内容物反流入食管。

(2)LES 周围组织作用减弱。例如,缺少腹腔段食管,致使腹内压增高时不能将其传导至

LES 使之收缩达到抗反流的作用;小婴儿食管角(由食管和胃贲门形成的夹角,即 His 角)较大(正常为 30°～50°);膈肌食管裂孔钳夹作用减弱;膈食管韧带和食管下端黏膜瓣解剖结构存在器质性或功能性病变时以及胃内压、腹内压增高等,均可破坏正常的抗反流功能。

(二)食管与胃的夹角(His 角)

由胃肌层悬带形成,正常是锐角,胃底扩张时悬带紧张使角度变锐起瓣膜作用,可防止反流。新生儿 His 角较钝,易反流。

(三)食管廓清能力降低

正常情况下,食管廓清能力是依靠食管的推动性蠕动、唾液的冲洗、对酸的中和作用、食物的重力和食管黏膜细胞分泌的碳酸氢盐等多种因素发挥作用。当食管蠕动减弱、消失或出现病理性蠕动时,食管清除反流物的能力下降,这样就延长了有害的反流物质在食管内停留时间,增加了对黏膜的损伤。

(四)食管黏膜的屏障功能破坏

屏障作用是由黏液层、细胞内的缓冲液、细胞代谢及血液供应共同构成的。反流物中的某些物质,如胃酸、胃蛋白酶以及十二指肠反流入胃的胆盐和胰酶使食管黏膜的屏障功能受损,引起食管黏膜炎症(图 8-1)。

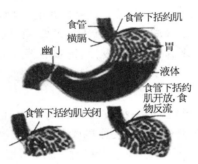

图 8-1 胃食管反流模式图

(五)胃、十二指肠功能失常

胃排空能力低下,使胃内容物及其压力增加,当胃内压增高超过 LES 压力时可使 LES 开放。胃容量增加又导致胃扩张,致使贲门食管段缩短,使其抗反流屏障功能降低。十二指肠病变时,幽门括约肌关闭不全则导致十二指肠胃反流。

二、临床表现

(一)呕吐

新生儿和婴幼儿以呕吐为主要表现。多数发生在进食后,呕吐物为胃内容物,有时含少量胆汁,也有表现为漾奶、反刍或吐泡沫。年长儿以反胃、反酸、嗳气等症状多见。

(二)反流性食管炎常见症状

1.胃灼热

胃灼热见于有表达能力的年长儿,位于胸骨下端,饮用酸性饮料可使症状加重,服用抗酸剂症状减轻。

2.咽下疼痛

婴幼儿表现为喂奶困难、烦躁、拒食,年长儿诉咽下疼痛,如并发食管狭窄则出现严重呕吐和持续性咽下困难。

3.呕血和便血

食管炎严重者可发生糜烂或溃疡,出现呕血或黑便症状。严重的反流性食管炎可发生缺铁性贫血。

(三)Barrett 食管

由于慢性 GER,食管下端的鳞状上皮被增生的柱状上皮所替代,抗酸能力增强,但更易发生食管溃疡、狭窄和腺癌。症状为咽下困难、胸痛、营养不良和贫血。

(四)其他全身症状

1.呼吸系统疾病

反流物直接或间接可引发反复呼吸道感染、吸入性肺炎,难治性哮喘,早产儿窒息或呼吸暂停及婴儿猝死综合征等。

2.营养不良

主要表现为体质量不增和生长发育迟缓、贫血。

3.其他

如声音嘶哑、中耳炎、鼻窦炎、反复口腔溃疡、龋齿等。部分患儿可出现精神神经症状。①Sandifer 综合征:是指病理性 GER 患儿呈现类似斜颈样的一种特殊"公鸡头样"的姿势。此为一种保护性机制,以期保持气道通畅或减轻酸反流所致的疼痛,同时伴有杵状指、蛋白丢失性肠病及贫血。②婴儿哭吵综合征:表现为易激惹、夜惊、进食时哭闹等。

三、诊断

GER 临床表现复杂且缺乏特异性,单一检查方法都有局限性,故诊断需采用综合技术。凡临床发现不明原因反复呕吐、咽下困难、反复发作的慢性呼吸道感染、难治性哮喘、生长发育迟缓、营养不良、贫血、反复出现窒息、呼吸暂停等症状时,都应考虑到 GER 的可能以及严重病例的食管黏膜炎症改变。

四、辅助检查

(一)食管钡餐造影

适用于任何年龄,但对胃滞留的早产儿应慎重。可对食管的形态、运动状况、钡剂的反流和食管与胃连接部的组织结构做出判断,并能观察到食管裂孔疝等先天性疾病,检查前禁食 3～4 小时,分次给予相当于正常摄食量的钡剂(表 8-1)。

表 8-1　GER X 射线分级

分级	表现
0 级	无胃内容物反流入食管下端
1 级	少量胃内容物反流入食管下端
2 级	反流至食管,相当于主动脉弓部位
3 级	反流至咽部
4 级	频繁反流至咽部,且伴有食管运动障碍
5 级	反流至咽部,且有钡剂吸入

（二）食管 pH 动态监测

将微电极放置在食管括约肌的上方，24 小时连续监测食管下端 pH，如有酸性 ER 发生则 pH 下降。通过计算机分析可反映 GER 的发生频率、时间，反流物在食管内停留的状况以及反流与起居活动、临床症状之间的关系，借助一些评分标准，可区分生理性和病理性反流，是目前最可靠的诊断方法。

（三）食管动力功能检查

应用低顺应性灌注导管系统和腔内微型传感器导管系统等测压设备，了解食管运动情况及 LES 功能。对于 LES 压力正常患儿应连续测压，动态观察食管运动功能。

（四）食管内镜检查及黏膜活检

可确定是否存在食管炎病变及 Barrett 食管。内镜下食管炎可分为 3 度：Ⅰ 度为充血；Ⅱ 度为糜烂和（或）浅溃疡；Ⅲ 度为溃疡和（或）狭窄。

（五）胃-食管同位素闪烁扫描

口服或胃管内注入含有 ^{99m}Tc 标记的液体，并测定食管反流量，可了解食管运动功能，明确呼吸道症状与 GER 的关系。

（六）超声学检查

B 型超声可检测食管腹段的长度、黏膜纹理状况、食管黏膜的抗反流作用，同时可探查有无食管裂孔疝。

五、鉴别诊断

（1）以呕吐为主要表现的新生儿、小婴儿应排除消化道器质性病变，如肠旋转不良、肠梗阻、先天性幽门肥厚性狭窄、胃扭转等。

（2）对反流性食管炎伴并发症的患儿，必须排除由于物理性、化学性、生物性等致病因素引起组织损伤而出现的类似症状。

六、治疗

治疗的目的是缓解症状，改善生活质量，防治并发症。

（一）一般治疗

1.体位治疗

将床头抬高 15°～30°，婴儿采用仰卧位，年长儿左侧卧位。

2.饮食治疗

适当增加饮食的稠厚度，少量多餐，睡前避免进食。低脂、低糖饮食，避免过饱。肥胖患儿应控制体质量。避免食用辛辣食品、巧克力、酸性饮料、高脂饮食。

（二）药物治疗

包括三类，即促胃肠动力药、抑酸药、黏膜保护剂。

1.促胃肠动力药

能提高 LES 张力，增加食管和胃蠕动，促进胃排空，从而减少反流。①多巴胺受体阻滞剂：多潘立酮（吗丁啉）为选择性、周围性多巴胺受体阻滞剂，促进胃排空，但对食管动力改善不明显。常用剂量为每次 0.2～0.3 mg/kg，每天 3 次，饭前半小时及睡前口服。②通过乙酰胆碱起作用的药物：西沙必利（普瑞博思），为新型全胃肠动力剂，是一种非胆碱能非多巴胺拮抗剂。主要作用于消化道壁肌间神经丛运动神经元的 5-羟色胺受体,增加乙酰胆碱释放,从而诱导和加强胃肠道生理运动。常用剂量为每次 $0.1\sim0.2$ mg/kg,3 次/天口服。

2.抗酸和抑酸药

主要作用为抑制酸分泌以减少反流物对食管黏膜的损伤,提高 LES 张力。①抑酸药:H_2 受体阻滞剂,常用西咪替丁、雷尼替丁;质子泵抑制剂,奥美拉唑(洛赛克)。②中和胃酸药:如氢氧化铝凝胶,多用于年长儿。

3.黏膜保护剂

如硫酸铝、硅酸铝盐、磷酸铝等。

4.外科治疗

采用上述治疗后,大多数患儿症状能明显改善和痊愈。具有下列指征可考虑外科手术:①内科治疗6~8周无效,有严重并发症(消化道出血、营养不良、生长发育迟缓);②严重食管炎伴溃疡、狭窄或发现有食管裂孔疝者;③有严重的呼吸道并发症,如呼吸道梗阻、反复发作吸入性肺炎或窒息、伴支气管肺发育不良者;④合并严重神经系统疾病。

(祝月霞)

第六节　小儿胃炎

胃炎是指由各种物理性、化学性或生物性有害因子引起的胃黏膜或胃壁炎症性改变的一种疾病。在我国小儿人群中胃炎的确切患病率不清。根据病程分为急性和慢性两种,后者发病率高。

一、诊断依据

(一)病史

1.发病诱因

对于急性胃炎应首先了解患儿近期有无急性严重感染、中毒、创伤及精神过度紧张等,有无误服强酸、强碱及其他腐蚀剂或毒性物质等。对于慢性胃炎而言不良的饮食习惯是主要原因,应了解患儿饮食有无规律、有无偏食、挑食;了解患儿有无过冷、过热饮食,有无食用辣椒、咖啡、浓茶等刺激性调味品,有无食用粗糙的难以消化的食物;了解患儿有无服用非甾体抗炎药或肾上腺皮质激素类药物等;还要了解患儿有无对牛奶或其他奶制品过敏等。

2.既往史

有无慢性疾病史,如慢性肾炎、尿毒症、重症糖尿病、肝胆系统疾病、儿童结缔组织疾病等;有无家族性消化系统疾病史;有无十二指肠-胃反流病史等。

(二)临床表现

1.急性胃炎

多急性起病,表现为上腹饱胀、疼痛、嗳气、恶心及呕吐,呕吐物可带血呈咖啡色,也可发生较多出血,表现为呕血及黑便。呕吐严重者可引起脱水、电解质及酸碱平衡紊乱。失血量多者可出现休克表现。有细菌感染者常伴有发热等全身中毒症状。

2.慢性胃炎

常见症状有腹痛、腹胀、呃逆、反酸、恶心、呕吐、食欲缺乏、腹泻、无力、消瘦等。反复腹痛是小儿就诊的常见原因,年长儿多可指出上腹痛,幼儿及学龄前儿童多指脐周不适。

（三）体格检查

1.急性胃炎

可表现为上腹部或脐周压痛。呕吐严重者可出现脱水、酸中毒体征,如呼吸深快、口渴、口唇黏膜干燥且呈樱红色、皮肤弹性差、尿少等。并发较大量消化道出血时可有贫血或休克表现。

2.慢性胃炎

一般无明显特殊体征,部分患儿可表现为消瘦、面色苍黄、舌苔厚腻、腹胀、上腹部或脐周轻度压痛等。

（四）并发症

长期慢性呕吐、食欲缺乏可引起消瘦或营养不良,严重呕吐可引起脱水、酸中毒和电解质紊乱,长期慢性小量失血可引起贫血,大量失血可引起休克。

（五）辅助检查

1.胃镜检查

可见黏膜广泛充血、水肿、糜烂、出血,有时可见黏膜表面的黏液斑或反流的胆汁。幽门螺杆菌（Hp）感染性胃炎时,可见到胃黏膜微小结节形成（又称胃窦小结节或淋巴细胞样小结节增生）。同时可取病变部位组织进行 Hp 或病理学检查。

2.X 线上消化道钡餐造影

胃窦部有浅表炎症者有时可呈胃窦部激惹征,黏膜纹理增粗、迂曲、锯齿状,幽门前区呈半收缩状态,可见不规则痉挛收缩。气、钡双重造影效果较好。

3.实验室检查

（1）幽门螺杆菌检测方法有胃黏膜组织切片染色与培养、尿素酶试验、血清学检测、核素标记尿素呼吸试验。

（2）胃酸测定:多数浅表性胃炎患儿胃酸水平与胃黏膜正常小儿相近,少数慢性浅表性胃炎患儿胃酸降低。

（3）胃蛋白酶原测定:一般萎缩性胃炎中影响其分泌的程度不如盐酸明显。

（4）内因子测定:检测内因子水平有助于萎缩性胃炎和恶性贫血的诊断。

二、诊断中的临床思维

典型的胃炎根据病史、临床表现、体检、X 线钡餐造影、纤维胃镜及病理学检查基本可确诊。但由于引起小儿腹痛的病因很多,急性发作的腹痛必须与外科急腹症、肝、胆、胰、肠等腹内脏器的器质性疾病以及腹型过敏性紫癜等鉴别。慢性反复发作的腹痛应与肠道寄生虫、肠痉挛等鉴别。

（一）急性阑尾炎

该病疼痛开始可在上腹部,常伴有发热,部分患儿呕吐,典型疼痛部位以右下腹为主,呈持续性,有固定压痛点、反跳痛及腹肌紧张、腰大肌试验阳性等体征,血白细胞总数及中性粒细胞增高。

(二)过敏性紫癜

腹型过敏性紫癜由于肠壁水肿、出血、坏死等可引起阵发性剧烈腹痛,常位于脐周或下腹部,可伴有呕吐或吐咖啡色物,部分患儿可有黑便或血便。但该病患儿可出现典型的皮肤紫癜、关节肿痛、血尿及蛋白尿等。

(三)肠蛔虫症

常有不固定腹痛、偏食、异食癖、恶心、呕吐等消化道功能紊乱症状,有时出现全身过敏症状。往往有吐、排虫史,粪便查找虫卵,驱虫治疗有效等可协助诊断。

(四)肠痉挛

婴儿多见,可出现反复发作的阵发性腹痛,腹部无特异性体征,排气、排便后可缓解。

(五)心理因素所致非特异性腹痛

心理因素所致非特异性腹痛是一种常见的儿童期身心疾病。病因不明,与情绪改变、生活事件、精神紧张、过度焦虑等有关。表现为弥漫性、发作性腹痛,持续数十分钟或数小时而自行缓解,可伴有恶心、呕吐等症状。临床及辅助检查往往无阳性发现。

三、治疗

(一)急性胃炎

1.一般治疗

患者应注意休息,进食清淡流质或半流质饮食,必要时停食 1～2 餐。药物所致急性胃炎首先停用相关药物,避免服用一切刺激性食物。及时纠正水、电解质紊乱。有上消化道出血者应卧床休息,保持安静,检测生命体征及呕吐与黑便情况。

2.药物治疗

分 4 类。

(1)H_2 受体拮抗药:常用西咪替丁,每天 10～15 mg/kg,分 1～2 次静脉滴注或分 3～4 次每餐前或睡前口服;或雷尼替丁,每天 3～5 mg/kg,分 2 次或睡前 1 次口服。

(2)质子泵抑制剂:常用奥美拉唑(洛赛克),每天 0.6～0.8 mg/kg,清晨顿服。

(3)胃黏膜保护药:可选用硫糖铝、十六角蒙脱石粉、麦滋林-S 颗粒剂等。

(4)抗生素:合并细菌感染者应用有效抗生素。

3.对症治疗

主要针对腹痛、呕吐和消化道出血的情况。

(1)腹痛:腹痛严重且除外外科急腹症者可酌情给予抗胆碱能药,如 10% 颠茄合剂、溴丙胺太林、山莨菪碱、阿托品等。

(2)呕吐:呕吐严重者可给予普鲁卡因、甲氧氯普胺、多潘立酮等药物止吐。注意纠正脱水、酸中毒和电解质紊乱。

(3)消化道出血:可给予卡巴克洛或凝血酶等口服或灌胃局部止血,必要时内镜止血。注意补充血容量,纠正电解质紊乱等。有休克表现者,按失血性休克处理。

(二)慢性胃炎

1.一般治疗

慢性胃炎又称特发性胃炎,缺乏特殊治疗方法,以对症治疗为主。养成良好的饮食习惯及生活规律,少吃生冷及刺激性食物。停用能损伤胃黏膜的药物。

2.病因治疗

对感染性胃炎应使用敏感的抗生素。确诊为 Hp 感染者可给予阿莫西林、庆大霉素等口服治疗。

3.药物治疗

分 4 类。

(1)对症治疗:有餐后腹痛、腹胀、恶心、呕吐者,用胃肠动力药。如多潘立酮(吗丁啉),每次 0.1 mg/kg,每天 3～4 次,餐前 15～30 分钟服用。腹痛明显者给予抗胆碱能药,以缓解胃肠平滑肌痉挛。可用硫酸阿托品,每次 0.01 mg/kg,皮下注射。或溴丙胺太林,每次 0.5 mg/kg,口服。

(2)黏膜保护药:枸橼酸铋钾,6～8 mg/(kg·d),分 2 次服用。大剂量铋剂对肝、肾和中枢神经系统有损伤,故连续使用本剂一般限制在 4～6 周之内为妥。硫糖铝(胃溃宁),10～25 mg/(kg·d),分 3 次餐前 2 小时服用,疗程 4～8 周,肾功能不全者慎用。麦滋林-S,每次 30～40 mg/kg,口服,每天 3 次,餐前服用。

(3)抗酸药:一般慢性胃炎伴有反酸者可给予中和胃酸药,如氢氧化铝凝胶、复方氢氧化铝片(胃舒平),于餐后 1 小时服用。

(4)抑酸药:仅用于慢性胃炎伴有溃疡病、严重反酸或出血时,疗程不超过 2 周。H_2 受体拮抗药,西咪替丁 10～15 mg/(kg·d),分 2 次口服,或睡前一次服用。雷尼替丁 4～6 mg/(kg·d),分 2 次服或睡前一次服用。质子泵抑制药,如奥美拉唑(洛赛克)0.6～0.8 mg/kg,清晨顿服。

四、治疗中的临床思维

(1)绝大多数急性胃炎患儿经治疗在 1 周左右症状消失。

(2)急性胃炎治愈后若不注意规律饮食和卫生习惯,或在服用能损伤胃黏膜的药物时仍可急性发作。在有严重感染等应急状态下更易复发,此时可短期给予 H_2 受体拮抗药预防应急性胃炎的发生。

(3)慢性胃炎患儿因缺乏特异性治疗,消化系统症状可反复出现,造成患儿贫血、消瘦、营养不良、免疫力低下等。可酌情给予免疫调节药治疗。

(4)小儿慢性胃炎胃酸分泌过多者不多见,因此要慎用抗酸药。主要选用饮食治疗。避免医源性因素,如频繁使用糖皮质激素或非甾体抗炎药等。

(祝月霞)

第七节　小儿功能性消化不良

功能性消化不良(functional dyspepsia,FD)是一组无器质性原因的慢性或间歇性消化道症候群,患病率高,易反复发作,严重影响患儿的生长发育和身心健康。临床症状主要有上腹痛、腹胀、早饱、嗳气、厌食、胃灼热、反酸、恶心和呕吐等。

一、病因和发病机制

小儿 FD 多发于学龄前及学龄儿童,其病因、发病机制、病理生理仍不清楚,可能与多种因素综合作用有关,如精神心理因素、胃肠运动障碍、内脏高敏感、胃酸分泌等原因相关。特别是胃排空延缓与停滞以及十二指肠反流有密切关系。动力学检查,50%～60%的患者存在胃近端和远端收缩和舒张障碍。某些人口学特征,如家庭居住拥挤,居住条件恶劣,社会经济状况差或家庭内幽门螺杆菌(Hp)感染史,应考虑消化不良的症状可能与 Hp 感染有关。持续的消化不良症状可继发于病毒性感染或腹泻发作,即使原发病已经缓解后也可发生,对这些患者要怀疑病毒感染后的胃轻瘫。

二、临床表现

功能性消化不良患儿可有不同的临床症状,某些患儿主要表现为上腹部疼痛,另一部分患儿可以表现为上腹部不适,伴有恶心、早饱、腹胀或饱胀感为主。餐后饱胀是指正常餐量即出现饱胀感。早饱是指有饥饿感但进食后不久即有饱感,导致摄入食物明显减少。

三、诊断和鉴别诊断

必须包括以下所有条件。

(1)持续或反复发作的上腹部(脐上)疼痛或不适。

(2)排便后不能缓解,或症状发作与排便频率或粪便性状的改变无关(即除外肠易激综合征)。

(3)无炎症性、解剖学、代谢性或肿瘤性疾病的证据可以解释患儿的症状,诊断前至少两个月内症状出现至少每周一次,符合上述标准。

对于主诉表达清楚的年长儿童(>4岁),可以参考罗马Ⅲ标准,并根据主要症状的不同将 FD 分为餐后不适综合征(表现为餐后饱胀或早饱)和上腹痛综合征(表现为上腹痛或烧灼感)两个亚型。与成人相比,儿童功能性消化不良难以归入溃疡样或动力障碍样消化不良中的任何一型,因此在儿童功能性消化不良的诊断标准中摒弃了这种分型。同时摒弃了为了诊断功能性消化不良强制性进行胃镜检查这条标准。因儿童存在症状描述困难,定位体征不典型等因素为诊断增加了困难。对于消化不良患儿,需详细询问病史和全面体格检查。要了解症状的严重程度与出现频率,其与进餐、排便的关系,尤其注意有否消化不良的报警症状。对有报警症状者要及时行相关检查以排除器质性疾病。

四、实验室检查

应做血常规、肝功能、肾功能、血糖、甲状腺功能、粪隐血试验和胃食管 24 小时 pH 监测。其他辅助检查:应做上消化道内镜、肝胆胰脾肾超声、胸部 X 线检查。超声或放射性核素胃排空检查、胃肠道压力测定等多种胃肠道动力检查手段在 FD 的诊断与鉴别诊断上起到了十分重要的作用。

检查目的:内镜检查主要除外食管、胃十二指肠炎症、溃疡、糜烂、肿瘤等器质性病变。超声检查除外肝、胆、胰、肾等疾病。

五、治疗

罗马Ⅲ儿童标准认为,在儿童功能性消化不良的治疗方面,通常经验性治疗多针对主要症状:疼痛、恶心、腹胀、饱胀或早饱。对于临床表现各不相同的 FD 患儿,依据其可能存在的发病机制进行整体治疗,选择个体化方案,旨在迅速缓解症状,提高生活质量。

（一）一般治疗

帮助患儿的家长认识、理解病情，指导其改善患儿生活方式，调整饮食结构和习惯，去除与症状相关的可能发病因素，提高缓解症状的能力。应避免可加重症状的食物（如咖啡、辛辣以及油腻食物）和非甾体抗炎药。

（二）药物治疗

根据患儿的临床表现及其与进餐的关系，可选用促动力药、抗酸药和抑酸药，一般疗程 2～4 周，治疗无效者可适当延长疗程，并可进一步检查，明确诊断后再进行治疗。新近一项 meta 分析，提示 Hp 根除治疗对 FD 患者症状的改善是有益的。所以有 Hp 感染者需行 Hp 的根除治疗。

1.促动力药

目前小儿常用促进胃肠排空的药物主要有：①多巴胺受体阻滞剂，甲氧氯普胺，它具有较明显的中枢止吐作用，可增强胃肠动力。可因其有导致椎体外系反应的可能，因而限制了其在婴幼儿的使用及长期大剂量使用。多潘立酮是选择性外周多巴胺 D_2 受体阻滞剂，不能透过血-脑屏障，因而无椎体外系不良反应，主要作用是增加胃窦和十二指肠动力，促进胃肠排空，可明显改善 FD 患儿餐后腹胀、早饱等症状。但需要引起注意的是此类药的长期使用可导致血催乳素升高，个别患者可能出现乳房胀痛或泌乳现象。②5-羟色胺 4（5-HT_4）受体激动剂，如枸橼酸莫沙必利，可明显改善 FD 患者腹胀、早饱等症状。

2.抗酸及抑酸药

现在已广泛应用于功能性消化不良的治疗。目前在临床上常用的抗酸药有铝碳酸镁、复方氢氧化铝、碳酸钙口服混悬液等，在一定程度上可以缓解症状。常用的抑酸药有质子泵抑制剂（PPI），如奥美拉唑；H_2 受体阻滞剂（H_2RA），如西咪替丁、雷尼替丁、法莫替丁等。这类药对于缓解腹痛、腹胀、反酸、嗳气、胃灼热等症状有较显著的作用。

3.根除 Hp 感染

新近一项 meta 分析，提示 Hp 根除治疗对 FD 患者症状的改善是有益的。因此，对于伴 Hp 感染的 FD 患儿建议进行根除 Hp 的治疗。同时有研究表明，对于 Hp 阳性的 FD 患儿使用奥美拉唑及抗生素根除 Hp 治疗后，部分患儿的症状可以得到长期改善，比单一使用奥美拉唑的患儿疗效显著。

（三）精神心理调整

心理因素在 FD 发病中已越来越受到重视。临床医师应该具备足够的同情心及耐心，给予患儿一定的行为治疗、认知疗法或心理干预，同时可以配合使用一些安慰剂，随着时间的推移大部分症状都会改善。对于促动力药和抑酸药治疗无效且伴有明显精神心理障碍的患儿，可以在心理科医师协助诊治的情况下，适当给予抗焦虑、抗抑郁药，以此来改善症状。

六、预防

并非所有的功能性消化不良的病儿均需接受药物治疗，有些病儿根据医师诊断得知无病及检查结果亦属正常后，可通过改变生活方式与调整食物种类来预防。如建立良好的生活习惯，避免心理紧张因素和刺激性食物，避免服用非甾体抗炎药，对于无法停药者应同时应用胃黏膜保护剂或 H_2 受体拮抗药。

（祝月霞）

第八节　小儿腹泻病

腹泻病是一组由多病原、多因素引起的以腹泻为主要临床表现的消化道疾病。近年来本病发病率及病死率已明显降低,但仍是婴幼儿的重要常见病和死亡病因。2岁以下多见,半数为1岁以内。

一、病因

(一)易感因素

(1)婴幼儿期生长发育快,所需营养物质相对较多,胃肠道负担重,经常处于紧张的工作状态,易发生消化功能紊乱。

(2)消化系统发育不成熟,胃酸和消化酶分泌少,消化酶活性低,对食物质和量的变化耐受力差;胃内酸度低,胃排空较快,对进入胃内的细菌杀灭能力弱。

(3)血清免疫球蛋白(尤以IgM和IgA)和肠道分泌型IgA均较低。

(4)正常肠道菌群对入侵的病原体有拮抗作用,而新生儿正常肠道菌群尚未建立,或因使用抗生素等引起肠道菌群失调,易患肠道感染。

(5)人工喂养:母乳中含有大量体液因子(SIgA、乳铁蛋白)、巨噬细胞和粒细胞、溶菌酶、溶酶体,有很强的抗肠道感染作用。家畜乳中虽有某些上述成分,但在加热过程中被破坏,而且人工喂养的食物和食具极易受污染,故人工喂养儿肠道感染发生率明显高于母乳喂养儿。

(二)感染因素

1.肠道内感染

肠道内感染可由病毒、细菌、真菌、寄生虫引起,以前两者多见,尤其是病毒。

(1)病毒感染:人类轮状病毒是婴幼儿秋冬季腹泻的最常见的病原;诺沃克病毒多侵犯儿童及成人;其他如埃可病毒、柯萨奇病毒、腺病毒、冠状病毒等都可引起肠道内感染。

(2)细菌感染(不包括法定传染病)。

大肠埃希菌:①致病性大肠埃希菌,近年来由此菌引起的肠炎已较少见,但仍可在新生儿室流行;②产毒性大肠埃希菌,是较常见的引起肠炎的病原;③出血性大肠埃希菌,可产生与志贺菌相似的肠毒素而致病;④侵袭性大肠埃希菌,可侵入结肠黏膜引起细菌性痢疾样病变和临床症状;⑤黏附-集聚性大肠埃希菌,黏附于下段小肠和结肠黏膜而致病。

空肠弯曲菌:又名螺旋菌或螺杆菌,是肠炎的重要病原菌,可侵入空肠、回肠、结肠。有些菌株可产生肠毒素。

耶尔森菌:为引起肠炎较常见的致病菌。

其他细菌和真菌:鼠伤寒杆菌、变形杆菌、绿脓杆菌和克雷伯杆菌等有时可引起腹泻,在新生儿较易发病。长期应用广谱抗生素引起肠道菌群失调,可诱发白念珠菌、金葡菌、难辨梭状芽孢杆菌、变形杆菌、绿脓杆菌等引起的肠炎。长期用肾上腺皮质激素使机体免疫功能下降,易发生白念珠菌或其他机会致病菌肠炎。

(3)寄生虫感染:如梨形鞭毛虫、结肠小袋虫等。

2.肠道外感染

患中耳炎、上呼吸道感染、肺炎、肾盂肾炎、皮肤感染、急性传染病等可出现腹泻。肠道外感染的某些病原体(主要是病毒)也可同时感染肠道引起腹泻。

(三)非感染因素

1.饮食因素

(1)喂养不当可引起腹泻,多为人工喂养儿。

(2)过敏性腹泻,如对牛奶或大豆过敏而引起腹泻。

(3)原发性或继发性双糖酶(主要为乳糖酶)缺乏或活性降低,肠道对糖的消化吸收不良而引起腹泻。

2.气候因素

腹部受凉使肠蠕动增加,天气过热使消化液分泌减少,而由于口渴、吃奶过多,增加消化道负担而致腹泻。

3.精神因素

精神紧张致胃肠道功能紊乱,也可引起腹泻。

二、发病机制

(1)渗透性腹泻:因肠腔内存在大量不能吸收的具有渗透活性的物质而引起的腹泻。

(2)分泌性腹泻:肠腔内电解质分泌过多而引起的腹泻。

(3)渗出性腹泻:炎症所致的液体大量渗出而引起的腹泻。

(4)动力性腹泻:肠道运动功能异常而引起的腹泻。但临床上不少腹泻并非由某种单一机制引起,而是在多种机制共同作用下发生的。

(一)非感染性腹泻

由于饮食量和质不恰当,食物消化、吸收不良,积滞于小肠上部,致酸度减低,肠道下部细菌上窜并繁殖(即内源性感染),使消化功能更加紊乱。在肠内可产生小分子短链有机酸,使肠腔内渗透压增高,加之食物分解后腐败性毒性产物刺激肠道,使肠蠕动增加而致腹泻。

(二)感染性腹泻

1.细菌肠毒素作用

有些肠道致病菌分泌肠毒素,细菌不侵入肠黏膜组织,仅接触肠道表面,一般不造成肠黏膜组织学损伤。肠毒素抑制小肠绒毛上皮细胞吸收 Na^+、Cl^- 及水,促进肠腺分泌 Cl^-,使肠液中 Na^+、Cl^-、水分增加,超过结肠的吸收限度而导致腹泻,排大量无脓血的水样便,并可导致脱水、电解质紊乱。

2.细菌侵袭肠黏膜作用

有些细菌可侵入肠黏膜组织,造成广泛的炎症反应,如充血、水肿、炎症细胞浸润、溃疡、渗出。大便初为水样,后以血便或黏冻状大便为主。大便常规检查与菌痢同。可有高热、腹痛、呕吐、里急后重等症状。

3.病毒性肠炎

轮状病毒颗粒侵入小肠绒毛的上皮细胞,小肠绒毛肿胀缩短、脱落,绒毛细胞毁坏后其修复功能不全,使水、电解质吸收减少而导致腹泻。肠腔内的碳水化合物分解吸收障碍,又被肠道内细菌分解,产生有机酸,增加肠内渗透压,使水分进入肠腔而加重腹泻。轮状病毒感染仅有肠绒毛破坏,故粪便镜检阴性或仅有少量白细胞。

三、临床表现

(一)各类腹泻的临床表现

1.轻型腹泻

多为饮食因素或肠道外感染引起。每天大便多在 10 次以内,呈黄色或黄绿色,稀糊状或蛋花汤样,有酸臭味,可有少量黏液及未消化的奶瓣。大便镜检可见大量脂肪球。无中毒症状,精神尚好,无明显脱水、电解质紊乱。多在数天内痊愈。

2.重型腹泻

多由肠道内感染所致。有以下 3 组症状。

(1)严重的胃肠道症状:腹泻频繁,每天大便 10 次以上,多者可达数十次。大便水样或蛋花汤样,有黏液,量多,倾泻而出。粪便镜检有少量白细胞。伴有呕吐,甚至吐出咖啡渣样物。

(2)全身中毒症状:发热,食欲低下,烦躁不安,精神萎靡,嗜睡,甚至昏迷、惊厥。

(3)水、电解质、酸碱平衡紊乱症状。

脱水:由于吐泻丧失体液和摄入量减少所致。由于体液丢失量的不同及水与电解质丢失的比例不同,可造成不同程度、不同性质的脱水。

代谢性酸中毒:重型腹泻都有代谢性酸中毒,脱水越重酸中毒也越重,原因如下。①腹泻时,大量碱性物质如 Na^+、K^+ 随大便丢失;②进食少和肠吸收不良,使脂肪分解增加,产生大量中间代谢产物——酮体。③失水时血液变稠,血流缓慢,组织缺氧引起乳酸堆积和肾血流量不足,排酸保碱功能低下。

低钾血症:胃肠道分泌液中含钾较多,呕吐和腹泻可致大量失钾;腹泻时进食少,钾的入量不足;肾脏保留钾的功能比保留钠差,在缺钾时,尿中仍有一定量的钾排出;由于以上原因,腹泻患儿都有不同程度的缺钾,尤其是久泻和营养不良者。但在脱水、酸中毒未纠正前,体内钾的总量虽然减少,而血钾多数正常。其主要原因如下。①血液浓缩;②酸中毒时钾从细胞内向细胞外转移;③尿少使钾排出量减少。随着脱水、酸中毒的纠正,血钾被稀释,输入的葡萄糖合成糖原使钾从细胞外向细胞内转移;同时由于利尿后钾排出增加,腹泻不止时从大便继续失钾,因此血钾继续降低。

低钙和低镁血症:进食少,吸收不良,由大便丢失钙、镁,使体内钙、镁减少,但一般为轻度缺乏。久泻或有活动性佝偻病者血钙低。但在脱水时,由于血液浓缩,体内钙总量虽低而血钙浓度不低;酸中毒可使钙离子增加,故可不出现低钙症状。脱水和酸中毒被纠正后,血液稀释,离子钙减少,可出现手足搐搦和惊厥。极少数久泻和营养不良者,偶见低镁症状,故当输液后出现震颤、手足搐搦或惊厥,用钙治疗无效时,应想到可能有低镁血症。

3.迁延性和慢性腹泻

病程连续超过 2 周者称迁延性腹泻,超过 2 个月者称慢性腹泻。多与营养不良和急性期未彻底治疗有关,以人工喂养儿多见。凡迁延性腹泻,应注意检查大便中有无真菌孢子和菌丝及梨形鞭毛虫。应仔细查找引起病程迁延和转为慢性的原因。

(二)不同病因所致肠炎的临床特点

1.轮状病毒肠炎

轮状病毒肠炎又称秋季腹泻。多发生在秋冬季节。多见于 6 个月至 2 岁小儿,起病急,常伴发热和上呼吸道感染症状,多先有呕吐,每天大便 10 次以上甚至数十次,量多,水样或蛋花汤样,黄色或黄绿色,无腥臭味,常出现水及电解质紊乱。近年有报道,轮状病毒感染亦可侵犯多个脏器,偶可产生神经系统症状,如惊厥等;50％左右的患儿血清心肌酶谱异常,提示心肌受累。本病为自限性疾病,病程多为3～8天。大便镜检偶见少量白细胞。血清抗体一般在感染后3周上升。

2.3 种类型大肠埃希菌肠炎

(1)致病性大肠埃希菌肠炎:以5～8月份多见。年龄多小于1岁,起病较缓,大便每天5～10次,黄绿色蛋花汤样,量中等,有霉臭味和较多黏液。镜检有少量白细胞。常有呕吐,多无发热和全身症状。重者可有脱水、酸中毒及电解质紊乱。病程1～2周。

(2)产毒性大肠埃希菌肠炎:起病较急。重者腹泻频繁,大便量多,呈蛋花汤样或水样,有黏液,镜检偶见白细胞。可发生脱水、电解质紊乱、酸中毒。也有轻症者。一般病程为5～10天。

(3)侵袭性大肠埃希菌肠炎:起病急,高热,腹泻频繁,大便黏冻状,含脓血。常有恶心、呕吐、腹痛,可伴里急后重。全身中毒症状严重,甚至休克。临床症状与大便常规化验不能与菌痢区别,需做大便细菌培养加以鉴别。

3.鼠伤寒沙门菌小肠结肠炎

鼠伤寒沙门菌小肠结肠炎是小儿沙门菌感染中最常见者。全年均有发生,以6～9月发病率最高。年龄多为2岁以下,小于1岁者占1/3～1/2。很多家禽、家畜、鼠、鸟、冷血动物是自然宿主。蝇、蚤可带菌传播。经口感染。起病较急,主要症状为腹泻,有发热、厌食、呕吐、腹痛等。大便一般每天6～10次,重者每天可达30次以上。大便初为黄绿色稀水便或黏液便,病程迁延时呈深绿色黏液脓便或脓血便。大便镜检有多量白细胞及红细胞。轻症排出数次不成形大便后即痊愈。腹泻频繁者迅速出现严重中毒症状、明显脱水及酸中毒,甚至发生休克和DIC。少数重者呈伤寒败血症症状,并出现化脓灶。一般病程为2～4周。

4.金黄色葡萄球菌肠炎

多因长期应用广谱抗生素引起肠道菌群失调,使耐药的金葡菌在肠道大量繁殖,侵袭肠壁而致病。腹泻为主要症状,轻症日泻数次,停药后即逐渐恢复。重症腹泻频繁,大便有腥臭味,水样,黄或暗绿似海水色,黏液较多,有假膜出现,少数有血便,伴有腹痛和中毒症状,如发热、恶心、呕吐、乏力、谵妄,甚至休克。大便镜检有大量脓细胞和成簇的革兰阳性球菌。大便培养有金葡菌生长,凝固酶阳性。

5.真菌性肠炎

多见于2岁以下,常为白念珠菌所致。主要症状为腹泻,大便稀黄,有发酵气味,泡沫较多,含黏液,有时可见豆腐渣样细块(菌落),偶见血便。大便镜检可见真菌孢子和假菌丝,真菌培养阳性,常伴鹅口疮。

四、实验室检查

(一)轮状病毒检测

1.电镜检查

采集急性期(起病3天以内)粪便的滤液或离心上清液染色后电镜检查,可查见该病毒。

2.抗体检查

(1)补体结合反应:以轮状病毒阳性大便做抗原,做补体结合试验,阳性率较高。

(2)酶联免疫吸附试验(ELISA):能检出血清中IgM抗体。较补体结合法更敏感。

（二）细菌培养

可从粪便中培养出致病菌。

（三）真菌检测

（1）涂片检查：从大便中找真菌，发现念珠菌孢子及假菌丝则对诊断有帮助。

（2）可做培养和病理组织检查。

（3）免疫学检查。

五、诊断和鉴别诊断

根据发病季节、病史（包括喂养史和流行病学资料）、临床表现和大便性状可以作出临床诊断。必须判定有无脱水（程度和性质）、电解质紊乱和酸碱失衡。积极寻找病因。需要和以下疾病鉴别。

（一）生理性腹泻

多见于 6 个月以下婴儿，外观虚胖，常有湿疹。生后不久即腹泻，但除大便次数增多外，无其他症状，食欲好，生长发育正常，到添加辅食后便逐渐转为正常。

（二）细菌性痢疾

常有接触史，发热、腹痛、脓血便、里急后重等症状及大便培养可资鉴别。

（三）坏死性肠炎

中毒症状严重，腹痛、腹胀、频繁呕吐、高热。大便初为稀水黏液状或蛋花汤样，后为血便或"赤豆汤样"便，有腥臭味，隐血强阳性，重症常有休克。腹部 X 线检查有助于诊断。

六、治疗

治疗原则：调整饮食，预防和纠正脱水，合理用药，加强护理，防治并发症。

（一）饮食疗法

应强调继续饮食，满足生理需要。轻型腹泻停止喂不易消化的食物和脂肪类食物。吐泻严重者应暂时禁食，一般不禁水。禁食时间一般不超过 4～6 小时。母乳喂养者继续哺乳，暂停辅食。人工喂养者可先给米汤、稀释牛奶、脱脂奶等。

（二）护理

勤换尿布，冲洗臀部，预防上行性泌尿道感染和红臀。感染性腹泻注意消毒隔离。

（三）控制感染

病毒性肠炎不用抗生素，以饮食疗法和支持疗法为主。非侵袭性细菌所致急性肠炎除对新生儿、婴儿、衰弱儿和重症者使用抗生素外，一般也不用抗生素。侵袭性细菌所致肠炎一般需用抗生素治疗。

水样便腹泻患儿多为病毒及非侵袭性细菌所致，一般不用抗生素，应合理使用液体疗法，选用微生态制剂和黏膜保护剂。如伴有明显中毒症状不能用脱水解释者，尤其是对重症患儿、新生儿、小婴儿和衰弱患儿（免疫功能低下）应选用抗生素治疗。

黏液、脓血便患者多为侵袭性细菌感染，应根据临床特点，针对病原经验性选用抗菌药物，再根据大便细菌培养和药敏试验结果进行调整。针对大肠埃希菌、空肠弯曲菌、耶尔森菌、鼠伤寒沙门菌所致感染选用庆大霉素、卡那霉素、氨苄西林、红霉素、氯霉素、头孢霉菌素、诺氟沙星、环丙沙星、呋喃唑酮、复方新诺明等均可有疗效，但有些药如诺氟沙星、环丙沙星等喹诺酮类抗生素小儿一般禁用,卡那霉素、庆大霉素等氨基糖苷类抗生素又可致耳聋或肾损害,故 6 岁以下小儿禁用。金黄色葡萄球菌肠炎、假膜性肠炎、真菌性肠炎应立即停用原使用的抗生素,根据症状可选用万古霉素、新青霉素、利福平、甲硝唑或抗真菌药物治疗。

(四)液体疗法

1.口服补液

世界卫生组织推荐的口服补液盐(ORS)可用于腹泻时预防脱水以及纠正轻、中度患儿的脱水。新生儿和频繁呕吐、腹胀、休克、心功能及肾功能不全等患儿不宜口服补液。补液步骤除无扩容阶段外,与静脉补液基本相同。

(1)补充累积损失:轻度脱水约为 50 mL/kg,中度脱水为 80～100 mL/kg,在 8～12 小时内服完。

(2)维持补液阶段:脱水纠正后将 ORS 溶液加等量水稀释后使用。口服液量和速度根据大便量适当增减。

2.静脉补液

中度以上脱水或吐泻严重或腹胀者需静脉补液。

(1)第一天(24 小时)补液。

1)输液总量:包括补充累积损失量、继续损失量及生理需要量。按脱水程度定累积损失量,按腹泻轻重定继续损失量,将 3 项加在一起概括为以下总量,可适用于大多数病例,轻度脱水 90～120 mL/kg,中度脱水 120～150 mg/kg,重度脱水 150～180 mL/kg。

2)溶液种类:按脱水性质而定。补充累积损失量等渗性脱水用 1/2～2/3 张含钠液,低渗性脱水用 2/3 张含钠液,高渗性脱水用 1/3 张含钠液,补充继续损失量用 1/3～1/2 张含钠液,补充生理需要量用 1/5～1/4 张含钠液。根据临床表现判断脱水性质有困难时,可先按等渗性脱水处理。

3)补液步骤及速度:主要取决于脱水程度和继续损失的量及速度。

4)扩容阶段:重度脱水有明显周围循环障碍者首先用 2:1 等张含钠液(2 份生理盐水+1 份 1.4% $NaHCO_3$ 液)20 mg/kg(总量不超过 300 mL),于 30～60 分钟内静脉注射或快速点滴,以迅速增加血容量,改善循环功能和肾功能。

5)以补充累积损失量为主的阶段:在扩容后根据脱水性质选用不同溶液(扣除扩容液量)继续静脉补液。中度脱水无明显周围循环障碍者不需扩容,可直接从本阶段开始。本阶段(8～12 小时)滴速宜稍快,一般为每小时 8～10 mL/kg。

6)维持补液阶段:经上述治疗,脱水基本纠正后尚需补充继续损失量和生理需要量。输液速度稍放慢,将余量于 12～16 小时内滴完,一般约每小时 5 mL/kg。

7)各例病情不同进水量不等,尤其是大便量难以准确估算,故需在补液过程中密切观察治疗后的反应,随时调整液体的成分、量和滴速。

8)纠正酸中毒:轻、中度酸中毒一般无须另行纠正,因在输入的溶液中已有一部分碱性液,而且经过输液后循环和肾功能改善,酸中毒随即纠正。对重度酸中毒可另加碳酸氢钠等碱性液进行纠正。

9)钾的补充:一般患儿按 3～4 mmol/(kg·d)[相当于氯化钾 200～300 mg/(kg·d)],缺钾症状明显者可增至 4～6 mmol/(kg·d)[相当于氯化钾 300～450 mg/(kg·d)]。必须在肾功能恢复较好(有尿)后开始补钾。含钾液体绝对不能静脉推注。若患儿已进食,食量达正常一半时一般不会缺钾。

10)钙和镁的补充:一般患儿无须常规服用钙剂。对有营养不良或佝偻病者应早给钙。在输液过程中如出现抽搐,可给10%葡萄糖酸钙5~10 mL静脉缓注,必要时重复使用。若抽搐患儿用钙剂无效,应考虑低血镁的可能,可测血清镁,用25%硫酸镁每次0.1 mL/kg,深部肌内注射,每6小时一次,每天3~4次,症状缓解后停用。

(2)第二天以后(24小时后)的补液:经过24小时左右的补液后,脱水、酸中毒、电解质紊乱已基本纠正。以后的补液主要是补充生理需要量和继续损失量,防止发生新的累积损失,继续补钾,供给热量。一般生理需要量按60~80 mL/(kg·d),用1/5张含钠液补充;继续损失量原则上丢多少补多少,如大便量一般,可在30 mL/(kg·d)以下,用1/3~1/2张含钠液补充。生理需要量和继续损失量可加在一起于12~24小时内匀速静脉滴注。无呕吐者可改为口服补液。

(五)对症治疗

1.腹泻

对一般腹泻患儿不宜用止泻剂,应着重病因治疗和液体疗法。仅在经过治疗后一般状态好转、中毒症状消失、而腹泻仍频者,可用鞣酸蛋白、碱式碳酸铋、氢氧化铝等收敛剂。微生态疗法有助于肠道正常菌群的生态平衡,有利于控制腹泻。常用制剂有双歧杆菌、嗜酸乳酸杆菌和粪链球菌制剂。肠黏膜保护剂如蒙脱石粉能吸附病原体和毒素,维持肠细胞的吸收和分泌功能,增强肠道屏障功能,阻止病原微生物的攻击。

2.腹胀

腹胀多由肠道细菌分解糖产气而引起,可肌内注射新斯的明,肛管排气。晚期腹胀多因缺钾,宜及早补钾预防。若因中毒性肠麻痹所致腹胀除治疗原发病外可用酚妥拉明。

3.呕吐

呕吐多为酸中毒或全身中毒症状,随着病情好转可逐渐恢复。必要时可肌内注射氯丙嗪。

(六)迁延性和慢性腹泻的治疗

迁延性腹泻常伴有营养不良等症,应仔细寻找引起病程迁延的原因,针对病因治疗。

(1)对于肠道内细菌感染,应根据大便细菌培养和药敏试验选用抗生素,切忌滥用,以免引起肠道菌群失调。

(2)调整饮食不宜过快,母乳喂养儿暂停辅食,人工喂养儿可喂酸乳或脱脂乳,口服助消化剂如胃蛋白酶、胰酶等。应用微生态调节剂和肠黏膜保护剂。或辅以静脉营养,补充各种维生素。

(3)有双糖酶缺乏时暂停乳类,改喂豆浆或发酵奶加葡萄糖。

(4)中医辨证论治,并可配合中药、推拿、捏脊、针灸等。

(祝月霞)

第九节 小儿惊厥

惊厥是小儿时期常见的症状,小儿惊厥的发生率是成人的10~15倍,是儿科重要的急症。其发生是由于大脑神经元的异常放电引起。临床上多表现为突然意识丧失,全身骨骼肌群阵挛性或强直性或局限性抽搐,一般经数秒至数分钟后缓解,若惊厥时间超过 30 分钟或频繁惊厥中间无清醒者,称之为惊厥持续状态。50％惊厥持续状态发生于 3 岁以内,特别在第一年内最常见。惊厥性癫痫持续所致的惊厥性脑损伤发生率为 4％～40％。

一、病因

(一)有热惊厥(感染性惊厥)

感染性惊厥多数伴有发热,但严重感染及某些寄生虫脑病可以不伴发热。感染性病因又分为颅内感染与颅外感染。

1.颅内感染

各种病原如细菌、病毒、隐球菌、原虫和寄生虫等所致的脑膜炎、脑炎。惊厥反复发作,年龄越小,越易发生惊厥。常有发热与感染伴随症状、颅内压增高或脑实质受损症状。细菌性脑膜炎、病毒性脑膜炎及病毒性脑炎常急性起病;结核性脑膜炎多亚急性起病,但婴幼儿时期可急性起病,进展迅速,脑神经常常受累;隐球菌脑膜炎慢性起病,头痛明显并逐渐加重;脑寄生虫病特别是脑囊虫病往往以反复惊厥为主要表现。体格检查可发现脑膜刺激征及锥体束征阳性。脑脊液及脑电图等检查异常帮助诊断,特别是脑脊液检查、病原学检测、免疫学及分子生物学检查帮助明确可能的病原。

2.颅外感染

(1)热性惊厥:为小儿惊厥最常见的原因,其发生率为 4％～8％。热性惊厥是指婴幼儿时期发热 38 ℃以上的惊厥,而无中枢神经系统感染、水及电解质紊乱等异常病因所致者。

目前仍使用全国小儿神经病学专题讨论会诊断标准:好发年龄为 4 个月至 3 岁,复发年龄不超过 6 岁;惊厥发作在体温骤升 24 小时内,发作次数为 1 次;表现为全身性抽搐,持续时间在 10～15 分钟内;可伴有呼吸道或消化道等急性感染,热性惊厥也可发生在预防接种后。神经系统无异常体征,脑脊液检查无异常,脑电图 2 周内恢复正常,精神运动发育史正常,多有家族病史。以上典型发作又称之为单纯性热性惊厥。部分高热惊厥临床呈不典型发作表现,称之为复杂性高热惊厥。24 小时内反复多次发作;发作惊厥持续时间超过 15 分钟以上;发作呈局限性,或左右明显不对称。清醒后可能有神经系统异常体征。惊厥停止 7 天后脑电图明显异常。某一患儿具有复杂性高热惊厥发作的次数越多,今后转为无热惊厥及癫痫的危险性越大。

自贡会议明确指出凡发生以下疾病中的发热惊厥均不要诊断为高热惊厥:①中枢神经系统感染;②中枢神经系统疾病(颅脑外伤、出血、占位性病变、脑水肿和癫痫发作);③严重的全身性代谢紊乱,如缺氧、水和电解质紊乱、内分泌紊乱、低血糖、低血钙、低血镁、维生素缺乏及中毒等;④明显的遗传性疾病、出生缺陷、神经皮肤综合征(如结节性硬化)、先天性代谢异常(如苯丙酮尿症)及神经节苷脂沉积病;⑤新生儿期惊厥。

(2)中毒性脑病:颅外感染所致中毒性脑病常见于重症肺炎、中毒性菌痢,以及败血症等急性感染过程中出现类似脑炎的表现,但并非病原体直接侵入脑组织。惊厥的发生为脑缺氧、缺血、水肿或细菌毒素直接作用等多因素所致。这种惊厥的特点是能找到原发病症,且发生在原发病的极期,惊厥发生次数多,持续时间长,常有意识障碍,脑脊液检查基本正常。

(二)无热惊厥(非感染性惊厥)

1.颅内疾病

小儿时期原发性癫痫最为多见。其他还有颅内出血(产伤、窒息、外伤或维生素缺乏史),颅脑损伤(外伤史)、脑血管畸形、颅内肿瘤、脑发育异常(脑积水、颅脑畸形)、神经皮肤综合征、脑炎后遗症及脑水肿等。

2.颅外疾病

(1)代谢异常:如低血钙、低血糖、低血镁、低血钠、高血钠、维生素 B_1 和维生素 B_6 缺乏症,均是引起代谢紊乱的病因并有原发疾病表现。

(2)遗传代谢疾病:如苯丙酮尿症、半乳糖血症、肝豆状核变性及黏多糖病等,较为少见。多有不同疾病的临床特征。

(3)中毒性因素:如药物中毒(中枢兴奋药、氨茶碱、抗组胺类药物、山道年、异烟肼、阿司匹林、安乃近及氯丙嗪)、植物中毒(发芽马铃薯、白果、核仁、蓖麻子及地瓜子等)、农药中毒(有机磷农药如 1605、1509、敌敌畏、敌百虫、乐果、666 及 DDT 等)、杀鼠药及有害气体中毒等。接触毒物史及血液毒物鉴定可明确诊断。

(4)其他:全身性疾病如高血压脑病、阿-斯综合征和尿毒症等,抗癫痫药物撤退,预防接种如百白破三联疫苗等均可发生惊厥。

二、临床表现

小儿惊厥多表现为全身性发作,患儿意识丧失,全身骨骼肌不自主、持续地强直收缩,或有节律地阵挛性收缩;也可表现为部分性发作,神志清楚或意识丧失,局限于单个肢体、单侧肢体半身性惊厥,有时半身性惊厥后产生暂时性肢体瘫痪,称为 Todd 麻痹。小婴儿,特别是新生儿惊厥表现不典型,可表现为阵发性眨眼、眼球转动、斜视、凝视或上翻,面肌抽动似咀嚼、吸吮动作,口角抽动,也可以表现为阵发性面部发红、发绀或呼吸暂停而无明显的抽搐。

三、诊断

惊厥是一个症状,通过仔细的病史资料、全面的体格检查及必要的实验室检查,以尽快明确惊厥的病因是感染性或非感染性,原发病在颅内还是在颅外。

(一)病史

有无发热及感染伴随症状,了解惊厥的特点,惊厥发作是全身性还是局限性、惊厥持续时间、有否意识障碍及大小便失禁,有否误服毒物或药物史。出生时有否窒息抢救史或新生儿期疾病史。既往有否类似发作史。家族中有否惊厥患者。联系发病年龄及发病季节综合考虑。①新生儿时期惊厥发作常见于缺氧缺血性脑病、颅内出血、颅脑畸形、低血糖、低血钙、低血镁、低血钠、高血钠、化脓性脑膜炎、破伤风及高胆红素血症等;②婴儿时期惊厥常见于低血钙、化脓性脑膜炎、热性惊厥(4 个月后)、中毒性脑病、低血糖及头部跌伤等;③幼儿及年长儿惊厥常见于癫痫、颅内感染、中毒性脑病及头部外伤等。

(二)体格检查

惊厥发生时注意生命体征体温(T)、呼吸(R)、心率(HR)、血压(BP)、意识状态及神经系统异常体征、头围测量。检查有无颅内压增高征(前囟是否紧张与饱满,颅缝是否增宽)、脑膜刺激征和阳性神经征,以及全身详细的体格检查,如皮肤有无瘀点、瘀斑,肝、脾是否肿大。有无咖啡牛奶斑、皮肤脱失斑或面部血管瘤;有无毛发或头部畸形;并观察患儿发育进程是否迟缓以帮助明确病因。

(三)实验室检查

(1)血、尿、粪三大常规,有助于中毒性菌痢及尿路感染等感染性疾病诊断。

(2)血生化检查,如钙、磷、钠、钾、肝、肾功能帮助了解有否代谢异常,所有惊厥病例均检查血糖,了解有否低血糖。

(3)选择血、尿、粪及脑脊液等标本培养明确感染病原。

(4)毒物及抗癫痫药物浓度测定。

(5)疑颅内病变,选择腰椎穿刺、眼底检查、头颅B超及脑电图等检查。神经影像学检查的指征为局灶性发作、异常神经系统体征及怀疑颅内病变时;疑外伤颅内出血时,首选头颅CT;疑颅内肿瘤、颞叶病变、脑干及小脑病变和陈旧性出血时,首选MRI。

四、治疗

(一)一般治疗

保持气道通畅,及时清除咽喉部分泌物;头部侧向一侧,避免呕吐物及分泌物吸入呼吸道;吸氧以减少缺氧性脑损伤发生;退热,应用物理降温或药物降温;保持安静,避免过多的刺激。要注意安全,以免外伤。

(二)止痉药物

首选静脉或肌内注射途径。

1.地西泮

地西泮为惊厥首选用药,1~3分钟起效,每次0.2~0.5 mg/kg(最大剂量10 mg),静脉推注,注入速度为1.0~1.5 mg/min,作用时间5~15分钟,必要时每15~30分钟可重复使用2~3次。过量可致呼吸抑制及低血压;勿肌内注射,因吸收慢,难以迅速止惊。

2.劳拉西泮

劳拉西泮与蛋白结合含量仅为地西泮的1/6,入脑量随之增大,止惊作用显著加强。因外周组织摄取少,2~3分钟起效,止惊作用可维持12~24小时。首量0.05~0.1 mg/kg,静脉注射,注速1 mg/min(每次极量4 mg),必要时可15分钟后重复一次。降低血压及抑制呼吸的不良反应比地西泮小而轻,为惊厥持续状态首选药。国内尚未广泛临床应用。

3.氯硝西泮

惊厥持续状态首选用药,起效快,作用比地西泮强5~10倍,维持时间长达24~48小时。剂量为每次0.03~0.10 mg/kg,每次极量10 mg,用原液或生理盐水稀释静脉推注,也可肌内注射。12~24小时可重复。呼吸抑制发生较少,但有支气管分泌物增多和血压下降等不良反应。

4.苯巴比妥

脂溶性低,半衰期长,起效慢,静脉注射15~20分钟开始见效,作用时间24~72小时。多在地西泮用药后,首次剂量10 mg/kg,若首选止惊用药时,应尽快饱和用药,即首次剂量15~20 mg/kg,在12小时后给维持量每天4~5 mg/kg,静脉(注速为每分钟0.5~1.0 mg/kg)或肌内注射。较易出现呼吸抑制和心血管系统异常,尤其是在合用地西泮时。新生儿惊厥常常首选苯巴比妥,起效较快,疗效可靠,不良反应也较少。

5.苯妥英钠

苯妥英钠为惊厥持续状态的常用药,可单用,或一开始就与地西泮合用,或作为地西泮奏效后的维持用药,或继用于地西泮无效后,效果均好。宜用于部分性发作惊厥持续状态或脑外伤惊厥持续状态。对婴儿安全性也较大。负荷量 15～20 mg/kg(注速每分钟 0.5～1.0 mg/kg),10～30 分钟起效,2～3 小时后方能止惊,必要时,2～3 小时后可重复一次,作用维持 12～24 小时,12 小时后给维持量每天 5 mg/kg,静脉注射,应密切注意心率、心律及血压,最好用药同时进行心电监护。Fosphenytoin为新的水溶性苯妥英钠药物,在体内转化成苯妥英钠,两药剂量可换算,血压及心血管不良反应相近,但局部注射的反应如静脉炎和软组织损伤在应用 Fosphenytoin 时较少见。

6.丙戊酸

目前常用为丙戊酸钠。对各种惊厥发作均有效,脂溶性高,迅速入脑,首剂 10～15 mg/kg,静脉推注,以后每小时 0.6～1.0 mg/kg 滴注,可维持 24 小时,注意肝功能随访。

7.灌肠药物

当静脉用药及肌内注射无效或无条件注射时选用直肠保留灌肠:5%三聚乙醛每次 0.3～0.4 mL/kg;10%水合氯醛每次 0.3～0.6 mL/kg;其他脂溶性药物如地西泮和氯硝西泮、丙戊酸钠均可使用。

8.严重惊厥不止者考虑其他药物或全身麻醉药物

(1)咪达唑仑静脉注射每次 0.05～0.2 mg/kg,1.5～5.0 分钟起效,作用持续 2～6 小时,不良反应同地西泮。

(2)硫喷妥钠每次 10～20 mg/kg,配制成 1.25%～2.5%溶液,先按 5 mg/kg 静脉缓注,余者静脉滴速为 2 mg/min,惊厥控制后递减滴速,应用时需严密监制呼吸、脉搏、瞳孔、意识水平及血压等生命体征。

(3)异丙酚负荷量为 3 mg/kg,维持量为每分钟 100 μg/kg,近年来治疗难治性惊厥获得成功。

(4)对难治性惊厥持续状态,还可持续静脉滴注苯巴比妥 0.5～3.0 mg/(kg·h),或地西泮 2 mg/(kg·h),或咪达唑仑,开始 0.15 mg/kg,然后 0.5～1.0 μg/(kg·min)。

(三)惊厥持续状态的处理

惊厥持续状态的预后不仅取决于不同的病因、年龄及惊厥状态本身的过程,还取决于可能出现的危及生命的病理生理改变,故治疗除有效选择抗惊厥药物外,还强调综合性治疗措施:①20%甘露醇每次 0.5～1.0 g/kg 静脉推注,每 4～6 小时 1 次;或复方甘油 10～15 mL/kg 静脉滴注,每天 2 次,纠正脑水肿。②25%葡萄糖 1～2 g/kg,静脉推注或 10%葡萄糖静脉注射,纠正低血糖,保证氧和葡萄糖的充分供应,是治疗惊厥持续状态成功的基础。③5%$NaHCO_3$ 5 mL/kg,纠正酸中毒。④防止多系统损害,如心肌损害、肾衰竭、急性肺水肿及肺部感染。⑤常规给予抗癫痫药物治疗 2 年以上。

(四)病因治疗

尽快找出病因,采取相应的治疗。积极治疗颅内感染;纠正代谢失常;对复杂性热性惊厥可预防性用药,每天口服苯巴比妥 3 mg/kg,或口服丙戊酸钠每天 20～40 mg/kg,疗程数月至 1～2 年,以免复发;对于癫痫患者强调规范用药。

(祝月霞)

第十节 小儿缺铁性贫血

缺铁性贫血是由于体内贮铁不足致使血红蛋白合成减少而引起的一种低色素小细胞性贫血，又称为营养性小细胞性贫血。这是小儿时期最常见的一种贫血，多见于 6 个月至 2 岁的婴幼儿。

一、病因及发病机制

(一)铁在体内的代谢

铁是合成血红蛋白的重要原料，也是多种含铁酶(如细胞色素 C、单胺氧化酶、琥珀酸脱氢酶等)中的重要物质。人体所需要的铁来源有两个：①衰老的红细胞破坏后所释放的铁，约 80% 被重新利用，20% 贮存备用；②自食物中摄取，肉、鱼、蛋黄、肝、肾、豆类、绿叶菜等含铁较多。食物中的铁以二价铁形式从十二指肠及空肠上部被吸收，进入肠黏膜后被氧化成三价铁，一部分与细胞内的去铁蛋白结合成铁蛋白，另一部分通过肠黏膜细胞入血，与血浆中的转铁蛋白结合，随血循环运送到各贮铁组织，并与组织中的去铁蛋白结合成铁蛋白，作为贮存铁备用。通过还原酶的作用，铁自铁蛋白中释出，并经氧化酶作用氧化成为三价铁，再与转铁蛋白结合，转运至骨髓造血，在幼红细胞内与原卟啉结合形成血红素，后者再与珠蛋白结合形成血红蛋白。正常小儿每天铁的排泄量极微，不超过 15 $\mu g/kg$。小儿由于不断生长发育，铁的需要量较多，4 个月至 3 岁每天约需由食物补充元素铁 0.8～1.5 mg/kg。各年龄小儿每天摄入元素铁总量不宜超过 15 mg。

(二)导致缺铁的原因

1.先天贮铁不足

足月新生儿自母体贮存的铁及生后红细胞破坏释放的铁足够出生后 3～4 个月造血之需，如因早产、双胎、胎儿失血(如胎儿向母体输血，或向另一孪生胎儿输血)以及母亲患严重缺铁性贫血均可使胎儿贮铁减少。出生后延迟结扎脐带，可使新生儿贮铁增多(约增加贮铁 40 mg)。

2.食物中铁摄入量不足

食物中铁摄入量不足为导致缺铁的主要原因。人乳、牛乳中含铁量均低。长期以乳类喂养、不及时添加含铁较多的辅食者，或较大小儿偏食者，易发生缺铁性贫血。

3.铁自肠道吸收不良

食物中铁的吸收率受诸多因素影响，动物性食物中铁 10%～25% 被吸收，人乳中铁 50%、牛乳中铁 10% 被吸收，植物性食物中铁吸收率仅约 1%。维生素 C、果糖、氨基酸等有助于铁的吸收。但食物中磷酸、草酸、鞣酸(如喝浓茶)等可减少铁的吸收。此外，长期腹泻、呕吐、胃酸过少等均可影响铁的吸收。

4.生长发育过快

婴儿期生长快，早产儿速度更快，随体质量增长血容量也增加较快，较易出现铁的不足。

5.铁的丢失过多

如因对牛奶过敏引起小量肠出血(每天可失血约 0.7 mL)，或因肠息肉、膈疝、肛裂、钩虫病等发生慢性小量失血，均可使铁的丢失过多而导致缺铁(每失血 1 mL 损失铁 0.5 mg)。

6.铁的利用障碍

如长期或反复感染可影响铁在体内的利用,不利于血红蛋白的合成。

(三)缺铁对各系统的影响

1.血液

人体内不是一有缺铁即很快出现贫血,而是要经过3个阶段。①铁减少期(ID):体内贮铁虽减少,但供红细胞合成血红蛋白的铁尚未减少。②红细胞生成缺铁期(IDE):此期红细胞生成所需铁已不足,但血红蛋白尚不减少。③缺铁性贫血期(IDA):此期出现低色素小细胞性贫血。

2.其他

肌红蛋白合成减少。由于多种含铁酶活力降低,影响生物氧化、组织呼吸、神经介质的分解与合成等,使细胞功能紊乱,引起皮肤黏膜损害、精神神经症状以及细胞免疫功能降低等。

二、临床表现

(一)一般表现

起病缓慢。逐渐出现皮肤黏膜苍白,甲床苍白,疲乏无力,不爱活动,年长儿可诉头晕、耳鸣。易患感染性疾病。

(二)髓外造血表现

常见肝、脾、淋巴结轻度肿大。

(三)其他系统症状

食欲缺乏,易有呕吐、腹泻、消化功能不良,可有异嗜癖(如喜食泥土、墙皮等)。易发生口腔炎。常有烦躁不安或萎靡不振,精力不集中,智力多低于同龄儿。明显贫血时呼吸、心率加快,甚至引起贫血性心脏病。

三、实验室检查

(一)血常规

血红蛋白降低比红细胞减少明显,呈小细胞低色素性贫血,血涂片可见红细胞大小不等,以小细胞为主,中心浅染区扩大。网织红细胞、白细胞、血小板大致正常。

(二)骨髓细胞学检查

幼红细胞增生活跃,以中、晚幼红细胞增生为主。各期红细胞均较小,胞浆量少,染色偏蓝。其他系列细胞大致正常。

(三)铁代谢检查

(1)血清铁蛋白(SF):缺铁的 ID 期即降低(小于 12 $\mu g/L$),IDE、IDA 期更明显。

(2)红细胞游离原卟啉(FEP):IDE 期增高(大于 0.9 $\mu mol/L$ 或大于 50 $\mu g/dL$)。

(3)血清铁(SI)、总铁结合力(TIBC):IDA 时 SI 降低(小于 9.0～10.7 $\mu mol/L$ 或小于50～60 $\mu g/dL$),TIBC 增高(大于 62.7 $\mu mol/L$ 或大于 350 g/dL)。

(4)骨髓可染铁:骨髓涂片用普鲁蓝染色镜检,细胞外铁颗粒减少,铁粒幼细胞减少(小于 15%)。

四、诊断

根据临床表现、血常规特点结合喂养史,一般可作出诊断。必要时可做骨髓检查。铁代谢的生化检查有确诊意义。铁剂治疗有效可证实诊断。异常血红蛋白病、地中海贫血、铁粒幼红细胞性贫血等也可表现为低色素小细胞性贫血,应注意鉴别。

五、治疗

(一)一般治疗

加强护理,改善喂养,合理安排饮食,纠正不合理的饮食习惯。避免感染,治疗引起慢性失血的疾病。

(二)铁剂治疗

铁剂治疗为特效疗法。口服铁剂宜选用二价铁盐,因其比三价铁易于吸收。常用铁剂有硫酸亚铁(含元素铁 20%)、富马酸亚铁(含元素铁 33%)、葡萄糖酸亚铁(含元素铁 11%)等。每天口服元素铁 4~6 mg/kg,分 3 次于两餐之间口服。同时服用维生素 C 以促进铁的吸收。一般于服药 3~4 天后网织红细胞上升,7~10 天达高峰,其后血红蛋白上升,3~4 周内贫血可望纠正,但仍需继续服药 2 个月左右,以补充贮存铁。

个别重症病例或由于伴有严重胃肠疾病不能口服或口服无效者可应用铁剂(如右旋糖酐铁、山梨醇枸橼酸铁复合物等)肌内注射。总剂量按 2.5 mg 元素铁/kg 可增加血红蛋白 1 g/kg 计算,另加 10 mg/kg 以补足贮铁量。将总量分次深部肌内注射,首次量宜小,以后每次剂量不超过 5 mg/kg,每 1~3 天注射 1 次,于 2~3 周内注射完。

(三)输血治疗

重症贫血并发心功能不全或重症感染者可予输血。

六、预防

缺铁性贫血主要预防措施如下。

(1)做好喂养指导,提倡母乳喂养,及时添加富含铁的辅助食品,纠正偏食习惯。

(2)对早产儿、低体质量儿可自生后 2 个月给予铁剂预防,给元素铁 0.8~1.5 mg/kg,也可食用铁强化奶粉。

(3)积极防治慢性胃肠病。

（祝月霞）

第九章

中医内科常见病

第一节 喘 证

喘证以呼吸困难,甚则张口抬肩,鼻翼翕动,难以平卧为特征。喘证是肺系疾病常见症状之一,多由邪壅肺气,宣降不利或肺气出纳失常所致。

西医学中的喘息性支气管炎、肺部感染、肺气肿、慢性肺源性心脏病、心源性哮喘等,均可参照本节进行辨证治疗。

一、病因病机

(一)外邪犯肺

外感风寒、风热之邪,或肺素有痰饮,复感外邪,卫表闭塞,肺气壅滞,宣降失常,肺气上逆而喘。

(二)痰浊内蕴

恣食肥甘油腻,过食生冷或嗜酒伤中,脾失健运,湿浊内生,聚湿成痰,上渍于肺,阻遏气道,肃降失常,气逆而喘。

(三)久病劳欲

久病肺虚,劳欲伤肾,肺肾亏损,气失所主,肾不纳气,肺气上逆而喘。

二、辨证论治

喘证的辨证,重在辨虚实寒热。实喘一般起病急,病程短,呼吸深长有余,气粗声高,脉有力;虚喘多起病缓慢,病程长,呼吸短促难续,气怯声低,脉无力;热喘胸高气粗,痰黄黏稠难咯,面赤烦躁、唇青鼻煽,舌红苔黄腻、脉数;寒喘面白唇青,痰涎清稀,舌苔白,脉迟。

治疗原则:实证祛邪降逆平喘,虚证培补摄纳平喘。

(一)实喘

1.风寒束肺

(1)证候:咳喘胸闷,痰稀色白,初起多兼恶寒发热、头痛无汗、身痛等表证,舌苔薄白,脉浮紧。

（2）治法：祛风散寒，宣肺平喘。

（3）方药：麻黄汤加减。方中麻黄、桂枝辛温发汗，散寒解表，宣肺平喘；杏仁、甘草降气化痰。若表寒不重，可去桂枝，即为宣肺平喘之三拗汤；痰白清稀量多起沫加细辛、生姜温肺化痰；痰多胸闷甚者加半夏、陈皮、白芥子理气化痰。

2.风热袭肺

（1）证候：喘促气粗，痰黄而黏稠，身热烦躁，口干渴，汗出恶风，舌质红，苔薄黄，脉浮数。

（2）治法：祛风清热，宣肺平喘。

（3）方药：麻杏石甘汤加减。方中麻黄、石膏相使为用疏风清热，宣肺平喘；杏仁、甘草化痰利气。若痰多黏稠、烦闷者加黄芩、桑白皮、知母、瓜蒌皮、鱼腥草，增强清热泻肺化痰之力；大便秘结者加大黄、枳实泻热通便；喘甚者加葶苈子、白果化痰平喘。

3.痰浊壅肺

（1）证候：喘咳痰多，胸闷，呕恶，纳呆，口黏不渴，舌淡胖有齿痕，苔白厚腻，脉缓滑。

（2）治法：燥湿化痰，降逆平喘。

（3）方药：二陈汤合三子养亲汤加减。方中陈皮、半夏、茯苓、甘草燥湿化痰，理气和中；莱菔子、紫苏子、白芥子化痰降逆平喘，二方合用效专力宏。若痰涌、便秘、喘不能卧加葶苈子、大黄涤痰通便。

（二）虚喘

1.肺气虚

（1）证候：喘促气短，咳声低弱，神疲乏力，自汗畏风，痰清稀，舌淡苔白，脉缓无力。

（2）治法：补肺益气定喘。

（3）方药：补肺汤合玉屏风散加减。方中人参、黄芪补益肺气；白术、甘草健脾补中助肺；五味子、紫菀、桑白皮化痰止咳，敛肺定喘；防风助黄芪益气护表。若兼见痰少质黏，口干，舌红少津，脉细数者，为气阴两虚。治宜益气养阴，敛肺定喘。方用生脉散加沙参、玉竹、川贝母、桑白皮、百合养阴益气滋肺。

2.肾气虚

（1）证候：喘促日久，气不得续，动则尤甚，甚则张口抬肩，腰膝酸软，舌淡苔白，脉沉弱。

（2）治法：补肾纳气平喘。

（3）方药：七味都气丸合参蛤散加减。方中熟地黄、山茱萸、山药、牡丹皮、泽泻、茯苓、五味子补肾纳气；人参大补元气，蛤蚧肺肾两补，纳气平喘。

3.喘脱

（1）证候：喘逆加剧，张口抬肩，鼻煽气促，不能平卧，心悸，烦躁不安，面青唇紫，汗出如珠，手足逆冷，舌淡苔白，脉浮大无根。

（2）治法：扶阳固脱，镇摄纳气。

（3）方药：参附汤送服黑锡丹。方中人参、附子回阳固脱、救逆；黑锡丹降气定喘。

三、针灸治疗

（一）实喘

尺泽、列缺、天突、大柱，针刺，用泻法。

（二）虚喘

鱼际、定喘、肺俞,针刺,用补法,可灸。

（三）喘脱

定喘、肺俞、关元、神阙,灸法。

四、护理与预防

饮食宜清淡而富有营养,忌油腻酒醪及辛热助湿生痰动火食物。室内空气要保持新鲜,避免烟尘刺激。痰多者要注意排痰,保持呼吸道通畅。慎起居,适寒温,节饮食,薄滋味,戒烟酒,节房事。适当参加体育活动,增强体质。保持良好的心态。

（王文霞）

第二节　哮　病

哮病是由于宿痰伏肺,遇诱因引触,导致痰阻气道,气道挛急,肺失肃降,肺气上逆所致的发作性痰鸣气喘疾病。发时喉中哮鸣有声,呼吸气促困难,甚则喘息不能平卧。

一、病因病机

哮病的发生乃宿痰内伏于肺,复因外感、饮食、情志、劳倦等诱因引触,以致痰阻气道,气道挛急,肺失肃降,肺气上逆所致。

（一）外邪侵袭

外感风寒或风热之邪,未能及时表散,邪气内蕴于肺,壅遏肺气,气不布津,聚液生痰而成哮病之因。

（二）饮食不当

饮食不节致脾失健运,饮食不归正化,水湿不运,痰浊内生,上干于肺,壅阻肺气而发哮病。

（三）情志失调

情志不遂。肝气郁结,木不疏土;或郁怒伤肝,肝气横逆,木旺乘土均可致脾失健运,失于转输,水湿蕴成痰浊,上干于肺,阻遏肺气,发生哮病。

（四）体虚病后

素体禀赋薄弱,体质不强,或病后体弱(如幼年患麻疹、顿咳,或反复感冒,咳嗽日久等)导致肺、脾、肾虚损,痰浊内生,成为哮病之因。若肺气耗损,气不化津,痰饮内生;或阴虚火盛,热蒸液聚,痰热胶固;脾虚水湿不运,肾虚水湿不能蒸化,痰浊内生,均成为哮病之因。

哮病的病理因素以痰为根本,痰的产生责之于肺不能布散津液,脾不能转输精微,肾不能蒸化水液,以致津液凝聚成痰,伏藏于肺,成为哮病发生的"夙根"。此后每遇气候突变、饮食不当、情志失调、劳累过度等诱因导致气机逆乱而发作。

二、辨证论治

(一)辨证要点

1.辨已发未发

哮病发作期和缓解期临床表现不同,发作期以喉中哮鸣有声,呼吸气促困难,甚则喘息不能平卧等为典型临床表现。缓解期无典型症状,若病程日久、反复发作导致身体虚弱,平时可有轻度哮症,而以肺、脾、肾虚损为主要表现,或肺气虚、或肺气阴两虚、或脾气虚、肾气虚、肺脾气虚、肺肾两虚等。

2.辨证候虚实

哮病属邪实正虚之证,发作时以邪实为主,证见呼吸困难,呼气延长,喉中痰鸣有声,痰粘量少,咯吐不利,甚则张口抬肩,不能平卧,端坐俯伏,胸闷窒塞,烦躁不安,或伴寒热,苔腻,脉实。未发时以正虚为主,肺虚者,气短声低,咯痰清稀色白,喉中常有轻度哮鸣音,自汗恶风;脾虚者,食少,便溏,痰多;肾虚者,平素短气息促,动则为甚,吸气不利,腰酸耳鸣。

3.辨痰性质

发作期痰阻气道,气道挛急,肺失肃降,以邪实为主,痰有寒痰、热痰、痰湿之异,分别引起寒哮、热哮、痰哮。一般寒哮内外皆寒,其证喉中哮鸣如水鸡声,咳痰清稀,或色白如泡沫,口不渴,舌质淡,苔白滑,脉浮紧;热哮痰热壅盛,其证喉中痰鸣如吼,胸高气粗,咳痰黄稠胶黏,咯吐不利,口渴喜饮,舌质红,苔黄腻,脉滑数。寒热征象不明显,喘咳胸满,但坐不得卧,痰涎涌盛,喉如曳锯,咯痰黏腻难出者,为痰哮。

(二)类证鉴别

喘证:喘证与哮病的病因病机不同,喘证由外感六淫,内伤饮食、情志,或劳欲、久病,致邪壅于肺,宣降失司所致,或肺不主气,肾失摄纳而成;哮病乃宿痰伏肺,遇诱因引触,致痰阻气道,气道挛急,肺失肃降而成。临床表现亦有明显区别,哮病与喘证都有呼吸急促的表现,但哮必兼喘,而喘未必兼哮。哮指声响言,喉中有哮鸣声,是一种反复发作的独立性疾病;喘指气息言,为呼吸气促困难,是多种急慢性疾病的一个症状。

(三)治疗原则

发时治标,平时治本为哮病治疗的基本原则。发时攻邪治标,祛痰利气,寒痰宜温化宣肺,热痰当清化肃肺,痰浊壅肺应去壅泻肺,风痰当祛风化痰,表证明显者兼以解表;反复日久,正虚邪实者又当攻补兼顾,不可拘泥;平时扶正治本,阳气虚者应温补,阴虚者宜滋养,分别采取补肺、健脾、益肾等法,以冀减轻、减少或控制其发作。

(四)分证论治

1.发作期

(1)寒哮。

证候:呼吸急促,喉中哮鸣有声,胸膈满闷如塞。咳不甚,痰少咯吐不爽,或清稀呈泡沫状,口不渴,或渴喜热饮,面色晦暗带青,形寒怕冷。或小便清,天冷或受寒易发,或恶寒、无汗、身痛。舌质淡,苔白滑,脉弦紧或浮紧。

治法:温肺散寒,化痰平喘。

方药:射干麻黄汤。若病久,本虚标实,当标本同治,温阳补虚,降气化痰,用苏子降气汤。

（2）热哮。

证候：气粗息涌，喉中痰鸣如吼，胸高胁胀；咳呛阵作，咳痰色黄或白，黏浊稠厚，咯吐不利，烦闷不安，不恶寒，汗出，面赤，口苦，口渴喜饮。舌质红，舌苔黄腻，脉滑数或弦滑。

治法：清热宣肺，化痰定喘。

方药：定喘汤。若病久痰热伤阴，可用麦门冬汤加沙参、冬虫夏草、川贝母、天花粉。

（3）痰哮。

证候：喘咳胸满，但坐不得卧，痰涎涌盛，喉如曳锯，咯痰黏腻难出。呕恶，纳呆。口粘不渴，神倦乏力，或胃脘满闷，或便溏，或胸胁不舒，或唇甲青紫。舌质淡或淡胖，或舌质紫暗或淡紫，舌苔厚浊，脉滑实或带弦、涩。

治法：化浊除痰，降气平喘。

方药：二陈汤合三子养亲汤。如痰涎涌盛者。可合用葶苈大枣泻肺汤泻肺除壅；若兼意识朦胧，似清似昧者，可合用涤痰汤涤痰开窍。

2.缓解期

（1）肺虚。

证候：气短声低，咯痰清稀色白，喉中常有轻度哮鸣音，每因气候变化而诱发。面色㿠白，平素自汗，怕风，常易感冒，发前喷嚏频作，鼻塞流清涕。舌质淡，苔薄白，脉细弱或虚大。

治法：补肺固卫。

方药：玉屏风散。

（2）脾虚。

证候：气短不足以息，少气懒言，平素食少脘痞，痰多，便溏，倦怠无力，面色萎黄不华，或食油腻易腹泻，或泛吐清水，畏寒肢冷，或少腹坠感，脱肛。舌质淡，苔薄腻或白滑，脉细软。

治法：健脾化痰。

方药：六君子汤。若脾阳不振，形寒肢冷，便溏者，加桂枝、干姜或合用理中丸以振奋脾阳；若中气下陷，见便溏，少腹下坠，脱肛等，则可改用补中益气汤。

（3）肾虚。

证候：平素短气息促，动则为甚，吸气不利，劳累后喘哮易发。腰酸腿软，脑转耳鸣。或畏寒肢冷，面色苍白；或颧红，烦热，汗出粘手。舌淡胖嫩，苔白，或舌红苔少，脉沉细或细数。

治法：补肾摄纳。

方药：金匮肾气丸或七味都气丸。阴虚痰盛者，可用金水六君煎滋阴化痰。

（王文霞）

第三节　肺　　胀

肺胀是指以胸部膨满、憋闷如塞、喘息气促、咳嗽痰多、烦躁、心慌等为主要临床表现的一种病证。日久可见面色晦暗，唇甲发绀，脘腹胀满，肢体浮肿。其病程缠绵，时轻时重，经久难愈，重者可出现神昏、出血、喘脱等危重证候。多种慢性肺系疾病反复发作，迁延不愈，导致肺气胀满，不能敛降。

现代医学的慢性阻塞性肺部疾病,常见如慢性支气管炎、支气管哮喘、支气管扩张、重度陈旧性肺结核等合并肺气肿及慢性肺源性心脏病、肺源性脑病等,出现肺胀的临床表现时,可参考本节进行辨证论治。

一、病因病机

本病的发生多因久病肺虚,痰浊潴留,而至肺失敛降、肺气胀满,又因复感外邪诱使病情发作或加剧。

(一)久病肺虚

因内伤久咳、久哮、久喘、支饮、肺痨等慢性肺系疾病,迁延失治,以致痰浊潴留,壅阻肺气,气之出纳失常,还于肺间,日久导致肺虚,肺体胀满,张缩无力,不能敛降而成肺胀。

(二)感受外邪

久病肺虚,卫外不固,腠理疏松,六淫之邪每易反复乘袭,诱使本病发作,病情日益加重。

肺胀病变首先在肺,继则影响脾、肾,后期病及于心。外邪从口鼻、皮毛入侵,每多首先犯肺,导致肺气上逆而为咳,升降失常而为喘,久则肺虚,主气功能失常。若子耗母气,肺病及脾,脾失健运,则可导致肺脾两虚。母病及子,肺虚及肾,肺不主气,肾不纳气,则气喘日益加重,呼吸短促难续,尤以吸气困难,动则更甚。且肾主水,肾衰则不能化气行水,水邪泛溢肌表则肿,上凌心肺则喘咳心悸。肺与心脉相通,肺虚不能调节心血的运行,气病及血,则血瘀肺脉,肺病及心,临床可见心悸、发绀、水肿、舌质暗紫等症。心阳根于命门真火,肾阳不振,进一步导致心肾阳衰,可出现喘脱危候。

肺胀的病理因素主要为痰浊、水饮与血瘀。痰的产生,病初由肺气郁滞,脾失健运,津液不归正化而成;渐因肺虚不能化津,脾虚不能转输,肾虚不能蒸化,痰浊潴留益甚,喘咳持续难已。三种病理因素之间又可互相影响和转化,如痰从寒化则成饮;饮溢肌肤则为水;痰浊久留,肺气郁滞,心脉失畅则血滞为瘀;瘀阻血脉,"血不利则为水"。一般早期以痰浊为主,渐而痰瘀并见,终至痰浊、血瘀、水饮错杂为患。

肺胀的病性多属本虚标实,但有偏实、偏虚的不同,且多以标实为急。外感诱发时偏于邪实,平时偏于本虚。早期多属气虚、气阴两虚,病位以肺、脾、肾为主。晚期气虚及阳,或阴阳两虚,纯属阴虚者少见,病位以肺、肾、心为主。正虚与邪实多互为因果,阳虚致卫外不固,易感外邪,痰饮难蠲;阴虚致外邪、痰浊易从热化,故虚实诸候常夹杂出现,每致愈发愈频,甚则持续不已。

二、辨证论治

(一)辨证要点

1.症状

以咳逆上气,痰多,喘息,胸部膨满,憋闷如塞,动则加剧,甚则鼻煽气促,张口抬肩,目胀如脱,烦躁不安等为主症。日久可见面色晦暗,面唇发绀,脘腹胀满,肢体浮肿,甚或出现喘脱等危重证候。病重可并发神昏、动风或出血等症。有长期慢性咳喘病史,常因外感而诱发,病程缠绵,时轻时重;发病者多为老年,中青年少见。

2.检查

体检可见桶状胸,胸部叩诊呈过清音,心肺听诊肺部有干湿性啰音,且心音遥远。X线检查见胸廓扩张,肋间隙增宽,膈降低且变平,两肺野透亮度增加,肺血管纹理增粗、紊乱,右下肺动脉干扩张,右心室增大。心电图检查显示右心室肥大,出现肺型 P 波等。血气分析检查可见低氧血症或合并高碳酸血症,PaO_2 降低,$PaCO_2$ 升高。血液检查红细胞和血红蛋白可升高。

（二）类症鉴别

肺胀与哮病、喘证均以咳而上气,喘满为主症,其区别如下。

1.哮证

哮证是一种反复发作性的痰鸣气喘疾病,以喉中哮鸣有声为特征,常突然发病,迅速缓解,久病可致肺胀,而肺胀以喘咳上气、胸膺膨满为主要表现,为多种慢性肺系疾病日久积渐而成。

2.喘证

喘证以呼吸困难,甚至张口抬肩,不能平卧为主要表现,可见于多种急慢性疾病的过程中。而肺胀是由多种慢性肺系疾病迁延不愈发展而来,喘咳上气仅是肺胀的一个症状。

（三）分证论治

肺胀为多种肺病迁延不愈,反复发作而致,总属标实本虚,感邪发作时偏于标实,缓解时偏于本虚。偏实者须分清痰浊、水饮、血瘀。早期以痰浊为主,渐而痰瘀并重。后期痰瘀壅盛,正气虚衰,本虚与标实并重。偏虚者当区别气（阳）虚、阴虚。早期以气虚或气阴两虚为主,病位在肺、脾、肾。后期气虚及阳,甚则阴阳两虚,病变部位在肺、肾、心。

本病的治疗当根据标本虚实不同,有侧重地选用扶正与祛邪的不同治则。标实者,根据病邪的性质,分别采取祛邪宣肺,降气化痰,温阳利水,活血祛瘀,甚或开窍、息风、止血等法。本虚者,当以补养心肺,益肾健脾为主,或气阴兼调,或阴阳双补。正气欲脱时则应扶正固脱,救阴回阳。

1.痰浊壅肺

证候:胸膺满闷,短气喘息,稍劳即重,咳嗽痰多,色白黏腻或呈泡沫,晨风自汗,脘痞纳少,倦怠无力,舌暗,苔薄腻或浊腻,脉稍滑。

分析:肺虚脾弱,痰浊内生,上逆于肺,肺失宣降,则胸膺满闷,咳嗽、痰多色白黏腻;痰从寒化饮,则痰呈泡沫状;肺气虚弱,复加气因痰阻,放短气喘息,稍劳即重;肺虚卫表不固,则畏风、自汗;肺病及脾,脾虚健运失常,故见脘痞纳少,倦怠无力;舌质暗,苔薄腻或浊腻,脉滑为痰浊壅肺之征。

治法:化痰降气,健脾益肺。

方药:苏子降气汤合三子养亲汤。二方均能降气化痰平喘,但苏子降气汤偏温,以上盛下虚,寒痰喘咳为宜;三子养亲汤偏降,以痰浊壅盛,肺实喘满,痰多黏腻为宜。其中,紫苏子、前胡、白芥子化痰降逆平喘;半夏、厚朴、陈皮燥湿化痰,行气降逆;白术、茯苓、甘草运脾和中。

随症加减:若痰多,胸满不能平卧,加葶苈子、莱菔子泻肺祛痰平喘;症见短气乏力,易出汗,痰量不多者为肺脾气虚,酌加党参、黄芪、防风健脾益气,补肺固表;若因外感风寒诱发,痰从寒化为饮,喘咳,痰多黏白泡沫,见表寒里饮证者,宗小青龙汤意加麻黄、桂枝、细辛、干姜散寒化饮;饮郁化热,烦躁而喘,脉浮用小青龙加石膏汤兼清郁热。

2.痰热郁肺

证候:咳逆,喘息气粗,胸部膨满,烦躁不安,痰黄或白,黏稠难咯,或伴身热微恶寒,微汗,口渴,溲黄便干,舌边尖红,苔黄或黄腻,脉滑数。

分析:痰浊内蕴,感受风热或郁久化热,痰热壅肺,故痰黄、黏白难咯;肺热内郁,清肃失司,肺气上逆,则喘咳气逆息粗,胸满;热扰于心,则烦躁;风热犯肺则发热微恶寒,微汗;痰热伤津,则口渴,溲黄,便干;舌红,苔黄或黄腻,脉数或滑数均为痰热内郁之象。

治法:清肺化痰,降逆平喘。

方药:越婢加半夏汤或桑白皮汤。越婢加半夏汤宣泻肺热,用于饮热郁肺,外有表邪,喘咳上气,目如脱状,身热,脉浮大者;桑白皮汤清肺化痰,用于痰热壅肺,喘急胸满,咳吐黄痰或黏白稠厚者。

随症加减:若痰热内盛,痰黄胶黏,不易咯出者,加瓜蒌皮、鱼腥草、海蛤粉、象贝母、桑白皮等清热化痰利肺;痰鸣喘息,不得平卧者,加射干、葶苈子泻肺平喘;便秘腹满者,加大黄、芒硝,通腑泻热以降肺平喘;痰热伤津,口舌干燥,加天花粉、知母、芦根以生津润燥;阴伤而痰量已少者,酌减苦寒之品,加沙参、麦冬等养阴。

3.痰蒙神窍

证候:神志恍惚,表情淡漠,谵妄烦躁,撮空理线,嗜睡神昏,或肢体瞤动,抽搐,咳逆喘促,咯痰不爽,舌质暗红或淡紫,苔白腻或淡黄腻,脉细滑数。

分析:痰迷心窍,蒙蔽神机,故见神志恍惚,表情淡漠,谵妄烦躁,撮空理线,嗜睡神昏;肝风内动,则肢体瞤动抽搐;痰浊阻肺,肺虚痰蕴,故咳逆喘促而咯痰不爽;舌质暗红或淡紫,乃心血瘀阻之征;苔白腻或淡黄腻,脉细滑数皆为痰浊内蕴之象。

治法:涤痰开窍,熄风醒神。

方药:涤痰汤。本方可涤痰开窍,熄风止痉。方中用二陈汤理气化痰;用胆南星清热涤痰,熄风开窍;竹茹、枳实清热化痰利膈;菖蒲开窍化痰;人参扶正防脱。

随症加减:若痰热较盛,烦躁身热,神昏谵语,舌红苔黄者,加黄芩、葶苈子、天竺黄、竹沥以清热化痰;肝风内动,抽搐加钩藤、全蝎、另服羚羊角粉以凉肝熄风;瘀血明显,唇甲青紫加桃仁、红花、丹参活血通脉;如热伤血络,见紫斑、咯血,便血色鲜者,配清热凉血止血药,如水牛角、白茅根、生地黄、牡丹皮、紫珠草、地榆等。另外,可选用安宫牛黄丸清心豁痰开窍,每次 1 丸,日服 2 次。

4.阳虚水泛

证候:心悸,喘咳,咯痰清稀,面浮肢肿,甚则一身悉肿,腹部胀满有水,脘痞食欲缺乏,尿少,畏寒,面唇青紫,舌胖质暗,苔白滑,脉沉细。

分析:久病喘咳,肺脾肾亏虚,肾阳虚不能温化水液,水邪泛滥,则面浮肢肿,甚则一身悉肿,腹部胀满有水;水液不归州都之官,则尿少;水饮上凌心肺,故心悸,喘咳,咯痰清稀;脾阳虚衰,健运失职则脘痞食欲缺乏;脾肾阳虚,不能温煦则畏寒;阳虚血瘀,则面唇青紫;舌胖质暗,苔白滑,脉沉细为阳虚水泛之征。

治法:温肾健脾,化饮利水。

方药:真武汤合五苓散。真武汤温阳利水,五苓散健脾渗湿利水使水湿由小便而解,两方配伍,可奏温肾健脾,利尿消肿之功。方中用附子、桂枝温肾通阳;茯苓、白术、猪苓、泽泻、生姜健脾利水;赤芍活血化瘀。

随症加减:若水肿势剧,上凌心肺,见心悸喘满,倚息不得卧者,加沉香、牵牛子、川椒目、葶苈子行气逐水;血瘀甚,发绀明显者,加泽兰、红花、丹参、益母草、北五加皮化瘀行水。

5.肺肾气虚

证候:呼吸浅短难续,声低气怯,甚则张口抬肩,倚息不能平卧,咳嗽,痰白如沫,咯吐不利,心慌胸闷,形寒汗出,面色晦暗,舌淡或暗紫,脉沉细数无力,或结代。

分析:久病咳喘,肺肾两虚,故呼吸浅短难续,声低气怯,甚则张口抬肩,倚息不能平卧;寒饮伏肺,肾虚水泛,则咳嗽痰白如沫,咯吐不利;肺病及心,心气虚弱,故心慌胸闷;阳气虚,则形寒;腠理不固,则汗出;气虚血行瘀滞,则面色晦暗,舌淡或暗紫,脉沉细数无力,或有结代。

治法:补肺纳肾,降气平喘。

方药:平喘固本汤合补虚汤。平喘固本汤补肺纳肾,降气化痰,补虚汤重在补肺益气。方中用党参、人参、黄芪、炙甘草补肺;冬虫夏草、熟地黄、胡桃肉、坎脐益肾;五味子敛肺气;灵磁石、沉香纳气归元;紫菀、款冬、苏子、法半夏、橘红化痰降气。

随症加减:若肺虚有寒,怕冷,舌质淡,加肉桂、干姜、钟乳石温肺散寒;气虚瘀阻,颈脉动甚,面唇发绀明显者,加当归、丹参、苏木活血化瘀通脉;若肺气虚兼阴伤,低热,舌红苔少者,可加麦冬、玉竹、生地黄、知母等养阴清热。如见面色苍白,冷汗淋漓,四肢厥冷,血压下降,脉微欲绝等喘脱危象者,急用参附汤送服蛤蚧粉或黑锡丹补气纳肾,回阳固脱。病情稳定阶段,可常服皱肺丸。

另外,可选用验方:紫河车1具,焙干研末,装入胶囊,每次服3 g,适用于肺胀之肾虚者。百合、枸杞子各250 g,研细末,白蜜为丸,每次服10 g,一天3次,适用于肺肾阴虚的肺胀。

三、针灸治疗

(一)基本处方
肺俞、太渊、膻中。

肺俞、太渊为俞原配穴法,宣通肺气,止咳平喘;气会膻中,调气降逆。

(二)加减运用
1.痰浊壅肺证

加中脘、足三里、丰隆以健脾和中、运化痰湿。诸穴针用平补平泻法。

2.痰热郁肺证

加大椎、曲池、丰隆以清化痰热,大椎、曲池针用泻法。余穴针用平补平泻法。

3.痰蒙神窍证

加水沟、心俞、内关以涤痰开窍、熄风醒神,针用泻法。余穴用平补平泻法。

4.阳虚水泛证

加肾俞、关元、阴陵泉以振奋元阳、化饮利水。诸穴针用补法,或加灸法。

5.肺肾气虚证

加肾俞、太溪、气海、足三里以滋肾益肺。诸穴针用补法,或加灸法。

(三)其他
1.耳针疗法

取交感、平喘、肺、心、肾上腺、胸,每次取2～3穴,毫针刺法,中等刺激,每次留针15～30分钟,每天或隔天1次,10次为1个疗程。

2.保健灸法

经常艾灸足三里、关元、肺俞、脾俞、肾俞等穴,可增强抗病能力。

（王文霞）

第四节 胃 痛

胃痛是指以胃脘部近心窝处疼痛为主要临床表现的一种病证,又称胃脘痛。

《黄帝内经》对本病的论述较多,如《灵枢·邪气脏腑病形》曰:"胃病者,腹䐜胀,胃脘当心而痛。"最早记载了"胃脘痛"的病名;又《灵枢·厥病》云:"厥心痛,腹胀胸满,心尤痛甚,胃心痛也。"所论"厥心痛"的内容,与本病有密切的关系。

《黄帝内经》还指出造成胃脘痛的原因有受寒、肝气不舒及内热等,《素问·举痛论》曰:"寒气客于肠胃之间、膜原之下,血不得散,小络急引故痛。"《素问·六元正纪大论》曰:"木郁之发,民病胃脘当心而痛。"《素问·气交变大论》曰:"岁金不及,炎火通行,复则民病口疮,甚则心痛。"迨至汉代,张仲景在《金匮要略》中则将胃脘部称为心下、心中,将胃病分为痞证、胀证、满证与痛证,对后世很有启发。如"心中痞,诸逆心悬痛,桂枝生姜枳实汤主之。""按之心下满痛者,此为实也,当下之,宜大柴胡汤"。书中所拟的方剂如大建中汤、大柴胡汤等,都是治疗胃脘痛的名方。《仁斋直指方》对胃痛的原因已经认识到"有寒,有热,有死血,有食积,有痰饮,有虫"等不同。《备急千金要方·心腹痛》在论述九痛丸功效时指出,其胃痛有虫心痛、疰心痛、风心痛、悸心痛、食心痛、饮心痛、寒心痛、热心痛、去来心痛九种。

对于胃脘痛的辨证论治,《景岳全书·心腹痛》分析极为详尽,对临床颇具指导意义,指出:"痛有虚实……辨之之法,但当察其可按者为虚,拒按者为实;久痛者多虚,暴病者多实;得食稍可者为虚,胀满畏食者为实;痛徐而缓,莫得其处者多虚,痛剧而坚,一定不移者为实;痛在肠脏,中有物有滞者多实,痛在腔胁经络,不干中脏,而牵连腰背,无胀无滞者多虚。脉与证参,虚实自辨。"除此之外,还须辨其寒热及有形无形。《丹溪心法·心脾痛》在论述胃痛治法时指出"诸痛不可补气"的观点,对后世影响很大,而印之临床,这种提法尚欠全面,后世医家逐渐对其进行纠正和补充。

《证治汇补·胃脘痛》对胃痛的治疗提出"大率气食居多,不可骤用补剂,盖补之则气不通而痛愈甚。若曾服攻击之品,愈后复发,屡发屡攻,渐至脉来浮大而空者,又当培补",值得借鉴。

古代文献中所述胃脘痛,在唐宋以前医籍多以"心痛"代之,宋代之后,医家对胃痛与心痛相混谈提出质疑,至金元《兰室秘藏》首立"胃脘痛"一门,明确区分了胃痛与心痛,至明清时期胃痛与心痛得以进一步区别开来。如《证治准绳·心痛胃脘痛》就指出:"或问丹溪言心痛即胃脘痛然乎?曰:心与胃各一脏,其病形不同,因胃脘痛处在心下,故有当心而痛之名,岂胃脘痛即心痛者哉!"《医学正传·胃脘痛》亦云:"古方九种心痛……详其所由,皆在胃脘,而实不在于心也。"

现代医学的急、慢性胃炎,消化性溃疡,胃神经官能症,胃癌等疾病以及部分肝、胆、胰疾病,出现胃痛的临床表现时,可参考本节进行辨证论治。

一、病因病机

胃痛的发生,主要责之于外邪犯胃、饮食伤胃、情志不畅和先天脾胃虚弱等,致胃气郁滞,胃失和降,不通则痛。

（一）外邪犯胃

外邪之中以寒邪最易犯胃,夏暑之季,暑热、湿浊之邪也间有之。邪气客胃,胃气受伤,轻则气机壅滞,重则和降失司,而致胃脘作痛。寒主凝滞,多见绞痛;暑热急迫,常致灼痛;湿浊黏腻,常见闷痛。

（二）饮食伤胃

若纵恣口腹,过食肥甘,偏嗜烟酒,或饥饱失调,寒热不适,或用伤胃药物,均可伐伤胃气,气机升降失调而作胃痛。尤厚味及烟酒,皆湿热或燥热之性,易停于胃腑伤津耗液为先,久则损脾。

（三）情志不畅

情志不舒,伤肝损脾,亦致胃痛。如气郁恼怒则伤肝,肝失疏泄条达,横犯脾胃,而致肝胃不和或肝脾不和,气血阻滞则胃痛;忧思焦虑则伤脾,脾伤则运化失司,升降失常,气机不畅也致胃痛。

（四）脾胃虚弱

身体素虚,劳倦太过,久病不愈,可致脾胃不健,运化无权,升降转枢失利,气机阻滞,而致胃痛;或因胃病日久,阴津暗耗,胃失濡养,或伴中气下陷,气机失调;或因脾胃阳虚,阴寒内生,胃失温养,均可导致胃痛。

胃痛与胃、肝、脾关系最为密切。胃痛初发多属实证,病位主要在胃,间可及肝;病久常见虚证,其病位主要在脾;亦有虚实夹杂者,或脾胃同病,或肝脾同病。

胃痛病因虽有上述不同,病性尚有虚实寒热、在气在血之异,但其发病机制有其共性,即所谓"不通则痛"。胃为阳土,喜润恶燥,主受纳、腐熟水谷,以降为顺。胃气一伤,初则壅滞,继则上逆,此即气滞为病。其中首先是胃气的壅滞,无论外感、食积均可引发;其次是肝胃气滞,即肝气郁结,横逆犯胃所造成的气机阻滞。另外,气为血帅,气行则血行,气滞日久,必致血瘀,也即久患者络之意;"气有余便是火",气机不畅,可蕴久化热,火能灼伤阴津,或出血之后,血脉瘀阻而新血不生,致阴津亦虚,均可致胃痛加重,每每缠绵难愈。脾属阴土,喜燥恶湿,主运化,输布精微,以升为健,与胃互为表里,胃病延久,可内传于脾。脾气受伤,轻则中气不足,运化无权;继则中气下陷,升降失司;再则脾胃阳虚,阴寒内生,胃络失于温养。若胃痛失治误治,血络损伤,还可见吐血、便血等证。

二、诊断要点

（一）症状

胃脘部疼痛,常伴有食欲缺乏,痞闷或胀满,恶心呕吐,吞酸嘈杂等。发病常与情志不遂、饮食不节、劳累、受寒等因素有关。起病或急或缓,常有反复发作的病史。

（二）检查

上消化道 X 线钡餐造影、纤维胃镜及病理组织学检查等,有助诊断。

三、鉴别诊断

（一）胃痞

二者部位同在心下,但胃痞是指心下痞塞,胸膈满闷,触之无形,按之不痛的病证。胃痛以痛为主,胃痞以满为患,且病及胸膈,不难区别。

（二）真心痛

心居胸中，其痛常及心下，出现胃痛的表现，应高度警惕，防止与胃痛相混。典型真心痛为当胸而痛，其痛多刺痛、剧痛，且痛引肩背，常有气短、汗出等症，病情较急，如《灵枢·厥病》曰："真心痛，手足青至节，心痛甚，且发夕死，夕发旦死。"中老年人既往无胃痛病史，而突发胃脘部位疼痛者，当注意真心痛的发生。胃痛部位在胃脘，病势不急，多为隐痛、胀痛等，常有反复发作史。X线、胃镜、心电图及生化检查有助鉴别。

四、辨证

胃痛的主要部位在上腹胃脘部近心窝处，往往兼见胃脘部痞满、胀闷、嗳气、吐酸、纳呆、胁胀、腹胀，甚至出现呕血、便血等症。常反复发作，久治难愈。至于临床辨证，当分虚实两类。实证多痛急拒按，病程较短；虚证多痛缓喜按，缠绵难愈，这是辨证的关键。

（一）寒邪客胃

证候：胃痛暴作，得温痛减，遇寒加重；恶寒喜暖，口淡不渴，或喜热饮，舌淡，苔薄白，脉弦紧。

分析：寒凝胃脘，气机阻滞，则胃痛暴作，得温痛减，遇寒加重；阳气被遏，失去温煦，则恶寒喜暖，口淡不渴，或喜热饮；舌淡，苔薄白，脉弦紧，为内寒之象。

（二）饮食伤胃

证候：胃脘疼痛，胀满拒按，嗳腐吞酸，或呕吐不消化食物，其味腐臭，吐后痛减，不思饮食，大便不爽，得矢气及便后稍舒，舌苔厚腻，脉滑。

分析：饮食积滞，阻塞胃气，则胃脘疼痛，胀满拒按；食物不化，胃气上逆，则嗳腐吞酸，或呕吐不消化食物，其味腐臭，吐后痛减；胃失和降，腑气不通，则不思饮食，大便不爽，得矢气及便后稍舒；舌质淡，苔厚腻，脉滑，为饮食内停之征。

（三）肝气犯胃

证候：胃脘胀痛，连及两胁，攻撑走窜，每因情志不遂而加重，善太息，不思饮食，精神抑郁，夜寐不安，舌苔薄白，脉弦滑。

分析：肝气郁结，横逆犯胃，肝胃气滞，故胃脘胀痛；胁为肝之分野，故胃痛连胁，攻撑走窜；因情志不遂加重气机不畅，故以息为快；胃失和降，受纳失司，故不思饮食；肝郁不舒，则精神抑郁，夜寐不安；舌苔薄白，脉弦滑为肝胃不和之象。

（四）湿热中阻

证候：胃脘灼热而痛，得凉则减，遇热加重。伴口干喜冷饮，或口臭不爽，口舌生疮。甚至大便秘结，排便不畅，舌质红，苔黄少津，脉滑数。

分析：胃气阻滞，日久化热，故胃脘灼痛，得凉则减，遇热加重，口干喜冷饮或口臭不爽，口舌生疮；胃热久积，腑气不通，故大便秘结，排便不畅；舌质红，苔黄少津，脉象滑数，为胃热蕴积之象。

（五）瘀血停胃

证候：胃脘疼痛，状如针刺或刀割，痛有定处而拒按，入夜尤甚。病程日久，胃痛反复发作而不愈，面色晦暗无华，唇暗，舌质紫暗或有瘀斑，脉涩。

分析：气滞则血瘀，或吐血、便血之后，离经之血停积于胃，胃络不通，而成瘀血，瘀血停胃，故疼痛状如针刺或刀割，固定不移，拒按；瘀血不净，新血不生，故面色晦暗无华，唇暗；舌质紫暗，或有瘀点、瘀斑，脉涩，为血脉瘀阻之象。

（六）胃阴亏耗

证候：胃脘隐痛或隐隐灼痛，伴嘈杂似饥，饥不欲食，口干不思饮，咽干唇燥，大便干结，舌体瘦，质嫩红，少苔或无苔，脉细而数。

分析：气郁化热，热伤胃津，或瘀血积留，新血不生，阴津匮乏，阴津亏损则胃络失养，故见胃脘隐痛；若阴虚有火，则可见胃中灼痛隐隐；胃津亏虚则胃纳失司，故嘈杂似饥，知饥而不欲纳食；阴液亏乏，津不上承，故咽干唇燥；阴液不足则肠道干涩，故大便干结；舌体瘦舌质嫩红，少苔或无苔，脉细而数，皆为胃阴不足而兼虚火之象。

（七）脾胃虚寒

证候：胃脘隐痛，遇寒或饥时痛剧，得温或进食则缓，喜暖喜按。伴面色不华，神疲肢怠，四末不温，食少便溏，或泛吐清水。舌质淡而胖，边有齿痕，苔薄白，脉沉细无力。

分析：胃病日久，累及脾阳。脾胃阳虚，故胃痛绵绵，遇寒或饥时痛剧，得温熨或进食则缓，喜暖喜按；气血虚弱，故面色不华，神疲肢怠；阳气虚不达四末，故四肢不温；脾虚不运，转输失常，故食少便溏；脾阳不振，寒湿内生，饮邪上逆，故泛吐清水；舌质淡而胖，边有齿痕，苔薄白，脉沉细无力，为脾胃虚寒之象。

五、治疗

治疗以理气和胃止痛为主，审证求因，辨证施治。邪盛以祛邪为急，正虚以扶正为先，虚实夹杂者，则当祛邪扶正并举。虽有"通则不痛"之说，但决不能局限于狭义的"通"法，要从广义的角度理解和运用"通"法。属于胃寒者，散寒即所谓通；属于血瘀者，化瘀即所谓通；属于食停者，消食即所谓通；属于气滞者，理气即所谓通；属于热郁者，泻热即所谓通；属于阴虚者，益胃养阴即所谓通；属于阳虚者，温运脾阳即所谓通。

（一）中药治疗

1.寒邪客胃

治法：温胃散寒，行气止痛。

处方：香苏散合良附丸加减。

方中高良姜、吴茱萸温胃散寒；香附、乌药、陈皮、木香行气止痛。

随症加减：如兼见恶寒、头痛等风寒表证者，可加紫苏叶、藿香等以疏散风寒，或内服生姜汤、胡椒汤以散寒止痛；若兼见胸脘痞闷，胃纳呆滞，嗳气或呕吐者，是为寒夹食滞，可加枳实、神曲、鸡内金、制半夏、生姜等以消食导滞，降逆止呕。若寒邪郁久化热，寒热错杂，可用半夏泻心汤辛开苦降，寒热并调。

中成药可选用良附丸、胃痛粉等。

2.饮食伤胃

治法：消食导滞，和胃止痛。

处方：保和丸加减。

方中神曲、山楂、莱菔子消食导滞；茯苓、半夏、陈皮和胃化湿；连翘散结清热。

随症加减：若脘腹胀甚者，可加枳实、砂仁、槟榔等以行气消滞；若胃脘胀痛而便闭者，可合用小承气汤或改用枳实导滞丸以通腑行气；胃痛急剧而拒按，伴见苔黄燥，便秘者，为食积化热成燥，则合用大承气汤以泻热解燥，通腑荡积。

中成药可选用加味保和丸、枳实消痞丸等。

3.肝气犯胃

治法：疏肝解郁，理气止痛。

处方：柴胡疏肝散加减。

方中柴胡、芍药、川芎、郁金、香附疏肝解郁；陈皮、枳壳、佛手、甘草理气和中。

随症加减：若胃痛较甚者，可加川楝子、延胡索以加强理气止痛作用；嗳气较频者，可加沉香、旋覆花以顺气降逆；泛酸者加乌贼骨、煅瓦楞子中和胃酸。痛势急迫，嘈杂吐酸，口干口苦，舌红苔黄，脉弦或数，乃肝胃郁热之证，改用化肝煎或丹栀逍遥散加黄连、吴茱萸以疏肝泻热和胃。

中成药可选用气滞胃痛冲剂、胃苏冲剂等。

4.湿热中阻

治法：清化湿热，理气和胃。

处方：清中汤加减。

方中黄连、栀子清热燥湿；制半夏、茯苓、草豆蔻祛湿健脾；陈皮、甘草理气和中。

随症加减：湿偏重者加苍术、藿香燥湿醒脾；热偏重者加蒲公英、黄芩清胃泻热；伴恶心呕吐者，加竹茹、橘皮以清胃降逆；大便秘结不通者，可加大黄（后下）通下导滞；气滞腹胀者加厚朴、枳实以理气消胀；纳呆少食者，加神曲、谷芽、麦芽以消食导滞。

中成药可选用清胃和中丸。

5.瘀血停胃

治法：理气活血，化瘀止痛。

方药：失笑散合丹参饮加减。

前方以五灵脂、蒲黄活血祛瘀，通利血脉以止痛；后方重用丹参活血化瘀，檀香、砂仁行气止痛。

随症加减：若因气滞而致血瘀，气滞仍明显时，宜加理气之品，但忌香燥太过。若血瘀而兼血虚者，宜合四物汤等养血活血之味。若血瘀而兼脾胃虚衰者，宜加炙黄芪、党参等健脾益气以助血行。若瘀血日久，血不循常道而外溢出血者，应参考吐血、便血处理。

中成药可选用九气拈痛丸。

6.胃阴亏耗

治法：滋阴益胃，和中止痛。

处方：益胃汤合芍药甘草汤加减。

方中沙参、玉竹补益气阴；麦冬、生地黄滋养阴津；冰糖生津益胃；芍药、甘草酸甘化阴，缓急止痛。

随症加减：若气滞仍著时，加佛手、香橼皮、玫瑰花等轻清畅气而不伤阴之品；津伤液亏明显时，可加芦根、天花粉、乌梅等以生津养液；大便干结者，加火麻仁、郁李仁、瓜蒌仁等润肠之品。若兼肝阴亦虚，症见脘痛连胁者，可加白芍、枸杞、生地黄等柔肝之品，也可用一贯煎化裁为治。

中成药可选用养胃舒胶囊。

7.脾胃虚寒

治法：温中健脾。

方药：黄芪建中汤加减。

方中以黄芪补中益气、饴糖益气养阴为君；以桂枝温阳气、芍药益阴血为臣；以生姜温胃、大枣补脾为佐；炙甘草调和诸药，共奏温中健脾、和胃止痛之功。

随症加减:若阳虚内寒较重者,也可用大建中汤化裁,或加附子、肉桂、荜茇等温中散寒;兼泛酸者,可加黄连汁炒吴茱萸、煅瓦楞、海螵蛸等制酸之品;泛吐清水时,可予小半夏加茯苓汤或苓桂术甘汤合方为治;兼见血虚者,也可用归芪建中汤治之。若胃脘坠痛,证属中气下陷者,可用补中益气汤化裁为治。

此外,临床上胃强脾弱,上热下寒者也不少见,症状除胃脘疼痛以外,还可见恶心呕吐,嗳气,肠鸣便溏或大便秘结,舌质淡,苔薄黄腻,脉细滑等,治疗时可选用半夏泻心汤、黄连理中汤或乌梅丸等以调和脾胃,清上温下。

中成药可选用人参健脾丸、参苓白术丸等。

(二)针灸治疗

1.基本处方

中脘、内关、足三里。中脘、足三里募合相配,内关属心包经,历络三焦,通调三焦气机而和胃,三穴远近结合,共同调理胃腑气机。

2.加减运用

(1)寒邪客胃证:加神阙、梁丘以散寒止痛,神阙用灸法。余穴针用平补平泻法。

(2)饮食伤胃证:加梁门、建里、璇玑以消食导滞。诸穴针用泻法。

(3)肝气犯胃证:加期门、太冲以疏肝理气,针用泻法。余穴针用平补平泻法。

(4)湿热中阻证:加阴陵泉、内庭以清利湿热,阴陵泉针用平补平泻法。余穴针用泻法。

(5)瘀血停胃证:加膈俞、阿是穴以化瘀止痛,针用泻法。余穴针用平补平泻法,或加灸法。

(6)胃阴亏耗证:加胃俞、太溪、三阴交以滋阴养胃。诸穴针用补法。

(7)脾胃虚寒证:加神阙、气海、脾俞、胃俞以温中散寒,神阙用灸法。余穴针用补法,或加灸法。

3.其他

(1)指针疗法:取中脘、至阳、足三里等穴,以双手拇指或中指点压、按揉,力度以患者能耐受并感觉舒适为度,同时令患者行缓慢腹式呼吸,连续按揉3~5分钟即可止痛。

(2)耳针疗法:取胃、十二指肠、脾、肝、神门、下脚端,每次选用3~5穴,毫针浅刺,留针30分钟;或用王不留行籽贴压。

(3)穴位注射疗法:根据中医辨证,分别选用当归注射液、丹参注射液、参附注射液或生脉注射液等,也可选用维生素 B_1 或维生素 B_{12} 注射液,按常规取2~3穴,每穴注入药液2~4 mL,每天或隔天1次。

(4)埋线疗法:取穴,肝俞、脾俞、胃俞、中脘、梁门、足三里。方法为将羊肠线用埋线针植入穴位内,无菌操作,每月1次,连续3次。适用于慢性胃炎之各型胃痛症者。

(5)兜肚法:取艾叶30 g,荜茇、干姜各15 g,甘松、山柰、细辛、肉桂、吴茱萸、延胡索、白芷各10 g,大茴香6 g,共研为细末,用柔软的棉布折成15 cm直径的兜肚形状,将上药末均匀放入,紧密缝好,日夜兜于中脘穴或疼痛处,适用于脾胃虚寒胃痛。

(王文霞)

第五节 呕 吐

呕吐是指胃失和降,气逆于上,胃内容物经食管、口腔吐出的一类病证。古代医家认为呕吐有别,谓"有物有声为呕""有物无声为吐"。但呕与吐常同时发生,很难截然分开,故并称为呕吐。呕吐可见于多种急慢性病证中,本节讨论的是以呕吐为主症的病证。干呕、恶心病机相同,只是轻重有别,故合入本节讨论。

《黄帝内经》对呕吐的病因论述颇详。如《素问·举痛论》曰:"寒气客于肠胃,厥逆上出,故痛而呕也。"《素问·六元正纪大论》曰:"火郁之发,民病呕逆。"《素问·至真要大论》曰:"诸呕吐酸,暴注下迫,皆属于热";"厥阴司天,风淫所胜……食则呕";"少阴之胜……炎暑至……呕逆";"燥淫所胜……民病喜呕,呕有苦";"太阴之复,湿变乃举,体重中满,食饮不化,阴气上厥……呕而密默,唾吐清液。"认为呕吐可由寒气、火热、湿浊等引起。另外,还指出呕吐与饮食停滞有关,对肝、胆、脾在呕吐发生中的作用等都有论述,奠定了本病的理论基础。

在治疗上古代医家创立了许多至今行之有效的方剂,并指出呕吐有时是机体排除胃中有害物质的反应,如《金匮要略·呕吐哕下利病脉证治》曰:"夫呕家有痈脓,不可治呕,脓尽自愈。"《金匮要略·黄疸病脉证并治》曰:"酒疸,心中热,欲吐者,吐之愈。"这类呕吐常由痰水、宿食、脓血所致,不可止呕,邪去呕吐自止。

西医学的急慢性胃炎、胃黏膜脱垂症、贲门痉挛、幽门梗阻、十二指肠壅积症、肠梗阻、肝炎、胰腺炎、胆囊炎、尿毒症、颅脑疾病及一些急性传染病等,当以呕吐为主要表现时,可参考本节辨证论治。

一、病因病机

胃主受纳和腐熟水谷,其气主降,以下行为顺,若邪气犯胃,或胃虚失和,气逆而上,则发生呕吐。《圣济总论·呕吐》曰:"呕吐者,胃气上逆而不下也。"

(一)外邪犯胃

感受风寒湿燥火之邪,或秽浊之气,邪犯胃腑,气机不利,胃失和降,水谷随逆气上出,发生呕吐。正如《古今医统大全·呕吐哕》所言:"无病之人卒然而呕吐,定是邪客胃府,在长夏暑邪所干,在秋冬风寒所犯。"由于感邪不同,正气之盛衰,体质之差异,胃气之强弱,外邪所致的呕吐,常因性质不同而表现各异,以寒邪致病居多。

(二)饮食不节

暴饮暴食,温凉失宜,或过食生冷油腻不洁之物,皆可伤胃滞脾,食滞内停,胃失和降,胃气上逆,发生呕吐。如《重订严氏济生方·呕吐论治》所曰:"饮食失节,温凉失调,或喜餐腥烩乳酪,或贪食生冷肥腻,露卧湿处,当风取凉,动扰于胃,胃既病矣,则脾气停滞,清浊不分,中焦为之痞塞,遂成呕吐之患焉。"

(三)情志失调

恼怒伤肝,肝失条达,横逆犯胃,胃失和降,胃气上逆;或忧思伤脾,脾失健运,食停难化,胃失和降,亦可致呕。《景岳全书·呕吐》云:"气逆作呕者,多因郁怒致动肝气,胃受肝邪,所以作呕。"

(四)脾胃虚弱

脾胃素虚,病后体虚,劳倦过度,耗伤中气,胃虚不能受纳水谷,脾虚不能化生精微,停积胃中,上逆成呕。《古今医统大全·呕吐哕》谓:"久病吐者,胃气虚不纳谷也。"若脾阳不振,不能腐熟水谷,以致寒浊内生,气逆而呕;或热病伤阴,或久呕不愈,以致胃阴不足,胃失濡养,不得润降,而成呕吐。如《证治汇补·呕吐》所谓:"阴虚成呕,不独胃家为病,所谓无阴则呕也。"

(五)其他因素

误食毒物或使用化学药物,伤及胃肠,加之情志因素及饮食调养失当,导致脾胃进一步损伤,脾胃虚弱,升降失常而出现恶心、呕吐、脘腹胀满、纳呆、体倦乏力等症;后天之本受损,则气血化源不足,口久气阴亏虚。

呕吐的病因是多方面的,外感六淫,内伤饮食,情志不调,脏腑虚弱均可致呕。且常相互影响,兼杂致病。如外邪可以伤脾,气滞可以食停,脾虚或可成饮,故临床当辨证求因。

呕吐病位在胃,与肝、脾相关。胃气之和降,有赖于脾气的升清运化及肝气的疏泄条达,若脾失健运,则胃气失和,升降失职;肝失疏泄,则气机逆乱,胃失和降,均可致呕吐。

呕吐实者由外邪、饮食、痰饮等邪气犯胃,致胃失和降,气逆而发;虚者由气虚、阳虚、阴虚等正气不足,使胃失温养、濡润,胃气不降所致。一般说来,初病多实,呕吐日久,损伤脾胃,中气不足,由实转虚。基本病机在于胃失和降,胃气上逆。《景岳全书·呕吐》云:"呕吐一证,最当详辨虚实,实者有邪,去其邪则愈;虚者无邪,则全由胃气之虚也。所谓邪者,或暴伤寒凉,或暴伤饮食,或因胃火上冲,或因肝气内逆,或以痰饮水气聚于胸中,或以表邪传里,聚于少阳阳明之间,皆有呕证,此皆呕之实邪也。所谓虚证,或其本无内伤,又无外感,而常为呕吐者,此既无邪,必胃虚也。或遇微寒,或遇微劳,或遇饮食少有不调,或肝气微逆,即为呕吐者,总胃虚也。"

二、诊断

(1)以呕吐食物、痰涎、水液诸物为主症,一日数次不等,持续或反复发作,常兼有脘腹不适,恶心纳呆,泛酸嗜杂等症。

(2)起病或急或缓,常有先恶心欲吐之感,多由气味、饮食、情志、冷热等因素而诱发,或因服用化学药物,误食毒物而致。

三、相关检查

(1)胃镜、上消化道钡餐透视可了解胃、十二指肠情况。

(2)血常规、血尿淀粉酶、腹部 B 超对确定胰腺及胆囊病变的性质有意义。

(3)腹部透视、头部 CT 或 MRI 以了解有无肠梗阻、颅脑占位性病变。

(4)若患者面色萎黄,呕吐不止,伴有尿少,浮肿,应及时检查肾功能,以确诊肾功能不全所致呕吐。

(5)育龄期女性应做尿液检查,查妊娠实验。

(6)呕吐不止需检查电解质,了解有无电解质紊乱。

四、鉴别诊断

(一)反胃

反胃多因脾胃虚寒、胃中无火、难于腐熟、食入不化所致。表现为食饮入胃,滞停胃中,良久尽吐而出,吐后转舒,即古人称"朝食暮吐,暮食朝吐"。而呕吐是以有声有物为特征,病机为邪气干扰,胃虚失和所致。实者食入即吐,或不食亦吐,并无规律,虚者时吐时止,但多吐出当日之食。

(二)霍乱

急性呕吐当与霍乱鉴别。急性呕吐以呕吐为主,不伴腹泻;而霍乱则上吐下泻,或伴有腹痛如绞,吐泻剧烈者可出现肢冷、脉沉等危象。

(三)噎膈

呕吐与噎膈,皆有呕吐的症状。然呕吐之病,进食顺畅,吐无定时。噎膈的病位在食管,呕吐的病位在胃。噎膈之病,进食哽噎不顺或食不得入,或食入即吐,甚者因噎废食。呕吐大多病情较轻,病程较短,预后尚好。而噎膈多病情深重,病程较长,预后欠佳。

五、辨证要点

(一)辨可吐不可吐

降逆止呕为治疗呕吐的正治之法,但人体在应激反应状态下会出现保护性的呕吐,使胃内有害物质排出体外,不需要运用止吐的方法。如胃有痰饮、食滞、毒物、痈脓等有害之物发生呕吐时,不可见呕止呕,因这类呕吐可使邪有出路,邪去则呕吐自止。甚至当呕吐不畅时,尚可用探吐之法,切不可降逆止呕,以免留邪,与应该止吐之证区别清楚。

(二)辨实与虚

因外邪、饮食、七情因素,病邪犯胃所致,发病急骤,病程较短,呕吐量多,呕吐物多酸腐臭秽,或伴有表证,脉实有力,多为实证;因脾胃虚寒,胃阴不足而成,起病缓慢,病程较长,呕而无力,时作时止,吐物不多,酸臭不甚,常伴有精神萎靡,倦怠乏力,脉弱无力,多为虚证。

(三)辨呕吐物

吐物的性质常反映病变的寒热虚实、病变脏腑等。如酸腐难闻,多为食积内腐;黄水味苦,多为胆热犯胃;酸水绿水,多为肝气犯胃;痰浊涎沫,多为痰饮中阻;泛吐清水,多属胃中虚寒,或有虫积;黏沫量少,多属胃阴不足。

(四)辨可下与禁下

呕吐之病不宜用下法,病在胃不宜攻肠,以免引邪内陷。且呕吐尚能排除积食、败脓等,若属虚者更不宜下,兼表者下之亦误。所以,仲景有"患者欲吐者不可下之"之训。但若确属胃肠实热,大便秘结,腑气不通,而致浊气上逆,气逆作呕者,可用下法,通其便,折其逆,使浊气下行,呕吐自止。

六、治疗

呕吐的治疗原则以和胃降逆为主。实者重在祛邪,根据病因分别施以解表、消食,化痰、降气之法,辅以和胃降逆之品,以求邪去胃安呕止。虚者重在扶正,分别施以益气、温阳、养阴之法,辅以降逆止呕之药,以求正复胃和呕止之功。虚实夹杂者,应适当兼顾治之。

(一)实证

1.外邪犯胃

主症:发病急骤,突然呕吐。

兼次症:常伴发热恶寒,头身疼痛,或汗出,头身困重,胸脘满闷,不思饮食。

舌脉:苔白;脉濡缓。

分析:外感风寒之邪,或夏令暑秽浊之气,动扰胃腑,浊气上逆,故突然呕吐,胸脘满闷,不思饮食;邪束肌表,营卫失和,故恶寒发热,头身疼痛;伤于寒湿,则苔白,脉濡缓。

治法:解表疏邪,和胃降逆。

方药:藿香正气散加减。

方中藿香辛散风寒,芳化湿浊,和胃悦脾;辅以半夏燥湿降气,和胃止呕;厚朴行气化湿,宽胸除满;紫苏叶、白芷助藿香外散风寒,兼可芳香化湿;陈皮理气燥湿,并能和中;茯苓、白术健脾运湿;大腹皮行气利湿;桔梗宣肺利膈;生姜、大枣和脾胃,共为佐药;使以甘草调和诸药。若风寒偏重,寒热无汗,可加荆芥、防风疏风散寒;若暑湿犯胃,身热汗出,可加香薷饮解暑化湿;如秽浊犯胃,呕吐甚剧,可吞服玉枢丹辟秽止呕;若风热犯胃,伴头痛身热,可用银翘散去桔梗之升提,加橘皮、竹茹清热和胃;若兼食滞,脘闷腹胀,嗳腐吞酸,可去白术、甘草,加神曲、鸡内金、莱菔子以消积导滞;若暑热犯胃,壮热口渴,可选用连朴饮。

2.饮食停滞

主症:呕吐酸腐,脘腹胀满,嗳气厌食,得食愈甚,吐后反快。

兼次症:大便或溏或结,气味臭秽。

舌脉:苔厚腻;脉滑实。

分析:食滞内阻,浊气上逆,故呕吐酸腐;食滞中焦,气机不利,故脘腹胀满,嗳气厌食;升降失常,传导失司,则大便不正常,化热与湿相搏,则便溏,热邪伤津,则便结;湿热内蕴,则苔厚腻,脉滑实。

治法:消食导滞,和胃降逆。

方药:保和丸加减。

方中山楂为主药,以消一切饮食积滞;辅以神曲消食健脾,莱菔子消食下气;佐以半夏、陈皮行气化滞,和胃止呕;茯苓健脾利湿和中;食积易化热,故佐连翘清热而散结。若积滞化热,腹胀便秘,可合小承气汤通腑泄热,使浊气下行,呕吐自止;若食已即吐,口臭干渴,胃中积热上冲,可用大黄甘草汤清胃降逆;若误食不洁、酸腐败物,而见腹中疼痛,欲吐不得者,可因势利导,用瓜蒂散探吐祛邪。

3.痰饮内停

主症:呕吐多为清水痰涎,头眩心悸。

兼次症:胸脘痞闷,不思饮食,或呕而肠鸣有声。

舌脉:苔白腻;脉滑。

分析:脾不运化,痰饮内停,胃气不降,则胸脘痞闷,呕吐清水痰涎。水饮上犯,清阳之气不展,故头眩。水气凌心则心悸。苔白腻,脉滑,为痰饮内停之征。

治法:温化痰饮,和胃降逆。

方药:小半夏汤合苓桂术甘汤加减。

前方重在和中止呕,为治痰饮呕吐的基础方;后方重在健脾燥湿,温化痰饮。方中半夏、生姜和胃降逆,茯苓、桂枝、白术、甘草温脾化饮。若气滞腹痛者,可加厚朴、枳壳行气除满;若脾气受困,脘闷不食,可加砂仁、白豆蔻、苍术开胃醒脾;若痰浊蒙蔽清阳,头晕目眩,可用半夏白术天麻汤;若痰郁化热,烦闷口苦,可用黄连温胆汤清热化痰。另还可辨证选用二陈汤、甘遂半夏汤等。

4.肝气犯胃

主症:呕吐吞酸,嗳气频作。

兼次症:胸胁胀满,烦闷不舒,每因情志不遂而呕吐吞酸更甚。

舌脉:舌边红,苔薄腻;脉弦。

分析:肝气不疏,横逆犯胃,胃失和降,因而呕吐吞酸,嗳气频作,气机阻滞,肝失疏泄,胸胁胀满,烦闷不舒;舌边红,苔薄腻,脉弦,为气滞肝旺之征。

治法:疏肝理气,和胃止呕。

方药:半夏厚朴汤合左金丸加减。

前方以厚朴、紫苏理气宽中,半夏、生姜、茯苓降逆和胃止呕;后者黄连、吴茱萸辛开苦降以止呕。若气郁化火,心烦口苦咽干,可合小柴胡汤清热止呕;若兼腑气不通,大便秘结,可用大柴胡汤清热通腑;若气滞血瘀,胁肋刺痛,可用膈下逐瘀汤活血化瘀。还可辨证选用越鞠丸、柴胡疏肝散等。

(二)虚证

1.脾胃虚寒

主症:饮食稍有不慎,即易呕吐,大便溏薄,时作时止。

兼次症:胃纳不佳,食入难化,脘腹痞闷,口淡不渴,面色少华,倦怠乏力。

舌脉:舌质淡,苔薄白;脉濡弱。

分析:脾胃虚弱,中阳不振,水谷熟腐运化不及,故饮食稍有不慎即吐,时作时止,阳虚不能温布,则面白少华,倦怠乏力;中焦虚寒,气不化津,故口干而不欲饮。脾虚则运化失常,故大便溏薄。舌质淡,苔薄白,脉濡弱,乃脾阳不足象。

治法:益气健脾,和胃降逆。

方药:理中丸加味。

方中人参甘温入脾,补中益气;干姜辛热温中;白术燥湿健脾;炙甘草和中扶正,以达益气健脾,和胃降逆。若胃虚气逆,心下痞硬,干噫食臭,可用旋覆花代赭汤降逆止呕;若中气大亏,少气乏力,可用补中益气汤补中益气,升阳举陷;若病久及肾,肾阳不足,腰膝酸软,肢冷汗出,可用附子理中汤加肉桂、吴茱萸等温补脾肾。

2.胃阴不足

主症:呕吐反复发作,时作干呕。

兼次症:呕吐量不多,或仅涎沫,口燥咽干,胃中嘈杂,似饥而不欲食。

舌脉:舌质红,少津;脉细数。

分析:胃热不清,耗伤胃阴,以致胃失濡养,气失和降,所以呕吐反复发作,时作干呕,似饥而不欲食。津液不能上承,故口燥咽干;舌质红少津,脉细数,为津液耗伤,虚中有热之象。

治法:滋养胃阴,降逆止呕。

方药:麦门冬汤加减。

方以人参、麦冬、粳米,甘草等滋养胃阴,半夏降逆止呕。若阴虚甚,五心烦热者,可加石斛、天花粉、知母养阴清热;若呕吐较甚,可加橘皮、竹茹、枇杷叶降气化痰止呕;若阴虚便秘,可加火麻仁、瓜蒌仁、白蜜润肠通便;阴虚呕吐者,去半夏加鲜芦根、刀豆子。

七、转归及预后

一般来说,实证呕吐病程短,病情轻,易治愈,虚证及虚实夹杂者,则病程长,病情重,反复发作,时作时止,较为难治。若失治误治,亦可由实转虚,虚实夹杂,由轻转重,久病久吐,脾胃衰败,化源不足,易生变证。所以,呕吐应及时诊治,防止后天之本受损。呕吐在其他各种病证过程中出现时也应重视。

（王文霞）

第六节　噎　膈

噎膈是指以吞咽食物哽噎不顺,重则食物不能进入胃腑,食入即吐为主要临床表现的一种病证。噎,指吞咽时哽噎不顺;膈,指格拒,食物不能下,下咽即吐。噎较轻,是膈之前期表现,在临床中往往二者同时出现,故并称噎膈。

膈之病名,首见于《黄帝内经》。《素问·阴阳别论》篇指出"三阳结,谓之膈"。《灵枢·上膈》篇曰:"脾脉……微急为膈中,食饮入而出,后沃沫"。在《黄帝内经》的许多章节中还记述了本病证的病因、病位、传变及转归,认识到其发病与精神因素、阳结等有关,所病脏腑多在胃脘,对后世治疗启迪很大。隋朝对此病有进一步的认识,如巢元方《诸病源候论·痞噎病诸候·气膈候》中认为:"此由阴阳不和,脏气不理,寒气填于胸膈,故气噎塞不通,而谓之气噎"。并将噎膈分为气、忧、食、劳、思五噎;忧、恚、气、寒、热五膈。唐宋以后将噎膈并称,孙思邈《备急千金要方·噎塞论》引《古今录验》,对五噎的证候,作了详细描述:"气噎者,心悸,上下不通,噎哕不彻,胸胁苦满"。至明清时期对其病因病机的认识较为全面,如李用粹在《证治汇补·噎膈》篇中曰:"有气滞者,有血瘀者,有火炎者,有痰凝者,有食积者,虽有五种,总归七情之变,由气郁化火,火旺血枯,津液成痰,痰壅而食不化也"。这些理论至今仍有重要的指导意义。

现代医学的食管癌、贲门癌及贲门痉挛、贲门弛缓、食管憩室、反流性食管炎、弥漫性食管痉挛、胃神经官能症等疾病出现噎膈的临床表现时,可参考本节进行辨证论治。

一、病因病机

噎膈之病,主要为七情内伤,饮食不节,年老体弱等原因,致使气、痰、瘀相互交阻,日久津气耗伤,食管失于润养,胃失通降而见噎膈。

（一）七情内伤

由于忧思恼怒,情志不遂,肝郁气滞,肝气横犯脾胃,脾伤则气结,运化失司,水湿内停,滋生痰浊,痰气相搏,阻于食管,食管不利或狭窄而见噎膈;肝伤则气郁,气郁则血凝,瘀血阻滞食管,饮食噎塞难下而成噎膈。

（二）饮食不节

因过食肥甘辛辣燥热之品,或嗜酒过度,造成胃肠积热,则津伤血燥,以致食管干涩而成噎膈。或常食发霉、粗糙之品,损伤食管脾胃而致噎膈。

（三）久病年老

由于大病久病,或年老气虚,或阴损及阳,久则脾肾衰败,阳气虚衰,运化无力,浊气上逆,壅阻食管咽喉,则吞咽困难而成噎膈。

噎膈之病位在食管,属胃所主,其病变脏腑又与肝、脾、肾有密切关系,因三脏与胃、食管皆有经络联系。脾为胃行其津液,若脾失健运,可聚湿生痰,阻于食管。胃气之和降,赖于肝气之条达,若肝失疏泄,则胃失和降,气机郁滞,久则气滞血瘀,食管狭窄。中焦脾胃赖于肾阴的濡养和肾阳的温煦,若肾阴不足,失于濡养,或脾肾衰败,阳气虚弱,运化受阻,浊气上逆均可发为噎膈。

噎膈之病因病机复杂,但主要为七情内伤,饮食不节,日久则气郁生痰,气滞血阻,滞于食管而见噎膈;其次为年老体弱等原因,致阴津亏虚,气血枯燥,食管失于润养,干涩难下而见噎膈。但时常虚实交错,相互影响,互为因果,因而使病证极为复杂,病情缠绵难愈。

二、诊断要点

(一)症状

初起咽部或食管内有异物感,进食时有停滞感,继则咽下哽噎,重则食不得咽下或食入即吐。常伴有胃脘不适,胸膈疼痛,甚则形体消瘦,肌肤甲错,精神疲惫等。

(二)检查

口腔与咽喉检查,食管、胃的 X 线检查,食管与胃的内镜及病理组织学检查,食管脱落细胞检查及 CT 检查有助于早期诊断。

三、鉴别诊断

(一)梅核气

噎膈与梅核气两者均见吞咽过程中哽噎不舒的症状。梅核气自觉咽喉中有物哽噎,吐之不出,咽之不下,但饮食咽下顺利,无噎塞感,系气逆痰阻于咽喉所致。噎膈则饮食咽下暗梗阻难下,甚则不通。

(二)反胃

噎膈与反胃两者均有食入复出的症状,但反胃饮食能顺利咽下入胃,经久复出,朝食暮吐,暮食朝吐,宿谷不化,病证较噎膈轻,预后较好。

四、辨证

首先辨清噎膈的虚实。气滞血瘀,痰浊内阻者为实;津枯血燥,气虚阳弱者为虚。新病多实,或实多虚少;久病多虚,或虚中夹实。吞咽困难,哽噎不顺,胸膈胀痛者多实;食管干涩,饮食难下,或食入即吐者多虚。然而临证时,多为虚实相杂,应注意详辨。噎膈以正虚为本,夹有气滞、痰阻、血瘀等为标实。初起以标实为主,可见哽噎不舒,胸膈胀满、疼痛等气血郁滞之证。后期以正虚为主,出现形体消瘦,皮肤枯燥,舌红少津等津亏血燥之候;面色㿠白,形寒气短,面浮足肿等气虚阳微之证。临证时应仔细辨明标本的轻重缓急,利于辨证施治。

(一)气滞痰阻

1.证候

咽食梗阻,胸膈痞满,甚则疼痛,随情志变化可加重或减轻,伴有嗳气呃逆,呕吐痰涎,口干咽燥,大便干涩,舌质红,苔薄腻,脉弦滑。

2.分析

由于气滞痰阻于食管,食管不利,则咽食困难,胸膈痞满,遇情绪舒畅可减轻,精神抑郁则加重;气结津液不能上承,且郁热伤津,故口干咽燥;津不下润则大便干涩;痰气交阻,胃气上逆,则嗳气呃逆,呕吐痰涎;舌质红,苔薄腻,脉弦滑,为气郁痰阻,兼有郁热伤津之象。

(二)瘀血阻滞

1.证候

吞咽梗阻,胸膈疼痛,食不得下,甚则滴水难进,食入即吐,或吐出物如赤豆汁,兼面色暗黑,肌肤枯燥,形体消瘦,大便坚如羊屎,或便血,舌质紫暗,或舌红少津,脉细涩。

2.分析

血瘀阻滞食道或胃口,道路狭窄,故吞咽困难,胸膈疼痛,食不得下,食入即吐;久病阴伤肠燥,故大便干结,坚如羊屎;久瘀伤络,血渗脉外,则吐物如赤豆汁,或便血;长期饮食不入,化源告竭,肌肤失养,故形体消瘦,肌肤枯燥;面色暗黑,为瘀血阻滞之征;舌质紫暗,少津,脉细涩为血亏瘀结之象。

(三)津亏热结

1.证候

进食时咽喉梗涩而痛,水饮可下,食物难进,或入食即吐,兼胸背灼痛,五心烦热,口干咽燥,形体消瘦,肌肤枯燥,大便干结,舌质红而干,或有裂纹,脉弦细数。

2.分析

由于胃津亏耗,不能上润,故进食时咽喉梗涩而痛;热结痰凝,阻塞食管,故食物反出;热结灼阴,津亏失润,则口干咽燥,大便干结;胃不受纳,无以化生精微,故五心烦热,形体消瘦,肌肤枯燥;舌红而干,或有裂纹,脉弦细而数,均为津亏热结之象。

(四)脾肾阳衰

1.证候

长期吞咽受阻,饮食不下,胸膈疼痛,面色㿠白,形瘦神衰,气短畏寒,面浮足肿,泛吐清涎,腹胀便溏,舌淡苔白,脉细弱。

2.分析

噎膈日久,阴损及阳,脾肾阳衰,饮食无以受纳和运化,浊气上逆,故吞咽受阻,饮食不下,泛吐涎沫;脾肾衰败,化源衰微,肌体失养,故面色㿠白,形瘦神衰;阳气衰微,寒湿停滞,气短畏寒,面浮肢肿,腹胀便溏;舌淡苔白,脉细弱,均为脾肾阳衰之象。

五、治疗

噎膈的治疗在初期重在治标,宜以行气化痰、活血祛瘀为主;中、后期重在治本,以滋阴润燥、补气温阳为主。但本病表现极为复杂,常常虚实交错,治疗时应根据病情区分主次,全面兼顾。

(一)中药治疗

1.气滞痰阻

治法:化痰解郁,润燥降气。

处方:启膈散(《医学心悟》)。方中丹参、郁金、砂仁理气化痰,解郁宽胸;沙参、贝母、茯苓润燥化痰,健脾和中;荷叶蒂和胃降逆;杵头糠治卒噎。

随症加减:痰湿较重可加瓜蒌、天南星、半夏以助化痰之力;若津液耗伤加麦冬、石斛、天花粉以润燥;若郁久化热,心烦口干者,加黄连、栀子、山豆根;若津伤便秘者加桃仁、蜂蜜以润肠通便。

2.瘀血阻滞

治法:活血祛瘀,滋阴养血。

处方:通幽汤(《脾胃论》)。方中生地黄、熟地黄、当归身滋阴润肠,解痉止痛;桃仁、红花活血祛瘀,通络止痛;甘草益脾和中;升麻升清降浊。

随症加减:若胸膈刺痛,酌加三七、丹参、赤芍、五灵脂活血祛瘀,通络止痛;胸膈闷痛,加海藻、昆布、贝母、瓜蒌软坚化痰,宽胸理气;若呕吐痰涎,加莱菔子、生姜汁以温胃化痰。

3.津亏热结

治法:滋阴养血,润燥生津。

处方:沙参麦冬汤(《温病条辨》)加减。方中沙参、麦冬、玉竹滋补津液;桑叶、天花粉养阴泻热;扁豆、甘草安中和胃;可加玄参、生地黄、石斛以助养阴之力;加栀子、黄连、黄芩以清肺胃之热。

随症加减:若肠燥失润,大便干结,可加当归、瓜蒌仁、生首乌润肠通便;若腹中胀满,大便不通,胃肠热盛,可用人参利膈丸或大黄甘草汤泻热存阴,但应中病即止,以免耗伤津液;若食管干涩,口燥咽干,可用滋阴清膈饮以生津养胃。

4.脾肾阳衰

治法:温补脾肾,益气回阳。

处方:补气运脾汤(《统旨方》)加减。方中人参、黄芪、白术、茯苓、甘草补脾益气;砂仁、陈皮、半夏和胃降逆;加旋覆花降逆止呕;加附子、干姜温补脾阳;加枸杞子、杜仲温养肝肾,填充精血。若气阴两虚加石斛、麦冬、沙参以滋阴生津。

随症加减:若中气下陷、少气懒言可用补中益气汤;若气血两亏、心悸气短可用十全大补汤加减。

在此阶段,阴阳俱竭,如因阳竭于上而水谷不入,阴竭于下而二便不通,称为关格,系开合之机已废,为阴阳离决的一种表现,当积极救治。

(二)针灸治疗

1.基本处方

取穴:天突、膻中、内关、上脘、膈俞、足三里、胃俞、脾俞。天突散结利咽,宽贲门;膻中、内关宽胸理气,降逆止吐;上脘和胃降逆,调气止痛;膈俞利膈宽胸;足三里、胃俞、脾俞和胃扶正。

2.加减运用

(1)气滞痰阻证:加丰隆、太冲以理气化痰,针用泻法。余穴针用平补平泻法。

(2)瘀血阻滞证:加合谷、血海、三阴交以行气活血,针用泻法。余穴针用平补平泻法。

(3)津亏热结证:加天枢、照海以滋补津液、泻热散结,针用补法。余穴针用平补平泻法。

(4)脾肾阳衰证:加命门、气海、关元以温补脾肾、益气回阳,诸穴针用补法,或加灸法。

3.其他

(1)耳针疗法:取神门、胃、食管、膈,用中等刺激,每天1次,10次为1个疗程,或贴压王不留行籽。

(2)穴位注射疗法:取足三里、内关,用维生素 B_1、维生素 B_6 注射液,每穴注射 1 mL,每 3 天注射1次,10次为1个疗程。

(王文霞)

第七节　反　　胃

反胃是以脘腹痞胀,宿食不化,朝食暮吐,暮食朝吐为主要临床表现的一种病。

一、历史沿革

反胃又称胃反。胃反之名,首见于汉代张仲景《金匮要略·呕吐哕下利病脉证治》篇。宋代《太平圣惠方·治反胃呕吐诸方》则称之为"反胃"。其后亦多以反胃名之。

《金匮要略·呕吐哕下利病脉证治》中说:"趺阳脉浮而涩,浮则为虚,涩则伤脾;伤脾则不磨,朝食暮吐,暮食朝吐,宿谷不化,名为胃反。"明确指出本病的病机主要是脾胃损伤,不能腐熟水谷。有关治疗方面,提出了使用大半夏汤和茯苓泽泻汤,至今仍为临床所常用。

隋代巢元方《诸病源候论·胃反候》对《金匮要略》之说有所发挥,将病因病机归纳为血气不足、胃寒停饮、气逆胃反,指出"荣卫俱虚,其血气不足,停水积饮,在胃脘则脏冷,脏冷则脾不磨,脾不磨则宿谷不化,其气逆而成胃反也"。

唐代王冰在《素问》注文中更将本病精辟总结为"食入反出,是无火也"。宋代《圣济总录·呕吐门》也说:"食久反出,是无火也。"

金元时期,朱丹溪《丹溪心法·翻胃》提出血虚、气虚、有热、有痰之说,治法方药则更趋丰富全面。

明代张景岳对于反胃的病因、病机、辨证、治法、方药等有了系统性的阐发,他在《景岳全书·反胃》一节中说:"或以酷饮无度,伤于酒湿,或以纵食生冷,败其真阳;或因七情忧郁,竭其中气;总之,无非内伤之甚,致损胃气而然。"又说:"反胃一证,本属火虚,盖食入于胃,使胃暖脾强,则食无不化,何至复出……然无火之由,则犹有上中下三焦之辨,又当察也。若寒在上焦,则多为恶心或泛泛欲吐者,此胃脘之阳虚也。若寒在中焦,则食入不化,每食至中脘,或少顷或半日复出者,此胃中之阳虚也。若寒在下焦,则朝食暮吐,暮食朝吐,乃以食入幽门,丙火不能传化,故久而复出,此命门之阳虚也";"虚在上焦,微寒呕吐者,惟姜汤为最佳,或橘皮汤亦可,虚在中焦而食入反出者,宜五君子煎、理中汤……虚在下焦而朝食暮吐……其责在阴,非补命门以扶脾土之母,则火无以化,土无以生,亦犹釜底无薪,不能腐熟水谷,终无济也。宜六味回阳饮,或人参附子理阴煎,或右归饮之类主之。此屡用之妙法,不可忽也";"反胃由于酒湿伤脾者,宜葛花解酲汤主之,若湿多成热,而见胃火上冲者,宜黄芩汤或半夏泻心汤之类主之。"其中补命门火之说是他对本病治疗上的一大创见。

明代李中梓根据临床实际,进一步丰富了反胃的辨证内容。他在《医宗必读·反胃噎膈》中说:"反胃大都属寒,然不可拘也。脉大有力,当作热治,脉小无力,当作寒医。色之黄白而枯者为虚寒,色之红赤而泽者为实热,以脉合证,以色合脉,庶乎无误。"

清代李用粹《证治汇补·反胃》对七情致病认识较为深刻。他说:"病由悲愤气结,思虑伤脾……皆能酿成痰火,妨碍饷道而食反出。"对反胃的病因病机,做了新的补充。清代陈士铎《石室秘录·噎膈反胃治法》说:"夫食入于胃而吐出,似乎病在胃也,谁知肾为胃之关门,肾病而胃始病。"这种看法,与张景岳补命门以扶脾土的观点基本相同。清代沈金鳌《杂病源流犀烛·噎塞反胃关格源流》言："反胃原于真火衰微,胃寒脾弱,不能纳谷,故早食晚吐,日日如此,以饮食入胃,既抵胃之下脘,复返而出也。若脉数,为邪热不杀谷,乃火性上炎,多升少降也"。同时指出:"亦有瘀血阻滞者,亦有虫而反出者,亦有火衰不能生土,其脉沉迟者。"进一步丰富了对反胃病因病机的认识。

以上所引各家之说,从不同的方面对反胃作了阐述,使本病的辨证论治内容日趋完善。

二、范围

西医学的胃、十二指肠溃疡病,胃、十二指肠憩室,急慢性胃炎,胃黏膜脱垂症,十二指肠郁积症,胃部肿瘤,胃神经症等,凡并发胃幽门部痉挛、水肿、狭窄,或胃动力紊乱引起胃排空障碍,而在临床上出现脘腹痞胀,宿食不化,朝食暮吐,暮食朝吐等症状者,均可参照本节内容辨证论治。

三、病因病机

反胃多由饮食不节,酒色过度,或长期忧思郁怒,损伤脾胃之气,并产生气滞、血瘀、痰凝阻胃,使水谷不能腐熟,宿食不化,导致脘腹痞胀,胃气上逆,朝食暮吐,暮食朝吐。

(一)脾胃虚寒

饥饱失常,嗜食寒凉生冷,损及脾阳,以致脾胃虚寒,不能消化谷食,终至尽吐而出。思虑不解,或久病劳倦多可伤脾,房劳过度则伤肾,脾伤则运化无能不能腐熟水谷;肾伤则命火衰微,不能温煦脾土,则脾失健运,谷食难化而反。

(二)痰浊阻胃

酒食不节、七情所伤、房室、劳倦等病因,均可损伤脾胃,因之水谷不能化为精微而成湿浊,积湿生痰,痰阻于胃,逐使胃腑失其通降下行之功效,宿食不化而成反胃。

(三)瘀血积结

七情所伤,肝胃气滞,或遭受外伤,或手术创伤等原因可导致气滞血瘀。胃络受阻,气血不和,胃腑受纳、和降功能不及,饮食积结而成反胃。

(四)胃中积热

多由于长期大量饮酒,吸烟,嗜食甘肥浓、膏粱厚味,经常进食大量辣椒等辛烈之品,均可积热成毒,损伤胃气,而成反胃之证。抑或痰浊阻胃,瘀血积结,郁久化热。邪热在胃,火逆冲上,不能消化饮食,而见朝食暮吐,暮食朝吐。此即《素问·至真要大论篇》病机十九条中所说"诸逆冲上,皆属于火""诸呕吐酸……皆属于热"之意。

由此可见,本病病位在胃,脾胃虚寒、不能腐熟水谷是导致本病的最主要因素,但同时与肝、脾、肾等脏腑密切相关。除气滞、气逆外,还有痰浊、水饮、积热、瘀血等病理因素共同参与发病过程,而且各种病因病机之间往往相互转化。痰浊、水饮多为脾胃虚寒所致;痰浊、瘀血等可使气虚、气滞、食停,同时也可郁久化热;诸因均可久病入络,而成瘀血积结。

四、诊断与鉴别诊断

(一)诊断

1.发病特点

反胃在临床上较为常见,患者以成年人居多,男女性别差异不大,对老年患者要特别提高警惕,注意是否有癌肿等病存在。

2.临床表现

本病一般多为缓起,先有胃脘疼痛,吐酸,嘈杂,食欲缺乏,食后脘腹痞胀等症状,若迁延失治或治疗不当,病情则进一步加剧,逐渐出现脘腹痞胀加剧,进食后尤甚,饮食不能消化下行,停积于胃腑,终致上逆而呕吐。其呕吐的特点是朝食暮吐,暮食朝吐,呕出物多为未经消化的宿食,或伴有痰涎血缕;严重患者亦可呕血。

患者每因呕吐而不愿进食,人体缺乏水谷精微之濡养,日见消瘦,面色萎黄,倦怠无力。由于饮食停滞于胃脘不能下行,按压脘部则感不适,有时并可触及包块;振摇腹部,可听到辘辘水声。

脉象,舌质,舌苔,则每随其或寒或热,或虚或实而表现不同,可据此作为进一步的辨证依据。

(二)鉴别诊断

1.呕吐

从广义言,呕吐可以包括反胃,而反胃也主要表现为呕吐。但一般呕吐多是食已即吐,或不食亦吐,呕吐物为食物、痰涎、酸水等,一般数量不多。反胃则主要是朝食暮吐,暮食朝吐,患者一般进食后不立即呕吐,但因进食后,食物停积于胃腑,不能下行,至一定时间,则尽吐而出,吐后始稍感舒畅。所吐出的多为未经消化的饮食,而且数量较多。

2.噎膈

噎膈是指吞咽时哽噎不顺,饮食在胸膈部阻塞不下,和反胃不同。反胃一般多无吞咽哽噎,饮食不下是饮食不能下通幽门,在食管则无障碍。噎膈则主要表现为吞咽困难,饮食不能进入贲门。噎膈虽然也会出现呕吐,但都是食入即吐,呕吐物量不多,经常渗唾痰涎,据此亦不难作出鉴别。

五、辨证

(一)辨证要点

1.注意呕吐的性质和呕吐物的情况

反胃的主要特征是朝食暮吐,暮食朝吐,因此在辨证中必须掌握这一特点。要详细询问病史,例如呕吐的时间、呕吐的次数、呕吐物性状及多少等,这对于辨证很有价值。

2.要细辨反胃的证候

反胃的辨证可概括为寒、热、痰、瘀四个主要证型。除从呕吐物的性质内容判断外,其他症状、脉象、舌质、舌苔、患者过去和现在的病史、身体素质等均有助于辨证。

(二)证候

1.脾胃虚寒

症状:食后脘腹胀满,朝食暮吐,暮食朝吐,吐出宿食不化及清稀水液,吐尽始觉舒适,大便溏少,神疲乏力,面色青白,舌淡苔白,脉细弱。甚者面色苍白,手足不温,眩晕耳鸣,腰酸膝软,精神萎靡。舌淡白,苔白滑,脉沉细无力。

病机分析:此证之主要病机是脾胃虚寒,即胃中无火。因胃中无火,胃失腐熟通降之职,不能消化与排空,乃出现朝食暮吐,暮食朝吐,宿食不化之症状,一旦吐出,消除停积,故吐后即觉舒适。《素问·至真要大论》篇云:"诸病水液,澄澈清冷,皆属于寒。"患者吐出清稀水液,故云属寒,大便溏少,神疲乏力,面色青白,亦属脾胃虚寒;舌淡白,脉弱,均为阳气虚弱之症。其严重者面色苍白,手足不温,舌质淡白,脉沉细无力,为阳虚之甚;腰酸膝软,眩晕耳鸣属肾虚;精神萎靡属肾精不足神气衰弱之征。这些表现,是由肾阳衰弱,命火不足,火不生土,脾失温煦而致,此属脾肾两虚之证,较前述之脾胃虚寒更为严重。

2.胃中积热

症状:食后脘腹胀满,朝食暮吐,暮食朝吐,吐出宿食不化及混浊酸臭之稠液,便秘,溺黄短,心烦口渴,面红。舌红干,舌苔黄厚腻,脉滑数。

病机分析:朝食暮吐,暮食朝吐,宿食不化,是属反胃之症。《素问·至真要大论》篇说:"诸转反戾,水液浑浊,皆属于热。"今患者吐出混浊酸臭之液,故属于热证。内热消烁津液,故口渴便秘,小便短黄;内热熏蒸,故心烦,面红。舌红干,苔黄厚,脉滑数,皆为胃中积热之征。

3.痰浊阻胃

症状:经常脘腹胀满,食后尤甚,上腹或有积块,朝食暮吐,暮食朝吐,吐出宿食不化,并有或稠或稀之痰涎水饮,或吐白沫,眩晕,心下悸。舌苔白滑,脉弦滑,或舌红苔黄浊,脉滑数。

病机分析:有形痰浊,阻于中焦,故不论已食未食,经常都见脘腹胀满。呕吐白色痰涎水饮或白沫,乃痰浊之征;痰浊积于中焦,故可见上腹部积块;眩晕乃因痰浊中阻,清阳不升所致;心下悸为痰饮阻于心下;舌苔白滑,脉弦滑,是痰证之特征;舌红,苔黄浊,脉滑数者,是属痰郁化热的表现。

4.血瘀积结

症状:经常脘腹胀满,食后尤甚,上腹或有积块,朝食暮吐,暮食朝吐,吐出宿食不化,或吐黄沫,或吐褐色浊液,或吐血便血,上腹胀满刺痛拒按,上腹部积块坚硬,推之不移。舌质暗红或兼有瘀点,脉弦涩。

病机分析:有形之瘀血,阻于胃关,影响胃气通降下行,故不论已食未食,经常都见腹部胀满;吐黄沫或褐液,解黑便,皆由瘀血阻络,血液外溢所致;腹胀刺痛属血瘀;上腹积块坚硬,推之不移,舌暗有瘀点,脉涩等皆为血瘀之征。

六、治疗

(一)治疗原则

1.降逆和胃

以降逆和胃为基本原则,阳气虚者,合以温中健脾,阴液亏者,合以消养胃阴,气滞则兼以理气,有瘀血或痰浊者,兼以活血祛痰。病去之后,当以养胃气、胃阴为主。如此,方能巩固疗效,促进健康。

2.注意服药时机

掌握服药的时机也是治疗反胃的一个关键。由于反胃患者宿食停积胃腑,若在此时服药往往不易吸收,影响药效。故反胃患者应在空腹时服药,或在宿食吐净后再服药,疗效较佳。

(二)治法方药

1.脾胃虚寒

治法:温中健脾,和胃降逆。

方药:丁蔻理中汤加减。方中以党参补气健脾,干姜温中散寒;寒多以干姜为君,虚多以党参为君;辅以白术健脾燥温;甘草补脾和中,加白豆蔻之芳香醒胃,丁香之理气降浊,共奏温阳降浊之功。

随症加减:吐甚者,加半夏、砂仁,以加强降逆和胃作用。病久脾肾阳虚者,可在上方基础上,加入温补命门之药,如附子、肉桂、补骨脂、吴茱萸之类;如寒热错杂者,可用乌梅丸。

除上述方药之外，尚可用丁香透膈散或二陈汤加味。如《证治汇补·反胃》言："主以二陈汤，加藿香、蔻仁、砂仁、香附、紫苏梗；消食加神曲、麦芽；助脾加人参、白术；抑肝加沉香、白芍；温中加炮姜、益智仁；壮火加肉桂、丁香，甚者用附子理中汤，或八味丸。"又介绍用伏龙肝水煎药以补土，糯米汁以泽脾，代赭石以镇逆。《景岳全书·反胃》用六味回阳饮，或人参附子理阴煎，或右归饮之类，皆经验心得之谈，可供临床参考。

2.胃中积热

治法：清胃泻热，和胃降浊。

方药：竹茹汤加减。方中竹茹、栀子清胃泄热，兼降胃气；半夏、陈皮、枇杷叶和胃降浊。

随症加减：热重可加黄芩、黄连；热积腑实，大便秘结，可加大黄、枳实、厚朴以降泄之。

久吐伤津耗气，气阴两虚，表现反胃而唇干口燥，大便干结，舌红少苔，脉细数者，宜益气生津养阴，和胃降逆，可用大半夏汤加味。《景岳全书·反胃》谓："反胃出于酒湿伤脾者，宜葛花解酒汤主之；若湿多成热，而见胃火上冲者，宜黄芩汤，或半夏泻心汤主之。"亦可选用。

3.痰浊阻胃

治法：涤痰化浊，和胃降逆。

方药：导痰汤加减。方中以半夏、南星燥湿化痰浊；陈皮、枳实以和胃降逆；茯苓、甘草以渗湿健脾和中。

随症加减：痰郁化热者，宜加黄芩、黄连、竹茹；若体尚壮实者可用礞石滚痰丸攻逐顽痰。痰湿兼寒者，可加干姜、细辛；吐白沫者，其寒尤甚，可加吴茱萸汤；脘腹痞满、吐而不净者可选《证治汇补》木香调气散（白豆蔻、丁香、木香、檀香、藿香、砂仁、甘草）行气醒脾、化浊除满。

吐出痰涎如鸡蛋清者，可加人参、白术、益智仁，以健脾摄涎。如《杂病源流犀烛·噎膈反胃关格源流》云："凡饮食入胃，便吐涎沫如鸡子白，脾主涎，脾虚不能约束津液，故痰涎自出，非参、术、益智不能摄也。"

4.瘀血积结

治法：祛瘀活血，和胃降浊。

方药：膈下逐瘀汤加减。方中以香附、枳壳、乌药理气和胃，气为血帅，气行则血行；复以川芎、当归、赤芍以活血；桃仁、红花、延胡索、五灵脂以祛瘀；牡丹皮以清血分之伏热。可再加竹茹、半夏以加强降浊作用。

随症加减：吐黄沫，或吐血，便血者，可加降香、三七以活血止血；上腹剧痛者可加乳香、没药；上腹结块坚硬者，可加鳖甲、牡蛎、三棱、莪术。

（三）其他治法

（1）九伯饼：天南星、人参、半夏、枯矾、枳实、厚朴、木香、甘草、豆豉为末，老米打糊为饼，瓦上焙干，露过，每服一饼，细嚼，以姜煎平胃散下，此方加阿魏甚效。

（2）天龙1～2只（去腹内杂物捣烂），鸡蛋1个。用法：将鸡蛋一头打开，装入壁虎，仍封固蒸熟，每天服1个，连服数天。

（3）雪梨1个、丁香50粒，梨去核，放入丁香，外用纸包好，蒸熟食用。

七、转归及预后

反胃之证，可由胃痛、嘈杂、泛酸等证演变而来，一般起病缓慢，变化亦慢。临床所分四证，可以独见，亦可兼见。

病初多表现为单纯的脾胃虚寒或胃中积热,其病变在无形之气,温之清之,适当调治,较易治疗。

患病日久,反胃频繁,除影响进食外还可损伤胃阴,常在脾胃虚寒的同时并见气血、阴液亏虚;同时多为本虚而标实,或见寒热错杂,或合并痰浊阻胃或瘀血积结,其病变在有形之积,耗伤气血更甚,较难治疗。此时治疗时应注重温清同进,补泻兼施,用药平稳,缓缓图之。

久治不效,应警惕癌变可能。年高体弱者,发病之时已是脾肾两亏,全身日见衰弱,4种证候可交错兼见,进而发展为真阴枯竭或真火衰微之危症,则预后多不良。

八、预防与护理

要注意调节饮食,戒烟酒刺激之品,保持心情舒畅,避免房事劳倦。出现胃痛、嘈杂、泛酸之证者,应及时诊治,尽量避免贪食竹笋和甜腻等食品,以免变生反胃。得病之后,饮食宜清淡流质,避免粗硬食物;患者呕吐之时,应扶助患者以利吐出。药汁宜浓缩,空腹服。中老年患者一旦出现反胃,应注意排除癌肿可能。

（王文霞）

第八节 呃 逆

呃逆是以喉间呃呃有声,声短而频,不能自控为主要临床表现的一种病证。古称"哕",又称"哕逆",俗称打嗝。

呃逆在《黄帝内经》中称"哕",并阐发了其病机,《素问·宣明五气》篇曰:"胃气上逆,为哕。"同时记载了三种简便的治疗方法,如《灵枢·杂病》云:"哕,以草刺鼻,嚏而已;无息而立迎引之,立已;大惊之,亦可已。"至元·朱丹溪始称"呃",《丹溪心法·呃逆》篇曰:"古谓之哕,近谓之呃,乃胃寒所生,寒气自逆而呃上。亦有热呃,亦有其他病发呃者。"至明代统称"呃逆",《景岳全书·呃逆》篇曰:"而呃之大要,亦惟三者而已,则一曰寒呃,二曰热呃,三曰虚脱之呃。"对本病分类可谓提纲挈领。清·李用粹《证治汇补·呃逆》篇将呃逆分为火、寒、痰、虚、瘀五种,并对每种呃逆的临床表现进行了较详细的论述,至今仍有一定的临床指导意义。

现代医学的单纯性膈肌痉挛、胃肠神经官能症、食管癌、胃炎、胃扩张、肝硬化晚期、脑血管病、尿毒症等疾病,以及胃、食管手术后或其他原因引起的膈肌痉挛,出现呃逆的临床表现时可参考本节进行辨证论治。

一、病因病机

呃逆的病因多为饮食不当、情志不舒和正气亏虚等,或突然吸入冷空气而引发呃逆。其病机主要是胃失和降,胃气上逆,动膈冲喉。

（一）外感寒邪

外感寒邪,胃中吸入冷气,寒遏胃阳,气机不利,气逆动膈,上冲于喉,发出呃呃之声,不能自制。

(二)饮食不当

由于过食生冷,或因病而服寒凉药物过多,寒气蕴结中焦,损伤胃阳,胃失温煦,或过食辛辣煎炒之物,或醇酒厚味,或因病过用温补之剂,燥热内生,胃火炽盛,胃失和降,反作上逆,发生呃逆。

(三)情志不舒

因恼怒太过,肝失条达,气机不利,以致肝气横逆犯胃,胃失和降,气逆动膈。或因肝气郁结,不能助脾运化,聚湿生痰;或因忧思伤脾,脾失健运,滋生痰湿;或因气郁化火,灼津成痰;或素有痰饮内停,复因恼怒,皆可致逆气夹痰,上犯动膈而发生呃逆。

(四)体虚病后

禀赋不足,年老体弱,久病肾虚,或劳累太过耗伤中气,脾阳失温,胃气虚衰,清气不升,浊气不降,气逆动膈冲喉而发生呃逆。或过汗、吐、下,虚损误攻,妇人产后,或热病伤阴,使胃阴不足,失于润养,和降失职,虚火上炎动膈冲喉而发生呃逆。

呃逆之病位在膈,病变关键脏腑在胃,与肺、肝、脾、肾诸脏有关。膈位于肺胃之间,膈上为肺,膈下为胃,二脏与膈位置邻近,经脉又相连属。若肺失肃降或胃气上逆,皆可致膈间气机不利,逆气动膈,上冲喉间,发出呃呃之声。手太阴肺之经脉,起于中焦,下络大肠,还循胃口,上膈属肺,将胃、膈、肺三者紧密相连。另外,胃之和降,还赖于肝之条达,若肝气郁滞,横逆犯脾胃,气逆动膈,亦成呃逆。肺胃之气的和降,又赖于肾气的摄纳,若久病伤肾,肾失摄纳,则肺胃之气不能顺降,上逆动膈而发呃逆。可见呃逆病机关键在于胃失和降,胃气上逆,动膈冲喉。胃气上逆,除胃本身病变外,同时与肺气肃降,肾气摄纳,肝气条达之功能紊乱等均有关系。

二、诊断要点

(一)症状

自觉气逆上冲,喉间呃呃连声,声短而频,不能自制为主证,其呃声或高或低,发作间隔或疏或密,间歇时间不定。伴有胸膈痞闷,胃脘不舒,嘈杂灼热,腹胀嗳气,心烦不寐等症状。多与受凉,过食寒凉、辛辣,或情志郁怒等诱发因素有关。偶发性的呃逆,或病危胃气将绝时之呃逆,为短暂症状,不列为呃逆病。

(二)检查

X线胃肠钡透及内镜等检查有助于诊断。必要时检查肝、肾功能,进行B超、心电图、CT等有助于鉴别诊断的检查。

三、鉴别诊断

(一)嗳气

嗳气与呃逆同属胃气上逆之证,嗳气声音低缓而长,可伴酸腐气味,气排出后自感舒适,病势较缓,多在饱食、情志不畅时发病。而不同于呃逆喉间呃呃连声,声短而频,不能自制。

(二)干呕

干呕与呃逆同属胃气上逆之证,干呕患者可见呕吐之状,但有声无物,或有少量痰涎而无食物吐出。干呕之声为呕声,也不同于呃逆的呃呃连声,声短而频。

四、辨证

辨证时首先要分清功能性呃逆、病理性呃逆。若因受寒或肝郁出现短暂的呃逆,又无明显兼症,可不治自愈。非器质性病变引起的呃逆为功能性疾病,经治可愈。若呃逆反复发作,并有明显的兼症,或出现在其他慢性病症的过程中,可视为病理性呃逆,当辨证治疗。首先辨清此病的寒热虚实。寒者呃声沉缓有力,得热则减,遇冷加重,伴胃脘不适,苔白脉缓;热者呃声洪亮,声高短促,伴口臭烦渴,便秘溲赤,苔黄脉大;虚者呃声低长,时断时续,体虚脉弱;实者呃声洪亮,连续发作,脉弦有力等。

(一)胃寒气逆

1.证候

呃逆声沉缓有力,得热则减,遇寒加重,喜食热饮,恶食冷饮,膈间及胃脘痞满不适,或有冷感,口淡不渴,舌质淡,苔白或白滑,脉象迟缓。多在过食生冷,受凉、受寒后发病。

2.分析

由过食生冷或受凉等,致寒积中焦,胃气为寒邪阻遏,胃失和降,上逆动膈冲喉而成呃逆;胃中实寒,故呃声沉缓有力;胃气不和,故脘膈痞闷不适。得热则减,遇寒更甚者,是因寒气得温则行,遇寒则凝之故;口淡不渴,舌苔白,脉迟缓者,均属胃中有寒之象。

(二)胃火上逆

1.证候

呃声洪亮,冲逆而出,口臭烦渴,多喜冷饮,尿黄便秘,舌红苔黄或黄燥,脉滑数。多在过食辛辣,或饮酒等后发病。

2.分析

由于嗜食辛辣烤制及醇酒厚味之品,或过用温补药物,或素体阳盛再加辛辣等品,久则胃肠积热化火,胃火上冲,故呃声洪亮,冲逆而出;阳明热盛,灼伤胃津,故口臭烦渴而喜冷饮;热邪内郁,肠间燥结,故大便秘结,小便短赤;舌苔黄,脉滑数,均为胃热内盛之象。

(三)气逆痰阻

1.证候

呃逆连声,呼吸不利,脘胁胀满,或肠鸣矢气,可伴恶心嗳气,头目昏眩,脘闷食少,或见形体肥胖,平时多痰,舌苔薄腻,脉象弦滑。常在抑郁恼怒后加重,情志舒畅时缓解。

2.分析

因七情所伤,肝气郁结,失于条达,横犯脾胃,胃气上冲动膈而成呃逆;肝郁气滞,故胸胁胀满不舒;气郁日久化火,灼津成痰,或因肝木克脾,脾失健运,聚湿成痰,痰气互结,阻于肺则呼吸不利,阻于胃则恶心嗳气,阻于肠则肠鸣矢气;清气不升,浊阴不降,故见头目昏眩;舌苔薄腻,脉象弦滑,皆为气逆痰阻之象。

(四)脾胃虚寒

1.证候

呃声低沉无力,气不得续,泛吐清水,面色苍白,手足欠温,伴有脘腹冷痛,食少乏力,或见腰膝无力,大便稀溏或久泻。舌淡苔白,脉沉细而弱。

2.分析

若饮食不节或劳倦伤中,使脾胃阳气受损;或素体阳虚,脾胃无力温养,脾胃升降失调,则胃气上逆,故呃声低弱无力,气不得续。脾胃俱虚,运化无力,则食少乏力;阳虚则水饮停胃,故泛吐清水;若久病及肾,肾阳衰微,则腰膝无力,便溏久泻;手足不温,舌淡苔白,脉沉而细,均为阳虚之象。

(五)胃阴不足

1.证候

呃声短促,气不连续,口干舌燥,烦渴少饮,伴不思饮食,或食后饱胀,大便干燥,舌质红少苔,或有裂纹,脉细而数。

2.分析

由于热病或郁火伤阴,或辛温燥热之品耗损津液,使胃中津液不足,胃失濡养,难以和降,气逆扰膈,故呃声短促,虚则气不连续;胃阴耗伤不能上润,则见口干舌燥,烦渴少饮;脾胃虚弱,运化无力,故见不思饮食,食后饱胀;津液耗伤,大肠失润,故大便干燥;舌质红,苔少而干,脉细数,均为阴虚之象。

五、治疗

呃逆治疗当以和胃、降逆、平呃为主。但要根据病情的寒热虚实之偏重不同,分别以寒则温之,热则清之,实则泻之,虚则补之。若重病中出现呃逆,治当大补元气,或滋阴养液以急救胃气。

(一)中药治疗

1.胃寒气逆

治法:温中散寒,降逆止呃。

处方:丁香散(《古今医统》)。方中丁香辛温,散寒暖胃为君,柿蒂味苦,下气降逆止呃为臣,二者相合,温中散寒,降逆止呃,两者相得益彰,疗效甚好,为临床治疗呃逆常用要药;佐以良姜温中散寒,宣通胃阳;使以炙甘草和胃益气。

随症加减:若兼痰湿者,症见脘闷腹胀不舒,可加半夏、厚朴、陈皮等和降胃气,化痰导滞;兼表寒者,加紫苏叶、藿香以散寒解表,和胃降逆。寒呃日久,中阳受伤可选用丁香柿蒂汤,以益气温中,降逆止呃;日久虚寒呃逆,可选用加味四逆汤,以补阳散寒,降逆止呃。

另可选用朴沉化郁丸,每次9 g,每天2次,温开水送服;或用荜澄茄、良姜各等分,研末,加醋少许调服,每天1剂,连用3天。

2.胃火上逆

治法:清热和胃,降逆止呃。

处方:竹叶石膏汤(《伤寒论》)。方中竹叶、生石膏辛凉甘寒,清泻胃火为主药;佐以法半夏和胃降逆;人参、麦冬养胃生津;粳米、甘草益胃和中。

随症加减:若胃气不虚者去人参,常加柿蒂、竹茹降逆止呃;便秘者则合小承气汤,用大黄、枳实、厚朴通利大便,釜底抽薪,此乃上病下治之法;若中焦积热日久伤阴,可选用清胃散以清泻胃火,凉血养阴,降逆止呃。

另可用左金丸,每次9 g,每天2次,温开水送服;或用柿蒂、黄连各10 g,水煎内服治疗热呃。

3.气逆痰阻

治法:理气化痰,降逆止呃。

处方:旋覆代赭石汤(《伤寒论》)方中旋覆花下气消痰,代赭石重镇降逆,二药相配,一轻一重,共成和降之功为主药;法半夏、生姜化痰和胃,佐以人参补中益气;甘草、大枣和中并引药归经。

随症加减:如胃气不虚,可去人参、甘草、大枣,以防壅滞气机,加木香以行气止呃;若痰湿明显,可加陈皮、茯苓、浙贝以醒脾化痰;若兼热象,可加黄芩、竹茹以清热化痰。

本型还可选用木香顺气丸,每次6 g,每天2次,温开水冲服;疏肝丸,每次1丸,每天2次,温开水送服。

4.脾胃虚寒

治法:温补脾胃,和中降逆。

处方:理中丸(《伤寒论》)加减。方中干姜温中祛寒为主药;辅以人参、白术、炙甘草健脾益胃;加入刀豆甘温,温中下气,善治呃逆;丁香、白豆蔻辛温芳香,行气暖胃,宽膈止呃。

随症加减:若寒甚者,加附子温中祛寒;肾阳不足者加肉桂、山茱萸等以温肾补脾。本型也可选用附子理中丸,每次 1 丸,每天 2 次,温开水送服。

5.胃阴不足

治法:益气养阴,和胃止呃。

处方:益胃汤(《温病条辨》)加减。方中沙参、麦冬、玉竹、生地黄、冰糖甘润养阴益胃;可酌加柿蒂、刀豆、枇杷叶等顺气降逆。全方合用以达益气养阴、和胃止呃之效。

随症加减:若神疲乏力,气阴两虚者,可加沙参、白术、山药;若食欲缺乏腹胀加炒麦芽、炒谷芽等;若阴虚火旺,咽喉不利加石斛、芦根以养阴清热。

本型也可选用枇杷膏,每次 10 g,每天 3 次,温开水冲服;或用大补阴丸,每次 1 丸,每天 2 次,温开水送服。

(二)针灸治疗

1.基本处方

取穴:膈俞、内关、膻中、中脘、足三里。

膈俞利膈止呃;内关宽胸利膈,畅通三焦气机;膻中宽胸理气,降逆止呃;中脘、足三里和胃降逆。

2.加减运用

(1)胃寒气逆证:加梁门、气海以温胃散寒、疏通膈气、降逆止呃,针用补法,或加灸法。余穴针用平补平泻法,或加灸法。

(2)胃火上逆证:加内庭以清泻胃火、降逆止呃。诸穴针用泻法。

(3)气逆痰阻证:加太冲、阴陵泉以降逆化痰。诸穴针用平补平泻法。

(4)脾胃虚寒证:加关元、命门以温补中焦、和胃止呃。诸穴针用补法,或加灸法。

(5)胃阴不足证:加胃俞、三阴交以养阴止呃。诸穴针用补法。

3.其他

(1)耳针疗法:取耳中、胃、神门、肝、心,毫针强刺激,留针 30 分钟,每天 1 次;也可采用耳针埋藏或用王不留行籽贴压法。

(2)拔罐法:取中脘、梁门、气海,或用膈俞、肝俞、胃俞,每次留罐 15～20 分钟,每天 1～2 次。

(3)穴位贴敷法:用麝香粉 0.5 g,放入神阙穴内,用伤湿止痛膏固定,适用于实证呃逆,尤其以肝郁气滞者取效更捷;或用吴茱萸 10 g,研细末,用醋调成膏状,敷于双侧涌泉穴,胶布或伤湿止痛膏固定,可引气火下行,适用于各种呃逆,对肝、肾气逆引起的呃逆尤为适宜。

(4)指压疗法:翳风、攒竹、内关、天突,任取 1 穴,用拇指或中指重力按压,以患者能耐受为度,连续按揉 1～3 分钟,同时令患者深吸气后屏住呼吸,常能立即止呃;或取 T_2～L_1 双侧夹脊穴、肺俞-肾俞的膀胱经,先用拇指或掌根摩揉,再提捏膀胱经 3～5 遍,后用拇指点按双侧膈俞 1～2 分钟。

(王文霞)

第九节 腹 痛

腹痛是指胃脘以下、耻骨毛际以上部位疼痛为主症的病证。感受六淫之邪,虫积、食滞所伤,气滞血瘀,或气血亏虚,经脉失荣等,均可导致腹痛。

一、历史沿革

腹痛首见于《黄帝内经》。其对腹痛的论述,多从寒热邪气客于肠胃立论。《素问·举痛论篇》谓:"寒气客于肠胃之间,膜原之下,血不得散,小络急引故痛""热气留于小肠,肠中痛,瘅热焦渴,则坚干不得出,故痛而闭不通矣。"

《素问·气交变大论》篇还分别对雨湿、风气、燥气所致腹痛的症状作了描述。《灵枢·邪气脏腑病形》及"师传""胀论""经脉"等篇对感寒泄泻,肠鸣飧泄,胃热肠寒,热病夹脐急痛等腹痛亦有所论述。

汉代张仲景《金匮要略》在有关篇章中对腹痛辨证确切,并创立了许多有效治法方剂。如《金匮要略·腹满寒疝宿食病脉证治》谓:"病者腹满,按之不痛为虚,痛者为实,可下之。舌黄未下者,下之黄自去。"指出按之而痛者,为有形之邪,结而不行,其满为痛,并以舌黄作为实热积滞之征象,治当攻下。对"腹中寒气,雷鸣切痛,胸胁逆满,呕吐"的脾胃虚寒,水湿内停的腹满痛证及寒邪攻冲之证分别提出附子粳米汤及大建中汤治疗,而"心下满痛"及"痛而闭"则有大柴胡汤、厚朴三物汤,提示了热结、气滞腹痛的治法。此外"疮痈肠痈浸淫病脉证治"篇还对"肠痈"加以论治。以上,在理论与实践方面,均有很大的指导价值。

隋代巢元方《诸病源候论》将腹痛专立单独病候,分为急腹痛与久腹痛。该书"腹痛病诸候"篇谓:"凡腹急痛,此里之有病""由府藏虚,寒冷之气客于肠胃膜原之间,结聚不散,正气与邪气交争,相击故痛""久腹痛者,藏府虚而有寒,客于腹内,连滞不歇,发作有时,发则肠鸣而腹绞痛,谓之寒中。是冷搏于阴经,令阳气不足,阴气有余也。寒中久痛不瘥,冷入于大肠,则变下利。"对病因、证候描述较之前人为详。

唐代孙思邈《备急千金要方》立"心腹痛门",该书提出注心痛、虫心痛、风心痛、悸心痛、食心痛、饮心痛、冷心痛、热心痛、去来心痛等9种心痛名称,其中包括某些上腹部疼痛。孙氏列有治心腹痛及腹痛方十多首,如有治虚冷腹痛的当归汤方、腹冷绞痛的羊肉当归汤方、腹痛脐下绞结的温脾汤方等。包括了温中、化瘀、理气止痛等治法。此外还包括若干熨法和刺灸法,反映了治疗手段日趋丰富。王焘《外台秘要》对许多心腹痛方进行了收集,如该书载有《广济秘籍》疗心腹中气时之痛等症的桔梗散方,《肘后备急方》疗心腹俱胀痛等症的栀豉汤方,《深师方》疗久寒冷心腹绞痛等症的前胡汤方,《小品方》疗心腹绞痛等症的当归汤方,《古今录验》疗心腹积聚寒中绞痛等症的通命丸方等,对急性腹痛提供了更多方剂。

宋代杨士瀛《仁斋直指方》对腹痛分寒热、死血、食积、痰饮、虫等,并对不同腹痛提出鉴别,如谓:"气血、痰水、食积、风冷诸症之痛,每每停聚而不散,惟虫病则乍作乍止,来去无定,又有呕吐清沫之可验。"对临床辨证颇有裨益。

金元时期,李杲将腹痛按三阴经及杂病进行辨证论治,尤其强调腹痛不同部位分经辨治,对后世颇有启发。如谓中脘痛太阴也,理中汤、加味小建中汤、草豆蔻丸之类主之;脐腹痛,少阴也,四逆汤、姜附汤或五积散加吴茱萸主之;少腹痛,厥阴也,当归四逆汤加吴茱萸主之;杂证腹痛以四物苦楝汤或芍药甘草汤等为主方,并依据不同脉象进行加减。尤其李氏在《医学发明·泄可去闭葶苈大黄之属》,明确提出了"痛则不通"的病机学说,并在治疗上确立了"痛随利减,当通其经络,则疼痛去矣"之说,给后世很大的影响。

《丹溪心法》对腹痛以寒、积热、死血、食积、痰湿划分,尤对气、血、痰、湿作痛提出相应的用药,强调对老人、肥人应该根据不同体质施治,并提出初痛宜攻,久痛宜升消的治则,立"痛忌补气"之说。此外,朱氏对感受外邪作痛及伤食痛,颠仆损伤腹痛亦分列了处方。

明代《古今医鉴》在治法上提出"是寒则温之,是热则清之,是痰则化之,是血则散之,是气则顺之,是虫则杀之,临证不可惑也"。《医学正传》亦提出"浊气在上者涌之,清气在下者提之,寒者温之,热者清之,虚者培之,实者泻之,结者散之,留者行之,此治法之大要也"等原则。

明代李梴《医学入门》对腹痛分证治疗及症状的描述则更加具体。如谓:"瘀血痛有常处,或忧思逆郁,跌扑伤瘀,或妇女经来产后,恶瘀不尽而凝,四物汤去地黄,加桃仁、大黄、红花。又血虚郁火燥结阻气,不运而痛者,四物汤倍芍药加炒干姜,凡痛多属血涩,通用芍药甘草汤为主。"

《医方考》则对治疗腹痛的丁香止痛散、三因七气汤、桂枝加大黄汤等有效方剂的组成、功用、配伍、适应证状等加以解说,以便于临床运用。张景岳对腹痛虚实辨证,尤为精详,认为暴痛多由食滞、寒滞、气滞;渐痛多由虫、火、痰、血。明确提出"多滞多逆者,方是实证,如无滞运则不得以实论也"。并从喜按与否、痛徐而缓、痛剧而坚以及脉象和痛的部位等方面辨证。可以看出这一时期对腹痛的病因、病机及治疗,无论理论还是实践均有了进一步的深化和提高。

清代医家对腹痛证治疗更有发展。如《张氏医通》对腹痛证候方要详备。其谓感暑而痛,或泻利并作,用十味香薷饮;腹中常热作痛,此为积热,用调胃承气汤;七情内结心腹绞痛选用七气汤;酒积作痛曲药丸等皆逐一叙述,并载有大寒腹痛,瘀血留结腹痛等验案,其理法方药均可体现。

叶天士《临证指南医案》对腹痛记载了发疹腹痛。该书对腹痛辨证强调:须知其无形为患者,如寒凝、火郁、气阻、营虚及夏秋暑湿痧秽之类;所谓有形为患者,如蓄血、食滞、癥瘕、蛔蛲内疝及平素嗜好成积之类。对其治疗方法则是强调以"通"为主,如用吴茱萸汤、四逆汤为通阳泄浊法;左金丸及金铃子散为清火泄郁法;四七汤及五磨饮为开通气分法;甲片、桃仁、归须、韭根及下瘀血汤为宣通营络法,芍药甘草汤加减及甘麦大枣汤为缓而和法;肉苁蓉、柏子仁、肉桂、当归之剂及复脉加减为柔而通法。至于食滞消之、蛔扰安之,癥瘕理之,内疝平之,痧秽芳香解之,均理法方药具备,形成了较为完整的理论。而《医林改错》《血证论》对瘀血腹痛的治则方剂,更有新的创见。如王清任少腹逐瘀汤即为治疗瘀血腹痛的名方。

二、范围

腹痛也是一个症状,西医学多种疾病,如急性胰腺炎、胃肠痉挛、嵌顿疝早期、肠易激综合征腹痛、消化不良腹痛,以及腹型过敏性紫癜、腹型癫痫等引起的腹痛均可参考本篇辨证论治。

三、病因病机

腹痛病因很多,外感风、寒、暑、湿,或内伤饮食,或手术外伤等均可导致腹痛,总体均可归纳为气机阻滞,或脏腑失养两端。

（一）感受寒邪，阻逆为痛

外受寒邪风冷，侵袭于中，或寒冷积滞阻结胃肠，或恣食生冷太过；中阳受戕，均可导致气机升降失常，阴寒内盛作痛。《素问·举痛论》篇指出："寒气客于脉外则脉寒，脉寒则缩蜷，缩蜷则脉绌急，绌急则外引小络，故卒然而痛。"又说："寒气客于肠胃，厥逆上出，故痛而呕也；寒气客于小肠，小肠不得成聚，故后泄腹痛矣。"均说明感受外寒与腹痛有密切的关系。

（二）素体阳虚，寒从内生

多有脾阳不运，脏腑虚而有寒；或因中阳虚馁，寒湿停滞；或因气血不足，脏腑失其温养而致腹痛。亦有房事之后为寒邪所中而导致阴寒腹痛者。

（三）饮食不节，邪滞内结

恣饮暴食，肥甘厚味停滞不化，误食腐馊不洁之物，脾胃损伤，为导致腹痛之因；里热内结，积滞胃肠，壅遏不通；或恣食辛辣，湿热食滞交阻，使气机失其疏利，传道之令不行而痛。此外暑热内侵，湿热浸淫使肠胃功能逆乱，亦可导致腹痛。

（四）情志失调，气滞不痛

情志怫郁，恼怒伤肝，肝失疏泄，气失条达，肝郁气滞，横逆攻脾，肝脾不和，气机失畅，可引起气滞腹痛。正如《类证治裁·腹痛》云："七情气郁，攻冲作痛。"《证治汇补·腹痛》谓："暴触怒气，则两胁先痛而后入腹。"可见，情志失调、气机郁滞是产生腹痛的重要因素之一。

（五）跌仆创伤，瘀阻为痛

跌仆创伤，或腹部手术以致脏腑经络受损，气血瘀滞不通。如《丹溪心法·腹痛》言："如颠仆损伤而腹痛者，乃是瘀血。"血络受损，络脉不通，则腹部疼痛如针刺，痛处固定不移，痛而拒按。

总之，腹痛最主要的病机特点是"不通则痛"，或因邪滞而不通，或由正虚运行迟缓而不通。病机性质有虚有实。外邪侵袭、饮食不节、情志失调、跌仆创伤等因素导致腹内脏腑气机郁滞、血行受阻，或腹部经脉为病邪所滞，络脉痹阻，不通而痛，此属实痛。而素体阳虚，气血不足，脏腑失养所产生的腹痛，此属虚痛。与腹痛的相关病理因素有寒凝、湿热、瘀血、积食等。

腹痛之虚、实、寒、热、气、血之间常相互转化兼夹为病。如寒痛日久，郁而化热，可致郁热内结；气滞作痛，迁延不愈，由气入血，可致血瘀腹痛；实证腹痛，经久不愈，耗伤气血，可由实转虚，或虚实夹杂；虚痛感邪或夹食滞则成虚实夹杂，本虚标实之证。

四、诊断与鉴别诊断

（一）诊断

1.发病特点

本病发作多以外感、劳作、饮食不节或情志郁怒等为诱因。

2.临床表现

腹痛以脘以下、耻骨毛际以上部位疼痛为主要表现。急性发作时常伴有呕吐、腹泻、便秘、发热等症状。腹痛由癫病引起者，发作过程或中止后可出现意识障碍，嗜睡，腹部或肢体肌肉跳动或抽动，流涎，偏头痛和吞咽咀嚼动作表现。

（二）鉴别诊断

1.胃脘痛

胃居上脘，其疼痛部位在胃脘近心窝处。而腹痛在胃脘以下，耻骨毛际以上的部位。胃脘痛多伴嗳气、吐酸、嘈杂或得食痛减，或食后痛增等特征。而腹痛常少有这些症状，但胃痛与腹痛因部位相近,关系密切,故临证时需谨慎鉴别。

2.胁痛

胁痛的疼痛部位在一侧或双侧季肋下,很少有痛及脐腹及小腹者,故不难与腹痛鉴别。

3.淋证

淋证之腹痛,多属于小腹,并伴有排尿窘迫,茎中涩痛等症。

4.痢疾、霍乱、癥积

痢疾之腹痛与里急后重、下痢赤白黏冻同见;霍乱之腹痛往往卒然发病,上吐下泻互见;癥积之腹痛与腹内包块并见,但有时也可以腹痛为首发症状,须注意观察鉴别。

5.外科、妇科腹痛

内科腹痛常先发热,后腹痛,一般疼痛不剧,痛无定处,难以定位,压痛不明显,腹部柔软。而外科腹痛一般先腹痛,后发热,疼痛较剧,痛有定处,部位局限,压痛明显,常伴有肌紧张或反跳痛。妇科腹痛多在小腹,常与经、带、胎、产有关。

五、辨证

(一)辨证要点

1.注意分别腹痛的性质

(1)寒痛:寒主收引,寒气所客,则痛多拘急,腹鸣切痛,寒实可兼气逆呕吐,坚满急痛;虚寒则痛势绵绵。

(2)热痛:多痛在脐腹,痛处亦热,或伴有便秘、喜饮冷等症。

(3)瘀血痛:多痛而不移其处,刺痛,拒按,经常在夜间加剧,一般伴有面色晦暗,口唇色紫。

(4)气滞痛:疼痛时轻时重,部位不固定,攻冲作痛,伴有胸胁不舒,嗳气,腹胀,排气之后暂得减轻。

(5)伤食痛:多因饮食过多,或食积不化,肠胃作痛,嗳腐,痛甚欲便,得便则减。

(6)虚痛:一般久痛属虚,虚痛多痛势绵绵不休,可按或喜按。

(7)实痛:暴痛多属实。实痛多有腹胀,呕逆,拒按等表现。

2.注意分别腹痛的部位

(1)少腹痛:腹痛偏在少腹,或左或右,或两侧均痛,多属于肝经症状。少腹痛偏于右侧,按之更剧,常欲蜷足而卧,发热,恶心,大便欲解不利,为"肠痈"。少腹近脐左右痛,按之有长形结块(按之大者如臂,如黄瓜,小者如指),劲如弓弦,往往牵及胁下,名为"痃癖"。

(2)脐腹痛:肠内绞痛,欲吐不吐,欲泻不泻,烦躁闷乱,严重者面色青惨,四肢逆冷,头汗出,脉沉浮,名为"干霍乱"。时痛时止,痛时剧烈难忍,或吐青黄绿水,或吐出蛔虫,痛止又饮食如常,为"虫积痛",多见于小儿。腹中拘挛,绕脐疼痛,冷汗出,怯寒肢冷,脉沉紧者,名为"寒疝"。

(3)小腹痛:小腹痛偏在脐下,痛时拘急结聚硬满,小便自利,甚至发狂,为下焦蓄血。

(二)证候

1.实寒腹痛

症状:腹痛较剧烈,大便不通,胁下偏痛,手足厥逆。苔白,脉弦紧。

病机分析:寒实内结,升降之机痞塞,阳气不通,故腹胀或胁下痛;手足厥逆,为阳气不能布达之象;大肠为传导之官,寒邪积滞阻于内,传化失司,故大便秘结;舌白为寒;脉弦主痛,紧主寒。

2.虚寒腹痛

症状：腹中时痛或绵绵不休，喜得温按，按之则痛减，伴见面色无华，神疲，畏寒，气短等症。舌淡苔白，脉细无力。

病机分析：中阳虚寒，络脉不和，故腹中时痛或绵绵不休，寒得温散则痛减，虚痛得按则松；中虚不运化源不足，则面色无华，伴见气短神疲；中阳不足，卫外之阳亦虚，故形寒畏冷。舌淡苔白，脉来无力，均为虚寒之征。

3.实热腹痛

症状：腹部痞满胀痛，拒按，潮热，大便不通，并见于口干渴引饮，手足汗出，矢气频转，或下利清水，色纯青，腹部作痛，按之硬满，所下臭秽。苔焦黄起刺或焦黑干燥，脉沉实有力。

病机分析：热结于内，腑气不痛，不通则痛，故腹痛拒按，大便不通，矢气频转；实热积滞壅结，灼伤津液，故口渴引饮，潮热，手足汗出；肠中实热积滞较甚，"热结旁流"，故下利清水。苔黄，脉沉实有力，均可实热之象。

4.气滞腹痛

症状：腹痛兼胀闷不舒，攻窜不定，痛引少腹，嗳气则舒，情绪急躁加剧。苔薄白，脉弦。

病机分析：气机郁滞，升降失司，故腹痛且胀；病在气分，忽聚忽散，故攻窜不定，痛引少腹；嗳气后气机暂得疏通，故痛势稍减；若遇郁怒，肝气横逆，气聚为患，故痛势增重；脉弦为肝气不疏之象。

5.瘀血腹痛

症状：少腹痛积块疼痛，或有积块不疼痛，或疼痛无积块，痛处不移。舌质青紫，脉涩。

病机分析：瘀血阻滞，阻碍气机，不通则痛，故无论积块之有无，而腹痛可见；瘀血入络，痹阻不移，故痛有定处。舌紫，脉涩，皆为瘀血之象。

6.食积腹痛

症状：脘腹胀满疼痛，拒按，嗳腐吞酸，厌食呕恶，痛甚欲便，得大便痛减，或大便不通。舌苔厚腻，脉滑有力。

病机分析：饮食不节或暴饮暴食，以至食积不化，肠胃壅滞，故腹痛，胀满拒按；胃失和降，浊气上逆，故厌食呕恶，嗳腐吞酸；食滞中阻欲得外泄，故得便痛减；传化失司，腑气不行，故大便不通。苔腻脉滑，均为食积内停之象。

六、治疗

（一）治疗原则

治疗腹痛，多以"通"字为法。但"通"者，绝非单指攻下通利。正如《医学真传》曰："夫通则不痛，理也。但通之之法，各有不同，调气以和血，调血以和气，通也；下逆者使之上行，中结者使之旁达，亦通也；虚者助之使之通，寒者温之使之通，无非通之之法也。若必以下泄为通则妄矣。"明代龚廷贤提出"寒者温之，热者清之，虚者补之，实者泻之"的治疗原则。由此可见，具体施治时应视其证候的虚实寒热，在气在血，予以不同的治法。

1.注意补通关系

腹痛初起，邪实为主，元气未虚，当首推泻法，或祛邪，或导滞，或驱虫，通则不痛，所谓"痛随利减"。若妄投补气之法，必使邪留、食滞、虫积，气机不畅，腹痛益增。然久病体虚之人，可以温中补虚，缓急止痛之法，冀其中阳恢复，腹痛逐渐向愈。虚实夹杂者，审其虚实程度，或通利为主，或补虚为主,或攻补兼施,不可一味使用补气法。

2.寒热实证各有侧重

寒实腹痛,因阴寒凝滞所致,有大便秘结者,虽可加大黄等荡除积滞,通里攻下,以救其急,切勿过度,以免日久伤正。实热腹痛,在泄热通腑基础上,可选用理气和中之品,如木香、白蔻仁、陈皮、姜半夏之属,有助通滞。

3.暴痛重气、久痛在血

腹痛暴作,胀痛拒按,部位不定,乃气机阻滞所致。宜通利气机,通阳泄浊。腹痛缠绵不愈,痛如针刺,部位固定,或腹痛日久,邪滞经络,由气入血,血行不畅,气滞血瘀,正如叶天士所谓"久痛入络"。宜采用辛润活血通络之法,亦可加入理气之品,气血同治,冀气行则血行。

(二)治法方药

1.寒实腹痛

治法:温里散寒,通便止痛。

方药:大黄附子汤加味。本方主在温散寒凝而开闭结,通下大便以除积滞,故用附子辛热以温里散寒治疗心腹痛。大黄荡除积结,细辛辛温宣通,散寒止痛,协助附子以增加散寒作用,共成温散寒凝,苦辛通降之剂。寒实积腹痛,在非温不能避其寒,非下不能去其实时,使用本方,最为恰当。

随症加减:腹胀满,可加厚朴、木香以加强行气导滞作用;体虚而有积滞者,可用制大黄,以缓其峻下之力;如体虚较甚,可加党参、当归益气养血。恶寒腹痛,绵绵不已,手足厥冷者,亦可选五积散温通经脉。卒然心腹胀痛,痛如锥刺,口噤暴厥者,可用三物备急丸。

2.虚寒腹痛

治法:温中补虚,缓急止痛。

方药:小建中汤加减。本方以桂枝温阳,芍药益阳,饴糖补脾缓急,生姜辛温散寒,炙甘草、大枣甘温补中。其中芍药倍炙甘草为芍药甘草汤,有缓急止痛之效。

随症加减:若失血虚羸不足,腹中疼痛不止,或少腹拘急,痛引腰背,不能饮食,属营血内虚,可于本方加当归,名当归建中汤;若兼气虚,自汗,短气困倦者,本方加黄芪,名为黄芪建中汤。

若阴寒内盛,脘腹剧痛,呕不能食,上冲皮起,按之似有头足,上下攻痛,不可触近,或腹中漉漉有声,用大建中汤温阳逐寒,降逆止痛。

肠鸣腹痛,喜按喜湿,大便溏泻或反秘结,小便清长,手足不温,脉沉细或迟缓,舌淡苔白滑,属太阴寒痛,用理中汤。若厥阴寒痛,肢厥,脉细欲绝,用当归四逆汤。若大肠虚寒,冷积便秘腹痛,用温脾汤,温补寓以通下导滞。男女同房之后,中寒而痛,属于阴寒,用葱姜捣烂炒热,熨其脐腹,以解其阴寒凝滞之气,并用理阴煎或理中汤服之。

3.实热腹痛

治法:清热通肺。

方药:大承气汤加减。方中大黄苦寒泄热通便,荡涤肠胃;辅以芒硝咸寒泻热,软坚润燥;积滞内阻,每致气滞不行,故以厚朴,行气散结,消痞除满,使积滞迅速得以外泄,其痛自已。

加减:若属火郁腹痛,时作时止,按之有热感,用清中汤,或二陈汤、金铃子散加栀子、黄连、芍药、郁金;合并与紫癜者,可再加牡丹皮、失笑散等。伤暑腹痛宜香薷散加生姜、木瓜。

4.气滞腹痛

治则:疏肝解郁,理气止痛。

方药:四逆散加减。本方具疏肝行气解郁,调和肝脾之功。柴胡苦平,条达肝木而疏少阳之郁;芍药微苦寒,平肝止痛;枳实苦辛破积行滞;甘草性平,缓急而和诸药,共成疏肝理气,和中缓急之剂。本方加川芎、香附、枳实易枳壳,名柴胡疏肝散,兼有活血作用。

随症加减:若腹痛拘急可加芍药甘草汤缓急止痛;若少腹绞痛,腹部胀满,肠鸣漉漉,排气则舒,或阴囊疝痛,苔白,脉弦,用天台乌药散加减,或选五磨饮子、立效散等。若寒气滞痛而腹满者,用排气饮加砂仁去泽泻。

5.瘀血腹痛

治则:活血化瘀。

方药:少腹逐瘀汤加减。方中当归、川芎、赤芍养血和营,小茴香、肉桂、干姜温通下焦而止痛;生蒲黄、五灵脂、没药、延胡索活血化瘀,和络定痛。亦可选用活血汤和营通络止通。

随症加减:若瘀血积于腹部,连及胁间刺痛,用小柴胡汤加香附、姜黄、桃仁、大黄;若血蓄下焦,则季肋、少腹胀满刺痛,大便色黑,用手拈散加制大黄、桃仁,或用桃仁承气汤加苏木、红花。若合并癥瘕者也可参照本型论治。

6.食积腹痛

治则:消食导滞。

方药:枳术汤加木香、砂仁送服保和丸。本方重用枳实行气消痞,辅以白术健脾,加木香、砂仁醒胃宽中,送服保和丸以助消食导滞之功。

随症加减:若胸腹痞满,下痢,泄泻腹痛后重,或大便秘结,小便短赤,舌红,苔黄腻,脉沉实等,可用枳实导滞丸。

(三)其他治法

1.针刺

(1)腹痛取内关、支沟、照海、巨阙、足三里。

(2)脐腹痛取阴陵泉、太冲、足三里、支沟、中脘、关元、天枢、公孙、三阴交、阴谷。

(3)腹中切痛取公孙;积痛取气海、中脘、隐白。

2.灸法

脐中痛、大便溏,灸神阙。

七、转归及预后

腹痛一证,病情复杂,如治不及时常可产生多种变证。如因暴饮暴食,进食大量肥甘厚味,或酗酒过度,致使湿热壅滞,宿食停滞,腑气不通,若治不及时,湿热蕴而化毒,气滞血瘀,腹痛益增,痛处固定拒按,腹肌紧张如板,痛引后背;因湿毒中阻,胃气上逆而呕吐频作;因湿热熏蒸而见黄疸、发热,可转为重症胆瘅、胰瘅,病情危急,预后难料。若腹痛日久,气机阻滞,血行不畅,气滞血瘀,邪滞经络,经久不散,可逐步形成积聚,预后欠佳。若虚寒腹痛,日久耗伤气血,脾胃中阳衰微,又可转为虚劳。

腹痛的预后尚取决于患者的体质、病程、病变的性质等因素。若感受时邪、饮食不节、情志抑郁,正气强盛,邪实不甚,治疗及时,则腹痛迅速缓解,预后较佳。若反复恼怒,肝郁气滞日久,或跌仆损伤、腹部手术后,血络受损,气滞血瘀,则腹痛时作时止,迁延难愈。

八、预防与护理

腹痛的发病与感受寒邪、暴饮暴食、肝郁气滞关系最为密切。尤其是阳虚阴盛之体,在寒冷季节更要加强腹部保暖,并避免生冷饮食,养成良好卫生习惯,不食不洁瓜果蔬菜,以防虫卵入侵。饮食须有节制,切忌暴饮暴食、过食辛辣厚味、酗酒过度。饭后不要剧烈运动。加强精神调摄,平时要保持心情舒畅,避免忧思过度、暴怒惊恐。

急性腹痛剧烈者,应卧床休息,视病情或禁食,或少量进半流质、流质饮食,一般以少油腻、高能量饮食为主;慢性腹痛者,应根据疾病性质,采用综合治疗,适当运动,避免过于劳作。对剧烈腹痛,或疼痛不止者,应卧床休息,并加强护理与临床观察。对伴见面色苍白、冷汗淋漓、肢冷、脉微者,尤应注意,谨防变端。

(王文霞)

第十节　纳　呆

一、概念

纳呆是指胃的受纳功能呆滞,也称"胃呆",即消化不良、食欲缺乏的症状。如果胃口欠佳,常有饱滞之感,称为"胃纳呆滞"。胃的受纳功能降低,食欲减退,又称纳呆、纳少或食少。西医学中急性胃炎、慢性胃炎、消化性溃疡、功能性消化不良、胃下垂等疾病,若以食欲缺乏、消化不良等为主症时,均属于中医学纳呆范畴,均可参考本节进行辨证论治。肝硬化、肿瘤等患者可能出现食欲缺乏等类似主症,不属于该疾病范畴。

二、源流

古代文献对纳呆的专门记载不多。有关本病的论述,如《灵枢·脉度》云:"脾气同于口,脾和则口能知五味矣。"说明脾气调和,则知饥纳谷,食而知味。这一论述为本病奠定了理论基础。在病因方面,《诸病源候论·脾胃病诸候》云:"脾者脏也,胃者腑也。脾胃二气相为表里,胃为水谷之海,主受盛饮食者也。脾气磨而消之,则能食。今脾胃二气俱虚弱,故不能饮食也。"《脾胃论·饮食伤脾论》云:"夫脾者,行胃津液,磨胃中之谷,主五味也。胃既伤,则饮食不化,口不知味,四肢倦困,心腹痞满,兀兀欲吐而恶食,或为飧泄,或为肠澼,此胃伤脾亦伤明矣。"《赤水玄珠全集·伤饮伤食》云:"不能食者,由脾胃馁弱,或病后而脾胃之气未复,或痰客中焦,以故不思食,非心下痞满而恶食也。"《临证指南医案·不食》云:"其余一切诸症不食者,当责之胃阳虚、胃阴虚,或湿热阻气,或命门火衰,其他散见诸门者甚多,要知此症,淡饮淡粥,人皆恶之,或辛或咸,人所喜也,或其人素好之物,亦可酌而投之,以醒胃气,唯酸腻甜浊不可进。"在治疗方面,《奇效良方》载运脾散(人参、白术、藿香、肉豆蔻、丁香、砂仁、甘草)对脾虚失运者颇为适宜。《类证治裁·脾胃论治》云:"治胃阴虚不饥不纳,用清补,如麦冬、沙参、玉竹、杏仁、白芍、石斛、茯神、粳米、麻仁、扁豆子。"指出胃阴不足之纳呆宜清补而不宜腻补,并列举了具体用药。

三、病因病机

纳呆主要由感受时邪、饮食伤胃、情志失调和脾胃虚弱等因素导致胃失受纳,功能呆滞。《证治汇补·脾胃》云:"胃可纳受,脾主消导,一纳一消,运行不息,生化气液……若饮食饥饱,寒暑不调,则伤胃,胃伤则不能纳;忧思恚怒,劳役过度,则伤脾,脾伤则不能化。二者俱伤,纳化皆难。"

(一)病因

1.感受时邪

外感寒、热、暑、湿诸邪,内客于胃,皆可导致胃脘气机升降失常,运化失职。如因感受风寒之邪,风寒之邪客胃,使胃之受纳功能受损;或因感受暑热时邪,热邪干胃,胃气受损,亦可使胃之消化吸收功能障碍;若感受湿邪,湿性黏腻,最易伤害人体脾胃之消化吸收功能,同时脾主湿而恶湿,湿多则能郁遏脾阳,使脾运受损,胃气不开则不思饮食。

2.饮食所伤

若饮食有节,起居有常,不妄作劳,则能形与神俱。若生活起居有逆生理,或过食甘肥厚腻,以酒为浆,以妄为常,醇酒甘肥过度,伐伤脾胃,使胃气受伤,则胃气不能腐熟水谷精微,则不思饮食。

3.情志失调

抑郁恼怒,情志不遂,肝失疏泄,横逆犯胃,脾胃升降失常,或忧思伤脾,脾失健运,运化无力,胃腑失和,气机不畅,均发为本病。

4.脾胃虚弱

脾胃为后天之本,中运之轴。陈修园说:"中央健,四旁如。"讲的就是脾胃功能健旺。胃气受损,则恶闻食臭,导致食欲缺乏。胃中元气盛,则能食而不伤,过时而不饥,脾胃俱旺,则能食而肥,脾胃俱衰,则不能食而瘦。

(二)病机

1.纳呆的发病机制总为脾胃气机升降失常

其病理表现可有虚实之分,实证者因外邪、食滞、肝气等邪气犯胃,以致胃气痞塞升降失常;虚证为脾胃气阴亏虚,运化失常,脾不升清,胃失和降。一般初病多实,实证日久,脾胃受损,可致脾胃虚弱,由实转虚,若再次为饮食、外邪等所伤,可出现虚实夹杂之证。

2.病变脏腑主要在脾胃,与肝、肾等密切相关

外感寒、热、暑、湿诸邪,内客于胃,皆可致胃脘气机升降失常,运化失职,胃纳失和而致纳呆。若过食甘肥厚腻,伐伤脾胃,使胃气受伤,则胃气不能腐熟水谷精微,则不思饮食。肝气郁结,横逆犯胃,胃气失和;或肝气不足,木不疏土而致纳呆。肾为胃之关,脾胃运化腐熟,全赖肾阳之温煦,若肾阳不足,可致脾肾阳虚,中焦虚寒,胃失温养;或肾阴亏虚不能上济于胃,胃失濡养而纳呆。

3.病理性质有虚实之异,病情演变有轻重之别

由于病因、病程、体质的差异,证候有偏于脾胃运化功能的失调和偏于脾胃气阴的虚弱。纳呆一般属于脾胃病证,证候表现多与脾胃失调有关,全身症状不重,脾胃失调者病程迁延可演变为虚证。纳呆属实证者,如湿热、寒湿、食滞者,治疗较易,去除病因后,预后良好。而脾胃气阴亏虚、脾肾阳虚者,病情易反复,病程较长,较为难治。

四、诊断与病证鉴别

（一）诊断依据

（1）以食欲缺乏、不思饮食、脘腹胀满不适等为主症，可伴有嗳腐吞酸、呃逆、乏力、胸膈痞闷、情绪不畅、大便不调等症状。

（2）如明确与肿瘤相关、肝硬化失代偿期、尿毒症等疾病相关者，不属于此病范畴。

（3）注意其起病经过，与饮食、情志、受凉等关系，其他伴发症状，以资鉴别其不同病理性质。

（二）辅助检查

消化道钡餐、电子胃镜、肠镜等内镜检查可诊断胃肠道器质性疾病、胃炎、胃扩张、胃下垂、胃肠道肿瘤等；胃肠道压力测定有助于胃肠功能紊乱性疾病的诊断。肝功能、肾功能、B超、CT等检查有助于确定病变部位及性质，亦可排除肝硬化、尿毒症、脑血管病以及胸腹腔肿瘤等。

（三）病证鉴别

1.纳呆与疰夏

两者皆有食欲缺乏，同时疰夏可见全身倦怠，大便不调，或有身热，其特点为发病有严格的季节性，"春夏剧，秋冬瘥"，秋凉后自行转愈。纳呆虽可起病于夏，但秋后不会恢复正常，而是持久胃纳不开，且一般无便溏、身热等见症。

2.纳呆与反胃

两者都可以不思饮食为主症，都与胃肠气机升降失常密切相关。反胃是指饮食入胃，宿谷不化，经过良久，由胃反出之病。多因饮食不当，饥饱无常，或嗜食生冷，或忧愁思虑，损伤脾胃，中焦阳气不正，寒从内生，而致脾胃虚寒，不能腐熟水谷，饮食入胃，停留不化，逆而向上，终至尽吐而出，治当温中健脾，降逆和胃。

五、辨证论治

（一）辨证思路

1.辨虚实

凡起病急骤，病程较短，伴有脘腹胀痛，嗳气酸腐，大便不调，舌苔厚腻者，多属实证；凡病程较长，不思饮食，少气懒言，乏力、倦怠者，多属虚证。实有湿热、寒湿、食滞、气滞等因，虚有气虚、阴虚、阳虚之异。

2.辨脏腑

纳呆病变脏腑主要在脾胃，与肝、肾等密切相关，辨证时要注意辨别病变脏腑的不同。如嗳气、恶心、苔腻，多食后脘腹作胀呕吐，多属脾失健运；食而不化，大便偏稀，伴面色白形瘦，多汗易感者，多属脾胃气虚；食少饮多，大便干结，伴面色萎黄者多胃阴不足；与情志因素有关，痛及两胁，心烦易怒、嗳气频频，多肝气犯胃；伴肢冷、畏寒，小便清长，腰膝酸软者，多为久病及肾，脾肾两虚。

（二）治疗原则

纳呆的治疗原则为调整气机升降，兼顾活血和络，消补并用，润燥相宜，动静结合。具体治疗大法宜根据其病因及不同的证候特点，灵活运用。以湿热内蕴为主者，宜以清化湿热为主；寒湿盛者，宜温中散寒，理气化湿；食滞所致者，应着重消积导滞；肝气克犯脾胃者，宜疏肝理气和胃；脾胃虚弱者，宜健脾益气；胃阴不足者，养阴益胃为主；脾肾阳虚者，当温补脾肾。

（三）分证论治

1.湿热蕴结

症状：纳呆，脘腹胀闷，呕恶便溏，胃脘灼痛，吞酸嘈杂，口干而苦，渴喜凉饮，而不欲饮，舌红苔黄，脉滑数。

病机分析：湿热蕴中，脾胃气机升降失调，纳呆，脘腹胀满、呕恶便溏；湿热熏蒸，热郁于内，吞酸嘈杂，口干而苦；热中兼湿，渴喜凉饮，而不欲饮；舌红苔黄，脉滑数，均为湿热中阻之征。

治法：清化湿热。

代表方药：清中汤加味。药选制厚朴、川黄连（姜汁炒）、石菖蒲、制半夏、香豉（炒）、焦栀子、芦根。黄连清热燥湿，厚朴理气化湿，均为君药，焦栀、香豉清郁热，除烦闷，芦根清热生津，均为臣药，石菖蒲芳香化浊，制半夏化湿和中，均为佐使药。诸药相伍，共奏清热化湿，理气和中之效。

随症加减：湿偏盛者可加藿香、苍术等以增化湿理气之功；热偏盛者可加黄芩、蒲公英等清泄胃热。

2.寒湿困脾

症状：纳呆，脘腹胀闷，呕恶便溏，食少，舌淡黏腻，头身困沉，懒动懒言，脘腹隐痛，体虚浮肿，面色皮肤晦黄。白带过多。舌胖苔白滑腻，脉濡缓或细滑。

病机分析：寒湿内盛，中阳受困，湿邪或寒湿之邪阻碍脾的正常气机，致使运化失司，水湿内停，可见；又脾气虚，运化失司，湿自内生，致水湿停留。可见湿盛与脾虚互为因果，以致出现以上诸症。

治法：健脾化湿。

代表方药：藿香正气散加减。药选藿香、白术、半夏、厚朴、大腹皮、白芷、紫苏、茯苓、陈皮、桔梗、甘草等。方中藿香芳香化温，和中止呕，并能发散风寒，紫苏、白芷辛香发散，助藿香外散风寒，兼可芳香化浊；厚朴、陈皮、半夏曲行气燥湿，和中消滞；白术、茯苓健脾去湿；大腹皮行气利温；桔梗宣肺利膈；生姜、大枣、甘草调和脾胃，且和药性。诸药合用，共成健脾化湿，理气和中之功。

随症加减：气逆不降，嗳气不止者，加旋覆花、代赭石、沉香等降气；兼脾胃虚弱者，加党参、砂仁加强健脾；痰湿郁久化热而口苦、舌苔黄者，改用清中汤等加减清化湿热。

3.食滞胃脘

症状：脘腹胀满疼痛，拒按厌食，纳呆呃逆，恶心、呕吐，嗳气吞酸，大便不畅，便下恶臭，舌苔厚腻，脉弦滑。

病机分析：暴食多饮，饮停食滞，损伤脾胃，脾胃纳化失常，中焦气机受阻所致。食浊内阻则脘腹胀满，导致胃脘疼痛，纳呆，大便不畅或稀溏，便下恶臭，舌苔厚腻，脉滑。胃气不得下降则上逆故恶心、呕吐、呃逆、嗳气吞酸。

治法：消食导滞。

代表方药：保和丸加减。药用山楂、神曲、半夏、陈皮、茯苓、连翘、莱菔子。方中山楂、神曲、莱菔子合用，消肉、酒、麦、面诸积；半夏、陈皮既有辛散开结之效，又有降浊化气之功；茯苓健脾行湿；连翘辛凉开结，解郁热。诸药共成化滞开胃之剂，积去则胃纳自开。

随症加减：米面食滞者，可加谷芽、麦芽以消食化滞；肉食积滞者，重用山楂，可加鸡内金以消食化积；伴脘腹胀甚者，加枳实、木香、青皮、槟榔等行气消滞；胃脘胀痛而便秘者，可合用小承气汤或改用枳实导滞丸以通腑行气；胃痛急剧拒按、伴苔黄腻而便秘者，为食积化热成燥，可合用大承气汤以泄热通腑。

4.肝气犯胃

症状:纳呆腹胀,胃脘胀痛,以胀为主,或攻窜两胁,或胃脘痞满,恼怒生气则发作或加重,嗳气得舒,胸闷叹息,排便不畅,舌苔薄白或薄黄,脉弦。

病机分析:"肝为起病之源,胃为传病之所。"肝主失疏泄,气机不调,肝木之气克犯脾土。导致胃脘气机升降失常,气滞不行则出现纳呆,腹胀,甚至胃痛,攻窜两胁,恼怒生气则发作或加重,嗳气得舒,常有胸闷叹息。

治法:疏肝和胃。

代表方药:柴胡疏肝散加减。药用柴胡、芍药、川芎、香附、陈皮、枳壳、甘草。方中柴胡主散能升,长于舒展气机,疏解郁结,此外柴胡在方中还具有引诸药入肝之长;枳壳行气导滞,与柴胡相配,一升一降,疏肝胃,导壅滞;柴胡配柔肝缓急之芍药,调肝护阴,刚柔相济,相辅相成,既除芍药之腻,又缓解柴胡之燥,体用兼顾,互为制约;芍药合甘草,缓急舒挛,止痛和中;香附、陈皮行气疏肝理脾;川芎为血中气药,善于行散开郁止痛,上述诸药共成疏肝和胃之剂。

随症加减:若见肝郁化火,气火上逆,则兼有头痛头胀,目赤口苦,急躁易怒,胁肋灼痛等症,可加牡丹皮、川黄连、左金丸;胀痛甚加延胡索、沉香、郁金;嗳气频作加旋覆代赭汤;腹中胀满加厚朴、槟榔;胸中痞闷加佛手、香元、砂仁、瓜蒌等。

5.脾胃气虚

症状:食少纳呆,腹胀便溏。面色萎黄,肌肉消瘦,肢倦乏力,四肢浮肿,小便清长等,或见脱肛,阴挺,内脏下垂,二便滑泄不禁等。舌淡嫩或有齿痕,苔白,脉缓无力。

病机分析:脾失健运,生化无源,精微失布。脾主运化,脾气虚则胃气亦弱,腐熟不及,运化失健,不能升清降浊。脾虚不运,水湿停聚。中气下陷,升举不能,脏腑维系无力。

治法:健脾益气。

代表方药:补中益气汤加减。药用炙黄芪、党参、白术、陈皮、升麻、当归、柴胡、炙甘草。方中黄芪补中益气为君;人参、白术、甘草甘温益气,补益脾胃为臣;陈皮调理气机,当归补血和营为佐;升麻、柴胡协同参、芪升举清阳为使。综合全方,补气健脾,使后天生化有源,脾胃气虚诸证自可痊愈。

随症加减:临床若见胃脘胀重加木香、佛手;大便稀加藿香、山药、肉豆蔻;食欲差加砂仁、鸡内金、焦三仙;脘腹冷痛用延胡索配吴茱萸;泛酸加海螵蛸或煅瓦楞、紫苏叶;汗出不止加牡蛎,失眠多梦加酸枣仁、肢体酸痛加桂枝。

6.胃阴不足

症状:饥不欲食,胃脘隐痛或灼痛,嘈杂嗳气,唇舌干燥,或干呕呃逆,脘痞不畅,便干溲短,舌光红少津,或剥苔、少苔,舌面有小裂纹,脉小弦或细数。

病机分析:胃阴不足,阴虚生热扰于胃中,胃失津润,故脘痞不畅,饥不欲食,胃失和降则干呕呃逆;津伤胃燥而及于肠故便干溲短。

治法:养阴益胃。

代表方药:益胃汤加减,药用沙参、麦冬、生地黄、玉竹、石斛、甘草等。生地黄、麦冬味甘性寒,养阴清热,生津润燥,为甘凉益胃之上品。北沙参、玉竹养阴生津,以加强生地黄、麦冬益胃养阴之力,诸药共奏养阴益胃之功。

随症加减:临床若见胃中嘈杂、反酸,可加左金丸;阴虚呕恶可加竹茹、芦根、半夏;胃酸减少可加乌梅、焦三仙;大便艰涩加瓜蒌、槟榔、大黄。

7.脾肾阳虚

症状:食少脘痞,时呕清水或夹不消化食物,口淡不渴,倦怠乏力,手足不温,腰膝酸软,小便清长,大便溏薄,舌淡胖,脉沉弱。

病机分析:火不暖土,脾运迟缓,水饮停留,胃虚通降无权,故食少脘痞、泛呕清水、宿食;脾阳不达四肢,则手足不温;肾阳失于温煦,故腰膝酸软,小便清长,大便溏薄,舌淡胖,脉沉弱,为中虚有寒、脾阳虚弱之象。

治法:温阳健脾。

代表方药:附子理中汤加减。药用党参、白术、附子、干姜、肉桂、甘草等。方中附子、干姜辛热,温中散寒共为主药;党参甘温入脾,补气健脾为辅药,白术健脾燥湿为佐药;甘草缓急止痛,调和诸药为使药。全方合用共奏温阳健脾之功。

随症加减:泛吐清水,加干姜、半夏、茯苓、陈皮;无泛吐清水或手足不温者,可改用香砂六君子汤。

(四)其他疗法

1.单方验方

(1)蒲公英 15～30 g,水煎服,适用于湿热中阻。

(2)藿香 10～15 g,白术 10～15 g,水煎服,适用于寒湿内蕴。

(3)莱菔子 15 g 水煎,送服木香面 4.5 g,适用于食积胃脘。

(4)香附 6 g,水煎服,适用于肝胃气滞者。

(5)党参 10～15 g,白术 10～15 g,水煎服,适用于脾胃气虚。

(6)百合 30 g,玉竹 10 g,水煎服,适用于胃阴亏虚。

(7)肉桂 3 g,巴戟天 10 g,白术 10 g,适用于脾肾阳虚。

2.常用中成药

(1)香砂六君子丸。

功效主治:健脾理气,和胃化湿。适用于脾虚气滞,嗳气食少,脘腹胀满,大便溏泄之胃痛者。

用法用量:每次 6 g,每天 2 次。

(2)保和丸。

功效主治:消食,导滞,和胃。适用于食积停滞,脘腹胀满,嗳腐吞酸,不欲饮食。

用法用量:每次 1～2 丸,每天 2 次。

(3)胃苏冲剂。

功效主治:理气消胀,和胃止痛。适用于胃脘胀痛。

用法用量:每次 15 g,每天 3 次。

(4)香砂养胃丸。

功效主治:温中和胃。适用于不思饮食,胃脘满闷或泛吐酸水。

用法用量:每次 3 g,每天 3 次。

(5)温胃舒。

功效主治:温中健脾。适用于脾胃虚寒,脘腹冷痛,呕吐泄泻,手足不温之胃痛。

用法用量:每次 1～2 包,每天 3 次。

(6)养胃舒。

功效主治:滋阴养胃,行气消导。适用于口干、口苦、食欲缺乏、消瘦等阴虚胃痛证。

用法用量:每次1~2袋,每天2次。

(7)三九胃泰。

功效主治:清热化湿,理气和胃。适用于湿热交阻,脾胃不和所致胃痛。

用法用量:每次1~2包,每天3次。

3.针灸疗法

(1)体针:以取足阳明、手厥阴、足太阴经、任脉穴为主。

处方:脾俞、胃俞、内关、中脘、足三里。

操作:毫针刺,实证用泻法,虚证用补法,胃寒及脾胃虚寒宜加灸。

(2)耳针:取胃、肝、脾、神门、交感。毫针刺中等强度刺激,或用王不留行贴压或埋针。

(3)穴位注射:取脾俞、胃俞、中脘、足三里,每次选2穴,用黄芪、丹参或当归注射液,每穴注射药液1 mL,每天1次。

4.外治疗法

(1)外敷法:①取藿香、佩兰、陈皮、山药、扁豆、白芷、白术各等分,研为细末,用纱布包扎,外敷神阙穴,7天为1个疗程,每2~3天换药1次。②取高良姜、青皮、陈皮、苍术、薄荷、蜀椒各等量,研为细末,做成香袋,佩戴于胸前。

(2)推拿疗法:以健脾理气为治疗大法,用一指禅推、按、揉、摩、拿、搓、擦等法。

取穴及部位:脾俞、胃俞、中脘、合谷、天枢、手三里、内关、足三里、气海、胃脘部、背部、肩及胁部。

操作:①患者仰卧位,医者站于一侧。用轻快的一指禅推法在中脘、天枢、气海施术,每穴2分钟,四指摩胃脘部1~2分钟,按揉足三里2分钟。②患者俯卧位,用一指禅推法自肝俞至三焦俞,往返施术5~10遍,再用较重的按揉法在肝俞至三焦俞施术,时间约为5分钟。最后施以擦法,以透热为度。③患者坐位,较重力按揉手三里、内关、合谷,搓肩臂和两胁,往返10~20遍。

六、临证参考

(1)临证时需积极寻找纳呆病因,因该症状可见于西医学的多种疾病,如肿瘤等恶性消耗性疾病多有纳呆之证,需排除器质性病变,在辨证施治的同时,应结合辨病治疗。

(2)现代医学在单方验方药物的选择上有所研究,如和胃常用白芍、荷叶、陈皮等,益胃常选石斛、玉竹、沙参等,养胃常用麦冬、佛手、藿香等,清胃常用青皮、牡丹皮、黄连等,温胃常用桂枝、吴茱萸、细辛等,健胃常用白术、茯苓、山药、苍术等,开胃常用砂仁、厚朴、草豆蔻等。

(3)对于临床反复发作,药物疗效欠佳患者,可配合使用针灸治疗,采用针刺中脘、气海、双天枢、双足三里。中脘为六腑之会,胃之募穴。足三里为足阳明胃经之合穴。两穴相配伍调中益气、升清降浊、调理肠胃与气血的功用。

七、预防调护

(1)起居有常,生活有节,注意寒温适宜,避免外邪侵袭。

(2)一天三餐定时定量,细嚼慢咽,可少吃多餐,平常尽量不吃零食,避免进食过烫、过冷的食物和辛辣刺激性食品,避免进食不易消化的食物,如坚硬、粗糙、油腻及粗纤维的食品,戒烟酒等。

(3)保持精神舒畅,避免过喜、暴怒等不良情志刺激,对于肝气犯胃者,尤当注意。

(王文霞)

第十一节　痞　　满

痞满是指以自觉心下痞塞,胸膈胀满,触之无形,按之柔软,压之无痛为主要症状的病证。按部位痞满可分为胸痞、心下痞等。心下痞即胃脘部。本节主要讨论以胃脘部出现上述症状的痞满,又可称胃痞。

一、病因病机

感受外邪、内伤饮食、情志失调等可引起中焦气机不利,脾胃升降失职而发生痞满。

(一)病因

1.感受外邪

外感六淫,表邪入里,或误下伤中,邪气乘虚内陷,结于胃脘,阻塞中焦气机,升降失司,遂成痞满。如《伤寒论》曰:"脉浮而紧,而复下之,紧反入里,则作痞,按之自濡,但气痞耳。"

2.内伤饮食

暴饮暴食,或恣食生冷,或过食肥甘,或嗜酒无度,损伤脾胃,纳运无力,食滞内停,痰湿阻中,气机被阻,而生痞满。如《伤寒论》云:"胃中不和,心下痞硬,干噫食臭";"谷不化,腹中雷鸣,心下痞硬而满"。

3.情志失调

抑郁恼怒,情志不遂,肝气郁滞,失于疏泄,横逆乘脾犯胃,脾胃升降失常,或忧思伤脾,脾气受损,运化不力,胃腑失和,气机不畅,发为痞满。如《景岳全书·痞满》言:"怒气暴伤,肝气未平而痞。"

(二)病机

脾胃同居中焦,脾主运化,胃主受纳,共司饮食水谷的消化、吸收与输布。脾主升清,胃主降浊,清升浊降则气机调畅。肝主疏泄,调节脾胃气机。肝气条达,则脾升胃降,气机顺畅。上述病因均可影响到胃,并涉及脾、肝,使中焦气机不利,脾胃升降失职,而发痞满。

痞满初期,多为实证,因外邪入里,食滞内停,痰湿中阻等诸邪干胃,导致脾胃运纳失职,清阳不升,浊阴不降,中焦气机阻滞,升降失司出现痞满;如外感湿热、客寒,或食滞、痰湿停留日久,均可困阻脾胃而成痞;肝郁气滞,横逆犯脾,亦可致气机郁滞之痞满。实痞日久,可由实转虚,正气日渐消耗,损伤脾胃,或素体脾胃虚弱,而致中焦运化无力;湿热之邪或肝胃郁热日久伤阴,阴津伤则胃失濡养,和降失司而成虚痞。因痞满常与脾虚不运、升降无力有关,脾胃虚弱,易招致病邪内侵,形成虚实夹杂、寒热错杂之证。此外,痞满日久不愈,气血运行不畅,脉络瘀滞,血络损伤,可见吐血、黑便,亦可产生胃痛或积聚、噎膈等变证。

总之,痞满的基本病位在胃,与肝、脾的关系密切。中焦气机不利,脾胃升降失职为导致本病发生的病机关键。病理性质不外虚实两端,实即实邪内阻(食积、痰湿、外邪、气滞等),虚为脾胃虚弱(气虚或阴虚),虚实夹杂则两者兼而有之。因邪实多与中虚不运,升降无力有关,而中焦转运无力,最易招致病邪的内阻。

二、诊断要点

(一)诊断依据

(1)临床以胃脘痞塞,满闷不舒为主症,并有按之柔软,压之不痛,望无胀形的特点。

(2)发病缓慢,时轻时重,反复发作,病程漫长。

(3)多由饮食、情志、起居、寒温等因素诱发。

(二)相关检查

电子胃镜或纤维胃镜可诊断慢性胃炎并排除溃疡病、胃肿瘤等,病理组织活检可确定慢性胃炎的类型,以及是否有肠上皮化生、异型增生,X线钡餐检查也可以协助诊断慢性胃炎、胃下垂等,胃肠动力检测(如胃肠测压、胃排空试验、胃电图等)可协助诊断胃动力障碍、紊乱等,幽门螺杆菌(Hp)相关检测可查是否为 Hp 感染,B 超、CT 检查可鉴别肝胆疾病及腹水等。

三、病证鉴别

(一)痞满与胃痛

两者病位同在胃脘部,且常相兼出现。然胃痛以疼痛为主,胃痞以满闷不适为患,可累及胸膈;胃痛病势多急,压之可痛,而胃痞起病较缓,压无痛感,两者差别显著。

(二)痞满与鼓胀

两者均为自觉腹部胀满的病证,但鼓胀以腹部胀大如鼓,皮色苍黄,脉络暴露为主症;胃痞则以自觉满闷不舒,外无胀形为特征;鼓胀发于大腹,胃痞则在胃脘;鼓胀按之腹皮绷急,胃痞却按之柔软。如《证治汇补·痞满》曰:"痞与胀满不同,胀满则内胀而外亦有形,痞满则内觉满塞而外无形迹。"

(三)痞满与胸痹

胸痹是胸中痞塞不通,而致胸膺内外疼痛之证,以胸闷、胸痛、短气为主症,偶兼脘腹不舒。如《金匮要略·胸痹心痛短气病脉证治》云:"胸痹气急胀满,胸背痛,短气。"而胃痞则以脘腹满闷不舒为主症,多兼饮食纳运无力之症,偶有胸膈不适,并无胸痛等表现。

(四)痞满与结胸

两者病位皆在脘部,然结胸以心下至小腹硬满而痛,拒按为特征;痞满则在心下胃脘,以满而不痛,手可按压,触之无形为特点。

四、辨证论治

辨证要点:应首辨虚实。外邪所犯,食滞内停,痰湿中阻,湿热内蕴,气机失调等所成之痞皆为有邪,有邪即为实痞;脾胃气虚,无力运化,或胃阴不足,失于濡养所致之痞,则属虚痞。痞满能食,食后尤甚,饥时可缓,伴便秘,舌苔厚腻,脉实有力者为实痞;饥饱均满,食少纳呆,大便清利,脉虚无力者属虚痞。次辨寒热。痞满绵绵,得热则减,口淡不渴,或渴不欲饮,舌淡苔白,脉沉迟或沉涩者属寒;而痞满势急,口渴喜冷,舌红苔黄,脉数者为热。临证还要辨虚实寒热的兼夹。

治疗原则:痞满的基本病机是中焦气机不利,脾胃升降失宜。所以,治疗总以调理脾胃升降、行气除痞消满为基本法则。根据其虚、实分治,实者泻之,虚者补之,虚实夹杂者补消并用。扶正重在健脾益胃,补中益气,或养阴益胃。祛邪则视具体证候,分别施以消食导滞、除湿化痰、理气解郁、清热祛湿等法。

(一)实痞

1.饮食内停证

脘腹痞闷而胀,进食尤甚,拒按,嗳腐吞酸,恶食呕吐,或大便不调,矢气频作,味臭如败卵,舌苔厚腻,脉滑。

证机概要:饮食停滞,胃腑失和,气机壅塞。

治法:消食和胃,行气消痞。

代表方:保和丸加减。本方消食导滞,和胃降逆,用于食谷不化,脘腹胀满者。

常用药:山楂、神曲、莱菔子消食导滞,行气除胀;制半夏、陈皮和胃化湿,行气消痞;茯苓健脾渗湿,和中止泻;连翘清热散结。

随症加减:若食积较重者,可加鸡内金、谷芽、麦芽以消食;脘腹胀满者,可加枳实、厚朴、槟榔等理气除满;食积化热,大便秘结者,加大黄、枳实通腑消胀,或用枳实导滞丸推荡积滞,清利湿热;兼脾虚便溏者,加白术、扁豆等健脾助运,化湿和中,或用枳实消痞丸消除痞满,健脾和胃。

2.痰湿中阻证

脘腹痞塞不舒,胸膈满闷,头晕目眩,身重困倦,呕恶纳呆,口淡不渴,小便不利,舌苔白厚腻,脉沉滑。

证机概要:痰浊阻滞,脾失健运,气机不和。

治法:除湿化痰,理气和中。

代表方:二陈平胃汤加减。本方燥湿健脾,化痰利气,用于脘腹胀满,呕恶纳呆之症。

常用药:制半夏、苍术、藿香燥湿化痰;陈皮、厚朴理气消胀;茯苓、甘草健脾和胃。

随症加减:若痰湿盛而胀满甚者,可加枳实、紫苏梗、桔梗等,或合用半夏厚朴汤以加强化痰理气;气逆不降,嗳气不止者,加旋覆花、代赭石、枳实、沉香等;痰湿郁久化热而口苦、舌苔黄者,改用黄连温胆汤;兼脾胃虚弱者加用党参、白术、砂仁健脾和中。

3.湿热阻胃证

脘腹痞闷,或嘈杂不舒,恶心、呕吐,口干不欲饮,口苦,纳少,舌红苔黄腻,脉滑数。

证机概要:湿热内蕴,困阻脾胃,气机不利。

治法:清热化湿,和胃消痞。

代表方:泻心汤合连朴饮加减。前方泻热破结,后方清热燥湿,理气化浊,两方合用可增强清热除湿,散结消痞,用于胃脘胀闷嘈杂,口干口苦,舌红苔黄腻之痞满者。

常用药:大黄泻热散痞,和胃开结;黄连、黄芩苦降泻热和阳;厚朴理气祛湿;石菖蒲芳香化湿,醒脾开胃;制半夏和胃燥湿;芦根清热和胃,止呕除烦;栀子、豆豉清热除烦。

随症加减:若恶心、呕吐明显者,加竹茹、生姜、旋覆花以止呕;纳呆不食者,加鸡内金、谷芽、麦芽以开胃导滞;嘈杂不舒者,可合用左金丸;便溏者,去大黄,加扁豆、陈皮以化湿和胃。如寒热错杂,用半夏泻心汤苦辛通降。

4.肝胃不和证

脘腹痞闷,胸胁胀满,心烦易怒,善太息,呕恶嗳气,或吐苦水,大便不爽,舌质淡红,苔薄白,脉弦。

证机概要：肝气犯胃，胃气郁滞。

治法：疏肝解郁，和胃消痞。

代表方：越鞠丸合枳术丸加减。前者长于疏肝解郁，善解气、血、痰、火、湿、食六郁，后者消补兼施，长于健脾消痞，合用能增强行气消痞功效，适用于治疗胃脘胀满连及胸胁，郁怒心烦之痞满者。

常用药：香附、川芎疏肝散结，行气活血；苍术、神曲燥湿健脾，消食化滞；栀子泻火解郁；枳实行气消痞；白术健脾益胃；荷叶升养胃气。

随症加减：若气郁明显，胀满较甚者，酌加柴胡、郁金、厚朴等，或用五磨饮子加减以理气导滞消胀；郁而化火，口苦而干者，可加黄连、黄芩泻火解郁；呕恶明显者，加制半夏、生姜和胃止呕；嗳气甚者，加竹茹、沉香和胃降气。

（二）虚痞

1.脾胃虚弱证

脘腹满闷，时轻时重，喜温喜按，纳呆便溏，神疲乏力，少气懒言；语声低微，舌质淡，苔薄白，脉细弱。

证机概要：脾胃虚弱，健运失职，升降失司。

治法：补气健脾，升清降浊。

代表方：补中益气汤加减。本方健脾益气，升举清阳，用于治疗喜温喜按、少气乏力的胃脘胀满者。

常用药：黄芪、党参、白术、炙甘草益气健脾，鼓舞脾胃清阳之气；升麻、柴胡协同升举清阳；当归养血和营以助脾；陈皮理气消痞。

随症加减：若胀闷较重者，可加枳壳、木香、厚朴以理气运脾；四肢不温，阳虚明显者，加制附子、干姜温胃助阳，或合理中丸以温胃健脾；纳呆厌食者，加砂仁、神曲等理气开胃；舌苔厚腻，湿浊内蕴者，加制半夏、茯苓，或改用香砂六君子汤加减以健脾祛湿，理气除胀。

2.胃阴不足证

脘腹痞闷，嘈杂，饥不欲食，恶心嗳气，口燥咽干，大便秘结，舌红少苔，脉细数。

证机概要：胃阴亏虚，胃失濡养，和降失司。

治法：养阴益胃，调中消痞。

代表方：益胃汤加减。本方滋养胃阴，行气除痞，用于口燥咽干、舌红少苔之胃痞不舒者。

常用药：生地黄、麦冬、沙参、玉竹滋阴养胃；香橼疏肝理脾，消除心腹痞满。若津伤较重者，可加石斛、花粉等以加强生津；腹胀较著者，加枳壳、厚朴花理气消胀；食滞者加谷芽、麦芽等消食导滞；便秘者，加火麻仁、玄参润肠通便。

五、护理与预防

（1）患者应节制饮食，勿暴饮暴食，同时饮食宜清淡，忌肥甘厚味、辛辣醇酒以及生冷之品。

（2）注意精神调摄，保持乐观开朗，心情舒畅。

（3）慎起居，适寒温，防六淫，注意腹部保暖。

（4）适当参加体育锻炼，增强体质。

（王文霞）

第十二节　不　寐

一、概述

不寐即一般所谓的"失眠"，古代文献中亦有称为"不得卧"或"不得眠"者，是以经常不易入寐为特征的一种病证。不寐的证情不一，有初就寝即难以入寐；有寐而易醒，醒后不能再寐；亦有时寐时醒，寐而不稳，甚至整夜不能入寐等。

不寐的原因很多，如思虑劳倦，内伤心脾；阳不交阴，心肾不交；阴虚火旺，肝阳扰动；心胆气虚；及胃中不和等，均可影响心神而导致不寐。张景岳将其概括为"有邪"与"无邪"二类。他说："寐本乎阴，神其主也。神安则寐，神不安则不寐；其所以不安者，一由邪气之扰，一由营气之不足耳。有邪者多实，无邪者皆虚。"张氏所称的"有邪""无邪"，主要是指由于机体内在气血、精神、脏腑功能的失调，或痰热的影响而言。因此，不寐的治疗原则，应着重在内脏的调治，如调补心脾、滋阴降火、益气宁神、和胃化痰等。

本病常兼见头晕、头痛、心悸、健忘，以及精神异常等证。凡以不寐为主证的为本节讨论范围，其并见于其他疾病过程中的不寐则从略。

二、病因病机

思虑劳倦，伤及心脾，心伤则阴血暗耗，神不守舍，脾伤则无以生化精微，血虚难复，不能上奉于心，致心神不安，而成不寐。正如张景岳所说："劳倦思虑太过者，必致血液耗亡，神魂无主，所以不眠。"《类证治裁》也说："思虑伤脾，脾血亏损，经年不寐。"可见心脾不足而致失眠的，关键在于血虚。所以失血不复、妇人产后、久病虚弱，以及老人的不寐，大都与血虚有关。

禀赋不足，房劳过度，或久病之人，肾阴耗伤，不能上承于心，水不济火，则心阳独亢；或五志过极，心火内炽，不能下交于肾，故肾阴虚则志伤，心火盛则神动，心肾失交而神志不宁，因而不寐。正如徐东皋所说："有因肾水不足，真阴不升，而心火独亢，不得眠者。"《金匮》所举的"虚烦不得眠"，当亦属于此类。此外，也有肝肾阴虚，肝阳偏盛，相火上亢，心君受扰，神魂不安于宅而致不寐者。

心胆虚怯，遇事易惊，神魂不安，亦能导致不寐。形成心胆虚怯的原因有二：一为体质柔弱，心胆素虚，善惊易恐，夜寐不安，如《沈氏尊生书》所说，"心胆俱怯，触事易惊，睡梦纷纭，虚烦不寐"；一为暴受惊骇，情绪紧张，终日惕惕，渐致胆怯心虚而不寐。二者又每每相互为因。

饮食不节，肠胃受伤，宿食停滞，或积为痰热，壅遏中宫，致胃气不和而卧不得安。这就是《黄帝内经》所说："胃不和则卧不安。"《张氏医通》更具体指出："脉滑数有力不眠者，中有宿滞痰火，此为胃不和则卧不安。"

综上所述，导致不寐的原因虽多，总与心脾肝肾诸脏有关。因血之来源，由于水谷精微所化，上奉于心，则心得所养；受藏于肝，则肝体柔和；统摄于脾，则生化不息；调节有度，化而为精，内藏于肾，肾精上承于心，心气下交于肾，则神安志宁。若思虑、忧郁、劳倦等，伤及诸脏，精血内耗，彼此影响，每多形成顽固性的不寐性的不寐。

三、辨证施治

不寐有虚实之分,证候表现也各有不同,当审其邪正虚实而施治。大抵虚证多由于阴血不足,重在心脾肝肾;宜补益气血,壮水制火。实证多因食滞痰浊,责在胃腑;当消导和中,清降痰火。实证病久,则精神委顿,食欲缺乏,亦可转成虚证。

(一)心脾血亏

主症:多梦易醒,心悸健忘,体倦神疲,饮食无味,面色少华,舌淡苔薄,脉象细弱。

证候分析:由于心脾亏损,血少神不守舍,故多梦易醒,健忘心悸。血不上荣,故面色少华而舌质色淡。脾失健运,则饮食无味。生化之源不足,血少气衰,故四肢倦怠,精神委疲而脉见细弱。

治法:补养心脾以生血气。

方药:归脾汤为主,养血以宁心神,健脾以畅化源。不效,可与养心汤同用,方中五味子、柏子仁有助于宁神养心。如兼见脘闷纳呆,舌苔滑腻者,乃脾阳失运,湿痰内生,可选用半夏、陈皮、茯苓、肉桂等(肉桂对脉涩者尤为相宜),温运脾阳而化内湿,然后再用前法调补。

(二)阴亏火旺

主症:心烦不寐,头晕耳鸣,口干津少,五心烦热,舌质红,脉细数。或有梦遗、健忘、心悸、腰酸等证。

证候分析:肾水不足,心火独亢,故心烦不寐,健忘,心悸,腰酸。口干津少,五心烦热,舌红,脉细数,均是阴亏于下,虚火上炎之征。肝肾阴亏,相火易动,故见眩晕、耳鸣、梦遗等。

治法:壮水制火,滋阴清热。

方药:黄连阿胶汤、朱砂安神丸、天王补心丹等,随证选用。三方同为清热安神之剂,黄连阿胶汤重在滋阴清火,适用于阴虚火旺及热病后之心烦失眠;朱砂安神丸亦以黄连为主,方义相似,作丸便于常服;天王补心丹重在滋阴养血,对阴虚而火不太旺者最宜。如由于肝火偏盛的,可用琥珀多寐丸,方以羚羊角、琥珀为主,有清肝安神之功。

(三)心胆气虚

主症:心悸多梦,时易惊醒,舌色淡,脉象弦细。

证候分析:心虚则神摇不安,胆虚则善惊易恐,故心悸多梦而易醒。舌色淡,脉弦细,亦为气血不足之象。

治法:益气镇惊,安神定志。

方药:安神定志丸、酸枣仁汤随证选用。前方以人参益气,龙齿镇惊为主。后者重用枣仁,酸能养肝,肝与胆相为表里,养肝亦所以补胆之不足;知母能清胆而宁神。证情较重者,二方可以同用。

(四)胃中不和

主症:失眠,脘闷嗳气,腹中不舒,苔腻脉滑。或大便不爽,脘腹胀痛。

证候分析:脾胃运化失常,食滞于中,升降之道受阻,故脘闷嗳气,舌苔腻,腹中不舒,因而影响睡眠。宿滞内停,积湿生痰,因痰生热,故脉见滑象。便燥腹胀,亦是热结之征。

治法:消导和胃为主,佐以化痰清热。

方药:先用保和汤以消导积滞。如食滞已化,而胃气不和,不能成寐者,可用半夏秫米汤以和胃安神。如兼见痰多胸闷,目眩口苦,舌苔黄腻,脉滑数者,乃痰热内阻,可用温胆汤以化痰清热;如心烦,舌尖红绛,热象较著者,再加栀子、黄连以清火宁神。

第九章　中医内科常见病

此外,若病后虚烦不寐,形体消瘦,面色㿠白,容易疲劳,舌淡,脉细弱,或老年人除一般衰弱的生理现象外,夜寐早醒而无虚烦之证的,多属气血不足,治宜养血安神,一般可用归脾汤。亦有病后血虚肝热而不寐的,宜用琥珀多寐丸。心肾不交,心火偏旺者,可用交泰丸,方中以黄连清火为主,反佐肉桂之温以入心肾,是引火归原之意。

本证除上述药物治疗外,可配合气功、针灸等疗法,则效果更佳。此外,患者还必须消除顾虑及紧张情绪,心情应该舒畅,寡嗜欲,戒烦恼,临睡前宜少谈话、少思考、避免烟酒浓茶,每天应有适当的体力劳动或体育锻炼,这些都是防治不寐的有效方法。单独依靠药物而不注意精神及生活方面的调摄,往往影响疗效。

（王文霞）

第十三节　多　寐

多寐是指不分昼夜,时时欲睡,呼之能醒,醒后复睡的病证。西医的发作性睡病、神经症、某些精神病患者,其症状与多寐类似者,可参考本证辨证论治。

一、诊断要点

(一)诊断
(1)不论白天黑夜,不分场合地点,随时可以入睡,但呼之能醒,但未几又已入睡。
(2)某些热性或慢性疾病过程中出现嗜睡,每为病程严重的预兆,不属本证范围。
(3)应与昏迷、厥证等相鉴别。昏迷是神志不清,意识丧失;厥证是呼之不应,四肢厥冷等。

(二)辨证分析
多寐主要是由于脾虚湿胜、阳衰、瘀血阻窍所致,其病理主要是由于阴盛阳虚。因阳主动,阴主静,阴盛故多寐。临床辨证主要是区分虚实,脾虚、阳衰为虚证,湿胜、瘀阻者为实证。治疗以健脾、温肾、祛湿、化瘀为主要治法。

二、辨证论治

(一)湿胜
1.症状
多发于雨湿之季,或丰肥之人。胸闷纳少,身重嗜睡,苔白腻,脉濡缓。
2.治法
燥湿健脾。
3.方药
(1)主方:平胃散(陈师文等《太平惠民和剂局方》)加味。
处方:苍术15 g,厚朴12 g,陈皮6 g,藿香12 g,薏苡仁18 g,法半夏12 g,布渣叶12 g,甘草6 g。水煎服。
(2)单方验方:藿香佩兰合剂。
处方:藿香、佩兰、苍术、川厚朴各10 g,陈皮6 g,法半夏、茯苓、石菖蒲各10 g。水煎服。

325

(二)脾虚型

1.症状

精神倦怠,嗜睡,饭后尤甚,肢怠乏力,面色萎黄,纳少便溏。舌淡胖苔薄白,脉虚弱。

2.治法

健脾益气。

3.方药

(1)主方:六君子汤加减。

处方:党参15 g,白术12 g,茯苓12 g,法半夏12 g,陈皮6 g,黄芪15 g,神曲10 g,麦芽20 g,甘草6 g。水煎服。

(2)中成药:补中益气丸,每次9 g,每天3次。

(3)单方验方:黄芪升蒲汤。

处方:黄芪30 g,升麻9 g,茯苓15 g,白术12 g,石菖蒲12 g。水煎服。

(三)阳虚型

1.症状

精神疲惫,整日嗜睡懒言,畏寒肢冷,健忘。舌淡苔薄,脉沉细无力。

2.治法

益气温阳。

3.方药

(1)主方:附子理中丸加减。

处方:制附子12 g,干姜10 g,党参20 g,黄芪18 g,巴戟天12 g,升麻6 g,淫羊藿15 g,炙甘草6 g。水煎服。

(2)中成药:附桂八味丸,每次9 g,每天3次。

(3)单方验方:①附子细辛汤。处方:制附子(先煎1小时)15 g,细辛、苍术、厚朴、陈皮各10 g,麻黄6 g。加水煎沸15分钟,滤出药液,再加水煎20分钟,去渣,两煎药液兑匀,分服,每天1剂。②嗜睡方。处方:红参(另煎)6 g,干姜、补骨脂各10 g,附子9 g,桂枝8 g,吴茱萸6 g,焦白术、炙甘草各12 g。水煎服。

(四)瘀阻型

1.症状

头昏头痛,神倦嗜睡,病情较久,或有头部外伤病史。舌质紫暗或有瘀斑,脉涩。

2.治法

活血通络。

3.方药

(1)主方:通窍活血汤加减。

处方:赤芍15 g,川芎10 g,桃仁12 g,红花10 g,白芷10 g,丹参20 g,生姜10 g,葱白3条,大枣5枚。水煎服。

随症加减:兼有气滞者,选加青皮10 g,陈皮6 g,枳壳12 g,香附10 g;兼有阴虚者,可选加生地黄15 g,牡丹皮10 g,麦冬12 g;兼有气虚者,可选加黄芪18 g,党参15 g;兼有阳虚者,选加肉桂6 g,制附子10 g;兼有痰浊者,选加法半夏12 g,陈皮6 g,白芥子12 g;兼有热象者,可加黄芩、栀子各12 g。

（2）中成药：①盐酸川芎嗪片，每次 2 片，每天 3 次。②复方丹参片，每次 3 片，每天 3 次。

（3）单方验方：当归五灵脂合剂。

处方：当归、五灵脂、茺蔚子各 12 g，黄芪 20 g，蒲黄、赤芍、延胡索、没药各 10 g，干姜 8 g，小茴香、升麻、甘草各 6 g。水煎服。

（王文霞）

第十四节 健 忘

健忘是指以记忆力减退，遇事善忘为主要临床表现的一种病证，亦称"喜忘""善忘""多忘"等。

关于本病的记载，《素问·调经论》有载："血并于下，气并于上，乱而喜忘。"《伤寒论·辨阳明病脉证并治》有载："阳明证，其人善忘者，必有蓄血，所以然者，本有久瘀血。"自宋代《圣济总录》中称"健忘"后，本病名沿用至今。

历代医家认为本证病位在脑，与心脾肾虚损、气血阴精不足密切相关，亦有因气血逆乱、痰浊上扰所致。

宋·陈无择《三因极一病证方论·健忘证治》曰："脾主意与思，意者记所往事，思则兼心之所为也……今脾受病，则意舍不清，心神不宁，使人健忘，尽心力思量不来者是也。"

元代《丹溪心法·健忘》认为："健忘精神短少者多，亦有痰者"。

清·林佩琴《类证治裁·健忘》指出："人之神宅于心，心之精依于肾，而脑为元神之府，精髓之海，实记性所凭也。"明确指出了记忆与脑的关系。

清·汪昂《医方集解·补养之剂》曰："人之精与志，皆藏于肾，肾精不足则肾气衰，不能上通于心，故迷惑善忘也。"

清·陈士铎《辨证录·健忘门》亦指出："人有气郁不舒，忽忽有所失，目前之事，竟不记忆，一如老人之健忘，此乃肝气之滞，非心肾之虚耗也。"

现代医学的神经衰弱、神经症、脑动脉硬化等疾病，出现健忘的临床表现时，可参考本节进行辨证论治。

一、病因病机

本病多由心脾不足，肾精虚衰所致。

盖心脾主血，肾主精髓，思虑过度，伤及心脾，则阴血损耗；房事不节，精亏髓减，则脑失所养，皆能令人健忘。高年神衰，亦多因此而健忘。

故本病证以心、脾、肾虚损为主，但肝郁气滞、瘀血阻络、痰浊上扰等实证亦可引起健忘。

二、诊断要点

脑力衰弱，记忆力减退，遇事易忘。现代医学的神经衰弱、脑动脉硬化及部分精神心理性疾病中出现此症状者，亦可作为本病的诊断依据。

三、辨证

健忘可见虚实两大类,虚证多见于思虑过度,劳伤心脾,阴血损耗,生化乏源,脑失濡养,或房劳,久病年迈,损伤气血阴精,肾精亏虚,导致健忘;实证则见于七情所伤,久病入络,致瘀血内停,痰浊上蒙。临床以本虚标实,虚多实少,虚实兼杂者多见。

(一)心脾不足

证候:健忘失眠,心悸气短,神倦纳呆,舌淡,脉细弱。

分析:思虑过度,耗心损脾。心气虚则心悸气短;脾气虚则神倦纳呆;心血不足,血不养神则健忘失眠;舌淡,脉细为心脾两虚之征。

(二)痰浊上扰

证候:善忘嗜卧,头重胸闷,口黏,呕恶,咳吐痰涎,苔腻,脉弦滑。

分析:喜食肥甘,损伤脾胃,脾失健运,痰浊内生,痰湿中阻,则胸闷,咳吐痰涎,呕恶;痰浊重着黏滞,故嗜卧,口黏;痰浊上扰,清阳闭阻,故善忘;苔腻,脉弦滑为内有痰浊之象。

(三)瘀血闭阻

证候:突发健忘,心悸胸闷,伴言语迟缓,神思欠敏,表现呆钝,面唇暗红,舌质紫暗,有瘀点,脉细涩或结代。

分析:肝郁气停,瘀血内滞,脉络被阻,气血不行,血滞心胸,心悸胸闷;神识受攻,则突发健忘,神思不敏;脉络血瘀,气血不达清窍,则表现迟钝;唇暗红,舌紫暗,有瘀点,脉细涩或结代均为瘀血闭阻之象。

(四)肾精亏耗

证候:遇事善忘,精神恍惚,形体疲惫,腰酸腿软,头晕耳鸣,遗精早泄,五心烦热,舌红,脉细数。

分析:年老精衰,或大病,纵欲致肾精暗耗,髓海空虚,则遇事善忘,精神恍惚;精衰则血少,上不达头,则头晕耳鸣;下不荣体,则形体疲惫;肾虚则腰酸腿软;精亏则遗精早泄;五心烦热,舌红,脉细数均为肾之阴精不足之象。

四、治疗

本病以本虚标实,虚多实少,虚实夹杂者多见。治疗当以补虚泻实,以补益为主。

(一)中药治疗

1.心脾不足

治法:补益心脾。

处方:归脾汤加减。

本方具有补益心脾作用,用于心脾不足引起的健忘。方中人参、炙黄芪、白术、生甘草补脾益气;当归身、龙眼肉养血和营;茯神、远志、酸枣仁养心安神;木香调气,使补而不滞。

2.痰浊上扰

治法:降逆化痰,开窍解郁。

处方:温胆汤加减。

方中半夏、苍术、竹茹、枳实化痰泄浊;白术、茯苓、甘草健脾益气;加菖蒲、郁金开窍解郁。

3.瘀血痹阻

治法:活血化瘀。

处方:血府逐瘀汤加减。

方中桃仁、红花、当归、生地黄、赤芍、牛膝、川芎化瘀养血活血;柴胡、枳壳、桔梗行气以助血行;甘草益气扶正。

4.肾精亏耗

治法:补肾益精。

处方:河车大造丸加减。

方中紫河车大补精血;熟地黄、杜仲、龟甲、牛膝益精补髓;天冬、麦冬滋补阴液;人参益气生津;黄柏清相火。加菖蒲开窍醒脑;酸枣仁、五味子养心安神。

(二)针灸治疗

1.基本处方

四神聪透百会、神门、三阴交。

四神聪透百会,穴在巅顶,百会属督脉,督脉入络脑,针用透刺法,补脑益髓,养神开窍;神门为心之原穴,三阴交为足三阴经交会穴,二穴相配,补心安神,以助记忆。

2.加减运用

(1)心脾不足证:加心俞、脾俞、足三里以补脾益心。诸穴针用补法。

(2)痰浊上扰证:加丰隆、阴陵泉以蠲饮化痰,针用平补平泻法。余穴针用补法。

(3)瘀血闭阻证:加合谷、血海以活血化瘀,针用平补平泻法。余穴针用补法。

(4)肾精亏耗证:加心俞、肾俞、太溪、悬钟以填精益髓。诸穴针用补法。

(三)其他针灸疗法

1.耳针疗法

取心、脾、肾、神门、交感、皮质下,每次取 2~3 穴,中等刺激,留针 20~30 分钟,隔天 1 次,10 次为 1 个疗程,或用王不留行籽贴压,每隔 3~4 天更换 1 次,每天按压数次。

2.头针疗法

取顶颞后斜线、顶中线、颞后线、额旁 1 线、额旁 2 线、额旁 3 线、枕上旁线,平刺进针后,快速捻转,120~200 次/分,留针 15~30 分钟,间歇运针 2~3 次,每天 1 次,10~15 次为 1 个疗程。

3.皮肤针疗法

取胸部夹脊穴,用梅花针由上至下叩刺,轻中等度刺激,每天或隔天 1 次,10 次为 1 个疗程。

五、转归预后

针刺和中药治疗本病有较好的疗效,如配合心理治疗则效果更佳。对老年人之健忘,疗效一般。本节所述健忘是指后天失养,脑力渐至衰弱者,先天不足、生性愚钝的健忘不属于此范围。

(王文霞)

第十五节 眩 晕

眩晕是以目眩与头晕为主要表现的病证。目眩即眼花或眼前发黑，视物模糊；头晕即感觉自身或外界景物摇晃、旋转，站立不稳。两者常同时并见，故统称为"眩晕"。

一、历史沿革

眩晕最早见于《黄帝内经》，称为"眩冒""眩"。《黄帝内经》对本病病因病机的论述主要包括：外邪致病，如《灵枢·大惑论》言："故邪中于项，因逢其身之虚……入于脑则脑转。脑转则引目系急，目系急则目眩以转矣。"因虚致病，如《灵枢·海论》说："髓海不足，则脑转耳鸣，胫酸眩冒。"《灵枢·卫气》曰"上虚则眩"。与肝有关，如《素问·至真要大论》篇云："诸风掉眩，皆属于肝。"与运气有关，如《素问·六元正纪大论》篇云："木郁之发……甚则耳鸣眩转。"

汉代张仲景对眩晕一病未有专论，仅有"眩""目眩""头眩""身为振振摇""振振欲擗地"等描述，散见于《伤寒论》和《金匮要略》中。其病因，或邪袭太阳，阳气郁而不得伸展；或邪郁少阳，上干空窍；或肠中有燥屎，浊气攻冲于上；或胃阳虚，清阳不升；或阳虚水泛，上犯清阳；或阴液已竭，阳亡于上；或痰饮停积胃中（心下），清阳不升等多个方面，并拟订出相应的治法方药。例如，小柴胡汤治少阳眩晕；刺大椎、肺俞、肝俞治太少并病之眩晕；大承气汤治阳明腑实之眩晕；真武汤治少阴阳虚水泛之眩晕；苓桂术甘汤、小半夏加茯苓汤、泽泻汤等治痰饮眩晕等，为后世论治眩晕奠定了基础。

隋、唐、宋代医家对眩晕的认识，基本上继承了《黄帝内经》的观点。如隋代巢元方《诸病源候论·风头眩候》言："风头眩者，由血气虚，风邪入脑，而引目系故也……逢身之虚则为风邪所伤，入脑则脑转而目系急，目系急故成眩也。"唐代王焘《外台秘要》及宋代《圣济总录》亦从风邪立论。唐代孙思邈的《备急千金要方》则提出风、热、痰致眩的论点。在治疗方面，诸家方书在仲景方药的基础上，又有发展，如《外台秘要》载有治风头眩方9首，治头风旋方7首；《圣济总录》载有治风头眩方24首。

金元时期，对眩晕从概念、病因病机到治法方药等各个方面都有所发展。金代成无己在《伤寒明理论》中提出了眩晕的概念，还指出了眩晕与昏迷的鉴别："伤寒头眩，何以明之？眊非毛而见其毛，眩非元（玄）而见其元（玄，黑色）。眊为眼花，眩为眼黑。眩也、运也、冒也，三者形俱相近。有谓之眩者，有谓之眩冒者；运为运转之运，世谓之头旋者是也矣；冒为蒙冒之冒，世谓之昏迷者是矣。"金代刘完素在《素问玄机原病式·五运主病》中给眩晕下的定义是："掉，摇也；眩，昏乱旋运也。"并主张眩晕的病因病机应从"火"立论："所谓风气甚而头目眩运者，由风木旺，必是金衰，不能制木，而木复生火，风火皆属阳，多为兼化；阳主乎动，两动相搏，则为之旋转。"张子和则从"痰"立论，提出吐法为主的治疗方法，他在《儒门事亲》中说："夫头风眩运……在上为之停饮，可用独圣散吐之，吐讫后，服清下辛凉之药。凡眩运多年不已，胸膈痰涎壅塞，气血颇实，吐之甚效。"李杲《兰室秘藏·头痛》所论恶心呕吐，不食，痰唾稠黏，眼黑头眩，目不能开，如在风云中，即是脾胃气虚、浊痰上逆之眩晕，主以半夏白术天麻汤。认为："足太阴痰厥头痛，非半夏不能疗；眼黑头眩，风虚内作，非天麻不能除。"元代朱丹溪更力倡"无痰不作眩"之说，如《丹溪心法·头眩》载："头眩,痰挟气虚并火,治痰为主,挟补气药及降火药。无痰则不作眩,痰因火动,又有湿痰者。"

明、清两代对眩晕的论述日臻完善。对眩晕病因病机的分析颇为详尽。如明代徐春甫的《古今医统大全·眩运门》以虚实分论,提出虚有气虚、血虚、阳虚之分;实有风、寒、暑、湿之别。并着重指出"四气乘虚""七情郁而生痰动火""淫欲过度,肾家不能纳气归元""吐血或崩漏,肝家不能收摄营气"是眩晕发病之常见原因。刘宗厚《玉机微义》、李梴《医学入门》等书,对《黄帝内经》"上盛下虚"而致眩晕之论,做了进一步的阐述,认为"下虚者乃气血也,上盛者乃痰涎风火也"。张景岳则特别强调因虚致眩,认为:"无虚不能作眩""眩运一证,虚者居其八九,而兼火兼痰者,不过十中一二耳"(《景岳全书·眩运》)。陈修园则在风、痰、虚之外,再加上火,从而把眩晕的病因病机概括为"风""火""痰""虚"四字。此外,明代虞抟提出"血瘀致眩"的论点,值得重视。虞氏在《医学正传·眩运》中说:"外有因呕血而眩冒者,胸中有死血迷闭心窍而然。"对跌仆伤致眩晕已有所认识。

关于眩晕的治疗,此期许多著作,集前人经验之大成,颇为详尽。如《医学六要·头眩》即分湿痰、痰火、风痰、阴虚、阳虚、气虚、血虚、亡血、风热、风寒、死血等证候立方。《证治汇补》亦分湿痰、肝火、肾虚、血虚、脾虚、气郁、停饮、阴虚、阳虚。程国彭除总结了肝火、湿痰、气虚、肾水不足、命门火衰等眩晕的治疗大法外,并着重介绍了以重剂参、附、芪治疗虚证眩晕的经验。叶天士《临证指南医案·眩晕》华岫云按,认为眩晕乃"肝胆之风阳上冒",其证有夹痰、夹火、中虚、下虚之别,治法亦有治胃、治肝之分。"火盛者先生用羚羊、山栀、连翘、天花粉、玄参、鲜生地、牡丹皮、桑叶以清泄上焦窍络之热,此先从胆治也;痰多者必理阳明,消痰如竹沥、姜汁、菖蒲、橘红、二陈汤之类;中虚则兼用人参,外台茯苓饮是也;下虚者必从肝治,补肾滋肝,育阴潜阳,镇摄之治是也"。

此外,元、明、清部分医家还认识到某些眩晕与头痛、头风、肝风、中风诸证之间有一定的内在联系,如朱丹溪云:"眩运乃中风之渐。"张景岳亦谓:"头眩有大小之异,总头眩也……至于中年之外,多见眩仆卒倒等证,亦人所常有之事。但忽运忽止者,人皆谓之头运眼花;卒倒而不醒者,人必谓之中风中痰。"华岫云在《临证指南医案·眩晕门》按语中更明确地指出:"此证之原,本之肝风;当与肝风、中风、头风门合而参之。"这些论述也是值得注意的。

总之,继《黄帝内经》之后,经过历代医家的不断总结,使眩晕的证治内容更加丰富、充实。近代学者对前人的经验与理论进行了全面的整理,并在实践的基础上加以提高,在本病的辨证论治、理法方药等方面都有进一步的发展。

二、范围

眩晕作为临床常见症状之一,可见于西医学的多种病症。如椎-基底动脉供血不足、颈椎病、梅尼埃病、高血压、低血压、阵发性心动过速、房室传导阻滞、贫血、前庭神经元炎、脑外伤后综合征等。临床以眩晕为主要表现的疾病,或某些疾病过程中出现眩晕症状者,均可参考本节有关内容辨证论治。

三、病因病机

眩晕以内伤为主,尤以肝阳上亢、气血虚损,以及痰浊中阻为常见。眩晕多系本虚标实,实为风、火、痰、瘀,虚则为气血阴阳之虚。其病变脏腑以肝、脾、肾为重点,三者之中,又以肝为主。

（一）肝阳上亢

肝为风木之脏，体阴而用阳，其性刚劲，主动主升，如《黄帝内经》所说："诸风掉眩，皆属于肝。"阳盛体质之人，阴阳平衡失其常度，阴亏于下，阳亢于上，则见眩晕；或忧郁、恼怒太过，肝失条达，肝气郁结，气郁化火，肝阴耗伤，风阳易动，上扰头目，发为眩晕；或肾阴素亏不能养肝，阴不维阳，肝阳上亢，肝风内动，发为眩晕。正如《临证指南医案·眩晕门》华岫云按："经云诸风掉眩，皆属于肝，头为六阳之首，耳目口鼻皆系清空之窍，所患眩晕者，非外来之邪，乃肝胆之风阳上冒耳。"

（二）肾精不足

脑为髓之海，髓海有余则轻劲多力，髓海不足则脑转耳鸣，胫酸眩晕。而肾为先天之本，主藏精生髓。若年老肾精亏虚；或因房事不节，阴精亏耗过甚；或先天不足；或劳役过度，伤骨损髓；或阴虚火旺，扰动精室，遗精频仍；或肾气亏虚，精关不固，滑泄无度，均使肾精不足而致眩晕。

（三）气血亏虚

脾胃为后天之本，气血生化之源，如忧思劳倦或饮食失节，损伤脾胃，或先天禀赋不足，或年老阳气虚衰，而致脾胃虚弱，不能运化水谷，生化气血；或久病不愈，耗伤气血；或失血之后，气随血耗。气虚则清阳不振，清气不升；血虚则肝失所养，虚风内动；皆能发生眩晕。如《景岳全书·眩晕》所说："原病之由有气虚者，乃清气不能上升，或汗多亡阳而致，当升阳补气；有血虚者，乃因亡血过多，阳无所附而然，当益阴补血，此皆不足之证也。"

（四）痰浊中阻

饮食不节、肥甘厚味太过损伤脾胃，或忧思、劳倦伤脾，以致脾阳不振，健运失职，水湿内停，积聚成痰；或肺气不足，宣降失司，水津不得通调输布，留聚而生痰；或肾虚不能化气行水，水泛而为痰；或肝气郁结，气郁湿滞而生痰。痰阻经络，清阳不升，清空之窍失其所养，则头目眩晕。若痰浊中阻更兼内生之风火作祟，则痰夹风火，眩晕更甚；若痰湿中阻，更兼内寒，则有眩晕昏仆之虑。

（五）瘀血内阻

跌仆坠损，头脑外伤，瘀血停留，阻滞经脉，而致气血不能荣于头目；或瘀停胸中，迷闭心窍，心神飘摇不定；或妇人产时感寒，恶露不下，血瘀气逆，并走于上，迫乱心神，干扰清空，皆可发为眩晕。如《医学正传·眩运》言："外有因坠损而眩运者，胸中有死血迷闭心窍而然。"

总之，眩晕反复发作，病程较长，多为本虚标实，并常见虚实之间相互转化。如发病初期，病程较短时多表现为实证，即痰浊中阻、瘀血内阻，或阴阳失调之肝阳上亢，若日久不愈，可转化为气血亏虚、肾精不足之虚证；也有气血亏虚、肾精不足所致眩晕者，反复发作，气血津液运行不畅，痰浊、瘀血内生，而转化为虚实夹杂证。痰浊中阻者，由于痰郁化火，翕动肝阳，则可转化为肝阳上亢或风夹痰浊上扰；由于痰浊内蕴，阻遏气血运行，日久可致痰瘀互结。

四、诊断与鉴别诊断

（一）诊断

1.发病特点

眩晕可见于任何年龄，但多见于40岁以上的中老年人。起病较急，常反复发作，或渐进加重。可以是某些病证的主要临床表现或起始症状。

2.临床表现

本证以目眩、头晕为主要临床表现，患者眼花或眼前发黑，视外界景物旋转动摇不定，或自觉头身动摇,如坐舟车,同时或兼见恶心、呕吐、汗出、耳鸣、耳聋、怠懈、肢体震颤等症状。

(二)鉴别诊断

1.厥证

厥证以突然昏倒,不省人事,或伴有四肢逆冷,一般常在短时内苏醒,醒后无偏瘫、失语、口舌㖞斜等后遗症。眩晕发作严重者,有欲仆或晕旋仆倒的现象与厥证相似,但神志清醒。

2.中风

中风以猝然昏仆,不省人事,伴有口舌㖞斜,半身不遂,言语謇涩为主症,或不经昏仆而仅以㖞僻不遂为特征。而眩晕仅以头晕、目眩为主要症状,不伴有神昏和半身不遂等症。但有部分中风患者以眩晕为起始症状或主要症状,需密切观察病情变化,结合病史及其他症状与单纯的眩晕进行鉴别。

3.痫病

痫病以突然仆倒,昏不知人,口吐涎沫,两目上视,四肢抽搐,或口中如做猪羊叫声,移时苏醒,醒后一如常人为特点。而眩晕无昏不知人,四肢抽搐等症状。痫病昏仆与眩晕之甚者似,且其发作前常有眩晕、乏力、胸闷等先兆,痫病发作日久之人,常有神疲乏力,眩晕时作等症状出现,故亦应与眩晕进行鉴别。

五、辨证

(一)辨证要点

1.辨虚实

眩晕辨虚实,首先要注意舌象和脉象,再结合病史和伴随症状。如气血虚者多见舌质淡嫩,脉细弱;肾精不足偏阴虚者,多见舌嫩红少苔,脉弦细数;偏阳虚者,多见舌质胖嫩淡暗,脉沉细、尺弱;痰湿重者,多见舌苔厚滑或浊腻,脉滑;内有瘀血者,可见舌质紫暗或舌有瘀斑瘀点,唇暗,脉涩。起病突然,病程短者多属实证;反复发作,缠绵不愈,或劳则诱发者多属虚证,或虚实夹杂证。

2.辨标本缓急

眩晕多属本虚标实之证,肝肾阴亏,气血不足,为病之本;痰、瘀、风、火为病之标。痰、瘀、风、火,其临床特征不同。如风性主动、火性上炎、痰性黏滞、瘀性留著等,都需加以辨识。其中尤以肝风、肝火为病最急,风升火动,两阳相搏,上干清空,症见眩晕,面赤,烦躁,口苦,脉弦数有力,舌红,苔黄等,亟应注意,以免缓不济急,酿成严重后果。

(二)证候

1.肝阳上亢

症状:眩晕,耳鸣,头胀痛,易怒,失眠多梦,脉弦。或兼面红,目赤,口苦,便秘尿赤,舌红苔黄,脉弦数或兼腰膝酸软,健忘,遗精,舌红少苔,脉弦细数;或眩晕欲仆,泛泛欲呕,头痛如掣,肢麻震颤,语言不利,步履不正。

病机分析:肝阳上亢,上冒巅顶,故眩晕、耳鸣、头痛且胀,脉见弦象;肝阳升发太过,故易怒;阳扰心神,故失眠多梦;若肝火偏盛、循经上炎,则兼见面红,目赤,口苦,脉弦且数;火热灼津,故便秘尿赤,舌红苔黄;若属肝肾阴亏,水不涵木,肝阳上亢者,则兼见腰膝酸软,健忘遗精,舌红少苔,脉弦细数。若肝阳亢极化风,则可出现眩晕欲仆,泛泛欲呕,头痛如掣,肢麻震颤,语言不利,步履不正等风动之象。此乃中风之先兆,宜加防范。

2.气血亏虚

症状:眩晕,动则加剧,劳累即发,神疲懒言,气短声低,面白少华,或萎黄,或面有垢色,心悸失眠,纳减体倦,舌色淡,质胖嫩,边有齿印,苔薄白,脉细或虚大;或兼食后腹胀,大便溏薄,或兼畏寒肢冷,唇甲淡白;或兼诸失血证。

病机分析:气血不足,脑失所养,故头晕目眩,活动劳累后眩晕加剧,或劳累即发;气血不足,故神疲懒言,面白少华或萎黄;脾肺气虚,故气短声低;营血不足,心神失养,故心悸失眠;气虚脾失健运,故纳减体倦。舌色淡,质胖嫩,边有齿印,苔薄白,脉细或虚大,均是气虚血少之象。若偏于脾虚气陷,则兼见食后腹胀,大便稀溏。若脾阳虚衰,气血生化不足,则兼见畏寒肢冷,唇甲淡白。

3.肾精不足

症状:眩晕,精神萎靡,腰膝酸软,或遗精,滑泄,耳鸣,发落,齿摇,舌瘦嫩或嫩红,少苔或无苔,脉弦细或弱或细数。或兼见头痛颧红,咽干,形瘦,五心烦热,舌嫩红,苔少或光剥,脉细数;或兼见面色㿠白或黧黑,形寒肢冷,舌淡嫩,苔白或根部有浊苔,脉弱尺甚。

病机分析:肾精不足,无以生髓,脑髓失充,故眩晕,精神萎靡;肾主骨,腰为肾之府,齿为骨之余,精虚骨骼失养,故腰膝酸软,牙齿动摇;肾虚封藏固摄失职,故遗精滑泄;肾开窍于耳,肾精虚少,故时时耳鸣;肾其华在发,肾精亏虚故发易脱落。肾精不足,阴不维阳,虚热内生,故颧红、咽干,形瘦,五心烦热,舌嫩红、苔少或光剥,脉细数。精虚无以化气,肾气不足,日久真阳亦衰,故面色㿠白或黧黑,形寒肢冷,舌淡嫩,苔白或根部有浊苔,脉弱尺甚。

4.痰浊内蕴

症状:眩晕,倦怠或头重如蒙,胸闷或时吐痰涎,少食多寐,舌胖,苔浊腻或白厚而润,脉滑或弦滑,或兼结代。或兼见心下逆满,心悸怔忡,或兼头目胀痛,心烦而悸,口苦尿赤,舌苔黄腻,脉弦滑而数,或兼头痛耳鸣,面赤易怒,胁痛,脉弦滑。

病机分析:痰浊中阻,上蒙清窍,故眩晕;痰为湿聚,湿性重浊,阻遏清阳,故倦怠,头重如蒙;痰浊中阻,气机不利,故胸闷;胃气上逆,故时吐痰涎;脾阳为痰浊阻遏而不振,故少食多寐;舌胖、苔浊腻或白厚而润,脉滑或弦滑或兼结代,均为痰浊内蕴之征。若为阳虚不化水,寒饮内停,上逆凌心,则兼见心下逆满,心悸怔忡。若痰浊久郁化火,痰火上扰则头目胀痛,口苦;痰火扰心,故心烦而悸;痰火劫津,故尿赤;苔黄腻,脉弦滑而数,均为痰火内蕴之象。若痰浊夹肝阳上扰,则兼头痛耳鸣,面赤易怒,胁痛,脉弦滑。

5.瘀血阻络

症状:眩晕,头痛,或兼见健忘,失眠,心悸,精神不振,面或唇色紫暗。舌有紫斑或瘀点,脉弦涩或细涩。

病机分析:瘀血阻络,气血不得正常流布,脑失所养,故眩晕时作;头痛,面唇紫暗,舌有紫斑瘀点,脉弦涩或细涩均为瘀血内阻之征。瘀血不去,新血不生,心神失养,故可兼见健忘、失眠、心悸、精神不振。

六、治疗

(一)治疗原则

1.标本兼顾

眩晕多属本虚标实之证,一般在眩晕发作时以治标为主,眩晕减轻或缓解后,常须标本兼顾,如日久不愈,则当针对本虚辨治。

2.治病求本

眩晕的治疗应注意治疗原发病,如因跌仆外伤,鼻衄,妇女血崩、漏下等失血而致的眩晕,应重点治疗失血;脾胃不健,中气虚弱者,应重在治疗脾胃。一般原发病得愈,眩晕亦随之而愈。辨证论治中应注意审证求因,治病求本。

(二)治法方药

1.肝阳上亢

治法:平肝潜阳,清火息风。

方药:天麻钩藤饮加减。本方以天麻、钩藤平肝风治风晕为主药,配以石决明潜阳,牛膝、益母草下行,使偏亢之阳气复为平衡;加黄芩、栀子以清肝火;再加杜仲、桑寄生养肝肾;夜交藤、茯神以养心神、固根本。

若肝火偏盛,可加龙胆草、牡丹皮以清肝泄热;或改用龙胆泻肝汤加石决明、钩藤等以清泻肝火。若兼腑热便秘者,可加大黄、芒硝以通腑泄热。

若肝阳亢极化风,宜加羚羊角(或羚羊角骨)、牡蛎、代赭石之属以镇肝息风,或用羚羊角汤加减(羚羊角、钩藤、石决明、龟甲、夏枯草、生地黄、黄芩、牛膝、白芍、牡丹皮)以防中风变证的出现。

若肝阳亢而偏阴虚者,加滋养肝肾之药,如牡蛎、龟甲、鳖甲、何首乌、生地黄、淡菜之属。若肝肾阴亏严重者,应参考肾精不足证结合上述化裁治之。

2.气血亏虚

治法:补益气血,健运脾胃。

方药:八珍汤、十全大补汤、人参养营汤等加减。

若偏于脾虚气陷者,用补中益气汤;若为脾阳虚衰,可用理中汤加何首乌、当归、川芎、肉桂等以温运中阳。

若以心悸、失眠、健忘为主要表现者,则以归脾汤为首选。血虚甚者,用当归补血汤,本方以黄芪五倍于当归,在补气的基础上补血,亦可加入枸杞子、山药之属,兼顾脾肾。

若眩晕由失血引起者,应针对失血原因而治之。如属气不摄血者,可用四君子汤加黄芪、阿胶、白及、三七之属;若暴失血而突然晕倒者,可急用针灸法促其复苏,内服方可用六味回阳饮,重用人参,以取益气回阳固脱之意。

3.肾精不足

治法:补益肾精,充养脑髓。

方药:河车大造丸加减。本方以党参、茯苓、熟地黄、天冬、麦冬大补气血而益真元,紫河车、龟甲、杜仲、牛膝以补肾益精血;黄柏以清妄动之相火。可选加菟丝子、山茱萸、鹿角胶、女贞子、莲子等以增强填精补髓之力。

若眩晕较甚者,可选加龙骨、牡蛎、鳖甲、磁石、珍珠母之类以潜浮阳。若遗精频频者,可选加莲须、芡实、桑螵蛸、沙苑子、覆盆子等以固肾涩精。

偏于阴虚者,宜补肾滋阴清热,可用左归丸加知母、黄柏、丹参。方中熟地黄、山茱萸、菟丝子、牛膝、龟甲补益肾阴;鹿角胶填精补髓;加丹参、知母、黄柏以清内生之虚热。

偏于阳虚者,宜补肾助阳,可用右归丸。方中熟地黄、山茱萸、菟丝子、杜仲为补肾主药;山药、枸杞子、当归补肝脾以助肾;附子、肉桂、鹿角胶益火助阳。可酌加巴戟天、淫羊藿、仙茅、肉苁蓉等以增强温补肾阳之力。

在症状改善后,可辨证选用六味地黄丸或《金匮》肾气丸,较长时间服用,以固其根本。

4.痰浊内蕴

治法:燥湿祛痰,健脾和胃。

方药:半夏白术天麻汤加减。方中半夏燥湿化痰,白术健脾去湿,天麻息风止头眩为主药;茯苓、甘草、生姜、大枣俱是健脾和胃之药,再加橘红以理气化痰,使脾胃健运,痰湿不留,眩晕乃止。

若眩晕较甚,呕吐频作者,可加代赭石、旋覆花、胆南星之类以除痰降逆,或改用旋覆代赭汤;若舌苔厚腻水湿盛重者,可合五苓散;若脘闷不食,加白蔻仁、砂仁化湿醒胃;若兼耳鸣重听,加青葱、石菖蒲通阳开窍;若脾虚生痰者可用六君子汤加黄芪、竹茹、胆南星、白芥子之属;若为寒饮内停者,可用苓桂术甘汤加干姜、附子、白芥子之属以温阳化寒饮,或用黑锡丹。

若为痰郁化火,宜用温胆汤加黄连、黄芩、天竺黄等以化痰泄热或合滚痰丸以降火逐痰。

若动怒郁勃,痰、火、风交炽者,用二陈汤下当归龙荟丸,并可随症酌加天麻、钩藤、石决明等息风之药。

若兼肝阳上扰者,可参用上述肝阳上亢之法治之。

5.瘀血阻络

治法:祛瘀生新,活血通络。

方药:血府逐瘀汤加减。方中当归、生地黄、桃仁、红花、赤芍、川芎等为活血消瘀主药;枳壳、柴胡、桔梗、牛膝以行气通络,疏理气机。若兼气虚,身倦乏力,少气自汗,宜加黄芪,且应重用(30~60 g 以上),以补气行血。

若兼寒凝,畏寒肢冷,可加附子、桂枝以温经活血。

若兼骨蒸劳热,肌肤甲错,可加牡丹皮、黄柏、知母,重用生地黄,去柴胡、枳壳、桔梗,以清热养阴,祛瘀生新。

若为产后血瘀血晕,可用清魂散,加当归、延胡索、血竭、没药、童便,本方以人参、甘草益气活血;泽兰、川芎活血祛瘀;荆芥理血祛风,合当归、延胡索、血竭、没药、童便等活血化瘀药,全方具有益气活血,祛瘀止晕的作用。

(三)其他治法

1.单方验方

(1)五月艾生用 45 g,黑豆 30 g,煲鸡蛋服食;或川芎 10 g,鸡蛋 1 只,煲水服食;或桑椹子 15 g,黑豆 12 g 水煎服。治血虚眩晕。

(2)羊头 1 个(包括羊脑),黄芪 15 g,水煮服食,或胡桃肉 3 个,鲜荷蒂 1 枚捣烂,水煎服;或桑寄生 120 g 水煎服。治肾精不足眩晕。

(3)生地黄 30 g,钩藤 30 g,益母草 60 g,小蓟 30 g,白茅根 30 g,夏枯草 60 g,山楂 30 g,红花 9 g,地龙 30 g,决明子 30 g,浓煎成 160 mL,每次服 40 mL,每天服 2 次。治瘀血眩晕。

(4)生明矾、绿豆粉各等分研末,用饭和丸如梧桐子大,每天早晚各服 5 丸,常服;或明矾 7 粒(如米粒大),晨起空腹开水送下。治痰饮眩晕。

(5)假辣椒根(罗芙木根)30~90 g,或生芭蕉根 60~120 g,或臭梧桐叶 30 g,或棕树嫩叶 15 g,或向日葵叶 30 g(鲜 60 g),或地骨皮 30 g,或牡丹皮 45 g,或芥菜花 30~60 g,或杉树枝 30 g,或鲜车前草 90 g,或鲜小蓟根 30 g,或鲜马兜铃 30 g,任选一种,水煎服,每天 1 剂。治肝阳眩晕。

(6)芹菜根 10 株,红枣 10 枚,水煎服,每天 1 剂,连服 2 星期;或新鲜柳树叶每天 250 g,浓煎成 100 mL,分 2 次服,6 天为 1 个疗程;紫金龙粉每次服 1 g,开水冲服;或决明子 30 g,海带 50 g,

水煎服;或野菊花 15 g,钩藤 6 g,益母草 15 g,桑枝 15 g,苍耳草 15 g,水煎服;或猪笼草 60 g,糯稻根15 g,土牛膝 15 g,钩藤 15 g,水煎服;或芫蔚子 30 g,玉兰花 12 g,榕树寄生 15 g,山楂子、叶各 15 g,水煎服;或夏枯草、万年青根各 15 g,水煎服;或小蓟草 30 g,车前草 30 g,豨莶草 15 g,水煎服;或香瓜藤、黄瓜藤、西瓜藤各 15 g,水煎服;或桑寄生、苦丁茶、钩藤、荷叶、菊花各 6 g,开水泡代茶。上述均每天 1 剂,治肝阳眩晕。

2.针灸

艾灸百会穴,可治各种虚证眩晕急性发作;针刺太冲穴,泻法,可治肝阳眩晕急性发作。

气血亏虚眩晕,可选脾俞、肾俞、关元、足三里等穴,取补法或灸之;肝阳上亢者,可选风池、行间、侠溪等穴,取泻法;兼肝肾阴亏者,加刺肝俞、肾俞用补法,痰浊中阻者,可选内关、丰隆、解溪等穴,用泻法。

七、转归及预后

眩晕的转归既包括病证虚实之间的变化,又涉及变证的出现。眩晕反复发作,日久不愈,常出现虚实转化。如气血亏虚者,日久可致气血津液运行不畅,痰瘀内生,而成虚实夹杂证;肝阳上亢者,木克脾土,脾失健运,痰湿内生,而转化为痰浊中阻证。

一般来说,眩晕的预后与病情轻重和病程长短有关。若病情较轻,治疗护理得当,则预后多属良好。反之,若病久不愈,发作频繁,发作时间长,症状重笃,则难于获得根治。尤其是肝阳上亢者,阳愈亢而阴愈亏,阴亏则更不能涵木潜阳,阳化风动,血随气逆,夹痰夹火,横窜经隧,蒙蔽清窍,即成中风危证,预后不良。如突发眩晕,伴有呕吐或视一为二、站立不稳者,当及时治疗,防止中风的发生。少数内伤眩晕患者,还可因肝血、肾精耗竭,耳目失其荣养,而发为耳聋或失明之病证。

八、预防与护理

增强人体正气,避免和消除能导致眩晕发病的各种内、外致病因素。例如,坚持适当的体育锻炼,其中太极拳、八段锦及其他医疗气功等对预防和治疗眩晕均有良好的作用;保持心情舒畅、乐观,防止七情内伤;注意劳逸结合,避免体力和脑力的过度劳累;节制房事,切忌纵欲过度;饮食尽可能定时定量,忌暴饮暴食及过食肥甘厚味,或过咸伤肾之品;尽可能戒除烟酒。这些都是预防眩晕发病及发作的重要措施。注意产后的护理与卫生,对防止产后血晕的发生有重要意义。避免突然、剧烈的主动或被动的头部运动,可减少某些眩晕证的发生。

眩晕发病后要及时治疗,注意适当休息,症状严重者一定要卧床休息及有人陪伴或住院治疗,以免发生意外,并应特别注意生活及饮食上的调理。这些措施对患者早日康复是极为必要的。

(王文霞)

参 考 文 献

[1] 石新慧.现代内科诊疗精要[M].武汉:湖北科学技术出版社,2022.

[2] 李祥欣,王成刚,陈鸿程.内科疾病综合治疗学[M].南昌:江西科学技术出版社,2022.

[3] 冯宁,刘庆华,孙秀杰.实用内科学与临床治疗[M].上海:上海交通大学出版社,2024.

[4] 刘国丽,刘术青,王威.临床内科诊断与治疗方案[M].南昌:江西科学技术出版社,2022.

[5] 张平.临床内科疾病诊治技术[M].南昌:江西科学技术出版社,2021.

[6] 王为光,王为光.现代内科疾病临床诊疗[M].北京:中国纺织出版社,2021.

[7] 黄佳滨.实用内科疾病诊治实践[M].北京:中国纺织出版社,2021.

[8] 庄志强,江勇,王成刚.内科疾病综合治疗与病例解析[M].南昌:江西科学技术出版社,2022.

[9] 潘勇浩,杨克戎,刘舒婷.现代内科疾病临床实践[M].北京:科学技术文献出版社,2017.

[10] 李春媚.临床疾病内科处置精要[M].北京:中国纺织出版社,2020.

[11] 王佃亮,黄晓颖.内科医师诊疗与处方[M].北京:化学工业出版社,2023.

[12] 王焕君.内科常见病诊治进展[M].北京:科学技术文献出版社,2017.

[13] 李振作.临床内科疾病诊断与治疗[M].南昌:江西科学技术出版社,2020.

[14] 刘庆东,刘倩,王洪梅.临床内科诊疗与护理研究[M].长春:吉林科学技术出版社,2017.

[15] 玄进,边振,孙权.现代内科临床诊疗实践[M].北京:中国纺织出版社,2020.

[16] 李霞.临床内科诊疗问题及对策[M].天津:天津科学技术出版社,2017.

[17] 石姝梅.内科重症模拟救护[M].上海:上海交通大学出版社,2018.

[18] 魏茂春.精编内科常见病诊疗学[M].武汉:湖北科学技术出版社,2021.

[19] 张元玲,董岩峰,赵珉.临床内科诊疗学[M].南昌:江西科学技术出版社,2018.

[20] 陶蕾,张东洋,孙华.内科临床诊断学[M].南昌:江西科学技术出版社,2018.

[21] 唐亮,姜萍,牛玉芹.临床内科常见疾病治疗与护理[M].广州:世界图书出版广东有限公司,2020.

[22] 张群英,龙涛,林荡,等.实用内科诊疗学[M].上海:上海科学技术文献出版社,2023.

[23] 张阳阳,张树堂.内科常见病诊疗精要[M].汕头:汕头大学出版社,2023.

[24] 师丽娜.当代内科诊断与治疗[M].长春:吉林科学技术出版社,2017.

[25] 孙海玲,庄绪栋,牛翠芳,等.现代内科疾病临床诊治[M].长春:吉林科学技术出版社,2017.

［26］柴倩倩,黄彩娜,张清,等.内科疾病治疗与用药指导［M］.上海:上海科学技术文献出版社,2023.

［27］李毅,满玉洁,赵宏,等.内科疾病诊治与康复理疗［M］.上海:上海科学技术文献出版社,2023.

［28］初楠.内科急症诊疗精要［M］.北京:化学工业出版社,2017.

［29］王丽芹,付春华,张浙岩.内科病人健康教育［M］.北京:科学出版社,2017.

［30］马书平,王翠兰,王尊松,等.基层医院内科疑难病例选［M］.上海:上海科学技术出版社,2022.

［31］曹伟波,岳宝霞,李悦,等.现代内科疾病诊治实践［M］.西安:世界图书出版西安有限公司,2022.

［32］杨德业,王宏宇,曲鹏.心血管内科实践［M］.北京:科学出版社,2022.

［33］王辰.内科医生手册［M］.北京:人民卫生出版社,2017.

［34］秦翠娟.当代内科诊断与治疗［M］.长春:吉林科学技术出版社,2022.

［35］马路.实用内科疾病诊疗［M］.济南:山东大学出版社,2022.

［36］张亚香,夏彩芬,顾轶,等.呼吸肌训练方案联合肺部超声监测对机械通气患者膈肌功能与撤机的影响［J］.当代护士(上旬刊),2024,31(3):75-78.

［37］金宁,徐晓芬,张晓飞,等.血栓四项检测在急诊内科肺部疾病患者疾病严重程度判断中的价值［J］.检验医学与临床,2023,20(1):81-84.

［38］范香立.西北汉简所见内科疾病问题探究［J］.中国医药导报,2024,21(1):145-148.

［39］帕尔哈迪·阿布都热合曼.内科疾病常用的心理疗法及其临床应用［J］.新疆医学,2023,53(9):1128-1130.

［40］汪群.内科疾病辨证病因学研究的应用价值［J］.中医药管理杂志,2023,31(10):126-128.